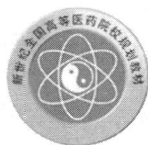

新世纪全国高等医药院校规划教材

针灸推拿学

（供中西医结合专业用）

主　编　梁繁荣（成都中医药大学）

副主编　（以姓氏笔画为序）

王道全（山东中医药大学）

王瑞辉（陕西中医学院）

刘清国（北京中医药大学）

房　敏（上海中医药大学）

常小荣（湖南中医药大学）

董　勤（南京中医药大学）

中国中医药出版社

·北京·

图书在版编目（CIP）数据

针灸推拿学/梁繁荣主编．—北京：中国中医药出版社，2009.8（2021.2 重印）
ISBN 978 - 7 - 80231 - 685 - 0

Ⅰ．针…　Ⅱ．梁…　Ⅲ．①针灸学 - 医学院校 - 教材②按摩疗法
（中医）- 医学院校 - 教材　Ⅳ．R24

中国版本图书馆 CIP 数据核字（2009）第 114648 号

中 国 中 医 药 出 版 社 出 版
北京经济技术开发区科创十三街 31 号院二区 8 号楼
邮政编码　100176
传真　010 64405721
润声印务有限公司印刷
各地新华书店经销
*
开本 850×1168　1/16　印张 30.25　字数 715 千字
2009 年 8 月第 1 版　2021 年 2 月第 11 次印刷
书　号　ISBN 978 - 7 - 80231 - 685 - 0
*
定价　69.00 元
网址　www.cptcm.com

全国高等中医药教材建设
专家指导委员会

闻庆汉（湖北中医学院）

夏晓红（安徽中医学院）

徐亚莉（甘肃中医学院）

唐　勇（成都中医药大学）

唐成林（重庆医科大学）

黄　泳（南方医科大学）

黄冬梅（华中科技大学）

黄锦军（广西中医学院）

崔　瑾（贵阳中医学院）

阎成海（黑龙江中医药大学）

前　言

　　中西医结合是我国医药卫生事业的重要组成部分，是我国特有的一门医学学科。通过中西医的优势互补，许多疾病，尤其是一些疑难疾病的诊治取得了突破性进展，已成为我国乃至世界临床医学中不可取代的重要力量。人们越来越认识到中西医结合治疗的优势，越来越倾向于中西医结合诊疗疾病，由此中西医结合的队伍越来越壮大，不少高等医药院校（包括高等中医药院校和高等医学院校）适应社会需求，及时开设了中西医结合临床医学专业（或称中西医结合专业），甚至成立了中西医结合系、中西医结合学院，使中西医结合高等教育迅速在全国展开，有些院校的中西医结合专业还被省、市、地区评为当地"热门专业"、"特色专业"。但中西医结合专业教材却明显滞后于中西医结合专业教育的发展，各院校使用的多是自编或几个院校协编的教材，缺乏公认性、权威性。教材的问题已成为中西医结合专业亟待解决的大问题。为此，国家中医药管理局委托中国中西医结合学会、全国中医药高等教育学会规划、组织编写了高等医药院校中西医结合专业第一版本科教材，即"新世纪全国高等医药院校中西医结合专业规划教材"。

　　本套教材在国家中医药管理局的指导下，中国中西医结合学会、全国中医药高等教育学会及全国高等中医药教材建设研究会通过大量调研工作，根据目前中西医结合专业"两个基础、一个临床"的教学模式（两个基础：中医基础、西医基础；一个临床：中西医结合临床）以及中西医结合学科发展的现状，实行先临床后基础的分步实施方案，首先重点系统规划了急需的中西医结合临床教材和部分专业引导性教材共16部（分别为：《中外医学史》《中西医结合医学导论》《中西医结合内科学》《中西医结合外科学》《中西医结合妇产科学》《中西医结合儿科学》《中西医结合眼科学》《中西医结合耳鼻咽喉科学》《中西医结合骨伤科学》《中西医结合危重病学》《中西医结合皮肤性病学》《中西医结合精神病学》《中西医结合肿瘤病学》《中西医结合传染病学》《中西医结合口腔科学》《中西医结合肛肠病学》），组织全国开设中西医结合专业或中西医结合培养方向的78所高等中医药院校、高等医学院校的专家编写，于2005年正式出版发行并投入教学使用。

　　上述教材在教学使用过程中，得到师生的普遍好评，也被列为国家中西医结合执业医师考试的蓝本教材。为确保中西医结合专业教材的系统性，满足教学的需要，进一步编纂该专业的基础课程教材，成为许多学者关注的问题。为此，中国中西医结合学会、全国中医药高等教育学会先后在北京、长沙、广州等地组织了多次专家论证会，统一了思想，决定启动中西医结合基础课程的教材建设工作，认为基础课程教材的建设应遵守以下原则：①保持中西医基础课程的系统性与完整性，充分体现专业基础教材的科学性，突出"三基"，构筑中西医结合临床课程的专业基础，能支撑中西医结合临床课程的专业学习；②体现中西医结合学科学术发展的现状，保持教材的先进性、实用性和启发性；③突出中西医结合临床医学专业的专业基础特点，立足于本科教学层次的需要，把握适当的深度与广度。

根据上述原则与思路，中西医结合专业基础课程教材分为三个模块：

①西医基础课程：《系统解剖学》《局部解剖学》《组织学与胚胎学》《生理学》《生物化学》《免疫学与病原生物学》《病理学》《病理生理学》《医学生物学》《药理学》《诊断学》。

②中医基础课程：《中医基础理论》《中药学》《方剂学》《中医诊断学》《针灸推拿学》《中医经典选读》。

③中西医结合基础改革教材：《中西医结合生理学》《中西医结合病理学》《中西医结合免疫学》《中西医结合诊断学》《中西医结合药理学》《中西医结合思路与方法》。

为确保教材的科学性、先进性、权威性、教学适应性，确保教材质量，本套教材的编写仍然采用了"政府指导，学会主办，院校联办，出版社协办"的运作机制，这个"运作机制"有机地结合了各方面的力量，有效地调动了各方面的积极性，畅通了教材编写出版的各个环节，保证了本套教材按时、按要求、按计划出版。

全国78所高等中医药院校、医药院校专家学者参加了本套教材的编写工作，本套教材的出版，解决了中西医结合专业教育中迫切需要解决的教材问题，对我国中西医结合学科建设、中西医结合人才培养也将会起到应有的积极作用。

由于是首次编写中西医结合基础课程的高等教育规划教材，在组织、编写、出版等方面，都可能会有不尽如人意的地方，敬请各院校教学人员在使用本套教材过程中多提宝贵意见，以便重印或再版时予以修改和提高，使教材质量不断提高，逐步完善，更好地适应新世纪中西医结合人才培养的需要。

中国中西医结合学会

全国高等中医药教材建设研究会

2008 年 1 月

编写说明

新世纪全国高等医药院校中西医结合专业规划教材《针灸推拿学》，是根据教育部关于普通高等教育教材建设与改革的有关精神，为适应新时期我国高等中医药教育的改革与发展需要，在新世纪全国高等中医药院校规划教材《针灸学》及《推拿学》的基础上，进行教材优化整合、根据新制定的教学大纲编写而成，具有一定的创新性。本书供高等医药院校中西医结合专业本科教学使用，也可作为中医专业、针灸推拿专业学生和针灸、中医临床工作者的参考用书。

本教材的编写充分汲取了以往各版教材的编写经验，结合教学实际，既注重充分反映中西医结合的科研成果和学术发展的主要成就，又注重强化传统针灸推拿理论与技术对临床应用的指导作用，使学生通过本教材的学习，系统掌握针灸推拿学的基础理论、基本知识和基本技能，能够达到进入针灸推拿临床工作前对有关知识和能力的要求。在编写过程中，注重教材的整体优化，力求体现教材的科学性、权威性、时代性、简明性和实用性。

本教材分为上、中、下三篇，分别论述经络腧穴、刺灸方法、推拿手法以及临床治疗等，旨在满足中西医结合本科教育的需要，符合中西医结合执业医师考试和中医药行业中级技术资格考试的要求，并规范中西医结合临床诊疗体系和方法。

本教材的创新点在于：将针灸与推拿两种疗法有机融合，充分体现针灸推拿学理论与方法的完整性与互补性；腧穴以方便教、学为原则，将常用腧穴按照定位、主治、操作、解剖4个层次编写，并以腧穴表解形式概览每条经脉的所有腧穴，既体现实用性，又体现经络腧穴理论的系统性；针灸手法与推拿手法扼要介绍临床常用内容；治疗部分，在概述、辨证之后，分别介绍针灸和推拿两种治疗方法，以期提高学生防治疾病的技能；而附录部分主要辑录古代针灸歌赋、现代研究进展以及临床实用的保健推拿等方法，尽量优化教材内容，避免不必要的重复。

本教材由全国31所高等医药院校34位具有丰富教学与临床经验的针灸和推拿学专家、教授参加编写，其中绪论由梁繁荣编写；经络总论和腧穴总论由梁繁荣、崔瑾、吴曦、夏晓红编写；经络腧穴各论由刘清国、唐勇、黄泳、伦新、黄冬梅、徐亚莉、杨丽美、王建明编写；刺灸方法由常小荣、马铁明、杨丹红编写；推拿手法由王道全、闻庆汉、黄锦军编写；治疗总论由董勤、卢林编写；治疗各论由王瑞辉、房敏、阎成海、郑美凤、佘延芬、唐成林、孟立强、赵仓焕、李健强、王承明、陈泽林编写；附录由张红星、刘明军编写。大家分工协作，完成了编写任务。在编撰过程中，各编写单位给予了很大的支持与合作，在此一并表示感谢。同时也感谢历版《针灸学》和《推拿学》教材的主编和编委为本教材编写所奠定的良好基础，并感谢本教材所引用医案、文献、著作的作者们。

本教材力求继承与发展相结合，改革与创新是我们的动机，使教材适应新时期、新形势的需要是我们的目的。古代医学家为我们留下了许多宝贵的临床经验，目前的针灸推拿临床与科研又在不断地发展，因此在编写本教材时特别注意继承与发展的有机结合，使之既不失教材所必备的规范性，保持和发扬中医特色，又能反映本学科的最新进展。尤其是作为高等医药院校本科教材，将两种治疗方法合并于一体，尚属首次。所以，我们在编写时虽然认真负责，几易其稿，仍难免疏漏，不当之处敬请提出宝贵意见，以便再版时修正提高。

《针灸推拿学》编委会
2009 年 6 月

目　录

下篇　治　疗

绪　论

　　针灸推拿学是以中医理论为指导，研究经络、腧穴及针灸、推拿方法，探讨运用针灸、推拿防治疾病规律的一门学科。它是中医学的重要组成部分，其内容包括经络、腧穴、针灸推拿技术及临床治疗等部分。

　　针灸与推拿疗法具有适应证广、疗效显著、应用方便、经济安全等优点，数千年来深受广大人民的欢迎，对中华民族的繁衍昌盛作出了巨大贡献。

一、针灸推拿学发展简史

（一）针灸推拿学的起源

　　据考证，针灸疗法大约诞生于我国新石器时代。古书里所保存的一些关于针灸起源的传说资料，都指这个时代。如皇甫谧在《帝王世纪》里记载：太皞伏羲氏"尝味百药而制九针"；罗泌《路史》则说：太皞伏羲氏"尝草治砭，以制民疾"。又皇甫谧在《针灸甲乙经·序》中说："黄帝咨访岐伯、伯高、少俞之徒……而针道生焉"；孙思邈《备急千金要方·序》则说："黄帝受命，创制九针"。

　　针刺疗法起源于新石器时代，还可以从原始的针刺工具加以论证。距今 2000 多年以前的古书中，经常提到原始的针刺工具是石器，称为砭石。如《左传》收录的公元前 550 年一段史料提到"美疢不如恶石"；《山海经》记载有"高氏之山，有石如玉，可以为箴"；《素问·宝命全形论》云："制砭石小大"。这些都是远古人类以砭石治病的佐证。砭石治病，最初主要是用于刺破脓疡，进而作为刺络泻血之用。我国曾在内蒙古多伦县的新石器时代遗址中发现过一根长 4.5cm 的砭石，一端扁平有弧形刃，可用来切开脓疡，另一端为四棱锥形，可用来放血。在山东省日照县新石器时代晚期的一个墓葬里，还发现过两根殉葬的砭石，长度分别为 8.3cm 和 9.1cm，尖端为三棱锥形和圆锥形，可用它们放血，调和经气。砭石实物的发现，为针刺起源于新石器时代提供了有力的证据。

　　砭石治病来源于我国东部沿海一带以渔业为生的民族。据《素问·异法方宜论》记载："其民食鱼而嗜咸，皆安其处，美其食。鱼者使人热中，盐者胜血，故其民皆黑色疏理，其病皆为痈疡，其治宜砭石。故砭石者，亦从东方来。"这里所说的"东方"，相当于我国山东一带。近年来，在山东省发现了一批以针砭为题材的汉画像石，画像石上雕刻着半人半鸟形的神医正在用砭石或细针给人治病。鸟形显然来源于原始氏族的图腾崇拜，画像石反映了古代关于针砭起源的传说。

　　灸法起源于原始社会氏族公社制度时期。据《素问·异法方宜论》记载："北方者，天地所闭藏之域也。其地高陵居，风寒冰冽，其民乐野处而乳食。藏寒生满病，其治宜灸焫。故灸焫者，亦从北方来。"这段记载说明灸法的起源同寒冷环境的生活习惯关系密切。原始社会栖息在北方的人们离不开烤火取暖，加上他们野居乳食的生活习惯，容易患腹部寒痛、胀满等症，非常适于热疗。因而经过长期经验的积累，发明了灸法和熨热疗法。据考察，先民们钻木取火或敲击燧石取火，往往用艾绒作为引火材料，起源于原始社会晚期的骨卜也是用艾绒烧灼动物骨。很明显，这种用艾绒点火的方法，为发明艾灸提供了必要条件。

推拿古称按摩、按跷，是人类最古老的疗法之一。原始人类用摩擦生热以温暖肢体，抚摩、按压以减轻或消除病痛，并运用原始工具——可熨、可针、可摩的砭石进行保健和医疗。用来调节精神情绪和消除疲劳的原始舞蹈，也发展成后世的健身导引、自我推拿和体育疗法。先秦时期，殷商甲骨文就有按摩治病和按摩医师的记载，殷人的主要治疗手段是按摩。名医扁鹊运用按摩、针灸等手段成功抢救了尸厥病人。马王堆汉墓医书《五十二病方》中，记载了推拿治疗17种内、外、伤、皮、儿科疾病和按摩手法、介质、工具等，并有极具特色的药巾按摩法，广泛用于养生保健和治疗。自有人类开始，人们为了求得自身的生存，就要不断地从事劳动，并与自然界各种不利因素作斗争，艰巨的劳动使损伤和疾病成了人们生活中的主要威胁。在实践中人们逐渐发现按摩能使疼痛减轻或消失，在这基础上人们逐渐认识了按摩对人体的治疗作用。

（二）针灸推拿学理论体系的形成

春秋战国至秦汉时期，我国由奴隶社会迈入封建社会，生产力的提高和社会制度的变革，各种学术思想的进步和古代哲学思想的影响促进了针灸推拿学从实践经验向理论高度的深化。针刺工具由砭石、骨针、竹针发展成为金属针，从而扩大了针灸疗法的适应范围。据《左传》记载，春秋战国时期的名医医缓、医和均擅长针灸。1973年长沙马王堆三号汉墓出土的医学帛书中，有两部古代关于经脉的著作，它记载了十一条经脉的循行、病候和灸法治疗。根据其足臂、阴阳的命名特点，称为《足臂十一脉灸经》和《阴阳十一脉灸经》，反映了针灸推拿学核心理论经络学说的早期面貌。

《内经》的问世，是先秦至西汉医学发展的必然结果。此书约成书于战国至秦汉时期，东汉至隋唐仍有修订和补充。《内经》包括《素问》和《灵枢》两部分，共18卷，162篇，它在汇总前人文献的基础上，以阴阳、五行、脏腑、经络、腧穴、精神、气血、津液等为基本理论，以针灸为主要医疗技术，用无神论观点、整体观点、发展变化的观点、人体与自然界相应的观点，论述了人体的生理、病理、诊断要领和防病治病原则，奠定了针灸学基础理论，其中以《灵枢》所载针灸理论最为丰富和系统，故《灵枢》又称《针经》。

《内经》对经络学说尤有精辟的论述，不但对十二经脉的循行走向、络属脏腑及其所主病证均有明确记载，而且对奇经八脉、十二经别、十五别络、十二经筋、十二皮部的走向、分布、功能以及和经络系统相关的根结、标本、气街、四海等亦有记叙。《内经》对腧穴理论也有较多的论述，载有160个左右常用穴位的名称，对特定穴理论阐述较详，特别是对五输穴理论阐述较全面。原穴、下合穴、十五络穴、五脏背俞穴等也都有载述。《内经》对刺法论述较为详尽，补泻手法方面提出了迎随补泻、徐疾补泻、呼吸补泻、开阖补泻等。在治疗方面，论述了"盛则泻之，虚则补之"等治疗原则。取穴配穴方面提出了许多具体方法，如俞募配穴法、远道取穴法等。《内经》记载了100多种病证，其中绝大多数疾病都应用针灸治疗。

《难经》是一部可与《内经》相媲美的古典医籍，相传系秦越人（扁鹊）所著。该书内容简要，辨析精微，进一步丰富和充实了针灸学理论体系。其中关于奇经八脉和原气的论述，更补充了《内经》之不足。同时，还提出了八会穴，并对五输穴配五行学说作了详细的解释。发明六经辨证的张仲景，在其著作《伤寒杂病论》中，不仅于方药方面给后人留下许多光辉的典范，而且在针灸学术上也有许多独到的见解和贡献。在他的著作中直接与针灸有关的条文达69条，主张针药结合，辨证施治。已佚的《明堂孔穴针灸治要》（即《黄帝明堂经》）应该是这一时期有关腧穴的专著。以外科闻名于世的华佗亦精于针灸，创立了著名的"华佗夹脊穴"，著有《枕中灸刺经》（已佚）。三国时期的曹翕擅长灸法，著《曹氏灸经》，可惜已失传。

此时期，按摩疗法被广泛应用于医疗实践。在《内经》中记载了按摩可以治疗痹证、痿证、口眼喎斜和胃痛等，并描述了有关的按摩工具，如"九针"中的"圆针"、"锓针"。可见那时按摩和针灸的关系较为密切，常常结合使用。《素问·异法方宜论》曰："中央者，其地平以湿，天地所以生万物也众，其民杂而不劳，故其病多痿厥寒热，其治宜导引按跷，故导引按跷者，亦从中央出也。"这里的中央即我国的中部地区，相当于今之河南洛阳一带。从上述经文中可以推断出，我国的按摩最早发源于河南洛阳地区。秦汉时期出现了中国最早的推拿专著《黄帝岐伯按摩》10卷（已佚）。汉代张仲景首次提出"膏摩"一词，并将其列入保健方法，《金匮要略》中载按摩可治疗自缢未死者，名医华佗亦用膏摩治疗头眩和作为术后康复常规治疗。

（三）针灸推拿学理论体系的发展

1. 魏晋隋唐时期　魏晋时代的皇甫谧在魏甘露间（公元256～260年），将《素问》、《灵枢》和《明堂孔穴针灸治要》三书中的针灸内容汇而为一，去其重复，择其精要，编撰成《针灸甲乙经》。全书分为12卷128篇，共收349个腧穴，按脏腑、气血、经络、腧穴、脉诊、刺灸法和临床各科病证针灸治疗为次序加以编纂，成为一部最早的体系比较完整的针灸专书，是继《内经》之后对针灸学的又一次总结，在针灸学发展史上起到了承先启后的作用。晋代名医葛洪撰《肘后备急方》，所录针灸医方109条，其中99条为灸方，从而使灸法得到了进一步的发展。其妻鲍姑，亦擅长用灸。晋末到南北朝的徐熙一族，累世精于医术，徐秋夫、徐文伯和徐叔响等都是针灸史上的有名人物。

隋至初唐时期的名医甄权和孙思邈，都精通中医各科，甄权著有《针方》、《针经钞》和《明堂人形图》等（均佚）。孙思邈撰有《备急千金要方》和《千金翼方》等书，首载阿是穴法和指寸法，广泛地收录了前代各家的针灸临床经验，并绘制了《明堂三人图》（已佚），"其中十二经脉五色作之，奇经八脉以绿色为之，三人孔穴共六百五十六"，成为历史上最早的彩色经络腧穴图。此外，唐代杨上善在《黄帝明堂经》的基础上，撰《黄帝内经明堂类成》，按十二经脉和奇经八脉的次序，论列穴位。王焘编《外台秘要》，大量采录了诸家的灸法。这个时期还有了针对专病的著作，如唐代崔知悌的《骨蒸病灸方》专门介绍灸治痨病方法；刊于公元862年以前的《新集备急灸经》，是我国最早雕版印刷的医书，专论急症用灸。唐太医署掌管医药教育，分设四个医学专业和一个药学专业，针灸是医学专业之一，设"针博士一人，针助教一人，针师十人，针工二十人，针生二十人"，为针灸学的学校教育开了先河。

这一时期，推拿有较大发展，并广泛运用了膏摩疗法和保健按摩。魏晋时代王叔和的《脉经》有"以药熨之，摩以风膏，灸诸治风穴"的论点。晋代葛洪是第一位系统论述膏摩的医家，其著《肘后备急方》使膏摩成为证治、法则、方药齐备的治疗方法，并将推拿用于难产、肠扭转、真心痛等急症治疗；所著《抱朴子》还载有固齿聪耳保健按摩法。梁代陶弘景《养性延命录·导引按摩篇》介绍了多种养生保健按摩法。南齐龚庆宣撰《刘涓子鬼遗方》介绍了外科膏摩法。隋代巢元方《诸病源候论》在正论之后，独辑养生导引法，力主摩腹疗病养生。唐代为推拿发展的鼎盛时期，太医署设立了推拿专科，开展了有组织的推拿教学和医疗。唐代孙思邈重视日常保健，并首次在其著作中将膏摩列为小儿保健方法。王焘的《外台秘要》汇集20余部著作中的推拿内容，治疗范围遍及各科，全面反映了晋唐时期推拿的经验和创造。蔺道人《理伤续断方》首次系统论述了推拿手法在骨伤科的应用。

2. 宋金元时期　宋代由于印刷术的广泛应用，促进了医学文献的积累，加快了针灸学的传播与发展进程。著名针灸家王惟一在北宋政府支持下，重新考订厘正了354个腧穴的位置及所属经脉，增补了腧穴的主治病证，于公元1026年撰成《铜人腧穴针灸图经》，雕印刻碑，由政府颁行。公元1027年，王惟一设计的两具铜人模型制成，外刻经络腧穴，内置脏腑，作为教学和考试针灸师之用。南宋的针灸家王执中撰《针灸资生经》，重视实践经验，对后世颇有影响。元代著名医学家滑寿，考订经络循行及其与腧穴的联系，在元代忽泰必烈的《金兰循经取穴图解》基础上编撰而成《十四经发挥》，首次把任督脉和十二经脉并称为"十四经"，进一步发展了经络腧穴理论。这个时期长于针灸的名医很多，著作也颇丰富，《备急灸法》、《痈疽神秘灸经》、《膏肓腧穴灸法》等书问世，标志着针灸在各科的深入发展。南宋初期的席弘，世代皆专针灸，传世的《席弘赋》特别讲究刺法。同时的窦材著《扁鹊心书》，极力推崇烧灼灸法，每灸数十壮乃至数百壮。当时还有杨介、张济亲自观察尸体解剖，主张用解剖学知识指导针灸取穴。金代何若愚与撰写《子午流注针经》的阎明广，提倡按时取穴法。金元名医窦汉卿既推崇子午流注，又提倡八法流注，按时取穴，他所编撰的《标幽赋》是针灸歌赋中的名篇。

宋代庞安时运用按摩催产。张杲的《医说》中有运用搓滚竹管治疗骨折后脚筋挛缩的推拿按摩法，这一运用机械辅助关节运动、恢复筋腱功能的疗法早于西方400年。《太平圣惠方》系统总结了膏摩疗法，载药摩、膏摩方近百首。《圣济总录》注重对推拿手法的分析，全面论述了手法的作用、机理和辨证。金代张子和首将推拿列入中医治疗八法中的汗法，元代朱丹溪创摩腰膏治老人体虚、风湿腰痛，并治妇人白带，流传甚广。元代危亦林创悬吊复位法，治骨折、脱位，领先世界600余年。

3. 明清时期　针灸学术在明代发展到高潮，名家更多，研究的问题更加深入和广阔。明代初期的陈会，中期的凌云，后期的杨继洲，都是名盛华夏的针灸学家，对针灸学术发展颇有影响。明代针灸学术发展的主要成就如下：第一，对前代的针灸文献进行了广泛的搜集整理，出现了许多汇总历代针灸文献的著作。如朱橚的《普济方·针灸门》、徐凤的《针灸大全》、高武的《针灸聚英发挥》、在杨继洲家传著作《卫生针灸玄机秘要》基础上增辑而成的《针灸大成》（收录经穴359个）、吴昆的《针方六集》和张介宾的《类经图翼》等，都是汇总历代针灸文献的著作。第二，针刺手法的研究更加深入，在单式手法的基础上形成了 20 多种复式手法。其中《针灸大全·金针赋》、《针灸大成·三衢杨氏补泻》、李梴的《医学入门·针灸》、汪机的《针灸问对》等，都是载述针刺手法之代表作。第三，灸法从用艾炷的烧灼灸法向用艾卷的温热灸法发展。14 世纪开始出现艾卷灸法，后来发展为加进药物的"雷火神针"、"太乙神针"。第四，对于历代不属于经穴的针灸部位进行了整理，在腧穴中列出"奇穴"这个类别。

小儿推拿在明清时期得到空前发展。明代《保婴神术·按摩经》附于《针灸大成》卷末，是现存最早的推拿及小儿推拿专著，创小儿推拿八法。它和明代龚云林《小儿推拿方脉活婴秘旨全书》、周于蕃《小儿推拿秘诀》等，详述小儿推拿穴位、手法、证、治，基本奠定了小儿推拿体系。此期正骨推拿也有很大发展。明代朱橚《普济方》和王肯堂《证治准绳》等记载了 20 余种整复手法。清代吴谦把推拿列为伤科八法，所著《医宗金鉴》从诊断、辨证、治疗方面对推拿做了系统总结，而且形成许多较完善的推拿分支，如点穴推拿、一指禅推拿、眼科推拿、伤科推拿和内功推拿等。

从清初到鸦片战争这一历史时期，医者重药而轻针，针灸逐渐转入低潮。18 世纪吴谦等人奉敕撰《医宗金鉴·刺灸心法要诀》，以歌诀和插图为主，很切合实用。李学川撰《针灸逢源》，强调辨证取穴，针药并重，并且完整地列出了 361 个经穴。此时著述虽多，但影响不大。公元 1822 年，清王朝竟以"针刺火灸，究非奉君之所宜"为理由，下令太医院停止使用针灸，废止针灸科。

4. 近代与现代　以公元 1840 年的鸦片战争为转折，中国沦为半殖民地半封建社会，广大人民陷入深重灾难之中，针灸推拿学术受到严重挫折。由于广大群众相信并且欢迎针灸推拿治病，所以针灸推拿在民间继续流传。许多针灸医生为了保存和发展针灸学术，成立针灸学社，编印针灸书刊，开展函授教育，取得一定成效。近代针灸学家承淡安先生为振兴针灸学术作出了很大贡献，被誉为中国针灸事业的复兴者与传播者。

中华人民共和国成立以来，由于党和政府的高度重视，各级政府采取了一系列措施发展中医事业，使针灸学术得到了前所未有的普及和提高。全国各地先后成立了中医院校、中医医院、针灸经络研究所，设置了针灸专业或针灸科，并建立了专门的针灸学院或针灸系，使针灸学在教学、医疗和科研等方面都获得了很大发展。新中国成立以来，针灸研究大体可分为 4 个阶段：第一阶段为 20 世纪 50 年代，主要是推广普及针灸的知识，编写针灸读物和一般性的临床研究总结；第二阶段为 20 世纪 60 年代，比较广泛地进行针灸临床和针麻研究，并且开展了一般性针灸治病原理与针麻原理的研究；第三阶段为 20 世纪 70 年代，进入了大规模有组织地广泛而深入开展经络现象、针麻临床和针刺镇痛机理的研究时期；第四阶段为 20 世纪 80 年代以来，针灸临床与针麻机理和经络实质的研究更加深入，进入有组织有计划的巩固发展和提高阶段。1976 年 6 月和 1984 年 8 月，先后在北京召开了两次全国针灸针麻学术研讨会。1987 年 11 月，在北京召开了世界针灸学会联合会暨第一届世界针灸学术大会。在这三次大会上，我国代表的论文多达 1745 篇，比较全面地反映了我国 20 世纪 90 年代以前针灸、针麻和经络研究的成就。

近 50 多年来，推拿在临床实践、古籍文献整理、实验研究等方面都有很大发展，并有大量推拿专著问世。1956 年上海开办推拿训练班，开展了正规的推拿教学。1958 年开设推拿专科门诊及专科学校。1974 年上海中医学院（现上海中医药大学）创办第一个针灸、推拿、骨伤专业，1979 年成立了针灸、推拿系。此后推拿教学、科研在全国各中医院校全面展开。至今已形成膏摩、药摩、自我推拿、保健推拿、正骨推拿、点穴推拿、内功推拿、足按摩、推拿麻醉等流派和方法。推拿方法有文字记载的达 400 多种，形成了膏摩、药摩及不同推拿介质、推拿器械、推拿功法组成的理论与实践相结合的完整医疗体系。

二、针灸推拿学术的对外传播

随着我国对外文化交流，针灸推拿疗法早在魏晋隋唐时期就传入朝鲜、日本、印度等国家。6 世纪时针灸传到朝鲜。梁武帝在公元 541 年曾派医师和工匠赴百济，朝鲜的新罗王朝在 693 年设置针博士教授针生。针灸传到日本也是在 6 世纪。552 年我国以《针经》赠日本钦明天皇，562 年吴人知聪携《明堂图》等医书赴日；7 世纪时日本多次派人来我国学医，702 年日本颁布大宝律令，仿唐朝的医学教育制度，设置针灸专业。我国针灸传到朝鲜和日本以后，一直被作为传统医学的重要组成部分，流传至今。随着中外文化交流，针灸也传到东南亚及印度大陆。14 世纪时针灸医师邹庚到越南为诸王侯治病，被誉为神医。针灸传到欧洲始于 16 世纪，以后从事针灸者逐渐增多，法国是在欧洲传播针灸学术较早的国家。

新中国成立以来，扩大了我国针灸推拿学术对国际的影响，加快了对外传播。在 20 世纪 50 年代曾帮助苏联和东欧国家的一些医师学习针灸，自 1975 年以来又与世界卫生组织合作，在北京、上海、南京举办国际针灸班，为许多国家培训了针灸人才。世界卫生组织还支持建立世界针灸学会联合会，公布了 43 种针灸适应证，制定了《经络穴位名称的国际标准》及《针灸临床研究规范》等。目前，全世界已有 160 多个国家和地区开展针灸医疗，从事针灸的专职医师有 20 ~ 30 万人。一些国家和地区还开展了针灸教育和针灸研究工作。1997 年 11 月，美国国立卫生院举行了针刺疗法听证会并明确指出，起源于中国的针刺疗法对许多疾病具有显著疗效，作用确切而副作用极小，可以广泛应用，这对针灸学在世界范围的普及和推广具有重要意义。

三、针灸推拿学的基本内容和学习方法

针灸推拿学的基本内容主要包括针灸推拿理论、针灸推拿技术和针灸推拿临床应用。

针灸推拿理论主要包括经络和腧穴。学习经络必须重点掌握经络的概念、经络系统的组成、经脉的循行规律及分布特点。古人云："学医不知经络，开口动手便错。"腧穴部分要掌握腧穴的概念、主治特点，熟记常用穴尤其是特定穴的定位、主治及临床应用，训练自己准确取穴定位的能力及操作。腧穴的定位要善于在自己或他人身上揣穴而记忆，切忌只背而不实际操作。腧穴的主治要善于总结、分析和归纳。

针灸推拿技术主要包括刺法、灸法和推拿手法，是操作性很强的技能。在掌握基本知识的同时，要以操作练习为主，只有经过长期不懈的训练才能达到要求。进针和手法操作与疗效密切相关，更要认真训练，要善于在自己身上练习和体会。诸如推拿各种手法、无痛进针法、行针得气、针刺补泻、气至病所等都只有通过严格的训练才能掌握。

针灸推拿临床应用是上述知识和技能的综合运用，是根据阴阳、脏腑、经络理论，运用

"四诊"诊察疾病以获取病情资料，在此基础上进行相应的辨证、处方，依方施术，或针灸，或推拿，或针灸推拿并用，从而达到治愈各种疾病的目的。由于临床部分是阐述运用针灸推拿治疗疾病的具体内容，要重视在实践中学习，做到早临床、多临床、反复临床，在见习、实习课中多动手、勤思考。只有这样才能掌握针灸推拿临床运用的知识与技能。

针灸推拿学之所以成为一门专门学科，是因为它除了可作为一种医疗手段以外，还包含着丰富的辨证论治知识和高深的基础理论。随着人类科学技术的进步和针灸推拿学术与其他学科的日益结合，针灸推拿学将会得到更快更高的发展。

上 篇 经络腧穴

第一章 经络总论

第一节 经络概述

一、经络和经络学说的概念

经络是经脉和络脉的总称，是人体内运行气血的通道。经，有路径的含义，经脉贯通上下，沟通内外，是经络系统中的主干；络，有网络的含义，络脉是经脉别出的分支，较经脉细小，纵横交错，遍布全身。《灵枢·脉度》载："经脉为里，支而横者为络，络之别者为孙。"《灵枢·经脉》说："经脉者，常不可见也"；"诸脉之浮而常见者，皆络脉也"。

经络学说是阐述人体经络系统的循行分布、生理功能、病理变化及其与脏腑相互关系的一门学说。它是中医理论体系的重要组成部分，贯穿于中医学的生理、病理、诊断和治疗等方面，几千年来一直指导着中医各科的临床实践，与针灸推拿学科的关系尤为密切。在针灸推拿临床上，如经络辨证、选取穴位、针刺补泻等方面，无不以经络学说为基础。所以《灵枢·经别》说："夫十二经脉者，人之所以生，病之所以成，人之所以治，病之所以起，学之所始，工之所止也。"说明经络在生理、病理、诊断和治疗等方面具有重要意义，而为历代医家所重视。

二、经络系统的组成

经络系统由经脉和络脉组成，是经脉与络脉相互联系、彼此衔接而构成的体系。其中经脉包括十二经脉、奇经八脉，以及附属于十二经脉的十二经别、十二经筋、十二皮部；络脉包括十五络脉和难以计数的浮络、孙络等（图1-1）。

```
                                              ┌ 手太阴肺经
                                    手三阴经 ┤ 手厥阴心包经
                                              └ 手少阴心经
                                              ┌ 手阳明大肠经
                                    手三阳经 ┤ 手少阳三焦经
                                              └ 手太阳小肠经
                        十二经脉 ┤
                                              ┌ 足阳明胃经
                                    足三阳经 ┤ 足少阳胆经
                                              └ 足太阳膀胱经
                                              ┌ 足太阴脾经
                                    足三阴经 ┤ 足厥阴肝经
                                              └ 足少阴肾经
                                              ┌ 督脉
                                              │ 任脉
                                              │ 冲脉
          经脉 ┤                              │ 带脉
                        奇经八脉 ┤ 阴维脉
                                              │ 阳维脉
                                              │ 阴跷脉
                                              └ 阳跷脉
经络系统 ┤              十二经别 ┐
                        十二经筋 ├ 十二经脉的附属部分
                        十二皮部 ┘
                                 ┌ 十五络脉
          络脉 ┤ 浮络
                                 └ 孙络
```

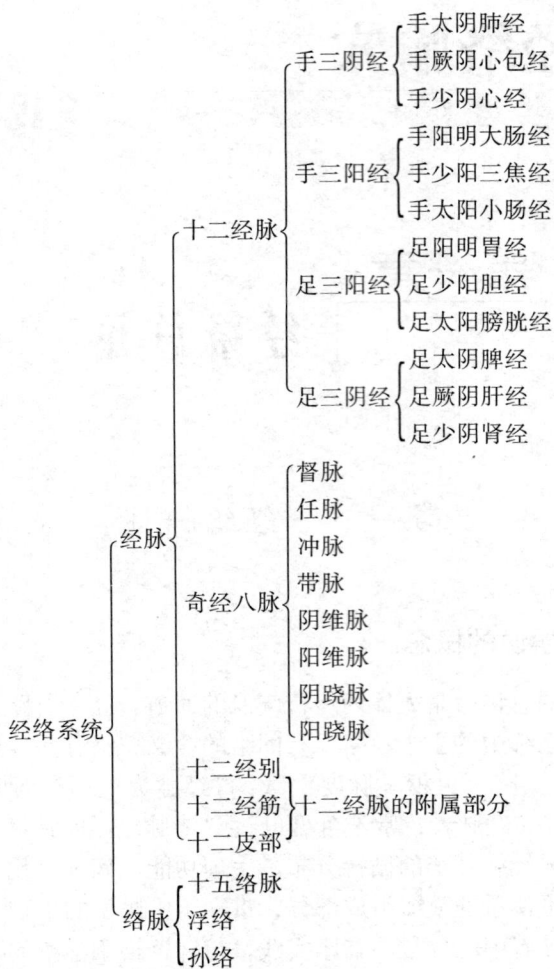

图 1-1　经络系统的组成

三、十二经脉

(一) 十二经脉的名称

十二经脉的名称由手足、阴阳、脏腑三部分组成，是古人根据阴阳消长所衍化的三阴三阳，结合经脉循行于上肢下肢的特点，以及经脉与脏腑相属的关系而确定的。十二经脉分别隶属于十二脏腑，各经都用其所隶属脏腑的名称，结合其循行于手足、内外、前中后的不同部位，根据阴阳学说而给予不同名称。如将其中隶属于六脏、循行于四肢内侧的经脉称为阴经；隶属于六腑、循行于四肢外侧的经脉称为阳经。并根据阴阳衍化的道理分为三阴经、三阳经，这样就确定了手太阴肺经、手阳明大肠经、足阳明胃经、足太阴脾经、手少阴心经、手太阳小肠经、足太阳膀胱经、足少阴肾经、手厥阴心包经、手少阳三焦经、足少阳胆经和足厥阴肝经的名称。

（二）十二经脉体表循行分布规律

十二经脉在体表左右对称地分布于头面、躯干和四肢，纵贯全身。以正立姿势，两臂下垂、拇指向前的体位为标准，十二经脉中六条阴经分布于四肢内侧和胸腹，其中上肢内侧是手三阴经，下肢内侧是足三阴经。六条阳经分布于四肢外侧和头面、躯干，其中上肢的外侧是手三阳经，下肢的外侧是足三阳经。手、足阳经在四肢的排列是阳明在前、少阳在中、太阳在后；手三阴经在上肢的排列是太阴在前、厥阴在中、少阴在后；足三阴经在小腿下半部及足背，其排列是厥阴在前、太阴在中、少阴在后，至内踝上8寸处足厥阴经同足太阴经交叉后，足厥阴循行在足太阴与足少阴之间，便成为太阴在前、厥阴在中、少阴在后。

（三）十二经脉表里属络关系

十二经脉"内属于腑脏，外络于肢节"，在体内与脏腑有明确的属络关系。其中阴经属脏络腑主里，阳经属腑络脏主表。手太阴肺经属肺络大肠，手阳明大肠经属大肠络肺；足阳明胃经属胃络脾，足太阴脾经属脾络胃；手少阴心经属心络小肠，手太阳小肠经属小肠络心；足太阳膀胱经属膀胱络肾，足少阴肾经属肾络膀胱；手厥阴心包经属心包络三焦，手少阳三焦经属三焦络心包；足少阳胆经属胆络肝，足厥阴肝经属肝络胆。

十二经脉除与脏腑有着密切的联系，相互之间也存在着表里配对关系。《素问·血志形气》提出："足太阳与少阴为表里，少阳与厥阴为表里，阳明与太阴为表里，是为足阴阳也。手太阳与少阴为表里，少阳与心主为表里，阳明与太阴为表里，是为手之阴阳也。"即手太阴肺经与手阳明大肠经相表里，足阳明胃经与足太阴脾经相表里，手少阴心经与手太阳小肠经相表里，足太阳膀胱经与足少阴肾经相表里，手厥阴心包经与手少阳三焦经相表里，足少阳胆经与足厥阴肝经相表里。互为表里的经脉在生理上密切联系，病变时相互影响，治疗时相互为用。

（四）十二经脉循行走向及交接规律

十二经脉的循行走向是：手三阴经从胸走手，手三阳经从手走头，足三阳经从头走足，足三阴经从足走腹（胸）。正如《灵枢·逆顺肥瘦》所载："手之三阴，从脏走手；手之三阳，从手走头；足之三阳，从头走足；足之三阴，从足走腹。"

十二经脉的交接规律是：①相表里的阴经与阳经在四肢末端交接，如手太阴肺经在手食指与手阳明大肠经交接，手少阴心经在手小指与手太阳小肠经交接，手厥阴心包经在手无名指与手少阳三焦经交接，足阳明胃经在足大趾与足太阴脾经交接，足太阳膀胱经在足小趾与足少阴肾经交接，足少阳胆经从足跗上斜趋足大趾丛毛处与足厥阴肝经交接。②同名的阳经与阳经在头面部交接，如手阳明大肠经和足阳明胃经交接于鼻旁，手太阳小肠经与足太阳膀胱经在目内眦交接，手少阳三焦经与足少阳胆经均通于目外眦。③相互衔接的阴经与阴经在胸中交接，如足太阴脾经与手少阴心经交接于心中，足少阴肾经与手厥阴心包经交接于胸中，足厥阴肝经与手太阴肺经交接于肺中。

（五）十二经脉气血循环流注规律

十二经脉的气血流注顺序有一定的规律。经脉运行气血，而气血是通过中焦受纳、腐熟水谷，化生水谷精微而产生的，所以十二经脉气血源于中焦。气血的运行，有赖于肺气的输送，所以十二经脉气血流注从手太阴肺经开始，由肺经逐经相传，形成周而复始、如环无端的传注系统，将气血周流全身，使人体不断地得到营养而维持各组织器官的功能活动。具体的流注次序是：气血流注始于手太阴肺经，然后交手阳明大肠经，再交足阳明胃经、足太阴脾经，继交手少阴心经、手太阳小肠经、足太阳膀胱经、足少阴肾经、手厥阴心包经、手少阳三焦经、足少阳胆经、足厥阴肝经，自肝经上注肺，再返回至肺经，重新再循环，周而复始。正如《灵枢·卫气》载："阴阳相随，外内相贯，如环之无端。"

（六）十二经脉与脏腑器官的联络

十二经脉除了与体内的五（六）脏六腑相属络外，还与其循行分布位的其他组织器官有着密切的联络。临床上辨证分经、循经取穴，多以此为依据（表1-1）。

表1-1　　　　　　　　　　　　十二经脉与脏腑器官的联络

经脉名称	联络的脏腑	联络的器官
手太阴肺经	肺，大肠，中焦，胃口	肺系
手阳明大肠经	大肠，肺	下齿，口，鼻孔
足阳明胃经	胃，脾	鼻，上齿，口唇，耳，喉咙
足太阴脾经	脾，胃，心	咽，舌
手少阴心经	心，小肠，肺	心系，咽，目系
手太阳小肠经	小肠，心，胃	咽，耳，目内外眦，鼻
足太阳膀胱经	膀胱，肾	目内眦，耳，脑
足少阴肾经	肾，膀胱，肝，肺，心	喉咙，舌
手厥阴心包经	心包，三焦	
手少阳三焦经	三焦，心包	耳，目锐眦
足少阳胆经	胆，肝	目锐眦，耳
足厥阴肝经	肝，胆，胃，肺	阴器，喉咙，颠顶，目系，唇

四、十二经别

十二经别是十二正经离、入、出、合的别行部分，是正经别行深入体腔的支脉。十二经别多从四肢肘膝关节附近的正经别出（离），经过躯干深入体腔与相关的脏腑联系（入），再浅出于体表上行头项部（出），在头项部，阳经经别合于本经经脉，阴经经别合于其相表里的阳经经脉（合）。十二经别按阴阳表里关系汇合成六组，有"六合"之称。

足太阳、足少阴经别从腘部分出，入走肾与膀胱，上出于项，合于足太阳膀胱经；足少阳、足厥阴经别从下肢分出，行至毛际，入走肝胆，上系于目，合于足少阳胆经；足阳明、足太阴经别从髀部分出，入走脾胃，上出鼻颊，合于足阳明胃经；手太阳、手少阴经别从腋部分出，入走心与小肠，上出目内眦，合于手太阳小肠经；手少阳、手厥阴经别从所属正经分出，进入胸中，入走三焦，上出耳后，合于手少阳三焦经；手阳明、手太阴经别从所属正经分出，入走肺与大肠，上出缺盆，合于手阳明大肠经。

由于十二经别有离、入、出、合于人体表里之间的特点，不仅加强了十二经脉的内外联系，更加强了经脉所属络的脏腑在体腔深部的联系，补充了十二经脉在体内外循行的不足，扩大了经穴的主治范围。例如，十二经别通过表里相合的"六合"作用，使得十二经脉中阴经与头部发生联系，从而扩大了手足三阴经穴位的主治范围。手足三阴经穴位之所以可治头面和五官疾病，与阴经经别合于阳经而上头面的循行是分不开的。

五、十二经筋

十二经筋是十二经脉之气结聚散络于筋肉骨节的体系，是附属于十二经脉的筋肉系统。其循行分布均起始于四肢末端，结聚于关节、骨骼部，走向躯干头面。十二经筋行于体表，不入内脏，有刚筋、柔筋之分。刚（阳）筋分布于项背和四肢外侧，以手足阳经经筋为主；柔（阴）筋分布于胸腹和四肢内侧，以手足阴经经筋为主。足三阳经起于足趾，循股外上行结于顺（面）；足三阴经筋起于足趾，循股内上行结于阴器（腹）；手三阳经筋起于手指，循臑外上行结于角（头）；手三阴经筋起于手指，循臑上行结于贲（胸）。

经筋具有约束骨骼、屈伸关节、维持人体正常运动功能的作用，正如《素问·痿论》说："宗筋主束骨而利机关也。"经筋为病，多为转筋、筋痛、痹证等，针灸治疗多局部取之，如《灵枢·经筋》载："治在燔针劫刺，以知为数，以痛为输。"

六、十二皮部

十二皮部是十二经脉功能活动反映于体表的部位，也是络脉散布之所在。十二皮部的分布区域是以十二经脉在体表的分布范围，即十二经脉在皮肤分属部分为依据而划分的，故《素问·皮部论》指出："欲知皮部，以经脉为纪者，诸经皆然。"

由于十二皮部居于人体最外层，又与经络气血相通，故是机体的卫外屏障，起着保卫机体、抗御外邪和反映病证的作用。

七、奇经八脉

奇经八脉即别道奇行的经脉，有督脉、任脉、冲脉、带脉、阴维脉、阳维脉、阴跷脉、阳跷脉共 8 条，故称为奇经八脉。

奇经之"奇"有两个含义，一读为 qí（音骑），指奇特、奇异，不同于一般的意思。它们与十二正经不同，既不直属脏腑，除任、督外又无专属穴位，且"别道奇行"，故称"奇经"。一读为 jī（音基），单也，因奇经没有表里配合关系。

八脉中督、任、冲脉皆起于胞中，同出会阴，称为"一源三歧"。其中督脉之"督"有总督之意。督脉行于腰背正中，上至头面。任脉之"任"有妊养的意思。任脉循行于腹胸正中，上抵颏部。冲脉之"冲"为要冲。冲脉与足少阴肾经相并上行，环绕口唇。带脉之"带"为腰带。带脉起于胁下，绕行腰间一周。维脉之"维"，有维系、主持之意。阴维脉起于小腿内侧，沿腿股内侧上行，至咽喉与任脉会合。阳维脉起于足跗外侧，沿腿膝外侧上行，至项后与督脉相会。跷脉之"跷"有足跟、跷捷之意。阴跷脉起于足跟内侧，随足少阴等经上行，至目内眦与阳跷脉会合。阳跷脉起于足跟外侧，伴足太阳等经上行，至目内眦与阴跷脉会合，再沿足太阳经上额，于项后会合足少阳经。

奇经八脉交错地循行分布于十二经之间，其作用主要体现在以下几个方面。一是统帅、主导作用：奇经八脉将部位相近、功能相似的经脉联系起来，达到统帅有关经脉气血，协调阴阳作用。如督脉督领诸阳经，统摄全身阳气和真元，为"阳脉之海"。任脉妊养诸阴经，总调全身阴气和精血，为"阴脉之海"。冲脉起于胞中，与督脉、任脉、足阳明、足少阴等经关系密切，故有"十二经脉之海"和"血海"之称，具有涵蓄十二经气血的作用。带脉约束了纵行躯干部的诸条经脉。阳维脉主一身之表，阴维脉主一身之里，具有维系一身阴经和阳经的作用。阴阳跷脉主肢体两侧的阴阳，调节下肢运动与寤寐。二是沟通、联络作用：奇经八脉在循行分布过程中，与其他各经相互交会沟通，加强了十二经脉之间的相互联系。如手足三阳经共会督脉于大椎，任脉关元、中极穴为足三阴经之交会，冲脉加强了足阳明与足少阴经之间的联系，带脉横绕腰腹，联系着纵行于躯干的各条经脉等。三是蓄积、渗灌的调节作用：奇经八脉纵横交错循行于十二经脉之间，当十二经脉和脏腑之气旺盛时，奇经加以储蓄；当十二经脉生理功能需要时，奇经又能渗灌和供应。正如《难经·二十八难》所说："比与圣人图设沟渠，沟渠满溢，流于深湖，故圣人不能拘通也。而人脉隆盛，入于八脉，而不环周，故十二经亦不能拘之。"奇经八脉循行分布和功能见表 1 - 2。

表 1 - 2　　　　　　　　　　　　奇经八脉循行分布和功能

奇经八脉	循行分布概况	功　能
任脉	腹、胸、颏下正中	妊养六阴经，调节全身阴经经气，故称"阴脉之海"
督脉	腰、背、头面正中	督领六阳经，调节全身阳经经气，故称"阳脉之海"
冲脉	与足少阴经相并上行，环绕口唇，且与任、督、足阳明经等有联系	涵蓄十二经气血，故称"十二经脉之海"或"血海"
带脉	起于胁下，环腰一周，状如束带	约束纵行躯干的诸条经脉
阴维脉	起于小腿内侧，并足太阴、厥阴上行，到咽喉合于任脉	维系全身阴经
阳维脉	起于足跗外侧，并足少阳经上行，到项后会于督脉	维系全身阳经
阴跷脉	起于足跟内侧，伴足少阴等经上行，至目内眦与阳跷脉会合	调节下肢运动，司寤寐
阳跷脉	起于足跟外侧，伴足太阳等经上行，至目内眦与阴跷脉会合	调节下肢运动，司寤寐

八、十五络脉

十二经脉和任脉、督脉各自别出一络，加上脾之大络，总计 15 条，称为十五络脉，分别以其所别出处的腧穴命名。另胃也有一条大络，名叫"虚里"，出于左乳下，上贯横膈，联络肺脏，是宗气积聚的处所，故又有"十六络"之说。

十二经脉的别络在四肢肘膝关节以下本经络穴分出后，均走向其相表里的经脉；任脉的别络，从胸骨剑突下鸠尾分出后，散布于腹部；督脉的别络，从尾骨下长强分出后，散布于头部，并走向背部两侧的足太阳经；脾的大络，出于腋下大包穴，散布于胸胁部。全身络脉中，十五络脉较大，络脉中浮行于浅表部位的称为"浮络"。络脉最细小的分支称为"孙络"，遍布全身，难以计数。

四肢部的十二经别络，加强了十二经脉表里经之间的联系。络脉对十二经脉的表里配属关系起着紧密联系的作用，沟通分布于肢体的表经和里经。其中阴经络脉走向阳经，阳经络脉走向阴经，阴阳经的络脉相互交通连接。通过络脉的双重联系，进一步加强了表里两经的关系。

十五络脉为大络，具有统属全身浮络、孙络、血络的作用，从而使十二经脉气血由线状流行逐渐扩展为面状弥散。十二经的络穴部位，即是各经络脉脉气的汇聚点和枢纽；任脉之络，有统属腹部诸阴经络脉的作用；督脉之络有统属头背部诸阳经络脉的作用；脾之大络对人体全部血络均有统属能力。

络脉具有输送营卫气血、渗灌濡养周身组织的作用。《灵枢·本脏》说："经脉者，所以行血气而营阴阳，濡筋骨，利关节也。"循行于经脉中的营卫气血，正是通过络脉而布散全身，以温养、濡润所有组织，维持人体正常生理功能。

络脉理论为经络理论的重要组成部分，对针灸临床有重要的指导意义。如根据络脉病候和络脉沟通表里两经的特点，选用络穴治疗相应的络脉病变和表里两经的病变。络脉理论还用于诊察疾病，如诊察络脉颜色的变化，可测知脏腑经脉有关方面的病变；指导针刺放血，可治疗相应疾病，如刺络拔罐以放出少许血液，可祛除络脉中的瘀积，达到通畅气血、治疗疾病的目的。

第二节　根结、标本与气街、四海理论

一、根结

"根结"指经气的所起与所归，反映出经气上下两极间的关系。"根"指根本、开始，即四肢末端的井穴；"结"指结聚、归结，即头、胸、腹部。《标幽赋》指出"更穷四根三结，依标本而刺无不痊"，这里的"四根三结"是指十二经脉以四肢为"根"，以头、胸、腹三部为"结"。《灵枢·根结》记载了足三阴三阳的根与结，详见表1-3。

表1-3　　　　　　　　　足三阴三阳根结

经 脉	根（井穴）	结
太阳	至阴	命门（目）
少阳	窍阴	窗笼（耳中）
阳明	厉兑	颡大（钳耳）
少阴	涌泉	廉泉（舌下）
厥阴	大敦	玉英（玉堂），绛膻中
太阴	隐白	太仓（胃）

二、标本

"标本"是指经脉腧穴分布部位的上下对应关系。"标"原是树梢，引申为上部，与人

体头面胸背的位置相应；"本"是树根，引申为下部，与人体四肢下端相应。

十二经脉均有"标"部与"本"部。如足太阳之本，在跟以上5寸中，穴为跗阳，其标在两络命门（目），穴为睛明。根据《灵枢·卫气》所载十二经脉标本的位置，结合相应腧穴，列表1-4如下。

表1-4   十二经脉标本

| 十二经脉 | 本 | | 标 | |
	部　位	相应腧穴	部　位	相应腧穴
足太阳	跟以上5寸	跗阳	两络命门（目）	睛明
足少阳	窍阴之间	足窍阴	窗笼（耳）之前	听会
足阳明	厉兑	厉兑	颊挟颃颡	人迎
足少阴	内踝下上3寸中	交信、复溜	背俞与舌下两脉	肾俞、廉泉
足厥阴	行间上5寸中	中封	背俞	肝俞
足太阴	中封前上4寸中	三阴交	背俞与舌本	脾俞、廉泉
手太阳	外踝之后	养老	命门（目）之上1寸	攒竹
手少阳	小指次指之间上2寸	中渚	耳后上角下外眦	丝竹空
手阳明	肘骨中上至别阳	曲池	颜下合钳上	迎香
手太阴	寸口之中	太渊	腋内动脉	中府
手少阴	锐骨之端	神门	背俞	心俞
手厥阴	掌后两筋之间2寸	内关	腋下3寸	天池

十二经脉的"根"与"本"、"结"与"标"位置相近或相同，意义也相似。"根"有"本"意，"结"有"标"意。"根"与"本"部位在下，皆经气始生始发之地，为经气之出；"结"与"标"部位在上，皆经气所结、所聚之处，为经气之所归。但它们在具体内容上又有所区别，即"根之上有本"，"结之处有标"，说明"标本"的范围较"根结"为广。"标本"理论强调经脉分布上下部位的相应关系；而"根结"理论则强调经气两极间的联系。

标本根结的理论补充说明了经气的流注运行状况，即经气循行的多样性和弥散作用，强调了人体四肢与头身的密切联系，进一步说明四肢肘膝以下的腧穴可治疗远隔部位脏腑及头面五官疾病的道理。

三、气街

气街是经气聚集运行的共同通路。《灵枢·卫气》记载："请言气街：胸气有街，腹气有街，头气有街，胫气有街。"《灵枢·动输》又指出："四街者，气之径路也。"说明了头、胸、腹、胫部有经脉之气聚集循行的通路。

《灵枢·卫气》对气街的部位有较详细记载："故气在头者，止之于脑。气在胸者，止之膺与背俞。气在腹者，止之背俞，与冲脉于脐左右之动脉者。气在胫者，止之于气街，与承山踝上以下。"由此可见，气街具有横向为主、上下分部、紧邻脏腑、前后相连的特点，横贯脏腑经络，纵分头、胸、腹、胫是其核心内容。气街理论又从另一个角度阐述了经气运行的规律，为临床配穴处方提供了理论依据。

四、四海

四海即髓海、血海、气海、水谷之海的总称，为人体气血精髓等精微物质汇聚之所。"海"是江河之水归聚之处。经络学说认为十二经脉内流行的气血像大地上的水流一样，如百川归海，故《灵枢·海论》指出："人有髓海，有血海，有气海，有水谷之海，凡此四者，以应四海也。"

四海的部位与气街的部位类似，髓海位于头部，气海位于胸部，水谷之海位于上腹部，血海位于下腹部，各部之间相互联系。

四海主持全身的气血、津液，其中脑部髓海为元神之府，是神气的本源，脏腑经络活动的主宰；胸部为气海，宗气所聚之处，贯心脉而行呼吸；胃为水谷之海，是营气、卫气的化源之地，即气血生化之源；冲脉为十二经之海，起于胞宫，伴足少阴经上行，为十二经之根本，三焦原气之所出，乃人体生命活动的原动力，又称"血海"。

四海理论进一步明确了经气的组成和来源。四海病变，主要分为有余、不足两大类，临床上可据此辨证施治。

第三节　经络的作用和经络学说的临床应用

《灵枢·经脉》记载："经脉者，所以能决死生，处百病，调虚实，不可不通。"说明经络在生理、病理和疾病的防治等方面具有重要作用。现将经络的作用和经络学说的临床应用分述如下。

一、经络的作用

（一）沟通内外，贯通上下

人体的五脏六腑、四肢百骸、五官九窍、皮肉筋骨等组织器官，之所以能保持相对的协调与统一，完成正常的生理活动，是依靠经络系统的联络沟通而实现的。由于十二经脉、十二经别、奇经八脉、十五络脉的存在，纵横交错，入里出表，通上达下，联系了人体的各脏腑器官；而经筋和皮部的存在，联结了肢体筋肉皮肤；再加上细小的浮络和孙络，从而使人体的各脏腑组织器官有机地联系起来。正如《灵枢·海论》说："夫十二经脉者，内属于腑脏，外络于支节。"脏腑居于内，肢节居于外，其间是通过经络系统相联系的。

（二）运行气血，营养全身

人体的各个脏腑组织器官均需要气血的温养濡润，才能发挥正常作用。而经络正是传注气血的通道，气血通过经络输布全身，以濡润全身各脏腑组织器官，维持机体的正常功能。所以《灵枢·本藏》说："经脉者，所以行血气而营阴阳，濡筋骨，利关节者也。"这就指明了经络具有运行气血、协调阴阳和营养全身的作用。

（三）抗御病邪，反映证候

首先，经络具有抗御病邪的作用，经络的这一作用是建立在运行气血功能之上的。皮肤表面布满了细小的浮络和孙络，里面充满了由经络输送过来的"卫气"，而当卫气充实时，则人体的"腠理致密"，抵抗力强，发挥着抗御外邪的作用。

其次，在络脉空虚、正虚邪乘的情况下，经络又是病邪传注的途径。当体表受到病邪侵犯时，可通过络脉传到经脉，再传入脏腑，由表及里，由浅入深。

第三，经络也是脏腑之间、脏腑与体表组织器官之间相互影响的渠道。内脏病变可通过经络反映到体表组织器官，如《灵枢·邪客》说："肺心有邪，其气留于两肘；肝有邪，其气留于两腋；脾有邪，其气留于两髀；肾有邪，其气留于两腘。"都说明了经络反映病证的功能。

（四）传导感应，调整虚实

此为经络在治疗疾病方面的作用。针刺中的得气和气行现象都是经络传导感应的功能表现。人身经络之气发于周身腧穴，《灵枢·九针十二原》说："节之交，三百六十五会，所言节者，神气之所游行出入也。"所以针刺操作的主要关键在于调气，所谓"刺之要，气至而有效"。当经络或内脏功能失调时，通过针灸等刺激体表的一定穴位，经络可以将其治疗性刺激传导到有关的部位和脏腑，以发挥其调节人体脏腑气血的功能，从而使阴阳平复，达到治疗疾病的目的。

二、经络学说的临床应用

经络学说在临床上的应用，主要表现在诊断和治疗两个方面。

（一）说明病理变化

在有些疾病的病理过程中，常可在经络循行通路上出现明显的压痛或结节、条索等反应物，以及相应部位皮肤色泽、形态、温度等变化。通过望色、循经触摸反应物和按压等，可推断疾病的病理状况。

（二）指导辨证诊断

1. 辨证归经　经络辨证是以经络学说为依据，根据病变中出现的证候，进行分析归纳，推断其所受累的脏腑与相关的经脉，进而指导临床诊断和治疗。如头痛一症，痛在前额部多与阳明经有关，痛在侧头部多与少阳经有关，痛在后头部多与太阳经有关，痛在巅顶部多与厥阴经和督脉有关。

2. 经络诊察　是通过观察经络所过部位皮肤表面所发生的各种异常改变来诊断疾病的方法。一般包括经络望诊、经络触诊和经络电测定三种方法。

经络望诊主要观察全身经络穴位的色泽、形态变化，如皮肤的皱缩、隆陷、松弛，以及颜色的变异、光泽的明晦、色素的沉着和斑疹的有无等。

经络触诊是在经络腧穴部位上运用按压、触摸等方法来寻找异常变化，如压痛、麻木、硬结、条索状物、肿胀、凹陷等，借以诊断疾病的方法。经络触诊的部位多为特定穴，如背俞穴、募穴以及四肢的原穴、郄穴、合穴等。经络触诊也是确定阿是穴的重要方法。

经络腧穴电测定是利用经络穴位测定仪检测经络腧穴部位的电学参数，借以判断各经气血之盛衰的方法。测定内容主要包括经络穴位皮肤的电阻或电位。人体腧穴具有低电阻特性，并且还受疾病等因素的影响而发生变化。

（三）指导针灸推拿治疗

腧穴的选取、针灸推拿方法的选用是针灸推拿治疗的两大关键，均依靠经络学说的指导。在"经脉所过，主治所及"的原则下，进行循经取穴。如胃痛循经选取足三里、梁丘；胁痛循经选取阳陵泉、太冲；前额阳明头痛，循经选取上肢的合谷穴和下肢的内庭穴等等。《四总穴歌》说："肚腹三里留，腰背委中求，头项寻列缺，面口合谷收"，就是循经取穴的具体体现。内脏病变可通过刺其皮部的方法进行治疗。如皮内埋针或用皮肤针叩刺皮部来进行治疗。经络瘀滞、气血痹阻可刺络放血予以治疗。如目赤肿痛太阳穴放血；扭、挫伤局部刺络拔罐。经筋疾患可以"以痛为输"取阿是穴进行针灸推拿治疗。

（四）指导药物归经

药物按其主治性能归入某经或某几经，简称药物归经，它是在分经辨证的基础上发展起来的。因病证可以分经，主治某些病证的药物也就成为某经或某几经之药。徐灵胎《医学源流论》说："如柴胡治寒热往来，能愈少阳之病；桂枝治畏寒发热，能愈太阳之病；葛根治肢体大热，能愈阳明之病。盖其止寒热、已畏寒、除大热，此乃柴胡、桂枝、葛根专长之事。因其能治何经之病，后人即指为何经之药。"此外，中医各科药物的临床应用，也有很多是以经络特殊联系的原理为依据的，如目病有时可以不治目而用补肝的方法，因为肝脉上通于目之故；口舌生疮，可清泻小肠，是根据心与小肠为表里，心火上炎，可以导火下行，两经经脉有密切的联系。

第二章

腧穴总论

第一节 腧穴的概念和分类

一、腧穴的概念

腧穴是人体脏腑经络之气血输注于体表的特殊部位。"腧"，又作"俞"，通"输"，有输注、转输的意思；"穴"，有孔隙、空窍的意思，引申指凹陷处。腧穴在《内经》中有"节"、"会"、"气穴"、"气府"、"骨空"等名称；后世医家又有"孔穴"（《针灸甲乙经》）、"穴道"（《太平圣惠方》）、"腧穴"（《铜人腧穴针灸图经》）和"穴位"（《神灸经纶》）等不同称谓。值得注意的是，虽然"腧"、"俞"、"输"三者均指腧穴，但在现在的具体应用中却各有所指。"腧穴"，泛指所有穴位；"俞穴"，专指特定穴中的背俞穴；"输穴"，则是指五输穴中的第三个穴位。

腧穴与人体的经络、脏腑、气血关系密切。对腧穴施以针或灸或推拿等刺激，可以治疗相应的脏腑病证；同时，脏腑的病变也可以通过经络反映到相应的腧穴。所以，腧穴既是疾病的反应点，又是针灸推拿的施术部位。

二、腧穴的分类

腧穴一般分为经穴、奇穴和阿是穴三类。

（一）经穴

凡有固定的名称和位置，且归属于十二经脉和任脉、督脉的腧穴，总称为"十四经穴"，简称"经穴"。经穴分布在十四经循行路线上，有明确的针灸主治证，是腧穴的主要部分。在腧穴的发展过程中，《内经》约记载经穴 160 个，《针灸甲乙经》记载 349 穴，宋代《铜人腧穴针灸图经》记载 354 穴，明代《针灸大成》记载 359 穴，清代《针灸逢源》记载 361 穴。中华人民共和国国家标准《腧穴名称与定位（GB/T 12346－2006）》中经穴总数为 362 穴。

（二）奇穴

凡未归入十四经穴范围，但有具体位置和名称的一类腧穴，统称为"经外奇穴"，简称为"奇穴"。奇穴是在"阿是穴"基础上发展起来的，其主治范围比较单一，多数对某些病证有特殊疗效，如四缝穴治疗小儿疳证、定喘穴治疗哮喘等。

奇穴早在《内经》中就有散在的记载，但直到明代《奇效良方》才将"奇穴"单独立节专论，收载 26 穴；《针灸大成》始列"经外奇穴"一门，收集了 35 穴；至清代《针灸集成》汇集了 144 个奇穴。可见，历代对奇穴记载不一，还有一部分奇穴在腧穴的发展过程中被归入了经穴。

（三）阿是穴

阿是穴又称"天应穴"、"不定穴"等。这一类腧穴既无具体的名称，也无固定的位置，只是以压痛点或其他反应点作为刺灸的部位。

"阿是"之称，始见于唐代孙思邈的《备急千金要方》中："有阿是之法，言人有病痛，即令捏（掐）其上，若里（果）当其处，不问孔穴，即得便快成（或）痛处，即云阿是，灸刺皆验，故曰阿是穴也。"可见，阿是穴无一定的位置，既可位于病变附近，也可在与其距离较远处。

第二节　腧穴的命名

腧穴的名称各有一定的意义。孙思邈在《千金翼方》中说："凡诸孔穴，名不徒设，皆有深意。"腧穴的名称是历代医家采用取类比像的方法而定的。清代程知（扶生）的《医经理解·穴名解》对腧穴命名意义做了较好的概述："经曰：肉之大会为谷，小会为溪，谓经气会于孔穴，如水流之行而会于溪谷也。海，言其所归也。渊、泉，言其深也。狭者为沟、渎。浅者为池、渚也。市、府，言其所聚也。道、里，言其所由也。室、舍，言其所居也。门、户，言其所出入也。尊者为阙、堂。要会者为关、梁也。丘、陵，言其骨肉之高起者也。髎，言其骨之空阔者也。俞，言其气之传输。天以言乎其上，地以言乎其下也……"了解腧穴命名的含义，有助于熟悉、记忆腧穴的部位和治疗作用。现将腧穴命名归纳介绍如下。

一、天象地理类

1. 以日、月、星、辰命名　如上星、日月、太乙、天枢、太白、璇玑等。

2. 以山、谷、丘、陵命名　如承山、合谷、大陵、梁丘、丘墟等。

3. 以大小水流命名　如太溪、后溪、支沟、水沟、曲池、涌泉、小海、太渊等。

4. 以交通要冲命名　如气冲、水道、关冲、内关、风市等。

二、人事物象类

1. 以动植物名称命名　如鱼际、伏兔、鹤顶、犊鼻、攒竹等。

2. 以建筑居处命名　如天井、玉堂、巨阙、地仓、内庭、神门等。

3. 以生活用具命名　如缺盆、地机、大钟、玉枕、天鼎等。

4. 以人事活动命名　如人迎、百会、归来、足三里等。

三、形态功能类

1. **以解剖部位命名**　如腕骨、大椎、曲骨、肩贞、颧髎等。
2. **以脏腑功能命名**　如背俞穴和神堂、魄户、魂门、意舍、志室等。
3. **以内外阴阳命名**　如三阴交、阴都、阳纲、阴陵泉、阳陵泉、内关、外关等。
4. **以穴位作用命名**　如睛明、光明、定喘、牵正、承浆、承泣、听会、气海等。

第三节　腧穴的主治特点和规律

一、腧穴的主治特点

腧穴和脏腑、经络之间存在着密切的联系。腧穴有接受刺激、防治疾病的作用。《素问·五脏生成》说："人有大谷十二分，小溪三百五十四名，少十二俞，此皆卫气所留止，邪气之所客也，针石缘而去之。"因此，通过对腧穴施以针刺、艾灸等刺激，可以通经脉、调气血，使阴阳平衡、脏腑和调，从而达到扶正祛邪的目的。腧穴的主治作用有以下三个方面的特点。

（一）近治作用

这是经穴、奇穴和阿是穴所共有的主治作用特点，即所有腧穴都能治疗其所在部位及邻近部位的病证。例如，眼睛附近的穴位如睛明、承泣、四白、攒竹、瞳子髎等均能治疗眼疾；胃脘部的穴位如中脘、建里、梁门等均能治疗胃病；膝关节周围的穴位如内膝眼、阳陵泉、犊鼻等均能治疗膝关节痛。

（二）远治作用

这是经穴尤其是十二经脉在四肢肘膝关节以下的腧穴的主治特点。这些腧穴不仅能治疗局部病证，还能治疗本经循行所过的远隔部位的病证。如《四总穴歌》所说的"肚腹三里留，腰背委中求，头项寻列缺，面口合谷收"，就是腧穴远治作用的具体运用。远治作用是"经脉所过，主治所及"规律的反映。

（三）特殊作用

是指某些腧穴具有双向调整作用，或整体调整作用，或相对的特异性作用。大多数穴位都可以针对机体的不同状态，起双向调整作用，如泄泻时，针刺天枢能止泻，便秘时，针刺则能通便；心动过速时，针刺内关能减慢心率，心动过缓时，针刺可加快心率。有些穴位对机体具有整体调整的作用，如足三里、关元、膏肓俞等，能增强人体的防卫、免疫能力。还有一些穴位在主治作用上具有相对的特异性，如大椎退热、至阴矫正胎位等。

二、腧穴的主治规律

腧穴（主要指十四经穴）虽然主治范围较广泛，但呈现出一定的规律性，主要有分经主治和分部主治两大规律。

（一）分经主治规律

指某一经经脉所属的经穴均可治疗该经循行部位及相应脏腑的病证。如手太阴肺经的经穴可治疗咳嗽、气喘等肺系疾患；足阳明胃经的经穴可治疗腹胀、胃痛等胃肠病。根据腧穴的这一主治规律，后世医家在针灸治疗上有"宁失其穴，勿失其经"之说。另外，位置邻近的经脉，其经穴在某些主治上存在着共性。如同位于上肢内侧的手三阴经，能共同治疗胸部疾病；同位于上肢外侧的手三阳经，能共同治疗咽喉病、热病。现将十四经腧穴分经主治规律归纳如下（表2-1~2-5）。

表2-1　　　　　　　　　　　　　　手三阴经穴主治规律

经名	本经主病	二经相同	三经相同
手太阴经	肺、喉病		胸部病
手厥阴经	心、胃病	神志病	
手少阴经	心病		

表2-2　　　　　　　　　　　　　　手三阳经穴主治规律

经名	本经主病	二经相同	三经相同
手阳明经	前头、鼻、口、齿病		眼病、咽喉病、
手少阳经	侧头、胁肋病	耳病	热病
手太阳经	后头、肩胛病、神志病		

表2-3　　　　　　　　　　　　　　足三阳经穴主治规律

经名	本经主病	二经相同	三经相同
足阳明经	前头、口齿、咽喉、胃肠病		神志病、热病
足少阳经	侧头、耳、胁肋、胆病	眼病	
足太阳经	后头、项、背腰、肛肠病		

表2-4　　　　　　　　　　　　　　足三阴经穴主治规律

经名	本经主病	二经相同	三经相同
足太阴经	脾胃病		腹部病
足厥阴经	肝病	前阴病	
足少阴经	肾、肺、咽喉病		

表2-5　　　　　　　　　　　　　　任督二脉经穴主治规律

经名	本经主病	二经相同
任脉	中风脱证、虚寒、下焦病	神志病、脏腑病、妇科病
督脉	中风昏迷、热病、头面病	

（二）分部主治规律

指处于身体某一部位的腧穴均可治疗该部位及某类病证。腧穴的分部主治规律体现了经脉在纵行分经的基础上又有横行分部的关系，说明腧穴的分部主治与腧穴的部位密切相关。一般来说，头面躯干部的腧穴，除任脉、督脉某些腧穴具有特殊或全身性的主治作用外，大部分腧穴一般只能主治腧穴所在部位及邻近脏腑组织器官的病证。四肢部的腧穴，尤其是四肢肘膝关节以下的腧穴，除主治局部和邻近部位的病证外，还能主治该经循行所及的远隔部位的病证；而且越是远离躯干部的腧穴，其主治范围越广。各部经穴主治规律图解如下（图 2-1～2-7）。

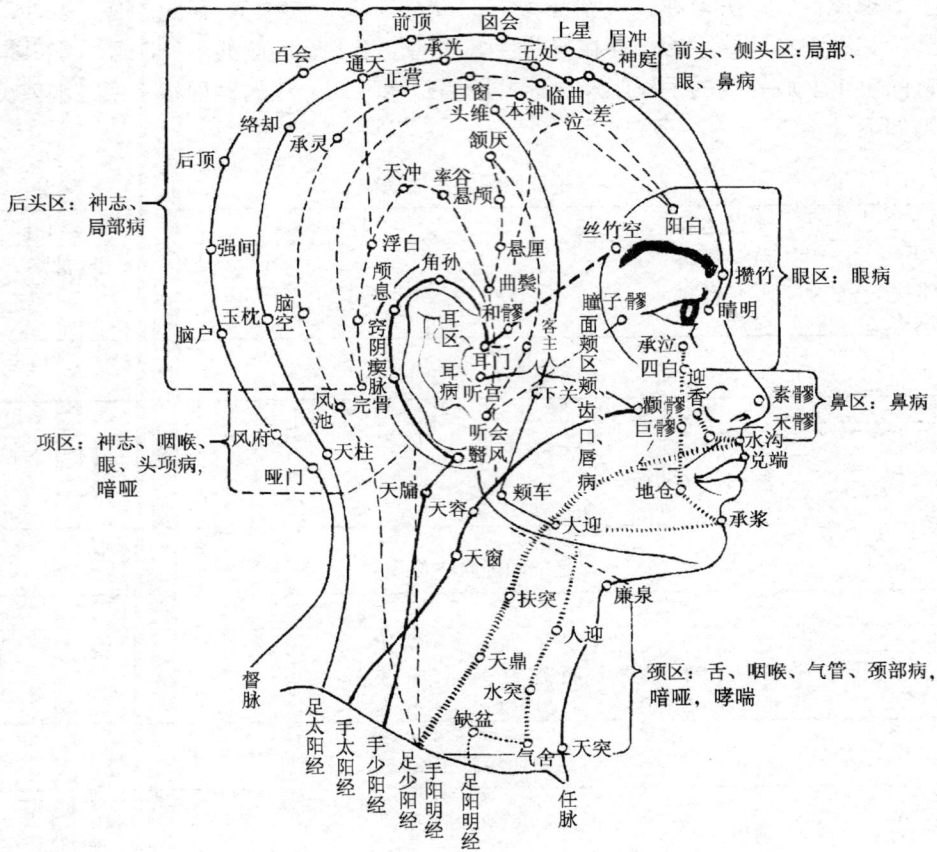

图 2-1　十四经穴分部主治（头面颈项部）

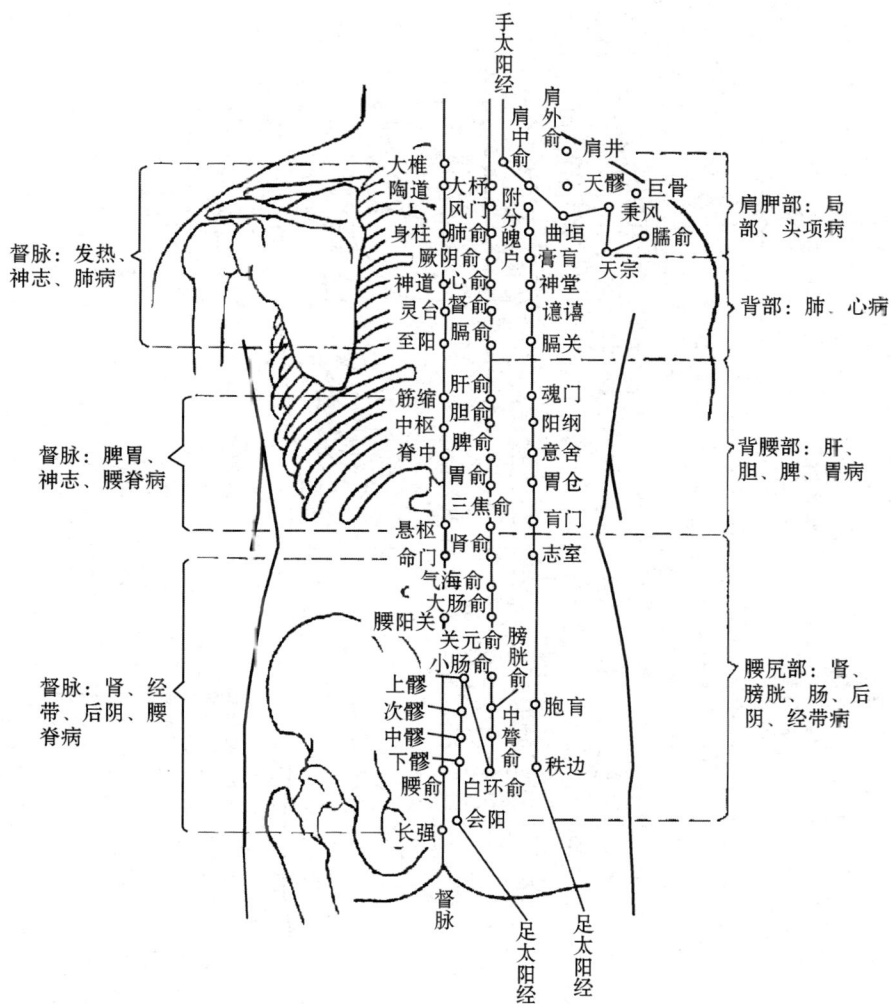

图 2-2 十四经穴分部主治（肩背腰尻部）

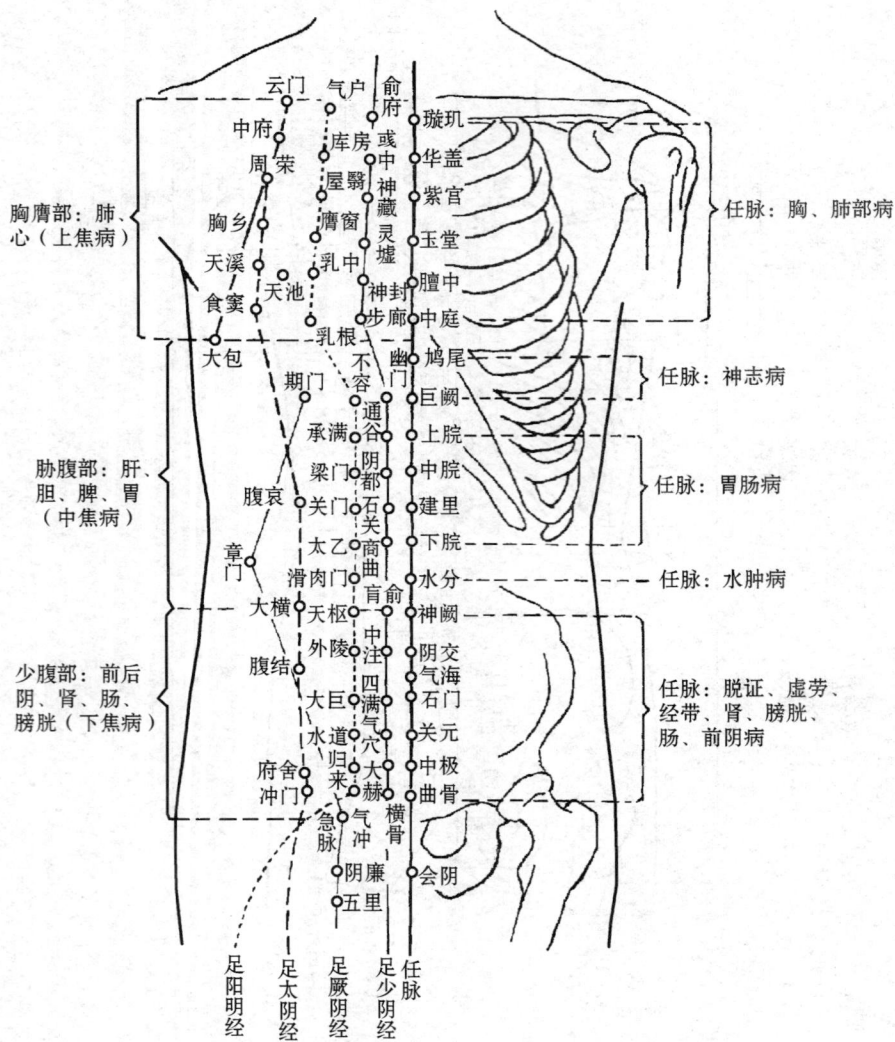

图 2 - 3   十四经穴分部主治（胸膺胁腹部）

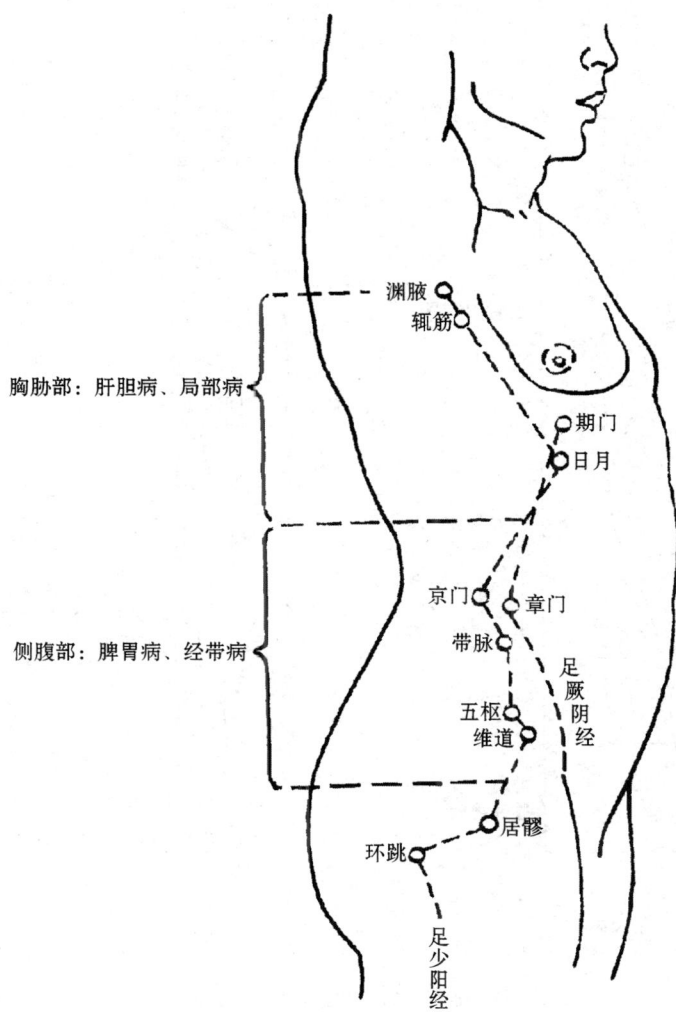

图2-4　十四经穴分部主治（腋胁侧腹部）

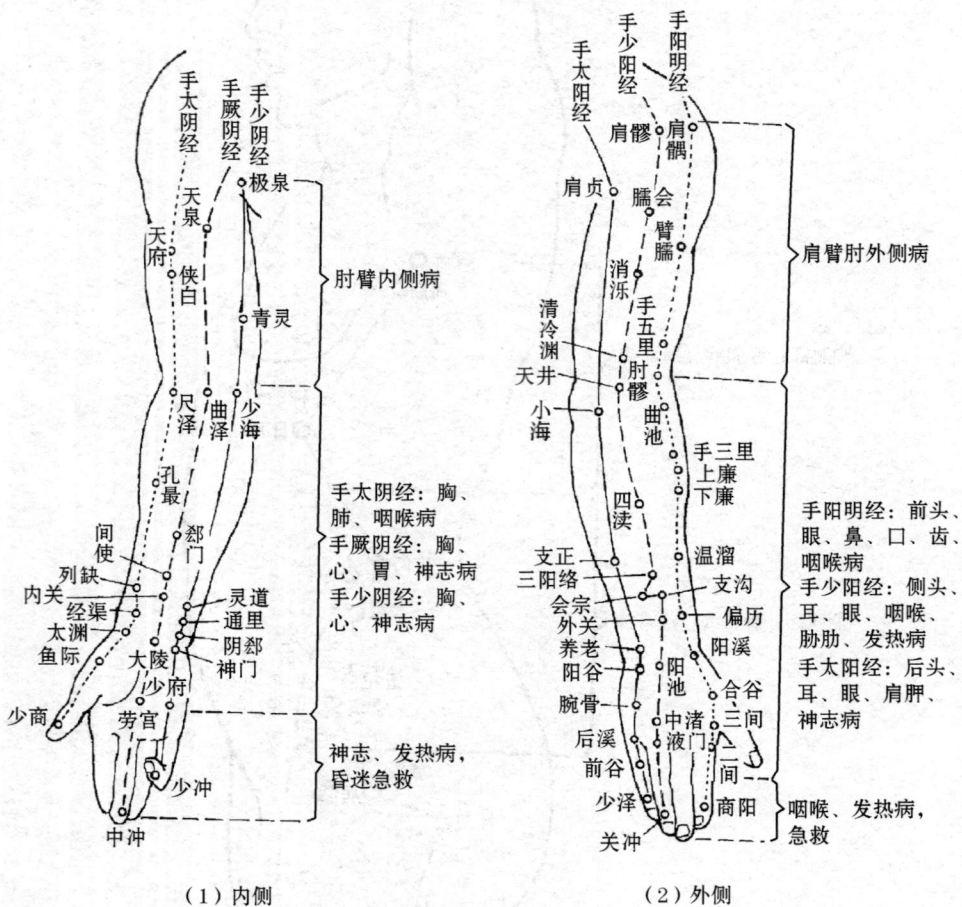

（1）内侧

（2）外侧

图 2-5　十四经穴分经主治（上肢部）

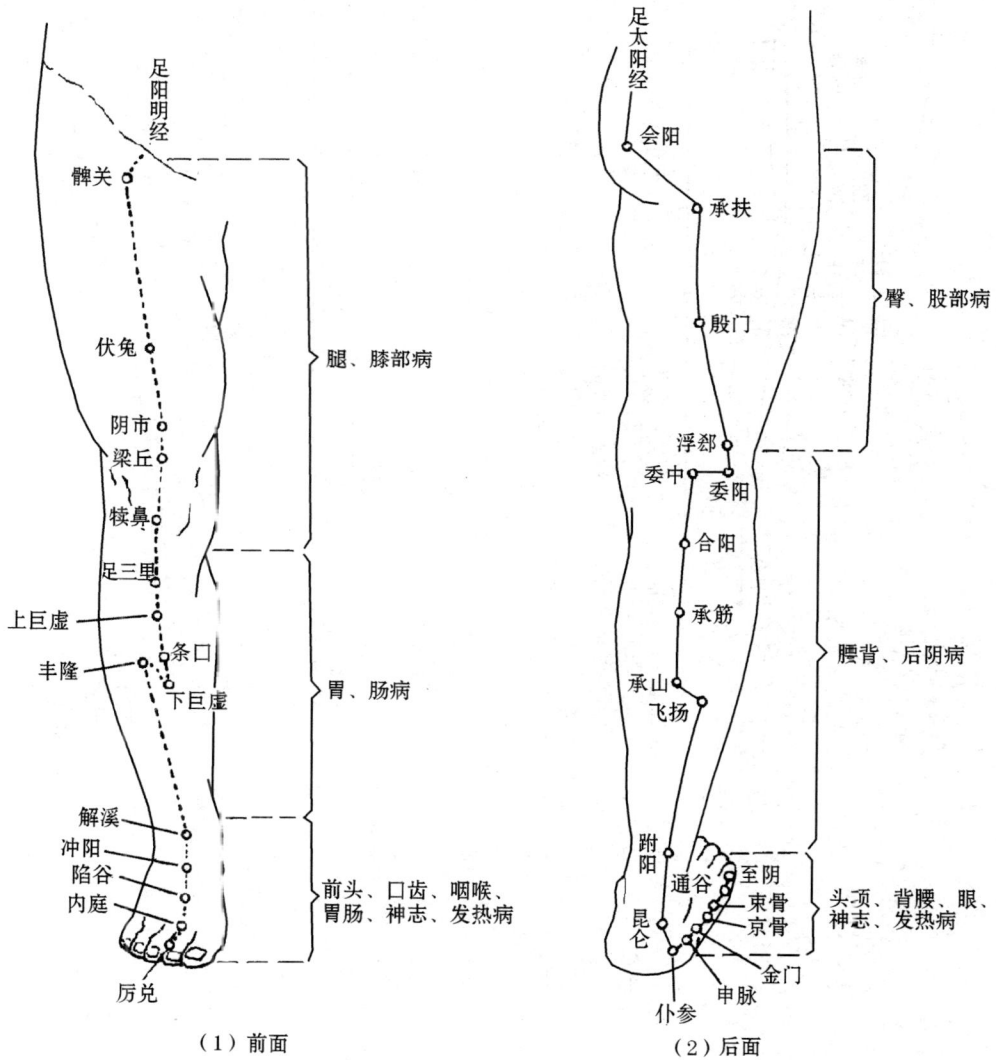

足阳明经

髀关

伏兔

阴市
梁丘

犊鼻

足三里

上巨虚

条口
丰隆

下巨虚

解溪
冲阳
陷谷
内庭

厉兑

腿、膝部病

胃、肠病

前头、口齿、咽喉、
胃肠、神志、发热病

（1）前面

足太阳经

会阳

承扶

殷门

浮郄
委中
委阳

合阳

承筋

承山
飞扬

跗阳
通谷
昆仑

至阴
束骨
京骨

金门
申脉

仆参

臀、股部病

腰背、后阴病

头顶、背腰、眼、
神志、发热病

（2）后面

图 2-6　十四经穴分经主治（下肢部前、后面）

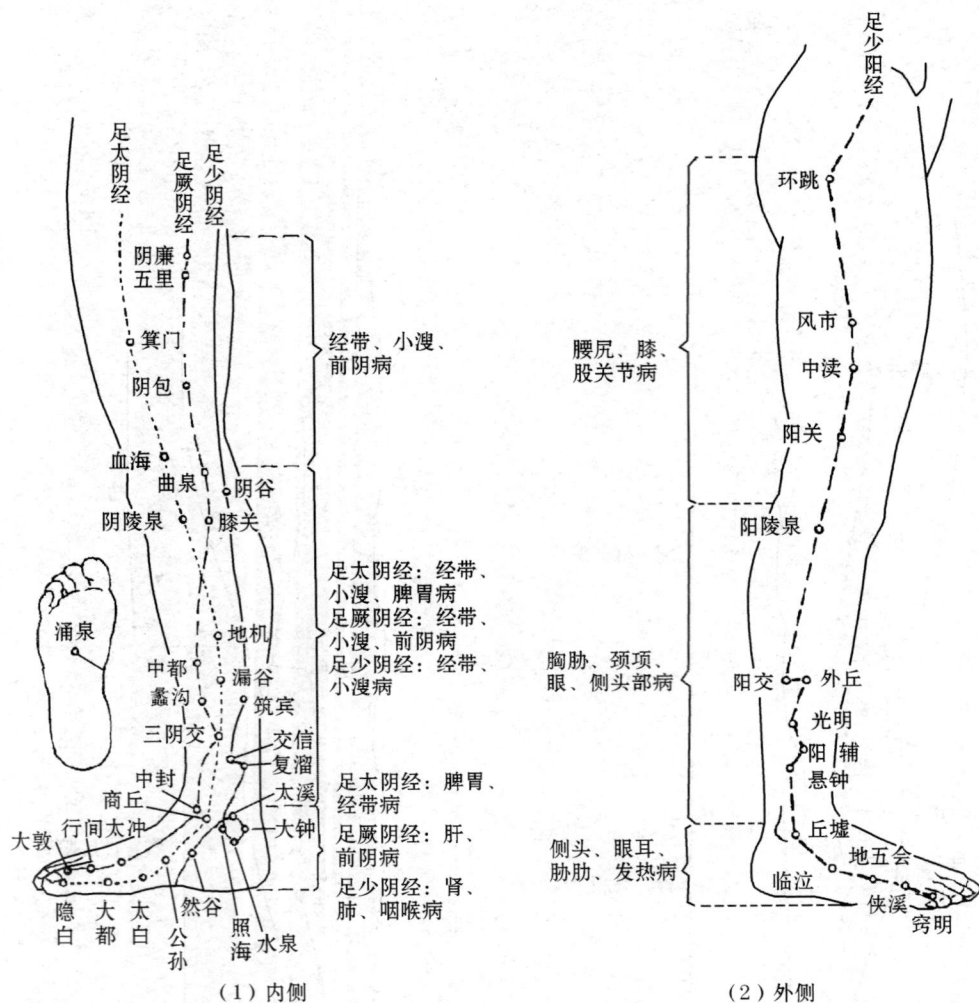

足少阳经

环跳

风市
中渎

阳关

腰尻、膝、
股关节病

阳陵泉

胸胁、颈项、
眼、侧头部病

阳交 外丘
光明
阳辅
悬钟

丘墟 地五会
临泣
侠溪
窍明

侧头、眼耳、
胁肋、发热病

足太阴经
足厥阴经
足少阴经

阴廉
五里

箕门

阴包

血海
曲泉 阴谷
阴陵泉 膝关

涌泉

地机

中都
蠡沟 漏谷
三阴交 筑宾
交信
复溜
中封 太溪
商丘 大钟
大敦 行间太冲
隐 大 太 然谷
白 都 白 公孙 照海 水泉

经带、小溲、
前阴病

足太阴经：经带、
小溲、脾胃病
足厥阴经：经带、
小溲、前阴病
足少阴经：经带、
小溲病

足太阴经：脾胃、
经带病
足厥阴经：肝、
前阴病
足少阴经：肾、
肺、咽喉病

（1）内侧 　　　　（2）外侧

图2-7 十四经穴分经主治（下肢部内、外侧）

第四节 特定穴

特定穴是指十四经穴中具有特殊治疗作用，并按特定称号归类的腧穴。根据其不同的分布特点、含义和治疗作用，分为"五输穴"、"原穴"、"络穴"、"俞穴"、"募穴"、"郄穴"、"下合穴"、"八会穴"、"八脉交会穴"和"交会穴"十类。在十四经中，这些腧穴不仅在数量上占有相当的比例，而且在针灸推拿学的基本理论和临床应用方面也有着极为重要的意义。

一、五输穴

五输穴是指十二经脉分布在肘、膝关节以下的井、荥、输、经、合穴，简称"五输"。有关记载首见于《灵枢·九针十二原》："所出为井，所溜为荥，所注为输，所行为经，所入为合。"古人用自然界水流的变化来形容经气的运行过程，把五输穴中井、荥、输、经、合按经气由小到大、由浅入深进行排列。"井"穴多位于指、趾末端，为经气所出，喻作水的源头，即"所出为井"；"荥"穴多位于掌指或跖趾关节之前，喻作水流尚微，为经气开始流动，即"所溜为荥"；"输"穴多位于掌指或跖趾关节之后，喻水流由小而大，由浅渐深，是经气渐盛，由此注彼的部位，即"所注为输"；"经"穴多位于腕踝关节以上，喻水流变大，畅通无阻，是经气正盛运行经过的部位，即"所行为经"；"合"穴位于肘膝关节附近，喻江河汇入湖海，是经气由此深入，进而会合于脏腑的部位，即"所入为合"。因此，五输穴从四肢末端向肘膝方向依次排列。

五输穴与五行相配，有"五行输"之称。《难经·六十四难》列出了阴阳各经经脉五输穴的五行属性，即"阴井木，阳井金，阴荥火，阳荥水，阴输土，阳输木，阴经金，阳经火，阴合水，阳合土"，均依五行相生的顺序排列。同时，又按阴阳相合、刚柔相济的关系，将阴井乙木与阳井庚金配合起来，成为子午流注针法按时取穴及合日互用开穴规律的理论基础。

二、原穴

原穴是脏腑原气输注、经过和留止于十二经脉四肢部的腧穴，又称"十二原"，多分布于腕踝关节附近。原穴名称首载于《灵枢·九针十二原》。"原"即本源、原气之意，是人体生命活动的原动力。

十二经脉在四肢部各有一个原穴，阳经之原穴单独存在，位于五输穴中的输穴之后；阴经则以输为原，所谓"阴经之输并于原"（《类经图翼》）。《难经·六十二难》指出："三焦行诸阳，故置一输名原。"即三焦散布原气运行于外部，阳经的脉气较阴经盛长，故于输穴之外另立一原穴。

三、络穴

络穴是十五络脉从经脉分出之处的腧穴。络穴名称首见于《灵枢·经脉》。"络"有联络、散布之意。十二经脉在肘膝关节以下各有一个络穴，加上位于上腹部的任脉络穴鸠尾、位于尾骶的督脉络穴长强和位于胸胁部的脾之大络大包，共15穴，故又称"十五络穴"。

十二经的络穴有沟通表里两经经气的作用，任脉络穴鸠尾、督脉络穴长强和脾之大络大包能分别沟通腹部、背部和侧胸部的经气。

四、俞穴

俞穴是脏腑之气输注于背腰部的腧穴，又称为"背俞穴"。俞穴首见于《灵枢·背俞》。俞穴均位于背腰部足太阳膀胱经的第1侧线上，大体依脏腑位置的高低而上下排列。六脏六腑各有 1 个背俞穴，共 12 个，分别冠以脏腑之名。

五、募穴

募穴是脏腑之气汇聚于胸腹部的腧穴，又称为"腹募穴"。募穴始见于《素问·奇病论》。"募"有聚集、汇合之意。六脏六腑各有 1 个募穴，共 12 个。募穴均位于胸腹部的有关经脉上，其位置与其相关脏腑所处部位相近。

六、郄穴

郄穴是各经经气深聚的部位。郄穴始见于《针灸甲乙经》。郄与"隙"通，有空隙、间隙的意思。十二经脉和奇经八脉中的阴跷脉、阳跷脉、阴维脉、阳维脉各有 1 个郄穴，共16 个，合称"十六郄穴"。郄穴多分布在四肢肘膝关节以下。

七、下合穴

下合穴是六腑之气下合于足三阳经的腧穴，又称"六腑下合穴"，首见于《灵枢·邪气脏腑病形》。下合穴共有 6 个，其中胃、胆、膀胱的下合穴在其本经，大肠、小肠的下合穴位于胃经，三焦的下合穴位于膀胱经。

八、八会穴

八会穴是脏、腑、气、血、筋、脉、骨、髓等精气所聚会的 8 个腧穴。八会穴首载于《难经·四十五难》。"会"即聚会之意。八会穴分散在躯干部和四肢部。

九、八脉交会穴

八脉交会穴是十二经脉与奇经八脉相通的 8 个腧穴，又称"交经八穴"、"流注八穴"和"八脉八穴"，首见于窦汉卿《针经指南》。八脉交会穴均分布于腕踝关节上下。

十、交会穴

交会穴是两经或数经相交会合的腧穴，首见于《针灸甲乙经》。交会穴多分布于头面、躯干部。

第五节　腧穴的定位方法

腧穴的定位方法，又称取穴法，是指确定腧穴位置的基本方法。临床上，取穴是否准确，直接影响针灸推拿的疗效，因此，针灸推拿治疗强调准确取穴。常用的腧穴定位方法有以下 4 种。

一、体表解剖标志定位法

指以人体解剖学的各种体表标志为依据来确定穴位位置的方法，又称自然标志定位法。人体体表解剖标志可分为固定标志和活动标志两类。

（一）固定标志

指利用各部位由骨节或肌肉所形成的突起、凹陷及五官轮廓、发际、指（趾）甲、乳头、肚脐等固定标志来取穴的方法。如鼻尖取素髎，两眉中间取印堂，腓骨小头前下缘取阳陵泉，俯首时第7颈椎棘突下取大椎等。

（二）活动标志

指利用关节、肌肉、皮肤随活动而出现的孔隙、凹陷、皱纹等活动标志来取穴的方法。如张口时在耳屏与下颌关节之间取听宫；屈肘时，在肘横纹外侧横纹头处取曲池；正坐屈肘，掌心向胸时，在尺骨小头桡侧骨缝中取养老等。

人体体表标志，尤其是固定标志的位置恒定不变，因此，此法是确定腧穴位置的主要依据，其准确性也最高。但由于全身腧穴中分布于体表标志处的仅限于部分穴位，故此法有一定的局限性。

二、骨度分寸定位法

指以体表骨节为主要标志来测量全身各部的长度和宽度，并按自身比例进行折算，用以确定腧穴位置的方法。古称"骨度法"，最早见于《灵枢·骨度》。取用时，将设定的骨节两端之间的长度折成为一定的等分，每一等分定为1寸。不论男女老幼、肥瘦高矮，一概以此标准折量作为量取腧穴的依据。表2-6和图2-8是现在普遍采用的骨度分寸，是以《灵枢·骨度》所规定的人体各部的分寸为基础，结合历代医家创用的折量分寸及中华人民共和国国家标准《腧穴名称与定位（GB/T 12346-2006)》中的"骨度折量定位法"而确定的。

表 2-6　　　　　　　　　　　常用骨度分寸表

部位	起止点	折量寸	度量法	说　明
头部	前发际正中至后发际正中	12寸	直寸	用于量头部腧穴的纵向距离
	眉间（印堂）至前发际正中	3寸	直寸	用于量前或后发际及其头部腧穴的纵向距离
	前额两发角（头维）之间	9寸	横寸	用于量头前部腧穴的横向距离
	耳后两乳突（完骨）之间	9寸	横寸	用于量头后部腧穴的横向距离
胸腹胁部	天突至歧骨（胸剑联合）	9寸	直寸	用于量胸部腧穴的纵向距离
	歧骨至脐中	8寸	直寸	用于量上腹部腧穴的纵向距离
	脐中至横骨上廉（耻骨联合上缘）	5寸	直寸	用于量下腹部腧穴的纵向距离
	两乳头之间	8寸	横寸	用于量胸腹部腧穴的横向距离
	两肩胛骨喙突内侧缘之间	12寸	横寸	用于量胸部腧穴的横向距离
背腰部	肩胛骨内侧缘至后正中线	3寸	横寸	用于量背腰部腧穴的横向距离

（续表）

部位	起止点	折量寸	度量法	说　明
上肢部	腋前、后纹头至肘横纹	9寸	直寸	用于量上臂部腧穴的纵向距离
	肘横纹至腕掌（背）侧远端横纹	12寸	直寸	用于量前臂部腧穴的纵向距离
下肢部	耻骨联合上缘至髌底	18寸	直寸	用于量大腿部腧穴的纵向距离
	髌底至髌尖	2寸	直寸	
	髌尖（膝中）至内踝尖 （胫骨内侧髁下方阴陵泉至内踝尖为13寸）	15寸	直寸	用于量小腿内侧部腧穴的纵向距离
	股骨大转子至腘横纹（平髌尖）	19寸	直寸	用于量大腿前外侧部腧穴的纵向距离
	臀沟至腘横纹	14寸	直寸	用于量大腿后部腧穴的纵向距离
	腘横纹（平髌尖）至外踝尖	16寸	直寸	用于量小腿外侧部腧穴的纵向距离
	内踝尖至足底	3寸	直寸	用于量足内侧部腧穴的纵向距离

三、手指同身寸定位法

手指同身寸定位法，是指以患者的手指为尺寸折量标准来量取腧穴的定位方法，又称"手指比量法"和"指寸法"。常用的有以下3种。

（一）中指同身寸

令患者拇指和中指屈曲成环形，以中指中节桡侧两端纹头之间的距离作为1寸（图2-9）。

（二）拇指同身寸

以患者拇指的指间关节的宽度作为1寸（图2-10）。

（三）横指同身寸

令患者第2~5指并拢，以中指中节横纹为标准，其4指的宽度作为3寸（图2-11）。四指相并名曰"一夫"，故用横指同身寸量取腧穴，又称"一夫法"。

四、简便定位法

是临床中简便易行的一种辅助取穴方法。如两手虎口自然平直交叉，一手食指压在另一手腕后高骨的上方，当食指尽端处取列缺；半握拳，当中指所指处取劳宫；立正姿势，两手自然下垂，于中指端处取风市；垂肩屈肘合腋，于平肘尖处取章门；两耳尖连线中点取百会等。

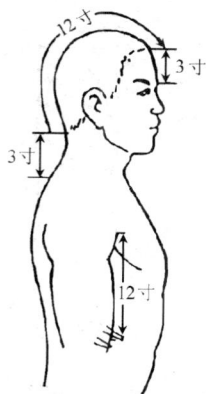

（1）头部和侧胸部

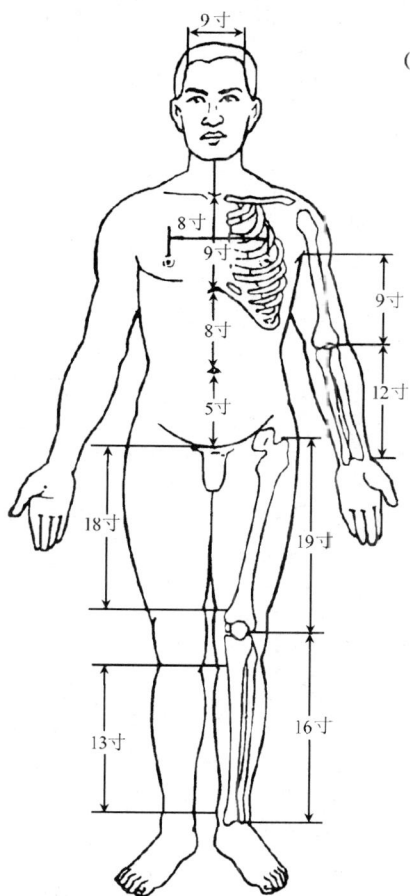

（2）正面

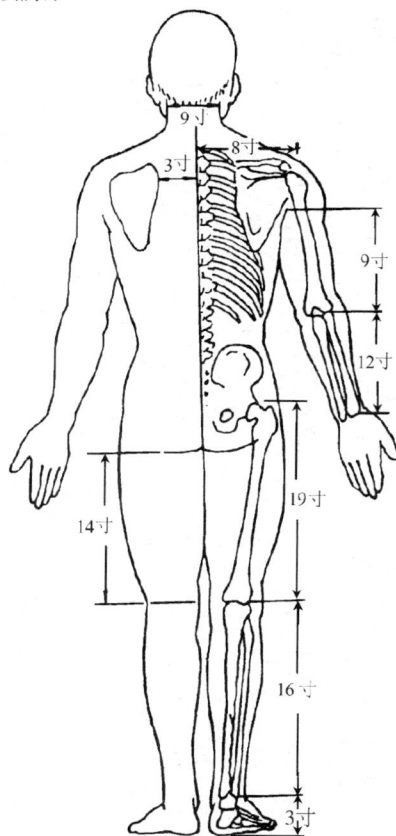

（3）背面

图2-8 常用骨度分寸示意图

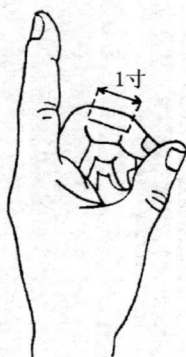

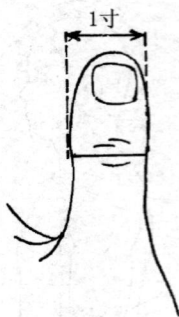

图 2 - 9　中指同身寸　　　　图 2 - 10　拇指同身寸　　　　图 2 - 11　横指同身寸（一夫法）

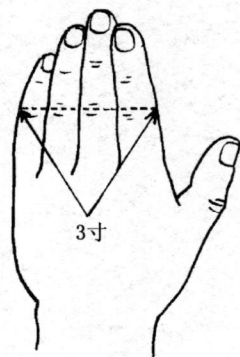

第三章

经络腧穴各论

本章分为五节，包括经络和腧穴两部分。第一节为十二经脉，包括十二经脉各经循行、主要病候、主治概要，以及各经常用腧穴的定位、主治、常规针灸及推拿操作和腧穴局部解剖，而其余腧穴只在腧穴表解中列出。第二节为奇经八脉，督脉、任脉包括经脉循行、主要病候、主治概要，以及两经常用腧穴的定位、主治、常规针灸及推拿操作和腧穴局部解剖，而其余腧穴只在腧穴表解中列出；其余六条奇经包括经脉循行、主要病候和交会穴。第三节为十五络脉。第四节为常用经外奇穴，包括各穴的定位、主治、常规针灸推拿操作和腧穴局部解剖。第五节为小儿推拿特定穴位，包括小儿推拿特定穴的定位、主治和操作。

第一节 十二经脉

一、手太阴肺经

(一) 经脉循行

起于中焦胃部，向下络于大肠，回转过来，沿着胃上口向上通过横膈，入属于肺脏。再从肺系（肺与喉咙相联系的部位）横行出于腋窝之下，向下沿着上臂内侧，行于手少阴心经和手厥阴心包经的前面，再向下到肘中，沿前臂内侧桡骨的前缘，入寸口，经过大鱼际，沿着大鱼际的边缘，出于大指桡侧的末端。它的分支，从腕后分出，沿着食指桡侧边缘直达指端，与手阳明大肠经相交接。（图3-1）

《灵枢·经脉》：肺手太阴之脉，起于中焦，下络大肠，还循胃口，上膈属肺。从肺系，横出腋下，下循臑内，行少阴、心主之前，下肘中，循臂内上骨下廉，入寸口，上鱼，循鱼际，出大指之端。其支者，从腕后，直出次指内廉，出其端。

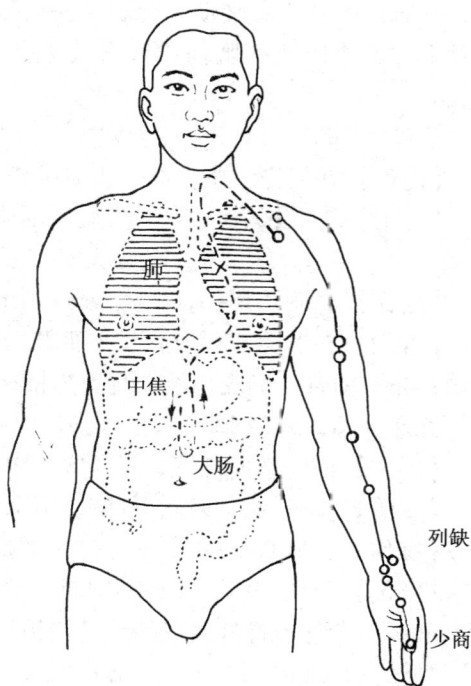

图3-1　手太阴肺经循行示意图

（二）主要病候

咳嗽、气喘、少气不足以息、咳血、伤风、胸部胀满、咽喉肿痛、缺盆部和手臂内侧前缘痛、肩背部寒冷或疼痛。

（三）主治概要

本经腧穴常用于治疗咳嗽、气喘、胸闷、胸痛等肺胸部疾患，感冒等外感性疾病和经脉所过部位的疾病。

（四）常用腧穴

中府（Zhōngfǔ，LU 1） 肺募穴

【定位】在胸前壁外上方，云门穴下 1 寸，平第 1 肋间隙，距前正中线 6 寸（图 3 - 2）。

【主治】①咳嗽，胸闷，气喘，胸痛等胸肺疾患；②呃逆。

【操作】向外斜刺或平刺 0.5～0.8 寸，不可向内深刺，以免伤及肺脏，引起气胸；可灸；一指禅推法，点、按、揉法。

【解剖】当胸大肌、胸小肌处，内侧深层为第 1 肋间内、外肌；上外侧有腋动、静脉，胸肩峰动、静脉；布有锁骨上神经中间支、胸前神经分支及第 1 肋间神经外侧皮支。

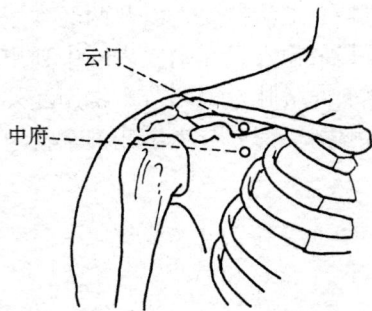

图 3 - 2 手太阴肺经穴（一）

尺泽（Chǐzé，LU 5） 合穴

【定位】在肘横纹中，肱二头肌腱桡侧凹陷处（图 3 - 3）。

【主治】①咳嗽，气喘，咳血，咽喉肿痛；②肘臂挛痛；③急性吐泻，中暑，小儿惊风。

【操作】直刺 0.8～1.2 寸，或点刺出血；可灸；一指禅推法，点、按、揉法。

【解剖】在肘关节，当肱二头肌腱之外方，肱桡肌起始部；有桡侧返动、静脉分支及头静脉；布有前臂外侧皮神经，直下为桡神经。

孔最（Kǒngzuì，LU 6） 郄穴

【定位】前臂掌面桡侧，尺泽穴与太渊穴连线上，腕横纹上 7 寸处（图 3 - 4）。

【主治】①咳血，咳嗽，气喘，咽喉肿痛；②肘臂挛痛；③痔疾。

【操作】直刺 0.5～1.2 寸；一指禅推法，点、按、揉法。

【解剖】有肱桡肌，在旋前圆肌上端之外缘，桡侧腕长、短伸肌的内缘；有头静脉，桡动、静脉；布有前臂外侧皮神经、桡神经浅支。

列缺（Lièquē，LU 7） 络穴，八脉交会穴（通于任脉）

【定位】前臂掌面桡侧，桡骨茎突上方，腕横纹上 1.5 寸，当肱桡肌与拇长展肌腱之间（图 3 - 4）。

【主治】①咳嗽，气喘，咽喉肿痛；②头痛，齿痛，项强，口眼㖞斜等头项疾患。

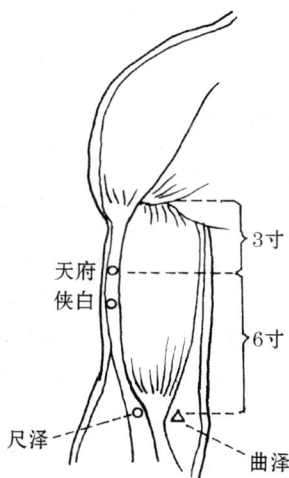

图 3 - 3 手太阴肺经穴（二）

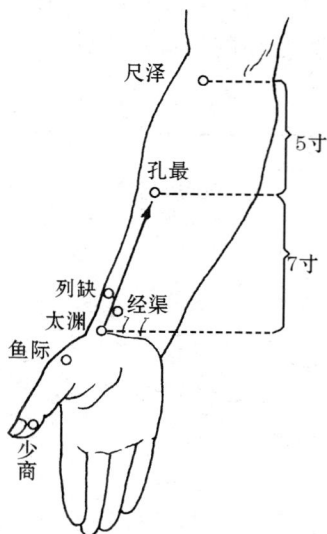

图 3 - 4 手太阴肺经穴（三）

【操作】向上或向下斜刺 0.3 ~ 0.8 寸；可灸；一指禅推法，点、按、揉法。

【解剖】在肱桡肌腱与拇长展肌腱之间，桡侧腕长伸肌腱内侧；有头静脉，桡动、静脉分支；布有前臂外侧皮神经和桡神经浅支的混合支。

太渊（Tàiyuān, LU 9） 输穴，原穴，八会穴之脉会

【定位】在掌后腕横纹桡侧，桡动脉的桡侧凹陷中（图 3 - 4）。

【主治】①咳嗽，气喘，咳血，胸痛，咽喉肿痛；②无脉症；③腕臂痛。

【操作】避开桡动脉，直刺 0.3 ~ 0.5 寸；可灸；一指禅推法，点、按、揉法。

【解剖】桡侧腕屈肌腱的外侧，拇展长肌腱内侧；有桡动、静脉；布有前臂外侧皮神经和桡神经浅支混合支。

鱼际（Yújì, LU 10） 荥穴

【定位】第 1 掌骨中点桡侧，赤白肉际处（图 3 - 4）。

【主治】①咳嗽，咳血；②发热，咽干，咽喉肿痛，失音；③小儿疳积，乳痈，掌中热。

【操作】直刺 0.5 ~ 0.8 寸；可灸；治小儿疳积可用割治法；一指禅推法，点、按、揉法。

【解剖】有拇短展肌和拇指对掌肌；血管当拇指静脉回流支；布有前臂外侧皮神经和桡神经浅支混合支。

少商（Shàoshāng, LU 11） 井穴

【定位】拇指桡侧指甲角旁 0.1 寸（图 3 - 4）。

【主治】①咽喉肿痛，鼻衄，咳嗽；②高热，昏迷，癫狂。

【操作】浅刺 0.1 寸，或点刺出血；可灸；掐法。

【解剖】有指掌固有动、静脉所形成的动、静脉网；布有前臂外侧皮神经和桡神经浅支

混合支，正中神经的掌侧固有神经的末梢神经网。

（五）腧穴表解（表3-1）

表3-1　　　　　　　　　　　手太阴肺经腧穴表解

穴　名	定　位	主　治	操　作
中府 Zhōngfǔ，LU 1 肺募穴	在胸前壁外上方，前正中线旁开6寸，云门穴下1寸，平第1肋间隙处	咳嗽，胸闷，气喘，胸痛；呃逆	向外斜刺或平刺0.5~0.8寸；可灸；一指禅推法，点、按、揉法。不可向内深刺，以免伤及肺脏、引起气胸
云门 Yúnmén，LU 2	在胸前壁的外上方，肩胛骨喙突上方，前正中线旁开6寸，锁骨下窝凹陷处	咳嗽，气喘，胸痛；肩关节内侧痛	向外斜刺0.5~0.8寸；可灸；一指禅推法，点、按、揉法。不可向内深刺，以免伤及肺脏、引起气胸
天府 Tiānfǔ，LU 3	在臂内侧面，肱二头肌桡侧缘，腋前纹头下3寸处	咳嗽，气喘，鼻衄；瘿气；上臂内侧痛	直刺0.5~1寸；可灸；一指禅推法，点、按、揉法
侠白 Xiábái，LU 4	在臂内侧面，肱二头肌桡侧缘，腋前纹头下4寸，或肘横纹上5寸处	咳嗽，气喘；干呕，烦满；上臂内侧痛	直刺0.5~1.2寸；可灸；一指禅推法，点、按、揉法
尺泽 Chǐzé，LU 5 合穴	在肘横纹中，肱二头肌腱桡侧凹陷处	咳嗽，气喘，咳血，咽喉肿痛；肘臂挛痛；急性吐泻，中暑，小儿惊风	直刺0.8~1.2寸，或点刺出血；可灸；一指禅推法，点、按、揉法
孔最 Kǒngzuì，LU 6 郄穴	前臂掌面桡侧，尺泽穴与太渊穴连线上，腕横纹上7寸处	咳血，咳嗽，气喘，咽喉肿痛；肘臂挛痛；痔疾	直刺0.5~1.2寸；一指禅推法，点、按、揉法
列缺 Lièquē，LU 7 络穴，八脉交会穴 （通于任脉）	前臂掌面桡侧，桡骨茎突上方，腕横纹上1.5寸，当肱桡肌与拇长展肌腱之间	咳嗽，气喘，咽喉肿痛；头痛，齿痛，项强，口眼㖞斜等头项疾患	向上或向下斜刺0.3~0.8寸；可灸；一指禅推法，点、按、揉法
经渠 Jīngqú，LU 8	在前臂掌侧面，桡骨茎突与桡动脉之间凹陷处，腕横纹上1寸	咳嗽，气喘，胸痛，咽喉肿痛；手腕痛	避开桡动脉，直刺0.3~0.5寸；不灸；一指禅推法，点、按、揉法
太渊 Tàiyuān，LU 9 输穴，原穴，八会穴 之脉会	在掌后腕横纹桡侧，桡动脉的桡侧凹陷中	咳嗽，气喘，咳血，胸痛，咽喉肿痛；无脉症；腕臂痛	避开桡动脉，直刺0.3~0.5寸；可灸；一指禅推法，点、按、揉法
鱼际 Yújì，LU 10 荥穴	第1掌骨中点桡侧，赤白肉际处	咳嗽，咳血；发热，咽干，咽喉肿痛，失音，小儿疳积，乳痛，掌中热	直刺0.5~0.8寸；可灸；治小儿疳积可用割治法；一指禅推法，点、按、揉法

（续表）

穴 名	定 位	主 治	操 作
少商 Shàoshāng, LU 11 井穴	拇指桡侧指甲角旁0.1寸	咽喉肿痛，鼻衄，咳嗽；高热，昏迷，癫狂	浅刺0.1寸，或点刺出血；可灸；掐法

二、手阳明大肠经

（一）经脉循行

起于食指末端（商阳），沿食指内（桡）侧向上，通过第1、第2掌骨之间（合谷），向上进入两筋（拇长伸肌腱和拇短伸肌腱）之间的凹陷处，沿前臂前方，至肘部外侧，再沿上臂外侧前缘，上走肩端（肩髃），沿肩峰前缘，向上出于颈椎"手足三阳经聚会处"（大椎，属督脉），再向下进入缺盆（锁骨上窝部），联络肺脏，通过横膈，属于大肠。

缺盆部支脉：上走颈部，通过面颊，进入下齿龈，回绕至上唇，交叉于人中，左脉向右，右脉向左，分布在鼻孔两侧（迎香），与足阳明胃经相接。（图3-5）

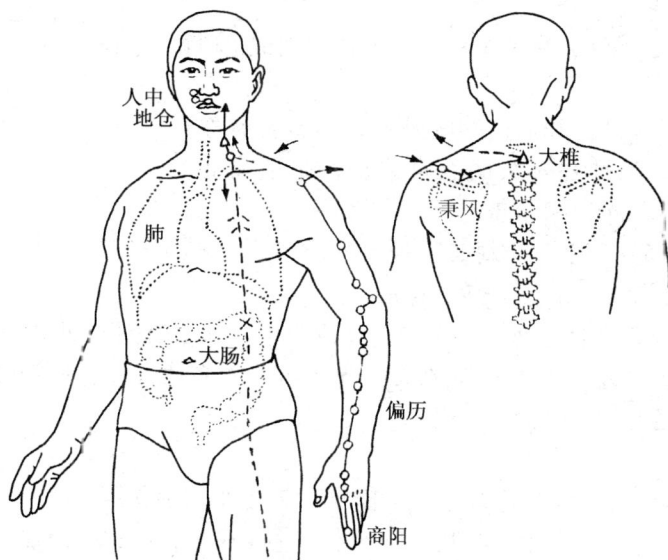

图3-5 手阳明大肠经循行示意图

《灵枢·经脉》：大肠手阳明之脉，起于大指次指之端，循指上廉，出合谷两骨之间，上入两筋之中，循臂上廉，入肘外廉，上臑外前廉，上肩，出髃骨之前廉，上出于柱骨之会上，下入缺盆，络肺，下膈，属大肠。其支者：从缺盆上颈，贯颊，入下齿中；还出挟口，交人中，左之右，右之左，上挟鼻孔。

（二）主要病候

腹痛、肠鸣、泄泻、便秘、痢疾、咽喉肿痛、齿病、鼻流清涕或出血和本经循行部位疼痛、热肿或寒冷等症。

（三）主治概要

本经腧穴主治头面、五官、咽喉病，以及热病、皮肤病、肠胃病、神志病和经脉循行部位的其他病证。

（四）常用腧穴

商阳（Shāngyáng，LI 1）　井穴

【定位】食指桡侧指甲角旁0.1寸（图3-6）。

【主治】①齿痛，咽喉肿痛，耳鸣耳聋等五官疾患；②热病，昏迷。

【操作】浅刺0.1寸，或点刺出血；掐法。

【解剖】有指及掌背动、静脉网；布有来自正中神经的指掌侧固有神经、桡神经的指背侧神经。

合谷（Hégǔ，LI 4）　原穴

【定位】在手背，第1、2掌骨间，当第2掌骨桡侧的中点处（图3-6）。

【主治】①头痛，目赤肿痛，咽喉肿痛，失音，鼻衄，齿痛，口眼㖞斜，耳鸣耳聋等头面五官诸疾；②诸痛症；③热病，无汗，多汗；④经闭，滞产。

【操作】直刺0.5~1寸，针刺时手呈半握拳状，孕妇不宜针；可灸；一指禅推法，点、按、揉法。

【解剖】在第1、2掌骨之间，第1骨间背侧肌中，深层有拇收肌横头；有手背静脉网，为头静脉的起部，腧穴近侧正当桡动脉从手背穿向手掌之处；布有桡神经浅支的掌背侧神经，深部有正中神经的指掌侧固有神经。

手三里（Shǒusānlǐ，LI 10）

【定位】在阳溪穴与曲池穴连线上，肘横纹下2寸处（图3-7）。

【主治】①手臂无力、疼痛，上肢瘫痪麻木；②腹痛，腹泻；③齿痛，颊肿。

【操作】直刺0.8~1.2寸；可灸；一指禅推法，点、按、揉法。

【解剖】在桡骨的桡侧，桡侧有腕短伸肌及腕长伸肌，深层有旋后肌；布有前臂背侧皮神经及桡神经深支；血管为桡返动脉的分支。

曲池（Qūchí，LI 11）　　合穴

【定位】屈肘成直角，在肘横纹外侧端与肱骨外上髁连线中点（图3-7）。

【主治】①手臂痹痛，上肢不遂；②热病，高血压，癫狂；③腹痛，吐泻，痢疾；④咽喉肿痛，齿痛，目赤痛等五官疼痛；⑤瘾疹，湿疹，瘰疬。

【操作】直刺1~1.5寸；可灸；一指禅推法，点、按、揉法。

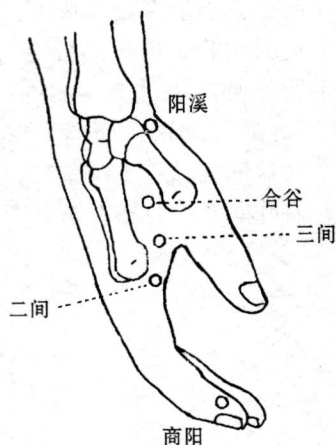

图3-6　手阳明大肠经穴（一）

阳溪

合谷

三间

二间

商阳

【解剖】桡侧腕长伸肌起始部，肱桡肌的桡侧；有桡返动脉的分支；布有前臂背侧皮神经，内侧深层为桡神经本干。

肩髃（Jiānyú，LI 15）

【定位】肩峰端下缘，当肩峰与肱骨大结节之间，三角肌上部中央。臂外展或平举时，肩部出现两个凹陷，当肩峰前下方凹陷处（图3-8）。

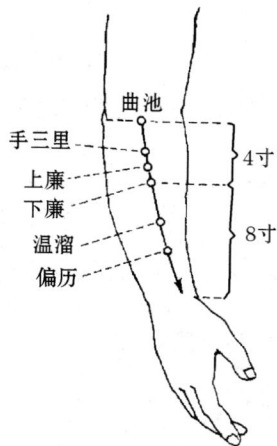

图3-7　手阳明大肠经穴（二）

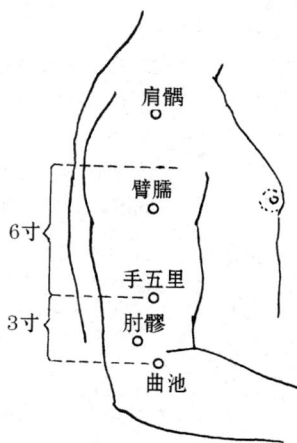

图3-8　手阳明大肠经穴（三）

【主治】①肩臂挛痛，上肢不遂，手臂挛急；②瘾疹，瘰疬。

【操作】直刺或向下斜刺0.8～1.5寸，肩周炎宜向肩关节直刺，上肢不遂宜向三角肌方向斜刺；可灸；一指禅推法，点、按、揉法。

【解剖】有旋肱后动、静脉；布有锁骨上神经、腋神经。

迎香（Yíngxiāng，LI 20）

【定位】在鼻翼外缘中点旁开约0.5寸，当鼻唇沟中（图3-9）。

【主治】①鼻塞，鼽衄；②口㖞；③胆道蛔虫症。

【操作】略向内上方斜刺或平刺0.3～0.5寸；不宜灸；一指禅推法，点、按、揉法。

【解剖】在上唇方肌中，深部为梨状孔的边缘；有面动、静脉及眶下动、静脉分支；布有面神经与眶下神经的吻合丛。

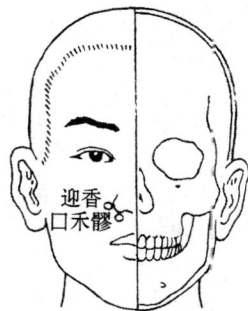

图3-9　手阳明大肠经穴（四）

（五）腧穴表解（表3-2）

表3-2　　　　　　　　　　　　　手阳明大肠经腧穴表解

穴　名	定　位	主　治	操　作
商阳 Shāngyáng，LI 1 井穴	食指桡侧指甲角旁0.1寸	齿痛，咽喉肿痛，耳鸣耳聋等五官疾患；热病，昏迷	浅刺0.1寸，或点刺出血；掐法
二间 Èrjiān，LI 2 荥穴	微握拳，当食指桡侧第2掌指关节前凹陷中	鼻衄，齿痛，咽喉肿痛，目痛，口眼㖞斜等五官疾患；热病	直刺0.2～0.4寸；可灸；一指禅推法，点、按、揉法
三间 Sānjiān，LI 3 输穴	微握拳，在食指桡侧第2掌指关节后凹陷处	齿痛，咽喉肿痛；腹胀，肠鸣；嗜睡	直刺0.3～0.5寸；可灸；一指禅推法，点、按、揉法
合谷 Hégǔ，LI 4 原穴	在手背，第1、2掌骨间，当第2掌骨桡侧的中点处	头痛，目赤肿痛，咽喉肿痛，失音，鼻衄，齿痛，口眼㖞斜，耳鸣耳聋等头面五官诸疾；诸痛症；热病，无汗，多汗；经闭，滞产	直刺0.5～1寸，针刺时手呈半握拳状，孕妇不宜针；可灸；一指禅推法，点、按、揉法
阳溪 Yángxī，LI 5 经穴	腕背横纹桡侧，手拇指向上翘起时，当拇短伸肌腱与拇长伸肌腱之间的凹陷中	手腕痛；头痛，目赤，齿痛，咽喉肿痛，耳鸣耳聋等头面五官疾患	直刺0.5～0.8寸；可灸；一指禅推法，点、按、揉法
偏历 Piānlì，LI 6 络穴	屈肘，在阳溪穴与曲池穴连线上，腕横纹上3寸处	耳鸣耳聋，目赤，鼻衄，喉痛等五官疾患；手臂酸痛，腹部胀满，水肿	直刺或斜刺0.5～0.8寸；可灸；一指禅推法，点、按、揉法
温溜 Wēnliū，LI 7 郄穴	屈肘，在阳溪穴与曲池穴连线上，腕横纹上5寸处	急性肠鸣腹痛；疔疮；头痛，面肿，咽喉肿痛；肩背酸痛	直刺0.5～1寸；可灸；一指禅推法，点、按、揉法
下廉 Xiàlián，LI 8	在阳溪穴与曲池穴连线上，肘横纹下4寸处	肘臂痛；头痛，眩晕，目痛；腹胀，腹痛	直刺0.5～1寸；可灸；一指禅推法，点、按、揉法
上廉 Shànglián，LI 9	在阳溪穴与曲池穴连线上，肘横纹下3寸处	肘臂痛，半身不遂，手臂麻木；头痛，肠鸣，腹痛，腹泻	直刺0.5～1寸；可灸；一指禅推法，点、按、揉法
手三里 Shǒusānlǐ，LI 10	在阳溪穴与曲池穴连线上，肘横纹下2寸处	手臂无力、疼痛，上肢瘫痪麻木；腹痛，腹泻，齿痛，颊肿	直刺0.8～1.2寸；可灸；一指禅推法，点、按、揉法
曲池 Qūchí，LI 11 合穴	屈肘成直角，在肘横纹外侧端与肱骨外上髁连线中点	手臂痹痛，上肢不遂；热病，高血压，癫狂；腹痛，吐泻，痢疾；咽喉肿痛，齿痛，目赤痛等五官疼痛；瘾疹，湿疹，瘰疬	直刺1～1.5寸；可灸；一指禅推法，点、按、揉法

（续表）

穴　名	定　位	主　治	操　作
肘髎 Zhǒuliáo，LI 12	屈肘，曲池穴外上方 1寸，当肱骨边缘处	肘臂部疼痛、麻木、挛急	直刺 0.5～1 寸；可灸；一指禅推法，点、按、揉法
手五里 Shǒuwǔlǐ，LI 13	在曲池穴与肩髃穴连线上，曲池穴上 3 寸处	肘臂挛痛；瘰疬	避开动脉，直刺 0.5～1寸；可灸
臂臑 Bìnào，LI 14	在曲池穴与肩髃穴连线上，曲池穴上 7 寸，三角肌止点处	肩臂疼痛不遂，颈项拘挛；瘰疬；目疾	直刺或向上斜刺 0.8～1.5寸；可灸；一指禅推法，点、按、揉法
肩髃 Jiānyú，LI 15	肩峰端下缘，当肩峰与肱骨大结节之间，三角肌上部中央。臂外展或平举时，肩部出现两个凹陷，当肩峰前下方凹陷处	肩臂挛痛，上肢不遂，手臂挛急；瘾疹；瘰疬	直刺或向下斜刺 0.8～1.5寸，肩周炎宜向肩关节直刺，上肢不遂宜向三角肌方向斜刺；可灸；一指禅推法，点、按、揉法
巨骨 Jùgǔ，LI 16	在锁骨肩峰端与肩胛冈之间凹陷处	肩臂挛痛，臂不举；瘰疬，瘿气	直刺，微斜向外下方，进针 0.5～1 寸，直刺不可过深，以免刺入胸腔造成气胸；可灸；一指禅推法，点、按、揉法
天鼎 Tiāndǐng，LI 17	在胸锁乳突肌后缘，当结喉旁，扶突穴直下 1 寸	暴喑气梗，咽喉肿痛，梅核气；瘰疬，瘿气	直刺 0.3～0.5 寸；可灸；一指禅推法，点、按、揉法
扶突 Fútū，LI 18	在结喉旁约 3 寸，当胸锁乳突肌的胸骨头与锁骨头之间	咽喉肿痛，暴喑；瘿气，瘰疬；咳嗽，气喘；颈部手术针麻用穴	直刺 0.5～0.8 寸，针刺时注意避开颈动脉，不可过深，一般不使用电针，以免引起迷走神经反应；可灸；一指禅推法，点、按、揉法
口禾髎 Kǒuhéliáo，LI 19	在上唇部，水沟穴旁 0.5寸，当鼻孔外缘直下平水沟处	鼻塞，衄衄；口㖞，口噤	直刺或斜刺 0.3～0.5 寸；可灸；一指禅推法，点、按、揉法
迎香 Yíngxiāng，LI 20	在鼻翼外缘中点旁开约0.5 寸，当鼻唇沟中	鼻塞，衄衄；口㖞；胆道蛔虫症	略向内上方斜刺或平刺0.3～0.5 寸；不宜灸；一指禅推法，点、按、揉法

三、足阳明胃经

（一）经脉循行

起于鼻翼两侧（迎香），上行到鼻根部，与旁侧足太阳经交会，向下沿着鼻的外侧（承泣），进入上齿龈内，回出环绕口唇，向下交会于颏唇沟承浆（任脉）处，再向后沿着口腮后下方，出于下颌大迎处，沿着下颌角颊车，上行耳前，经过上关（足少阳经），沿着发际，到达前额（神庭）。

面部支脉，从大迎前下走人迎，沿着喉咙，进入缺盆部，向下通过横膈，属于胃，联络脾脏。

缺盆部直行的脉，经乳头，向下挟脐旁，进入少腹两侧气冲。

胃下口部支脉，沿着腹里向下到气冲会合，再由此下行至髀关，直抵伏兔部，下至膝盖，沿着胫骨外侧前缘，下经足跗，进入第 2 足趾外侧端（厉兑）。

胫部支脉，从膝下三寸（足三里）处分出，进入足中趾外侧端。

足跗部支脉，从跗上（冲阳）分出，进入足大趾内侧端（隐白），与足太阴脾经相接。（图 3 - 10）

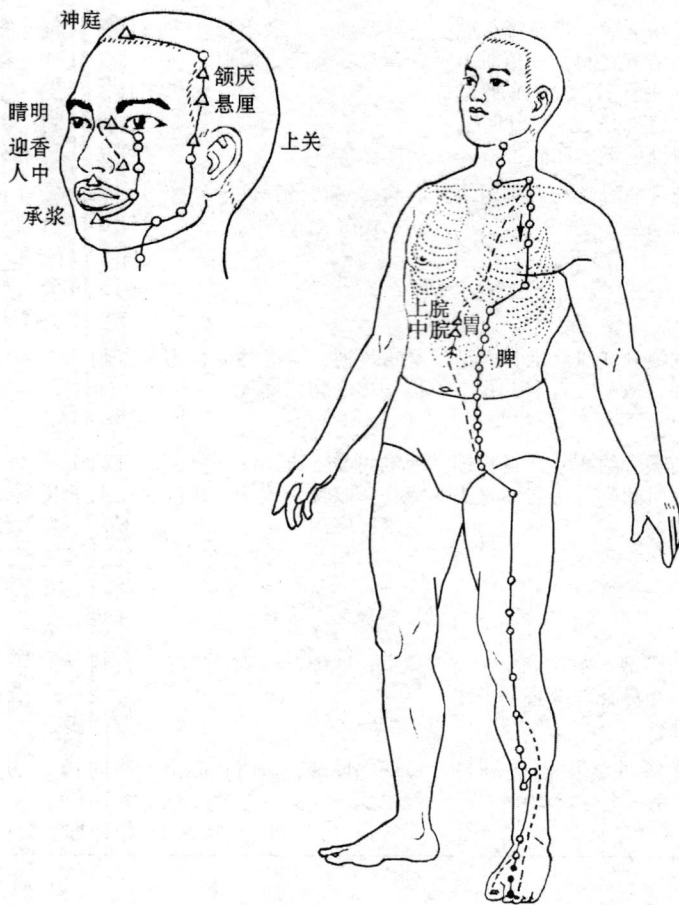

图 3 - 10　足阳明胃经循行示意图

《灵枢·经脉》：胃足阳明之脉，起于鼻，交颏中，旁约太阳之脉，下循鼻外，入上齿中，还出挟口，环唇，下交承浆，却循颐后下廉，出大迎，循颊车，上耳前，过客主人，循发际，至额颅。其支者，从大迎前，下人迎，循喉咙，入缺盆，下膈，属胃，络脾。其直者，从缺盆下乳内廉，下挟脐，入气街中。其支者，起于胃口，下循腹里，下至气街中而合。以下髀关，抵伏兔，下膝髌中，下循胫外廉，下足跗，入中指内间。其支者，下膝三寸而别，下入中指外间。其支者，别跗上，入大指间，出其端。

（二）主要病候

肠鸣腹胀、水肿、胃痛、呕吐或消谷善饥、口渴、咽喉肿痛、鼻衄、热病、发狂、胸及膝髌等本经循行部位疼痛、麻木等症。

（三）主治概要

本经腧穴常用于治疗肠鸣、腹胀、泄泻、腹痛、胃痛、呕吐等胃肠病；头痛、面瘫、眼病、牙痛、腮腺炎、咽喉炎等头面五官病；神志病；经脉循行部位的疾病。

（四）常用腧穴

四白（Sìbái，ST 2）

【定位】目正视，瞳孔直下，当眶下孔凹陷处（图 3 - 11）。

【主治】①目疾（目赤肿痛，目翳，眼睑瞤动，迎风流泪）；②口眼㖞斜，三叉神经痛，面肌痉挛；③头痛，眩晕。

【操作】直刺或微向上斜刺 0.3 ~ 0.5 寸，不可深刺，以免伤及眼球，不可过度提插捻转；不宜灸；点、按、揉法。

【解剖】在眶下孔处，当眼轮匝肌和上唇方肌之间；有面动、静脉分支，眶下动、静脉；有面神经分支，当眶下神经处。

地仓（Dìcāng，ST 4）

【定位】口角旁约 0.4 寸，上直对瞳孔（图 3 - 11）。

【主治】①口角㖞斜，流涎，齿痛，流泪，唇缓不收；②三叉神经痛。

【操作】斜刺或平刺 0.5 ~ 0.8 寸，可向颊车穴透刺；可灸；点、安、揉法。

【解剖】在口轮匝肌中，深层为颊肌；有面动、静脉；布有面神经和眶下神经分支，深层为颊肌神经的末支。

颊车（Jiáchē，ST 6）

【定位】在下颌角前上方约 1 横指，按之凹陷处，当咀嚼时咬肌隆起最高点处（图 3 - 12）。

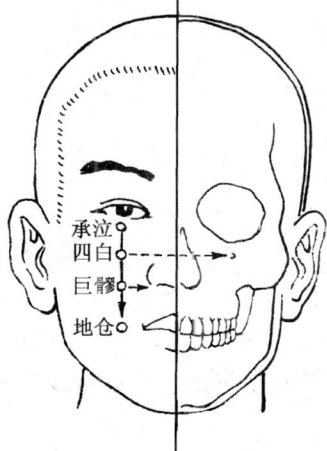

图 3 - 11 足阳明胃经穴（一）

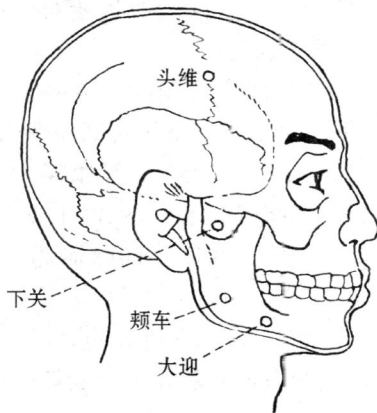

图 3 - 12 足阳明胃经穴（二）

【主治】①齿痛，牙关不利，颊肿，面肌痉挛；②口角㖞斜。

【操作】直刺 0.3～0.5 寸，或平刺 1～1.5 寸，可向地仓穴透刺；可灸；点、按、揉法。

【解剖】在下颌角前方，有咬肌；有咬肌动、静脉；布有耳大神经、面神经及咬肌神经。

下关（Xiàguān，ST 7）

【定位】在耳屏前，下颌骨髁状突前方，当颧弓与下颌切迹所形成的凹陷中（图 3 - 12）。

【主治】①牙关开合不利，齿痛，三叉神经痛；②口眼㖞斜；③耳聋，耳鸣，聤耳。

【操作】直刺 0.5～1 寸，留针时不可作张口动作，以免折针；可灸；点、按、揉法。

【解剖】当颧弓下缘，皮下有腮腺，为咬肌起始部；有面横动、静脉，最深层为上颌动、静脉；正当面神经颧眶支及耳颞神经分支，最深层为下颌神经。

头维（Tóuwéi，ST 8）

【定位】当额角发际上 0.5 寸，头正中线旁 4.5 寸（图 3 - 12）。

【主治】①头痛；②目疾（目眩，目痛，迎风流泪，眼睑瞤动，视物不明）。

【操作】平刺 0.5～1 寸；不宜灸；按、揉法。

【解剖】在颞肌上缘帽状腱膜中；有颞浅动、静脉的额支；布有耳额神经的分支及面神经额颞支。

梁门（Liángmén，ST 21）

【定位】脐中上 4 寸，前正中线旁开 2 寸（图 3 - 13）。

【主治】纳少，胃痛，呕吐，腹胀，大便溏薄等胃肠病。

【操作】直刺 0.8～1.2 寸，过饱者禁针，肝肿大者慎针或禁针，不宜作大幅度提插；可灸；一指禅推法，点、按、揉法。

【解剖】当腹直肌及其鞘处，深层为腹横肌；有第 7 肋间动、静脉分支及腹壁上动、静脉；当第 8 肋间神经分支处（右侧深部当肝下缘、胃幽门部）。

天枢（Tiānshū，ST 25）　　大肠募穴

【定位】脐中旁开 2 寸（图 3 - 13）。

【主治】①腹痛，腹胀，肠鸣泄泻，便秘，痢疾等胃肠病；②月经不调，痛经；③水肿，疝气。

【操作】直刺 0.8～1.2 寸；可灸；一指禅推法，点、按、揉法。

【解剖】当腹直肌及其鞘处；有第 9 肋间动、静脉分支及腹壁下动、静脉分支；布有第 9 肋间神经分支（内部为小肠）。

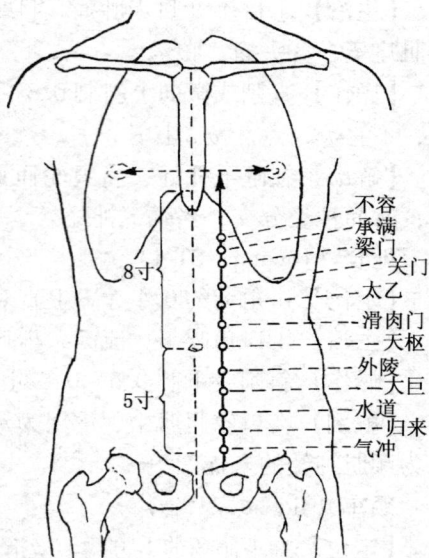

图 3 - 13　足阳明胃经穴（三）

归来（Guīlái，ST 29）

【定位】脐中下 4 寸，前正中线旁开 2 寸（图 3 - 13）。

【主治】①小腹痛，疝气，小便不利；②月经不调，痛经，经闭，子宫下垂，带下，阴挺。

【操作】直刺 0.8 ~ 1.2 寸；可灸；一指禅推法，点、按、揉法。

【解剖】在腹直肌外缘，有腹内斜肌、腹横肌腱膜；外侧有腹壁下动、静脉；布有髂腹下神经。

梁丘（Liángqiū，ST 34）　郄穴

【定位】屈膝，在髂前上棘与髌骨外上缘连线上，髌骨外上缘上 2 寸凹陷处（图 3 - 14）。

【主治】①膝关节肿痛，下肢不遂；②急性胃痛；③乳痈，乳痛。

【操作】直刺 1 ~ 1.2 寸；可灸；一指禅推法，点、按、揉法。

【解剖】在股直肌和股外侧肌之间；有旋股外侧动脉降支；布有股前皮神经、股外侧皮神经。

犊鼻（Dúbí，ST 35）

【定位】屈膝，髌骨下缘，髌韧带外侧凹陷中（图 3 - 15）。又名外膝眼。

【主治】膝痛，屈伸不利，下肢麻痹。

【操作】向后内方斜刺 0.8 ~ 1.5 寸；可灸；点、按、揉法。

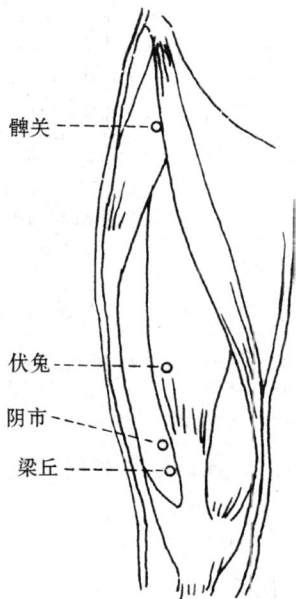

图 3 - 14　足阳明胃经穴（四）

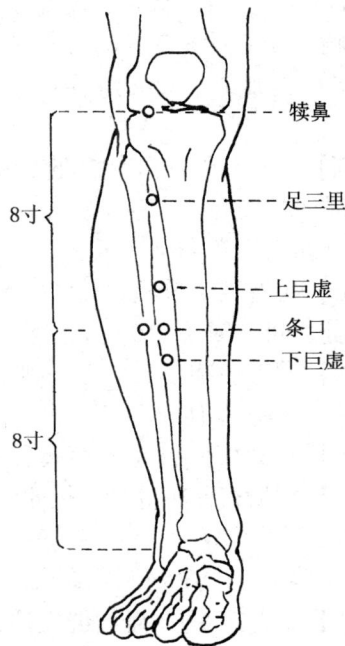

图 3 - 15　足阳明胃经穴（五）

【解剖】在髌韧带外缘；有膝关节动、静脉网；布有腓肠外侧皮神经及腓总神经关节支。

足三里（Zúsānlǐ，ST 36）　合穴，胃之下合穴

【定位】犊鼻穴下 3 寸，胫骨前嵴外 1 横指处（图 3 - 15）。

【主治】①胃痛，呕吐，噎膈，腹胀，腹泻，消化不良，疳积，痢疾，便秘等胃肠诸疾；②下肢痿痹；③中风，头晕，心悸，高血压，癫狂；④乳痈；⑤虚劳诸症，为强壮保健要穴。

【操作】直刺 1～2 寸；可灸，强壮保健用，常用温灸法；一指禅推法，点、按、揉法。

【解剖】在胫骨前肌、趾长伸肌之间；有胫前动、静脉；为腓肠外侧皮神经及隐神经的皮支分布处，深层当腓深神经。

上巨虚（Shàngjùxū，ST 37）　大肠下合穴

【定位】在犊鼻穴下 6 寸，足三里穴下 3 寸，胫骨前嵴外 1 横指处（图 3 - 15）。

【主治】①肠鸣，腹痛，腹泻，便秘，肠痈等肠胃疾患；②下肢痿痹。

【操作】直刺 1～2 寸；可灸；一指禅推法，点、按、揉法。

【解剖】在胫骨前肌中；有胫前动、静脉；布有腓肠外侧皮神经及隐神经的皮支，深层当腓深神经。

丰隆（Fēnglóng，ST 40）　络穴

【定位】外踝尖上 8 寸，条口穴外 1 寸，胫骨前嵴外 2 横指处（图 3 - 15）。

【主治】①头痛，胸痛，眩晕，癫狂，痫证；②咳嗽，痰多，哮喘；③下肢痿痹。

【操作】直刺 1～1.5 寸；可灸；一指禅推法，点、按、揉法。

【解剖】在趾长伸肌外侧和腓骨短肌之间；有胫前动脉分支；当腓浅神经处。

解溪（Jiěxī，ST 41）　经穴

【定位】足背踝关节横纹中央凹陷处，当拇长伸肌腱与趾长伸肌腱之间（图 3 - 16）。

【主治】①下肢痿痹，垂足，踝关节肿痛；②头痛，眩晕，癫狂；③腹胀，便秘。

【操作】直刺 0.5～1 寸；可灸；点、按、揉法。

图 3 - 16　足阳明胃经穴（六）

【解剖】在拇长伸肌腱与趾长伸肌腱之间；有胫前动、静脉；浅部当腓浅神经，深层当腓深神经。

内庭（Nèitíng，ST 44）　荥穴

【定位】足背第 2、3 趾间缝纹端赤白肉际处（图 3 - 16）。

【主治】①齿痛，咽喉肿痛，鼻衄；②热病；③胃病吐酸，腹胀，痢疾，便秘；④足背肿痛，跖趾关节痛。

【操作】直刺或斜刺 0.3～0.5 寸；可灸；点、按、揉法。

【解剖】有足背静脉网；布有腓浅神经足背支。

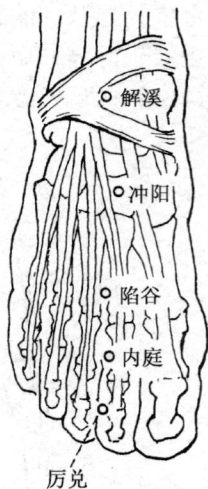

（五）腧穴表解（表3－3）

表3－3   足阳明胃经腧穴表解

穴 名	定 位	主 治	操 作
承泣 Chéngqì，ST 1	目正视，瞳孔直下，当眼球与眶下缘之间	目疾（眼睑瞤动，目赤肿痛，夜盲，迎风流泪）；口眼㖞斜，面肌痉挛	以左手拇指向上轻推眼球，紧靠眶缘缓慢直刺0.3～0.7寸，不宜提插，以防刺破血管引起血肿；不宜灸；点、按、揉法
四白 Sìbái，ST 2	目正视，瞳孔直下，当眶下孔凹陷处	目疾（目赤肿痛，目翳，眼睑瞤动，迎风流泪）；口眼㖞斜，三叉神经痛，面肌痉挛；头痛，眩晕	直刺或微向上斜刺0.3～0.5寸，不可深刺，以免伤及眼球，不可过度提插捻转；不宜灸；点、按、揉法
巨髎 Jùliáo，ST 3	目正视，瞳孔直下，平鼻翼下缘处，当鼻唇沟外侧	口角㖞斜，眼睑瞤动，鼻衄，齿痛，唇颊肿	直刺或斜刺0.3～0.5寸；可灸；点、按、揉法
地仓 Dìcāng，ST 4	口角旁约0.4寸，上直对瞳孔	口角㖞斜，流涎，齿痛，流泪，唇缓不收；三叉神经痛	斜刺或平刺0.5～0.8寸，可向颊车穴透刺；可灸；点、按、揉法
大迎 Dàyíng，ST 5	下颌角前下1.3寸，咬肌附着部的前缘，面动脉搏动处	颊肿，面肿，面痛，齿痛，牙关紧闭，口角㖞斜	避开动脉，斜刺或平刺0.3～0.5寸；可灸；按、揉法
颊车 Jiáchē，ST 6	在下颌角前上方约1横指，按之凹陷处，当咀嚼时咬肌隆起最高点处	齿痛，牙关不利，颊肿，面肌痉挛；口角㖞斜	直刺0.3～0.5寸，或平刺1～1.5寸，可向地仓穴透刺；可灸；点、按、揉法
下关 Xiàguān，ST 7	在耳屏前，下颌骨髁状突前方，当颧弓与下颌切迹所形成的凹陷中	牙关开合不利，三叉神经痛，齿痛；口眼㖞斜；耳聋，耳鸣，聤耳	直刺0.5～1寸，留针时不可作张口动作，以免折针；可灸；点、按、揉法
头维 Tóuwéi，ST 8	当额角发际上0.5寸，头正中线旁4.5寸	头痛；目疾（目眩，目痛，迎风流泪，眼睑瞤动，视物不明）	平刺0.5～1寸；不宜灸；按、揉法
人迎 Rényíng，ST 9	与喉结相平，在胸锁乳突肌前缘，距喉结1.5寸取穴	瘿气，咽喉肿痛，瘰疬；高血压；气喘	避开动脉，直刺0.2～0.4寸；点、按、揉法
水突 Shuǐtū，ST 10	人迎与气舍连线中点，胸锁乳突肌前缘	咽喉肿痛；咳嗽，气喘；呃逆，瘰疬，瘿瘤	直刺0.3～0.5寸；点、按、揉法

（续表）

穴　名	定　位	主　治	操　作
气舍 Qìshě, ST 11	锁骨内侧端之上缘，胸锁乳突肌的胸骨头与锁骨头之间	咽喉肿痛，瘰疬，瘿瘤；气喘，呃逆；颈项强	直刺 0.3～0.5 寸；可灸；点、按、揉法
缺盆 Quēpén, ST 12	锁骨上窝中央，前正中线旁开 4 寸	咳嗽，气喘；咽喉肿痛，缺盆中痛，瘰疬	直刺或斜刺 0.3～0.5 寸；可灸；拿、点、按、揉法
气户 Qìhù, ST 13	锁骨中点下缘，前正中线旁开 4 寸	咳嗽，气喘，呃逆；胸胁满痛	斜刺或平刺 0.5～0.8 寸；可灸；点、按、揉法
库房 Kùfáng, ST 14	在第 1 肋间隙，前正中线旁开 4 寸	咳嗽，气喘，咳唾脓血；胸胁胀痛	斜刺或平刺 0.5～0.8 寸；可灸；点、按、揉法
屋翳 Wūyì, ST 15	在第 2 肋间隙，前正中线旁开 4 寸	咳嗽，气喘，咳唾脓血；胸胁胀痛；乳痈，身肿	斜刺或平刺 0.5～0.8 寸；可灸；点、按、揉法
膺窗 Yīngchuāng, ST 16	在第 3 肋间隙，前正中线旁开 4 寸	咳嗽，气喘；胸胁胀痛；乳痈	斜刺或平刺 0.5～0.8 寸；可灸；点、按、揉法
乳中 Rǔzhōng, ST 17	在第 4 肋间隙，乳头中央		本穴不针不灸，仅作胸部定穴标志
乳根 Rǔgēn, ST 18	在第 5 肋间隙，当乳头直下，前正中线旁开 4 寸	乳痈，乳汁少；咳嗽，气喘，胸痛	斜刺或平刺 0.5～0.8 寸；可灸；点、按、揉法
不容 Bùróng, ST 19	在脐上 6 寸，前正中线旁开 2 寸	呕吐，胃痛，纳少，腹胀等胃疾	直刺 0.5～0.8 寸；可灸；一指禅推法，点、按、揉法
承满 Chéngmǎn, ST 20	脐中上 5 寸，前正中线旁开 2 寸	胃痛，呕吐，腹胀，肠鸣，纳少等胃疾	直刺 0.5～0.8 寸；可灸；一指禅推法，点、按、揉法
梁门 Liángmén, ST 21	脐中上 4 寸，前正中线旁开 2 寸	纳少，胃痛，呕吐，腹胀，大便溏薄等胃肠病	直刺 0.8～1.2 寸，过饱者禁针，肝肿大者慎针或禁针，不宜作大幅度提插；可灸；一指禅推法，点、按、揉法
关门 Guānmén, ST 22	脐中上 3 寸，前正中线旁开 2 寸	腹胀，腹痛，肠鸣腹泻等胃肠病	直刺 0.8～1.2 寸；可灸；一指禅推法，点、按、揉法
太乙 Tàiyǐ, ST 23	脐中上 2 寸，前正中线旁开 2 寸	腹痛，腹胀，胃病；心烦，癫狂	直刺 0.8～1.2 寸；可灸；一指禅推法，点、按、揉法
滑肉门 Huáròumén, ST 24	脐中上 1 寸，前正中线旁开 2 寸	腹痛，腹胀，胃痛，呕吐；癫狂	直刺 0.8～1.2 寸；可灸；一指禅推法，点、按、揉法

（续表）

穴　名	定　位	主　治	操　作
天枢 Tiānshū, ST 25 大肠募穴	脐中旁开 2 寸	腹痛，腹胀，肠鸣泄泻，便秘，痢疾等胃肠病；月经不调，痛经；水肿，疝气	直刺 0.8 ~ 1.2 寸；可灸；一指禅推法，点、按、揉法
外陵 Wàilíng, ST 26	脐中下 1 寸，前正中线旁开 2 寸	腹痛，疝气；痛经	直刺 1 ~ 1.5 寸；可灸；一指禅推法，点、按、揉法
大巨 Dàjù, ST 27	脐中下 2 寸，前正中线旁开 2 寸	小腹胀满，小便不利，疝气；遗精，早泄	直刺 0.8 ~ 1.2 寸；可灸；一指禅推法，点、按、揉法
水道 Shuǐdào, ST 28	脐中下 3 寸，前正中线旁开 2 寸	小腹胀满，腹痛，小便不利，疝气；痛经，不孕	直刺 0.8 ~ 1.2 寸；可灸；一指禅推法，点、按、揉法
归来 Guīlái, ST 29	脐中下 4 寸，前正中线旁开 2 寸	小腹痛，疝气，小便不利；月经不调，痛经，经闭，子宫下垂，带下，阴挺	直刺 0.8 ~ 1.2 寸；可灸；一指禅推法，点、按、揉法
气冲 Qìchōng, ST 30	脐中下 5 寸，前正中线旁开 2 寸	肠鸣腹痛，疝气；月经不调，不孕，阳痿，阴肿等生殖系统疾病	直刺 0.5 ~ 1 寸；可灸；点、按、揉法
髀关 Bìguān, ST 31	髂前上棘与髌骨外上缘的连线上，屈髋时平会阴，居缝匠肌外侧凹陷处	下肢痿痹，腰痛膝冷	直刺 1 ~ 2.5 寸；可灸；点、按、揉法
伏兔 Fútù, ST 32	在髌骨上缘上 6 寸，髂前上棘与髌骨外侧端的连线上	下肢痿痹，腰痛膝冷；疝气，脚气	直刺 1 ~ 2 寸；可灸；点、按、揉法
阴市 Yīnshì, ST 33	仰卧，在髌骨外上缘上 3 寸，髂前上棘与髌骨外上缘的连线上	下肢痿痹，膝关节屈伸不利；疝气，腹胀腹痛	直刺 0.5 ~ 1 寸；可灸；点、按、揉法
梁丘 Liángqiū, ST 34 郄穴	屈膝，在髂前上棘与髌骨外上缘连线上，髌骨外上缘上 2 寸凹陷处	膝关节肿痛，下肢不遂；急性胃痛；乳痈，乳痛	直刺 1 ~ 1.2 寸；可灸；一指禅推法，点、按、揉法
犊鼻 Dúbí, ST 35	屈膝，髌骨下缘，髌韧带外侧凹陷中。又名外膝眼	膝痛，屈伸不利，下肢麻痹	向后内方斜刺 0.8 ~ 1.5 寸；可灸；点、按、揉法
足三里 Zúsānlǐ, ST 36 合穴，胃之下合穴	犊鼻穴下 3 寸，胫骨前嵴外 1 横指处	胃痛，呕吐，噎膈，腹胀，腹泻，消化不良，疳积，痢疾，便秘等胃肠诸疾；下肢痿痹；中风，头晕，心悸，高血压，癫狂；乳痈；虚劳诸症，为强壮保健要穴	直刺 1 ~ 2 寸；可灸，强壮保健用，常用温灸法；一指禅推法，点、按、揉法

（续表）

穴 名	定 位	主 治	操 作
上巨虚 Shàngjùxū，ST 37 大肠下合穴	在犊鼻穴下6寸，足三里穴下3寸，胫骨前嵴外1横指处	肠鸣，腹痛，腹泻，便秘，肠痈等肠胃疾患；下肢痿痹	直刺1~2寸；可灸；一指禅推法，点、按、揉法
条口 Tiáokǒu，ST 38	在上巨虚穴下2寸，胫骨前嵴外1横指处	下肢痿痹，转筋；肩臂痛不能举；脘腹疼痛	直刺0.5~1寸；可灸；一指禅推法，点、按、揉法
下巨虚 Xiàjùxū，ST 39 小肠下合穴	在上巨虚穴下3寸，胫骨前嵴外1横指处	腹泻，痢疾，小腹痛，下肢痿痹；乳痈	直刺0.5~1.2寸；可灸；一指禅推法，点、按、揉法
丰隆 Fēnglóng，ST 40 络穴	外踝尖上8寸，条口穴外1寸，胫骨前嵴外2横指处	头痛，胸痛，眩晕，癫狂，痫证；咳嗽，痰多，哮喘；下肢痿痹	直刺1~1.5寸；可灸；一指禅推法，点、按、揉法
解溪 Jiěxī，ST 41 经穴	足背踝关节横纹中央凹陷处，当拇长伸肌腱与趾长伸肌腱之间	下肢痿痹，踝关节肿痛，垂足；头痛，眩晕，癫狂，腹胀，便秘	直刺0.5~1寸；可灸；点、按、揉法
冲阳 Chōngyáng，ST 42 原穴	在足背最高处，当拇长伸肌腱和趾长伸肌腱之间，足背动脉搏动处	胃痛；口眼㖞斜，面肿，齿痛，癫狂，痫证；足痿无力	避开动脉，直刺0.3~0.5寸；可灸；点、按、揉法
陷谷 Xiàngǔ，ST 43 输穴	足背第2、3跖骨结合部前方凹陷处	面肿，水肿；足背肿痛；肠鸣腹痛；热病，目赤肿痛	直刺或斜刺0.3~0.5寸；可灸；点、按、揉法
内庭 Nèitíng，ST 44 荥穴	足背第2、3趾间缝纹端赤白肉际处	齿痛，咽喉肿痛，鼻衄；热病；胃病吐酸，腹胀，痢疾，便秘；足背肿痛，跖趾关节痛	直刺或斜刺0.3~0.5寸；可灸；点、按、揉法
厉兑 Lìduì，ST 45 井穴	第2趾外侧趾甲角旁约0.1寸	面肿，鼻衄，齿痛，咽喉肿痛；热病，多梦，癫狂	浅刺0.1寸；可灸；指掐法

四、足太阴脾经

（一）经脉循行

起于足大趾末端（隐白），沿着大趾内侧赤白肉际，经过大趾本节后的第1跖指关节后面，上行至内踝前面，再上小腿，沿着胫骨后面，交出足厥阴肝经的前面，经膝股部内侧前缘，进入腹部，属于脾脏，联络胃，通过横膈上行，挟咽部两旁，连系舌根，分散于舌下。

胃部支脉，向上通过横膈，流注于心中，与手少阴心经相接。（图3-17）

《灵枢·经脉》：脾足太阴之脉，起于大指之端，循指内侧白肉际，过核骨后，上内踝前廉，上踹内，循胫骨后，交出厥阴之前，上膝股内前廉，入腹，属脾，络胃，上膈，挟咽，连舌本，散舌下。其支者，复从胃，别上膈，注心中。

（二）主要病候

胃脘痛、食则呕、嗳气、腹胀便溏、黄疸、身重无力、舌根强痛、下肢内侧肿胀、厥冷等症。

（三）主治概要

本经腧穴主治脾胃病、妇科病、前阴病和经脉循行部位的其他病证。

（四）常用腧穴

隐白（Yǐnbái, SP 1）　井穴

【定位】足大趾内侧趾甲角旁 0.1 寸（图 3 - 18）。

【主治】①月经过多，崩漏；②便血，尿血等慢性出血；③昏厥，癫狂，多梦，惊风；④腹满，暴泄。

【操作】浅刺 0.1 寸，或三棱针点刺出血；可灸；掐法。

【解剖】有趾背动脉；布有腓浅神经的足背支及足底内侧神经。

太白（Tàibái, SP 3）　输穴，原穴

【定位】第 1 跖骨小头后缘，赤白肉际凹陷处（图 3 - 18）。

【主治】①肠鸣，腹胀，腹泻，呕吐，胃痛，痢疾，便秘；②体重节痛。

【操作】直刺 0.5 ~ 0.8 寸；可灸；一指禅推法，点、按、揉法。

【解剖】在拇展肌中；有足背静脉网，足底内侧动脉及足跗内侧动脉分支；布有隐神经及腓浅神经分支。

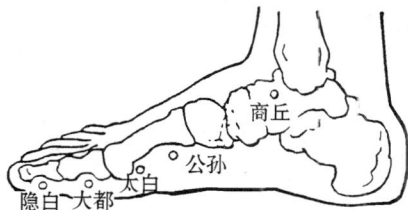

图 3 - 17　足太阴脾经循行示意图

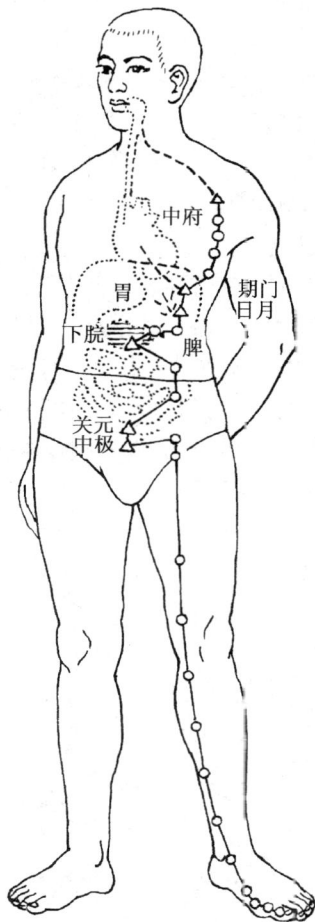

图 3 - 18　足太阴脾经穴（一）

公孙（Gōngsūn, SP 4）　络穴，八脉交会穴（通于冲脉）

【定位】第 1 跖骨基底部的前下方，赤白肉际处（图 3 - 18）。

【主治】①胃痛，呕吐，腹痛，腹胀，腹泻，痢疾；②心烦失眠，嗜卧。

【操作】直刺 0.5 ~ 1 寸；可灸；点、按、揉法。

【解剖】在拇展肌中；有跗内侧动脉分支及足背静脉网；布有隐神经及腓浅神经分支。

三阴交（Sānyīnjiāo，SP 6）

【定位】内踝尖上3寸，胫骨内侧面后缘（图3－19）。

【主治】①肠鸣，腹胀，腹泻等脾胃虚弱诸症；②月经不调，带下，崩漏，阴挺，经闭，痛经，不孕，滞产，遗精，阳痿，遗尿，疝气，小便不利等生殖泌尿系统疾患；③心悸，失眠，高血压；④下肢痿痹；⑤阴虚诸症；⑥湿疹，神经性皮炎。

【操作】直刺1～1.5寸，孕妇禁针；可灸；一指禅推法，点、按、揉法。

【解剖】在胫骨后缘和比目鱼肌之间，深层有屈趾长肌；有大隐静脉，胫后动、静脉；布有小腿内侧皮神经，深层后方有胫神经。

地机（Dìjī，SP 8）　郄穴

【定位】在内踝尖与阴陵泉穴的连线上，阴陵泉穴下3寸（图3－19）。

【主治】①痛经，崩漏，月经不调；②腹痛，腹泻，小便不利，水肿，食欲不振。

【操作】直刺1～2寸；可灸；一指禅推法，点、按、揉法。

【解剖】在胫骨后缘与比目鱼肌之间；前方有大隐静脉及膝最上动脉的末支，深层有胫后动、静脉；布有小腿内侧皮神经，深层后方有胫神经。

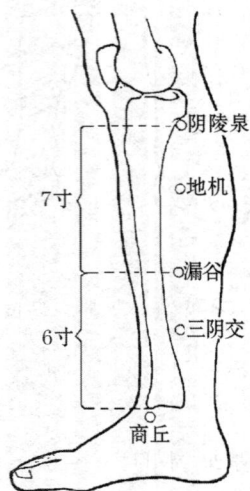

图3－19　足太阴脾经穴（二）

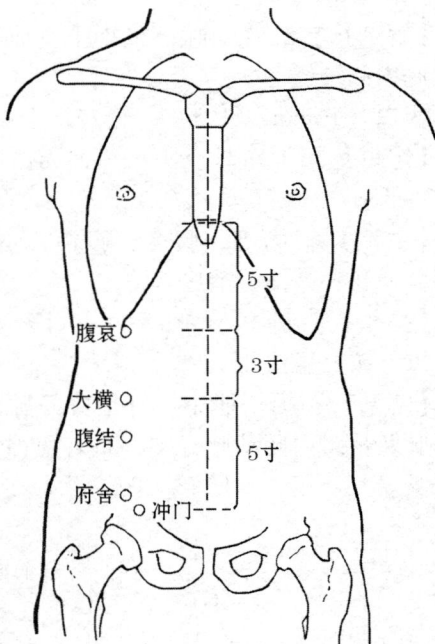

图3－20　足太阴脾经穴（三）

阴陵泉（Yīnlíngquán, SP 9） 合穴

【定位】胫骨内侧髁后下方凹陷处（图3-19）。

【主治】①腹胀，腹泻，水肿，黄疸，小便不利；②膝痛。

【操作】直刺1~2寸；可灸；一指禅推法，点、按、揉法。

【解剖】在胫骨后缘和腓肠肌之间，比目鱼肌起点上；前方有大隐静脉、膝最上动脉，最深层有胫后动、静脉；布有小腿内侧皮神经本干，最深层有胫神经。

大横（Dàhéng, SP 15）

【定位】脐中旁开4寸（图3-20）。

【主治】腹痛，腹泻，便秘。

【操作】直刺1~2寸；可灸；一指禅推法，点、按、揉法。

【解剖】在腹外斜肌肌部及腹横肌肌部；有第11肋间动、静脉；布有第12肋间神经。

（五）腧穴表解（表3-4）

表3-4 足太阴脾经腧穴表解

穴名	定位	主治	操作
隐白 Yǐnbái, SP 1 井穴	足大趾内侧趾甲角旁0.1寸	月经过多，崩漏；便血，尿血等慢性出血；昏厥，癫狂，多梦，惊风；腹满，暴泄	浅刺0.1寸，或三棱针点刺出血；可灸；掐法
大都 Dàdū, SP 2 荥穴	足大趾内侧，第1跖趾关节前下方，赤白肉际处	腹胀，胃痛，呕吐，腹泻，便秘；热病，无汗；体重肢肿，心痛，心烦	直刺0.3~0.5寸；可灸；点、按、揉法
太白 Tàibái, SP 3 输穴，原穴	第1跖骨小头后缘，赤白肉际凹陷处	肠鸣，腹胀，腹泻，呕吐，胃痛，痢疾，便秘；体重节痛	直刺0.5~0.8寸；可灸；一指禅推法，点、按、揉法
公孙 Gōngsūn, SP 4 络穴，八脉交会穴（通于冲脉）	第1跖骨基底部的前下方，赤白肉际处	胃痛，呕吐，腹痛，腹胀，腹泻，痢疾；心烦失眠，嗜卧	直刺0.5~1寸；可灸；点、按、揉法
商丘 Shāngqiū, SP 5 经穴	第1跖骨基底部的前下方，赤白肉际处	胃痛，呕吐，腹痛，腹胀，腹泻，痢疾；心烦失眠，嗜卧	直刺0.5~1寸；可灸；点、按、揉法
三阴交 Sānyīnjiāo, SP 6	内踝尖上3寸，胫骨内侧面后缘	肠鸣，腹胀，腹泻等脾胃虚弱诸症；月经不调，带下，崩漏，阴挺，经闭，痛经，不孕，滞产，遗精，阳痿，遗尿，疝气，小便不利等生殖泌尿系疾患；心悸，失眠，高血压；下肢痿痹；阴虚诸症；湿疹，神经性皮炎	直刺1~1.5寸，孕妇禁针；可灸；一指禅推法，点、按、揉法

（续表）

穴　名	定　位	主　治	操　作
漏谷 Lòugǔ, SP 7	在内踝尖与阴陵泉的连线上，内踝尖上6寸	腹胀，肠鸣；小便不利，遗精；下肢痿痹	直刺1~1.5寸；可灸；一指禅推法，点、按、揉法
地机 Dìjī, SP 8 郄穴	在内踝尖与阴陵泉穴的连线上，阴陵泉穴下3寸	痛经，崩漏，月经不调；腹痛，腹泻，小便不利，水肿，食欲不振	直刺1~2寸；可灸；一指禅推法，点、按、揉法
阴陵泉 Yīnlíngquán, SP 9 合穴	胫骨内侧髁后下方凹陷处	腹胀，腹泻，水肿，黄疸，小便不利；膝痛	直刺1~2寸；可灸；一指禅推法，点、按、揉法
血海 Xuèhǎi, SP 10	屈膝，在髌骨内上缘上2寸，当股四头肌内侧头的隆起处	月经不调，痛经，经闭，崩漏；瘾疹，湿疹，丹毒	直刺1~1.2寸；可灸；点、按、揉法
箕门 Jīmén, SP 11	在血海穴与冲门穴的连线上，血海穴直上6寸	小便不利，五淋，遗尿；腹股沟肿痛	避开动脉，直刺0.5~1寸；不宜灸；点、按、揉法
冲门 Chōngmén, SP 12	在腹股沟外侧，距耻骨联合上缘中点3.5寸，当髂外动脉搏动处的外侧	腹痛，疝气，崩漏，带下	避开动脉，直刺0.5~1寸；可灸；点、按、揉法
府舍 Fǔshè, SP 13	冲门穴上方0.7寸，前正中线旁开4寸	腹痛，积聚，疝气	直刺1~1.2寸；可灸；点、按、揉法
腹结 Fùjié, SP 14	府舍穴上3寸，大横穴下1.3寸，距前正中线4寸	腹痛，腹泻，大便秘结，疝气	直刺1~2寸；可灸；点、按、揉法
大横 Dàhéng, SP 15	脐中旁开4寸	腹痛，腹泻，便秘	直刺1~2寸；可灸；一指禅推法，点、按、揉法
腹哀 Fùāi, SP 16	脐中上3寸，前正中线旁开4寸	消化不良，腹痛，便秘，痢疾	直刺1~1.5寸；可灸；点、按、揉法
食窦 Shídòu, SP 17	在第5肋间隙，前正中线旁开6寸	胸胁胀痛；噫气，翻胃，腹胀，水肿	斜刺或向外平刺0.5~0.8寸，本经食窦至大包诸穴，深部为肺脏，不可深刺；可灸；点、按、揉法

（续表）

穴 名	定 位	主 治	操 作
天溪 Tiānxī，SP 18	在第 4 肋间隙，前正中线旁开 6 寸	胸胁疼痛，咳嗽；乳痛，乳汁少	斜刺或向外平刺 0.5 ~ 0.8 寸；点、按、揉法
胸乡 Xiōngxiāng，SP 19	在第 3 肋间隙，前正中线旁开 6 寸	胸胁胀痛	斜刺或向外平刺 0.5 ~ 0.8 寸；可灸；点、按、揉法
周荣 Zhōuróng，SP 20	在第 2 肋间隙，前正中线旁开 6 寸	咳嗽，气逆；胸胁胀满	斜刺或向外平刺 0.5 ~ 0.8 寸；可灸；点、按、揉法
大包 Dàbāo，SP 21 脾之大络	在侧胸部腋中线上，当第 6 肋间隙处	咳嗽，气喘；胸胁痛；全身疼痛，急性扭伤，四肢无力	斜刺或向后平刺 0.5 ~ 0.8 寸；可灸；点、按、揉法

五、手少阴心经

（一）经脉循行

手少阴心经，起于心中，出属"心系"（心与其他脏器相联系的部位），通过横膈，联络小肠。

手少阴心经的支脉，挟咽喉上行，连系于"目系"（眼球连系于脑的部位）。

手少阴心经直行支脉，上行于肺部，再向下出于腋窝部（极泉），沿上臂内侧后缘，行于手太阴经和手厥阴经的后面，到达肘窝，沿前臂内侧后缘，至掌后豌豆骨部进入掌内，沿小指内侧至末端（少冲），与手太阳小肠经相接。（图 3 - 21）

《灵枢·经脉》：心手少阴之脉，起于心中，出属心系，下膈，络小肠。其支者，从心系，上挟咽，系目系。其直者，复从心系，却上肺，下出腋下，下循臑内后廉，行太阴、心主之后，下肘内，循臂内后廉，抵掌后锐骨之端，入掌内后廉，循小指之内，出其端。

（二）主要病候

心痛、咽干、口渴、目黄、胁痛、上臂内侧痛、手心发热等症。

（三）主治概要

本经腧穴主治心、胸、神志病和经脉循行部位的其他病证。

（四）常用腧穴

极泉（Jíquán，HT 1）

【定位】腋窝正中，腋动脉搏动处（图 3 - 22）。

【主治】①心痛，心悸；②肩臂疼痛，胁肋疼痛，臂丛神经损伤。③瘰疬，腋臭；④上肢针麻用穴。

【操作】避开腋动脉，直刺或斜刺 0.3 ~ 0.5 寸；不灸；按、揉、掐法。

【解剖】在胸大肌的外下缘，深层为喙肱肌；外侧为腋动脉；布有尺神经、正中神经、前臂内侧皮神经及臂内侧皮神经。

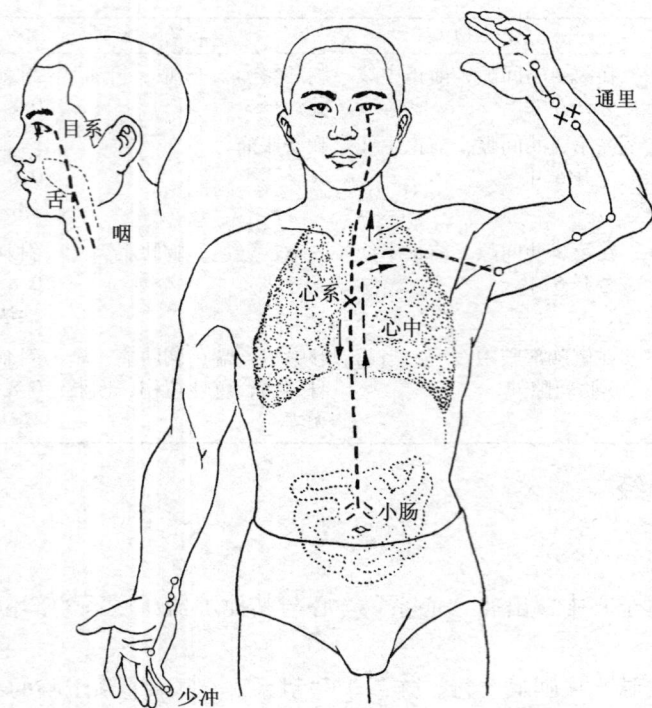

图 3 - 21　手少阴心经循行示意图

少海（Shàohǎi，HT 3）　合穴

【定位】屈肘，当肘横纹内侧端与肱骨内上髁连线的中点处（图 3 - 22）。

【主治】①心痛，瘛病，健忘；②肘臂挛痛，臂麻手颤，头项痛，腋胁痛；③瘰疬。

【操作】直刺 0.5 ~ 1 寸；可灸；点、按、揉法。

【解剖】有旋前圆肌、肱肌；有贵要静脉，尺侧上、下副动脉，尺返动脉；布有前臂内侧皮神经，外前方有正中神经。

通里（Tōnglǐ，HT 5）　络穴

【定位】腕横纹上 1 寸，尺侧腕屈肌腱的桡侧缘（图 3 - 23）。

【主治】①心悸，怔忡；②舌强不语，暴喑；③腕臂痛。

【操作】直刺 0.3 ~ 0.5 寸，不宜深刺，以免伤及血管和神经，留针时不可作屈腕动作；可灸；点、按、揉法。

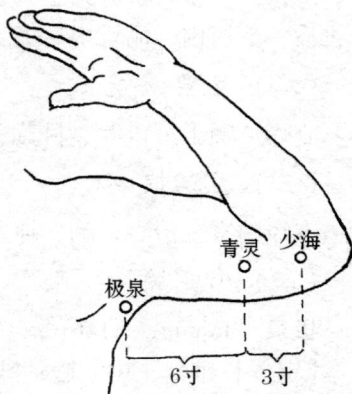

图 3 - 22　手少阴心经穴（二）

【解剖】在尺侧腕屈肌与指浅屈肌之间，深层为指深屈肌；有尺动脉通过；布有前臂内侧皮神经，尺侧为尺神经。

阴郄（Yīnxì，HT 6）　郄穴

【定位】腕横纹上0.5寸，尺侧腕屈肌腱的桡侧缘（图3－23）。

【主治】①心痛，惊悸，失语；②骨蒸盗汗；③吐血，衄血。

【操作】直刺0.3～0.5寸，不宜深刺，以免伤及血管和神经，留针时不可作屈腕动作；可灸；一指禅推法，点、按、揉法。

【解剖】在尺侧腕屈肌与指浅屈肌之间，深层为指深屈肌；有尺动脉通过；布有前臂内侧皮神经，尺侧为尺神经。

神门（Shénmén，HT 7）　输穴，原穴

【定位】腕横纹尺侧端，尺侧腕屈肌腱的桡侧凹陷处（图3－23）。

【主治】①心痛，心烦，惊悸，怔忡，健忘，失眠，痴呆，癫狂痫等心与神志病变；②头痛，眩晕，高血压；③胸胁痛，目黄；④呕血，吐血。

【操作】直刺0.3～0.5寸；可灸；点、按、揉法。

【解剖】在尺侧腕屈肌与指浅屈肌之间，深层为指深屈肌；有尺动脉通过；布有前臂内侧皮神经，尺侧为尺神经。

少冲（Shàochōng，HT 9）　井穴

【定位】小指桡侧指甲角旁0.1寸（图3－24）。

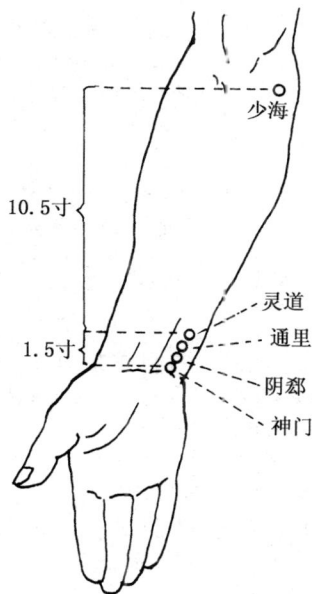

图3－23　手少阴心经穴（二）　　　　图3－24　手少阴心经穴（三）

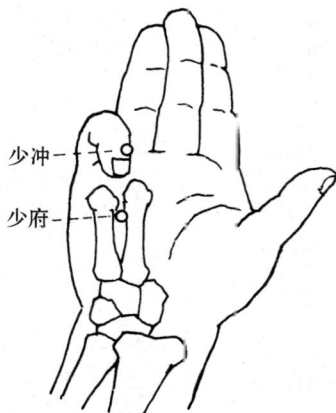

【主治】①心悸，心痛，癫狂；②热病，昏迷；③臂内后廉痛。

【操作】浅刺0.1寸，或点刺出血；可灸；掐法。

【解剖】有指掌侧固有动、静脉所形成的动、静脉网；布有指掌侧固有神经。

（五）腧穴表解（表3-5）

表3-5   手少阴心经腧穴表解

穴 名	定 位	主 治	操 作
极泉 Jíquán，HT 1	腋窝正中，腋动脉搏动处	心痛，心悸；肩臂疼痛，胁肋疼痛，臂丛神经损伤；瘰疬，腋臭；上肢针麻用穴	避开腋动脉，直刺或斜刺0.3~0.5寸；不灸；按、揉、掐法
青灵 Qīnglíng，HT 2	臂内侧，在极泉穴与少海穴的连线上，肘横纹上3寸，肱二头肌的尺侧缘	头痛，阵寒，目黄；胁痛，肩臂疼痛	直刺0.5~1寸；可灸；点、按、揉法
少海 Shàohǎi，HT 3 合穴	屈肘，当肘横纹内侧端与肱骨内上髁连线的中点处	心痛，癔病，健忘；肘臂挛痛，臂麻手颤，头项痛，腋胁痛；瘰疬	直刺0.5~1寸；可灸；点、按、揉法
灵道 Língdào，HT 4 经穴	腕横纹上1.5寸，尺侧腕屈肌腱的桡侧缘	心痛，心悸，悲恐善笑；暴喑，舌强不语，头昏目眩；肘臂挛痛	直刺0.3~0.5寸，不宜深刺，以免伤及血管和神经，留针时不可作屈腕动作；可灸；点、按、揉法
通里 Tōnglǐ，HT 5 络穴	腕横纹上1寸，尺侧腕屈肌腱的桡侧缘	心悸，怔忡；舌强不语，暴喑；腕臂痛	直刺0.3~0.5寸，不宜深刺，以免伤及血管和神经，留针时不可作屈腕动作；可灸；点、按、揉法
阴郄 īnxì，HT 6 郄穴	腕横纹上0.5寸，尺侧腕屈肌腱的桡侧缘	心痛，惊悸，失语；骨蒸盗汗；吐血，衄血	直刺0.3~0.5寸，不宜深刺，以免伤及血管和神经，留针时不可作屈腕动作；可灸；一指禅推法，点、按、揉法
神门 Shénmén，HT 7 输穴，原穴	腕横纹尺侧端，尺侧腕屈肌腱的桡侧凹陷处	心痛，心烦，惊悸，怔忡，健忘，失眠，痴呆，癫狂痫等心与神志病变；头痛，眩晕，高血压；胸胁痛，目黄；呕血，吐血	直刺0.3~0.5寸；可灸；点、按、揉法
少府 Shàofǔ，HT 8 荥穴	在手掌面，第4、5掌骨之间，握拳时当小指与无名指指端之间	心悸，善惊，胸痛；小便不利，遗尿，阴痒，阴痛；痈疡；小指挛痛	直刺0.3~0.5寸；点、按、揉法
少冲 Shàochōng，HT 9 井穴	小指桡侧指甲角旁0.1寸	心悸，心痛，癫狂；热病，昏迷；臂内后廉痛	浅刺0.1寸，或点刺出血；可灸；掐法

六、手太阳小肠经

（一）经脉循行

手太阳小肠经，起于手小指外侧端（少泽），沿着手背外侧至腕部，出于尺骨茎突，直上沿着前臂外侧后缘，经尺骨鹰嘴与肱骨内上髁之间，沿上臂外侧后缘，出于肩关节，绕行肩胛部，交会于大椎（督脉），向下进入缺盆部，联络心脏，沿着食管，通过横膈，到达胃部，属于小肠。

缺盆部支脉，沿着颈部，上达面颊，至目外眦，转入耳中（听宫）。

颊部支脉，上行目眶下，抵于鼻旁，至目内眦（睛明），与足太阳膀胱经相接，而又斜行络于颧骨部。（图 3-25）

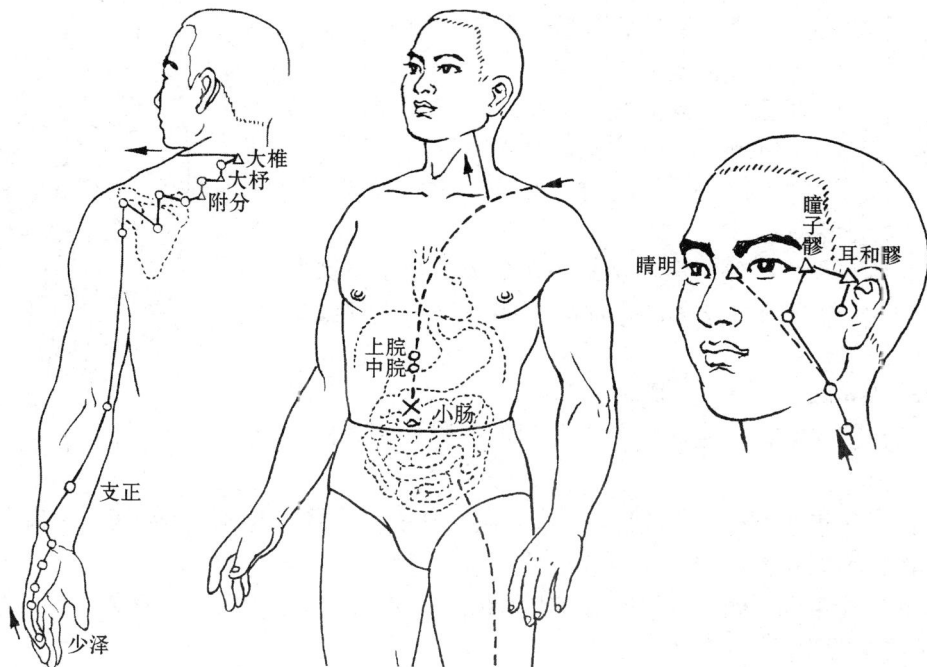

图 3-25　手太阳小肠经循行示意图

《灵枢·经脉》：小肠手太阳之脉，起于小指之端，循手外侧上腕，出踝中，直上循臂骨下廉，出肘内侧两骨之间，上循臑外后廉，出肩解，绕肩胛，交肩上，入缺盆，络心，循咽下膈，抵胃，属小肠。其支者，从缺盆循颈，上颊，至目锐眦，却入耳中。其支者，别颊上䪼，抵鼻，至目内眦（斜络于颧）。

（二）主要病候

少腹痛、腰脊痛引睾丸、耳聋、目黄、颊肿、咽喉肿痛、肩臂外侧后缘痛等症。

（三）主治概要

本经腧穴主治头面五官病、热病、神志病及经脉循行部位的其他病证。

（四）常用腧穴

少泽（Shàozé, SI 1）　井穴

【定位】小指尺侧指甲角旁 0.1 寸（图 3 - 26）。

【主治】①乳痈，乳汁少；②昏迷，热病；③头痛，目翳，咽喉肿痛，耳鸣，耳聋；④肩臂外后侧痛。

【操作】浅刺 0.1 寸或点刺出血，孕妇慎用；可灸；掐法。

【解剖】有指掌侧固有动、静脉，指背动脉形成的动、静脉网；布有尺神经手背支。

后溪（Hòuxī, SI 3）　输穴，八脉交会穴（通于督脉）

【定位】微握拳，第 5 指掌关节后尺侧的远侧掌横纹头赤白肉际（图 3 - 26）。

【主治】①头项强痛，腰背痛，手指及肘臂挛痛；②耳聋，目赤，目眩，咽喉肿痛；③癫狂痫；④疟疾。

【操作】直刺 0.5~1 寸，治手指挛痛可透刺合谷穴；可灸；点、按、揉法。

【解剖】在小指尺侧，第 5 掌骨小头后方，当小指展肌起点外缘；有指背动、静脉，手背静脉网；布有尺神经手背支。

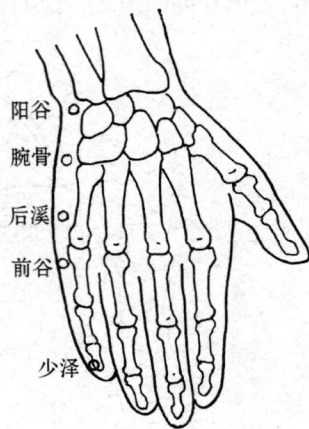

图 3 - 26　手太阳小肠经穴（一）

腕骨（Wàngǔ, SI 4）　原穴

【定位】第 5 掌骨基底与三角骨之间的凹陷处，赤白肉际（图 3 - 26）。

【主治】①指挛腕痛，头项强痛；②耳鸣，耳聋，目翳，黄疸；③热病，疟疾。

【操作】直刺 0.3~0.5 寸；可灸；点、按、揉法。

【解剖】在手背尺侧，小指展肌起点外缘；有腕背侧动脉（尺动脉分支），手背静脉网；布有尺神经手背支。

支正（Zhīzhèng, SI 7）　络穴

【定位】阳谷穴与小海穴的连线上，腕背横纹上 5 寸（图 3 - 27）。

【主治】①头痛，项强，肘臂酸痛；②热病，癫狂；③疣症。

【操作】直刺或斜刺 0.5~0.8 寸；可灸；点、按、揉法。

【解剖】在尺骨背面，尺侧腕伸肌的尺侧缘；有骨间背侧动、静脉；布有前臂内侧皮神经分支。

天宗（Tiānzōng, SI 11）

【定位】肩胛骨冈下窝中央凹陷处，肩胛冈下缘与肩胛下角之间的上 1/3 折点处取穴，约与第 4 胸椎相平（图3 - 28）。

【主治】①肩胛疼痛，肩背部损伤；②气喘，乳痈。

【操作】直刺或斜刺 0.5～1 寸，遇到阻力不可强行进针；可灸；一指禅推法、点、按、揉法。

【解剖】在冈下窝中央冈下肌中；有旋肩胛动、静脉肌支；布有肩胛神经。

颧髎（Quánliáo，SI 18）

【定位】目外眦直下，颧骨下缘凹陷处（图 3－29）。

【主治】口眼㖞斜，眼睑瞤动，齿痛，三叉神经痛。

【操作】直刺 0.3～0.5 寸，斜刺或平刺 0.5～1 寸；可灸；点、按、揉法。

【解剖】在颧骨下颌突的后下缘稍后，咬肌的起始部，颧肌中；有面横动、静脉分支；布有面神经及眶下神经。

听宫（Tīnggōng，SI 19）

【定位】耳屏前，下颌骨髁状突的后方，张口时呈凹陷处（图 3－29）。

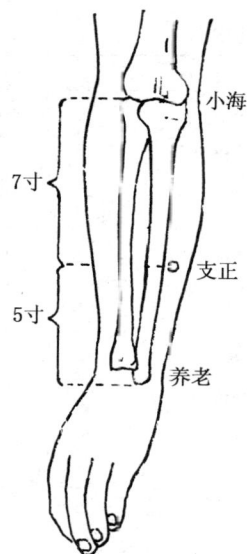

图 3－27　手太阳小肠经穴（二）

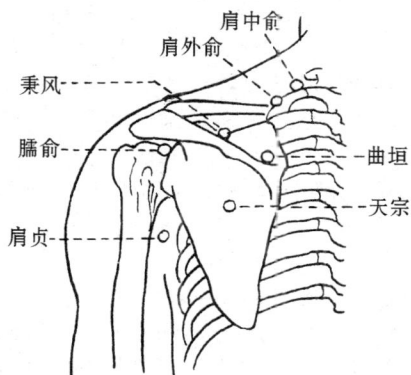

图 3－28　手太阳小肠经穴（三）

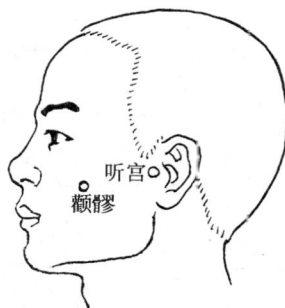

图 3－29　手太阳小肠经穴（四）

【主治】①耳鸣，耳聋，聤耳等诸耳疾；②齿痛；③癫狂痫。

【操作】张口，直刺 1～1.5 寸，留针时应保持一定的张口姿势；可灸；点、按、揉法。

【解剖】有颞浅动、静脉的耳前支；布有面神经及三叉神经的第 3 支的耳颞神经。

（五）腧穴表解（表 3－6）

表 3－6　　　　　　　　　　　　　　　手太阳小肠经腧穴表解

穴　名	定　位	主　治	操　作
少泽 Shàozé，SI 1 井穴	小指尺侧指甲角旁 0.1 寸	乳痈，乳汁少；昏迷，热病；头痛，目翳，咽喉肿痛，耳鸣，耳聋；肩臂外后侧痛	浅刺 0.1 寸或点刺出血，孕妇慎用；可灸；掐法

（续表）

穴 名	定 位	主 治	操 作
前谷 Qiángǔ, SI 2 荥穴	微握拳，第5指掌关节前尺侧，掌指横纹头赤白肉际	热病，乳痈，乳汁少；头痛，目痛，耳鸣，咽喉肿痛；癫狂，痫证	直刺0.3~0.5寸；可灸；点、按、揉法
后溪 Hòuxī, SI 3 输穴，八脉交会穴 （通于督脉）	微握拳，第5指掌关节后尺侧的远侧掌横纹头赤白肉际	头项强痛，腰背痛，手指及肘臂挛痛；耳聋，目赤，目眩，咽喉肿痛；癫狂痫；疟疾	直刺0.5~1寸；治手指挛痛可透刺合谷穴；可灸；点、按、揉法
腕骨 Wàngǔ, SI 4 原穴	第5掌骨基底与三角骨之间的凹陷处，赤白肉际	指挛腕痛，头项强痛，耳鸣，耳聋，目翳，黄疸；热病，疟疾	直刺0.3~0.5寸；可灸；点、按、揉法
阳谷 Yánggǔ, SI 5 经穴	腕背横纹尺侧端，当尺骨茎突与三角骨之间的凹陷处	颈颔肿，臂外侧痛，腕痛；头痛，目眩，耳鸣，耳聋；热病，癫狂痫	直刺0.3~0.5寸；可灸；点、按、揉法
养老 Yǎnglǎo, SI 6 郄穴	屈肘，以手掌面向胸，穴在尺骨茎突桡侧骨缝凹缘中	目视不明；肩、背、肘、臂酸痛	直刺或斜刺0.5~0.8寸；强身保健可用温和灸；点、按、揉法
支正 Zhīzhèng, SI 7 络穴	阳谷穴与小海穴的连线上，腕背横纹上5寸	头痛，项强，肘臂酸痛；热病，癫狂；疣症	直刺或斜刺0.5~0.8寸；可灸；点、按、揉法
小海 Xiǎohǎi, SI 8 合穴	屈肘，当尺骨鹰嘴与肱骨内上髁之间凹陷处	肘臂疼痛，麻木；癫痫；耳鸣，耳聋	直刺0.3~0.5寸；可灸
肩贞 Jiānzhēn, SI 9	臂内收，腋后纹头上1寸	肩臂疼痛，上肢不遂，缺盆中痛；瘰疬	直刺1~1.5寸，不宜向胸侧深刺；可灸
臑俞 Nàoshū, SI 10	臂内收，腋后纹头直上，肩胛冈下缘凹陷中	肩臂疼痛，肩不举；瘰疬	直刺或斜刺0.5~1.5寸，不宜向胸侧深刺；可灸
天宗 Tiānzōng, SI 11	肩胛骨冈下窝中央凹陷处，肩胛冈下缘与肩胛下角之间的上1/3折点处取穴，约与第4胸椎相平	肩胛疼痛，肩背部损伤；气喘，乳痈	直刺或斜刺0.5~1寸，遇到阻力不可强行进针；可灸；一指禅推法，点、按、揉法
秉风 Bǐngfēng, SI 12 手三阳与足少阳经交会穴	在肩胛部，冈上窝中央，天宗直上，举臂有凹陷处	肩胛疼痛，上肢酸麻	直刺或斜刺0.5~1寸；可灸；一指禅推，法、点、按、揉法
曲垣 Qūyuán, SI 13	在肩胛部，冈上窝内侧端，当臑俞与第2胸椎棘突连线的中点处	肩胛疼痛	直刺或斜刺0.5~1寸，不宜向胸侧深刺；可灸
肩外俞 Jiānwàishū, SI 14	在背部，当第1胸椎棘突下，旁开3寸	肩背疼痛，颈项强急	直刺0.5~0.8寸，不宜深刺

（续表）

穴　名	定　位	主　治	操　作
肩中俞 Jiānzhōngshū, SI 15	在背部，当第7颈椎棘突下，旁开2寸	咳嗽，气喘；肩背疼痛	斜刺0.5～0.8寸，不宜深刺
天窗 Tiānchuāng, SI 16	扶突穴后，在胸锁乳突肌的后缘，与喉结相平，约喉结旁开3.5寸	耳鸣，耳聋，咽喉肿痛，暴喑；颈项强痛；瘾疹；癫狂	直刺0.5～1寸；可灸；点、按、揉法
天容 Tiānróng, SI 17	在下颌角的后方，胸锁乳突肌的前缘凹陷中	耳鸣，耳聋，咽喉肿痛；头痛，颈项强痛	直刺0.5～1寸，注意避开血管；可灸；点、按、揉法
颧髎 Quánliáo, SI 18	目外眦直下，颧骨下缘凹陷处	口眼㖞斜，眼睑瞤动，齿痛，三叉神经痛	直刺0.3～0.5寸，斜刺或平刺0.5～1寸；可灸；点、按、揉法
听宫 Tīnggōng, SI 19	耳屏前，下颌骨髁状突的后方，张口时呈凹陷处	耳鸣，耳聋，聤耳等诸耳疾；齿痛；癫狂痫	张口，直刺1～1.5寸，留针时应保持一定的张口姿势；可灸；点、按、揉法

七、足太阳膀胱经

（一）经脉循行

足太阳膀胱经，起于目内眦（睛明），上额，交于巅顶（会百会）。巅顶部支脉，从头顶到耳上方。巅顶部直行的脉，从头顶入里络于脑，回出项部分开下行，一支沿着肩胛内侧，挟着脊柱，到达腰部，从脊旁肌肉进入体腔，联络肾，属于膀胱。腰部的支脉，向下通过臀部，进入腘窝中。后项的另一支脉，通过肩胛骨内缘直下，经过臀部（会环跳）下行，沿着大腿后外侧，与腰部下来的支脉会合于腘窝中（委中），由此向下，通过腓肠肌，出于外踝后方，沿着第5跖骨粗隆，至小趾外侧端（至阴），与足少阴肾经相接。（图3-30）

《灵枢·经脉》：膀胱足太阳之脉，起于目内眦，上额，交巅。其支者，从巅至耳上角。其直者，从巅入络脑，还出别下项，循肩膊内，挟脊抵腰中，入循膂，络肾，属膀胱。其支者，从腰中，下挟脊，贯臀，入腘中。其支者，从膊内左右别下贯胛，挟脊内，过髀枢，循髀外后廉下合腘中，以下贯踹内，出外踝之后，循京骨至小指外侧。

（二）主要病候

脏腑病证：小便不通，遗尿，癫狂等；经脉病证：目痛，鼻塞多涕，头痛，项、背、腰、股、臀部及下肢后侧本经循行部位疼痛。

（三）主治概要

本经腧穴主治头面、项、背、腰、下肢病证及神志病；位于背部两条侧线的背俞穴及其他腧穴主治相应的脏腑病证和有关的组织器官病证。

（四）常用腧穴

睛明 Jīngmíng（BL 1）

【定位】目内眦角稍上方凹陷处（图3-31）。

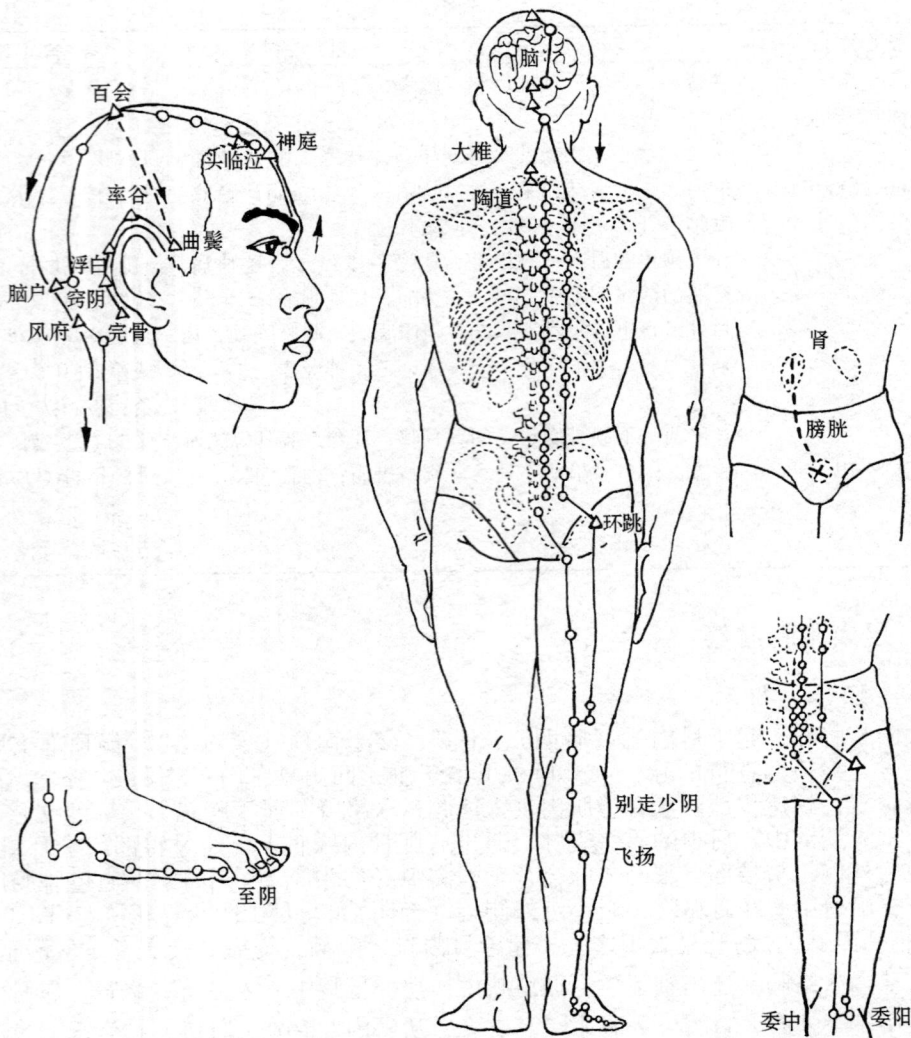

图 3 - 30　足太阳膀胱经循行示意图

【主治】①目赤肿痛，迎风流泪，视物不明，目眩，近视，夜盲，色盲等目疾；②急性腰扭伤，坐骨神经痛。

【操作】嘱患者闭目，医者左手轻推眼球向外侧固定，右手缓慢进针，紧靠眶缘直刺0.3～0.5寸；针刺本穴易引起内出血，注意不宜提插或大幅度捻转，出针后需按压针孔片刻。不宜灸。一指禅推法，掐、点、按、揉法。

【解剖】在眶内缘，睑内侧韧带中，深部为眼内直肌。浅层布有三叉神经眼支的滑车上神经，内眦动、静脉的分支或属支；深层有眼动、静脉的分支或属支，眼神经的分支和动眼神经的分支。

攒竹 Cuánzhú（BL 2）

【定位】眉头凹陷中，眶上切迹处（图3－31）。

【主治】①头痛，眉棱骨痛；②眼睑𥆧动，眼睑下垂，口眼㖞斜，目视不明，流泪，目赤肿痛；③呃逆。

【操作】平刺0.5～0.8寸；不宜灸；推攒竹法，点、按、揉法。

【解剖】有额肌及皱眉肌；当额动、静脉处；布有额神经内侧支。

天柱 Tiānzhù（BL 10）

【定位】斜方肌外缘之后发际凹陷中，约当后发际正中（哑门穴）旁开1.3寸（图3－32）。

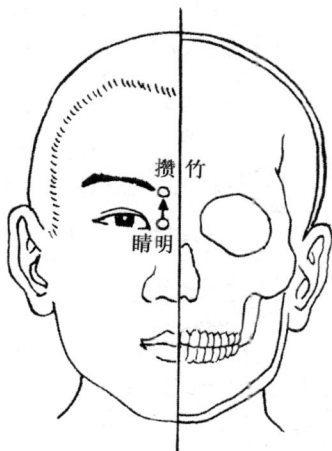

图3－31 足太阳膀胱经穴（一）　　　　图3－32 足太阳膀胱经穴（二）

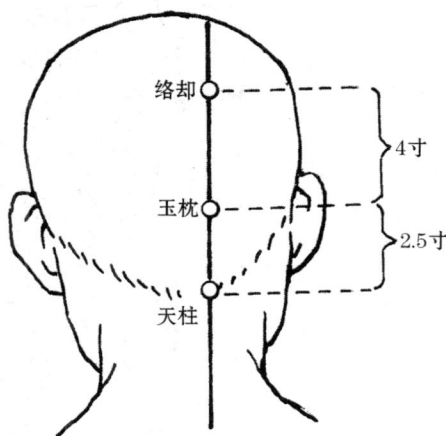

【主治】①眩晕，后头痛，项强，肩背腰痛；②鼻塞；③癫狂痫，热病。

【操作】直刺或斜刺0.5～0.8寸，不可向内上方深刺；可灸；一指禅推法，点、按、揉、拿法。

【解剖】在斜方肌起始部，深层为头半棘肌；有枕动、静脉干；布有枕大神经干。

风门 Fēngmén（BL 12）

【定位】第2胸椎棘突下，旁开1.5寸（图3－33）。

【主治】①感冒，咳嗽，发热，头痛；②项强，胸背痛。

【操作】斜刺0.5～0.8寸；可灸；一指禅推法，点、按、揉、摖法。

【解剖】有斜方肌、菱形肌、上后锯肌，深层为最长肌；有第2肋间动、静脉后支；布有第2、3胸神经后支的皮支，深层为第3胸神经后支外侧支。

肺俞 Fèishū（BL 13）　肺背俞穴

【定位】第3胸椎棘突下，旁开1.5寸（图3－33）。

【主治】①咳嗽，气喘，胸满，鼻塞，咯血等肺疾；②骨蒸潮热，盗汗；③背痛。

【操作】斜刺0.5～0.8寸；可灸；一指禅推法，点、按、揉、摖、弹拨法。

【解剖】有斜方肌、菱形肌，深层为最长肌；有第3肋间动、静脉后支；布有第3或第

4 胸神经后支的皮支，深层为第 3 胸神经后支外侧支。

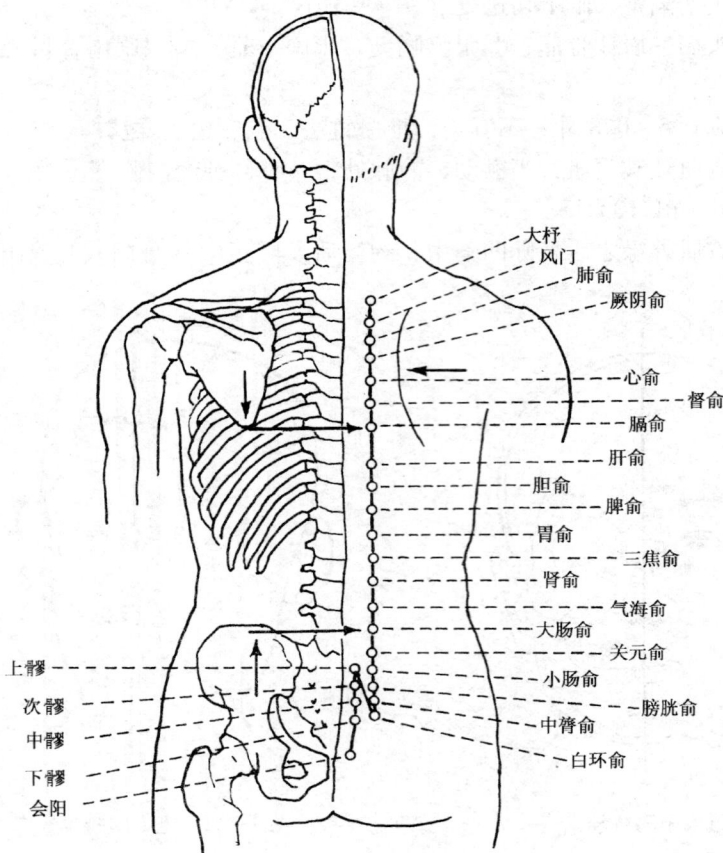

图 3-33　足太阳膀胱经穴（三）

厥阴俞 Juéyīnshū（BL 14）　心包背俞穴

【定位】第 4 胸椎棘突下，旁开 1.5 寸（图 3-33）。

【主治】①心痛，心悸；②咳嗽，胸闷；③呕吐。

【操作】斜刺 0.5~0.8 寸；可灸；一指禅推法，点、按、揉、擦、弹拨法。

【解剖】有斜方肌、菱形肌，深层为最长肌；有第 4 肋间动、静脉后支；正当第 4 或第 5 胸神经后支的皮支，深层为第 4 胸神经后支外侧支。

心俞 Xīnshū（BL 15）　心背俞穴

【定位】第 5 胸椎棘突下，旁开 1.5 寸（图 3-33）。

【主治】①心痛，惊悸，心烦，失眠，健忘，癫痫，盗汗等心与神志病变；②咳嗽，吐血。

【操作】斜刺 0.5~0.8 寸；可灸；一指禅推法，点、按、揉、擦、弹拨法。

【解剖】有斜方肌、菱形肌，深层为最长肌；有第 5 肋间动、静脉后支；布有第 5 或第 6 胸神经后支的皮支，深层为第 5 胸神经后支外侧支。

膈俞 Géshū（BL 17）　八会穴之血会

【定位】第 7 胸椎棘突下，旁开 1.5 寸（图 3 - 33）。

【主治】①胃脘痛，呕吐，呃逆，气喘；②吐血，贫血等血证；③瘾疹，皮肤瘙痒；④潮热，盗汗。

【操作】斜刺 0.5~0.8 寸；可灸；一指禅推法，点、按、揉、擦、弹拨法。

【解剖】在斜方肌下缘，有背阔肌、最长肌；有第 7 肋间动、静脉后支；布有第 7 或第 8 胸神经后支的皮支，深层为第 7 胸神经后支外侧支。

肝俞 Gānshū（BL 18）　肝背俞穴

【定位】第 9 胸椎棘突下，旁开 1.5 寸（图 3 - 33）。

【主治】①黄疸，胁痛，吐血，目赤，眩晕，夜盲；②癫狂痫；③脊背痛。

【操作】斜刺 0.5~0.8 寸；可灸；一指禅推法，点、按、揉、擦、弹拨法。

【解剖】在背阔肌、最长肌和髂肋肌之间；有第 9 肋间动、静脉后支；布有笫 9 或第 10 胸神经后支的皮支，深层为第 9 胸神经后支外侧支。

胆俞 Dǎnshū（BL 19）　胆背俞穴

【定位】第 10 胸椎棘突下，旁开 1.5 寸（图 3 - 33）。

【主治】①黄疸，口苦，胁痛，呕吐，食不化；②肺痨，潮热。

【操作】斜刺 0.5~0.8 寸；可灸；一指禅推法，点、按、揉、擦、弹拨法。

【解剖】在背阔肌、最长肌和髂肋肌之间；有第 10 肋间动、静脉后支；布有第 10 胸神经后支的皮支，深层为第 10 胸神经后支的外侧支。

脾俞 Píshū（BL 20）　脾背俞穴

【定位】第 11 胸椎棘突下，旁开 1.5 寸（图 3 - 33）。

【主治】①腹胀，纳呆，呕吐，腹泻，痢疾，便血，水肿；②背痛。

【操作】斜刺 0.5~0.8 寸；可灸；一指禅推法，点、按、揉、擦、弹拨法。

【解剖】在背阔肌、最长肌和髂肋肌之间；有第 11 肋间动、静脉后支；布有第 11 胸神经后支的皮支，深层为第 11 胸神经后支肌支。

胃俞 Wèishū（BL 21）　胃背俞穴

【定位】第 12 胸椎棘突下，旁开 1.5 寸（图 3 - 33）。

【主治】①胃脘痛，呕吐，腹胀，肠鸣，食不化；②胸胁痛。

【操作】斜刺 0.5~0.8 寸；可灸；一指禅推法，点、按、揉、擦、弹拨法。

【解剖】在腰背筋膜，最长肌和髂肋肌之间；有肋下动、静脉后支；布有第 12 胸神经后支的皮支，深层为第 12 胸神经后支外侧支。

肾俞 Shènshū（BL 23）　肾背俞穴

【定位】第 2 腰椎棘突下，旁开 1.5 寸（图 3 - 33）。

【主治】①腰痛；②遗尿，遗精，阳痿，月经不调，带下，不孕，不育，小便不利，水肿；③耳鸣，耳聋；④咳喘少气。

【操作】直刺 0.5~1 寸；可灸；一指禅推法，点、按、揉、擦、弹拨法。

【解剖】在腰背筋膜，最长肌和髂肋肌之间；有第 2 腰动、静脉后支；布有第 2、3 腰神经后支的外侧支，深层为腰丛。

大肠俞 Dàchángshū（BL 25）　　大肠背俞穴

【定位】第4腰椎棘突下，旁开1.5寸（图3-33）。

【主治】①腰腿痛；②腹胀，肠鸣，腹泻，便秘。

【操作】直刺0.8~1.2寸；可灸；一指禅推法，点、按、揉、擦、弹拨法。

【解剖】在腰背筋膜，最长肌和髂肋肌之间；有第4腰动、静脉后支；布有第3腰神经皮支，深层为腰丛。

膀胱俞 Pángguāngshū（BL 28）　　膀胱背俞穴

【定位】第2骶椎棘突下，旁开1.5寸，约平第2骶后孔（图3-33）。

【主治】①小便不利，遗尿；②腹泻，便秘；③腰骶痛。

【操作】直刺或斜刺0.8~1.2寸；可灸；一指禅推法，点、按、揉、擦、弹拨法。

【解剖】在骶棘肌起始部和臀大肌起始部之间；有骶外侧动、静脉后支；布有臀中皮神经分支。

次髎 Cìliáo（BL 32）

【定位】第2骶后孔中，约当髂后上棘下与后正中线之间（图3-33）。

【主治】①月经不调，痛经，带下，小便不利，遗精，疝气；②腰骶痛，下肢痿痹。

【操作】直刺1~1.5寸；可灸；点、按、揉、擦法。

【解剖】在臀大肌起始部；当骶外侧动、静脉后支处；布有第2骶神经后支。

委阳 Wěiyáng（BL 39）　　三焦下合穴

【定位】在腘横纹外侧端，当股二头肌腱的内侧（图3-34）。

【主治】①腹满，小便不利；②腰脊强痛，下肢挛痛。

【操作】直刺1~1.5寸；可灸；一指禅推法，点、按、揉、擦法。

【解剖】在股二头肌腱内侧；有膝上外侧动、静脉；布有股后皮神经，正当腓总神经处。

委中 Wěizhōng（BL 40）　　合穴，膀胱下合穴

【定位】腘横纹中点，当股二头肌肌腱与半腱肌肌腱的中间（图3-34）。

【主治】①腰背痛，下肢痿痹；②腹痛，吐泻；③小便不利，遗尿；④丹毒，疔疮。

【操作】直刺1~1.5寸，或用三棱针点刺腘静脉出血；可灸；一指禅推法，点、按、揉、擦、拿法。

【解剖】在腘窝正中，有腘筋膜；皮下有股腘静脉，深层内侧为腘静脉，最深层为腘动脉；有股后皮神经，正当胫神经处。

膏肓 Gāohuāng（BL 43）

【定位】第4胸椎棘突下，旁开3寸（图3-35）。

【主治】①咳嗽，气喘，吐血，肺痨；②肩胛背痛；③虚劳诸疾。

【操作】斜刺0.5~0.8寸；可灸；一指禅推法，点、按、揉、擦法。

【解剖】在肩胛骨脊柱缘，有斜方肌、菱形肌，深层为髂肋肌；有第4肋间动、静脉背侧支及颈横动脉降支；布有第3、4胸神经后支。

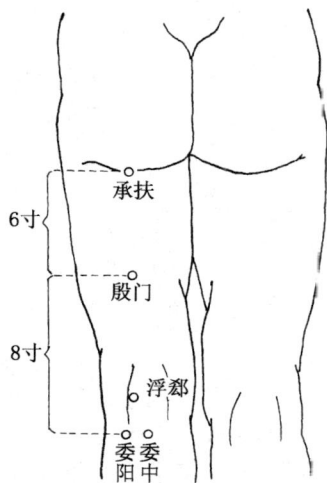

图 3 - 34　足太阳膀胱经穴（四）

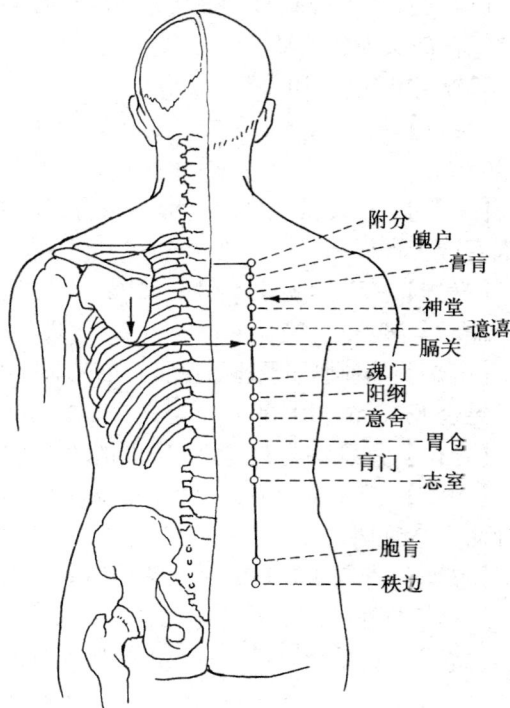

图 3 - 35　足太阳膀胱经穴（五）

志室 Zhìshì（BL 52）

【定位】第 2 腰椎棘突下，旁开 3 寸（图 3 - 35）。

【主治】①遗精，阳痿，小便不利，水肿，月经不调；②腰脊强痛。

【操作】斜刺 0.5～0.8 寸；可灸；一指禅推法、点、按、揉、擦法。

【解剖】有背阔肌、髂肋肌；有第 2 腰动、静脉背侧支；布有第 12 胸神经后支外侧支，第 1 腰神经外侧支。

秩边 Zhìbiān（BL 54）

【定位】平第 4 骶后孔，骶正中棘旁开 3 寸（图 3 - 35）。

【主治】①腰骶痛，下肢痿痹；②小便不利，便秘，痔疾，阴痛。

【操作】直刺 1.5～2 寸；可灸；点、按、揉、擦、拿、弹拨法。

【解剖】有臀大肌，在梨状肌下缘；正当臀下动、静脉处；深层当臀下神经及股后皮神经，外侧为坐骨神经。

承山 Chéngshān（BL 57）

【定位】腓肠肌两肌腹下之间凹陷的顶端处，当伸直小腿或足跟上提时腓肠肌肌腹下出现夹角凹陷处（图 3 - 36）。

【主治】①腰腿拘急、疼痛，脚气；②痔疾，便秘。

【操作】直刺 1～2 寸；可灸；点、按、揉、擦、拿法。

【解剖】在腓肠肌两肌腹交界下端；有小隐静脉，深层为股后动、静脉；布有腓肠内侧皮神经，深层为胫神经。

飞扬 Fēiyáng（BL 58）　络穴

【定位】昆仑穴直上7寸，承山穴外下方1寸处（图3-36）。

【主治】①头痛，目眩，鼻塞，鼻衄；②腰腿疼痛；③痔疾；④癫狂。

【操作】直刺1~1.5寸；可灸；一指禅推法，点、按、揉、拿法。

【解剖】有腓肠肌及比目鱼肌；布有腓肠外侧皮神经。

昆仑 Kūnlún（BL 60）　经穴

【定位】外踝尖与跟腱之间的凹陷处（图3-37）。

【主治】①头痛，项强，目眩，鼻衄，腰骶疼痛，足踝肿痛；②癫痫；③滞产。

【操作】直刺1~1.5寸，孕妇禁用，经期慎用；可灸；一指禅推法，点、按、拿法。

【解剖】有腓骨短肌；有小隐静脉及外踝后动、静脉；布有腓肠神经。

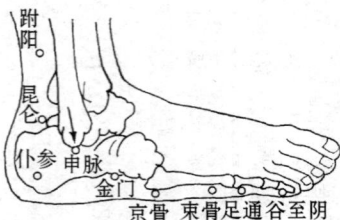

图3-36　足太阳膀胱经穴（六）

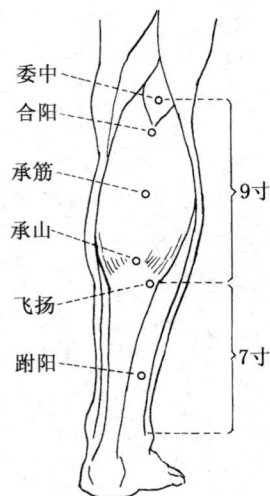

图3-37　足太阳膀胱经穴（七）

申脉 Shēnmài（BL 62）　八脉交会穴（通于阳跷脉）

【定位】外踝直下方凹陷中（图3-37）。

【主治】①头痛，目赤痛，眩晕，失眠，癫狂痫；②腰腿痛。

【操作】直刺0.3~0.5寸；可灸；一指禅推法，点、按、揉法。

【解剖】在腓骨长短肌腱上缘；有外踝动脉网及小隐静脉；布有腓肠神经的足背外侧皮神经分支。

束骨 Shùgǔ（BL 65）　输穴

【定位】第5跖趾关节的后方，赤白肉际处（图3-37）。

【主治】①头痛，项强，目眩，癫狂；②腰腿痛。

【操作】直刺0.3~0.5寸；可灸；推、点、按、揉法。

【解剖】在小趾外展肌下方；有第4趾跖侧总动、静脉；有第4趾跖侧神经及足背外侧皮神经分布。

至阴 Zhìyīn（BL 67）　井穴

【定位】足小趾外侧，距趾甲角旁0.1寸（图3-37）。

【主治】①胎位不正，滞产；②头痛，目痛，鼻塞，鼻衄。

【操作】浅刺0.1寸；可灸，胎位不正用灸法；掐、点、按法。

【解剖】有趾背动脉及趾跖侧固有动脉形成的动脉网；布有趾跖侧固有神经及足背外侧皮神经。

（五）腧穴表解（表 3 – 7）

表 3 – 7 足太阳膀胱经腧穴表解

穴 名	定 位	主 治	操 作
睛明 Jīngmíng，BL 1	目内眦角稍上方凹陷处	目赤肿痛，迎风流泪，视物不明，目眩，近视，夜盲，色盲等目疾；急性腰扭伤，坐骨神经痛	嘱患者闭目，医者左手轻推眼球向外侧固定，右手缓慢进针，紧靠眶缘直刺 0.3～0.5 寸，针刺本穴易引起内出血，注意不宜提插或大幅度捻转，出针后需按压针孔片刻；不宜灸；一指禅推法、揾、点、按、揉法
攒竹 Cuánzhú，BL 2	眉头凹陷中，眶上切迹处	头痛，眉棱骨痛；眼睑𥆧动，眼睑下垂，口眼㖞斜，目视不明，流泪，目赤肿痛；呃逆	平刺 0.5～0.8 寸；不宜灸；推攒竹法，点、按、揉法
眉冲 Méichōng，BL 3	攒竹穴直上，入发际 0.5 寸	头痛，目眩，鼻塞，鼻衄	平刺 0.3～0.5 寸，不宜灸；一指禅推法，点、按、揉法
曲差 Qūchā，BL 4	前发际正中直上 0.5 寸，旁开 1.5 寸，即神庭与头维连线的内 1/3 与中 1/3 交点	头痛，目眩，目视不明，目痛；鼻塞，鼻衄	平刺 0.5～0.8 寸；可灸；一指禅推法，点、按、揉法
五处 Wǔchù，BL 5	发际正中直上 1 寸，旁开 1.5 寸	头痛，目眩；癫痫	平刺 0.5～0.8 寸；可灸；一指禅推法，点、按、揉法
承光 Chéngguāng，BL 6	前发际正中直上 2.5 寸，旁开 1.5 寸	头痛，目眩，呕吐烦心，目视不明；鼻塞；热病	平刺 0.3～0.5 寸；可灸；一指禅推法，点、按、揉法
通天 Tōngtiān，BL 7	前发际正中直上 4 寸，旁开 1.5 寸	头痛，眩晕；鼻塞，鼻衄，鼻渊	平刺 0.3～0.5 寸；可灸；一指禅推法，点、按、揉法
络却 Luòquè，BL 8	前发际正中直上 5.5 寸，旁开 1.5 寸	头晕，目视不明，耳鸣；癫狂病	平刺 0.3～0.5 寸；可灸；一指禅推法，点、按、揉法
玉枕 Yùzhěn，BL 9	后发际正中直上 2.5 寸，旁开 1.3 寸，约平枕外粗隆上缘的凹陷处	头项痛，目痛；鼻塞，呕吐	平刺 0.3～0.5 寸；可灸；一指禅推法，点、按、揉法
天柱 Tiānzhù，BL 10	斜方肌外缘之后发际凹陷中，约当后发际正中（哑门穴）旁开 1.3 寸	眩晕，后头痛，项强，肩背腰痛；鼻塞；癫狂病，热病	直刺或斜刺 0.5～0.8 寸，不可向内上方深刺；可灸；推、点、按、揉、拿法

（续表）

穴 名	定 位	主 治	操 作
大杼 Dàzhù，BL 11 八会穴之骨会	第1胸椎棘突下，旁开1.5寸	咳嗽；项强，肩背痛	斜刺0.5～0.8寸；可灸；一指禅推法，点、按、揉法
风门 Fēngmén，BL 12	第2胸椎棘突下，旁开1.5寸	感冒，咳嗽，发热，头痛；项强，胸背痛	斜刺0.5～0.8寸；可灸；一指禅推法，点、按、揉、擦法
肺俞 Fèishū，BL 13 肺背俞穴	第3胸椎棘突下，旁开1.5寸	咳嗽，气喘，胸满，鼻塞，咯血等肺疾；骨蒸潮热，盗汗；背痛	斜刺0.5～0.8寸；可灸；一指禅推法，点、按、揉、擦、弹拨法
厥阴俞 Juéyīnshū，BL 14 心包背俞穴	第4胸椎棘突下，旁开1.5寸	心痛，心悸；咳嗽，胸闷；呕吐	斜刺0.5～0.8寸；可灸；一指禅推法，点、按、揉、擦、弹拨法
心俞 Xīnshū，BL 15 心背俞穴	第5胸椎棘突下，旁开1.5寸	心痛，惊悸，心烦，失眠，健忘，癫痫，盗汗等心与神志病变；咳嗽，吐血	斜刺0.5～0.8寸；可灸；一指禅推法，点、按、揉、擦、弹拨法
督俞 Dūshū，BL 16	第6胸椎棘突下，旁开1.5寸	心痛，胸闷，寒热、气喘；腹痛，腹胀，肠鸣，呃逆	斜刺0.5～0.8寸；可灸；一指禅推法，点、按、揉、擦、弹拨法
膈俞 Géshū，BL 17 八会穴之血会	第7胸椎棘突下，旁开1.5寸	胃脘痛，呕吐，呃逆，气喘，吐血，贫血等血证；瘾疹，皮肤瘙痒；潮热，盗汗	斜刺0.5～0.8寸；可灸；一指禅推法，点、按、揉、擦、弹拨法
肝俞 Gānshū，BL 18 肝背俞穴	第9胸椎棘突下，旁开1.5寸	黄疸，胁痛，吐血，目赤，眩晕，夜盲；癫狂痫；脊背痛	斜刺0.5～0.8寸；可灸；一指禅推法，点、按、揉、擦、弹拨法
胆俞 Dǎnshū，BL 19 胆背俞穴	第10胸椎棘突下，旁开1.5寸	黄疸，口苦，胁痛，呕吐，食不化；肺痨，潮热	斜刺0.5～0.8寸；可灸；一指禅推法，点、按、揉、擦、弹拨法
脾俞 Píshū，BL 20 脾背俞穴	第11胸椎棘突下，旁开1.5寸	腹胀，纳呆，呕吐，腹泻，痢疾，便血，水肿；背痛	斜刺0.5～0.8寸；可灸；一指禅推法，点、按、揉、擦、弹拨法
胃俞 Wèishū，BL 21 胃背俞穴	第12胸椎棘突下，旁开1.5寸	胃脘痛，呕吐，腹胀，肠鸣，食不化；胸胁痛	斜刺0.5～0.8寸；可灸；一指禅推法，点、按、揉、擦、弹拨法
三焦俞 Sānjiāoshū，BL 22 三焦背俞穴	第1腰椎棘突下，旁开1.5寸	肠鸣，腹胀，呕吐，腹泻，痢疾，水肿等脾胃疾患；腰背强痛	直刺0.5～1寸；可灸；一指禅推法，点、按、揉、擦、弹拨法

（续表）

穴　名	定　位	主　治	操　作
肾俞 Shènshū，BL 23 肾背俞穴	第 2 腰椎棘突下，旁开 1.5 寸	腰痛；遗尿，遗精，阳痿，月经不调，带下，不孕，不育，小便不利，水肿；耳鸣，耳聋；咳喘少气	直刺 0.5 ~ 1 寸；可灸；一指禅推法，点、按、揉、㨰、弹拨法
气海俞 Qìhǎishū，BL 24	第 3 腰椎棘突下，旁开 1.5 寸	肠鸣腹胀；痛经，腰痛	直刺 0.5 ~ 1 寸；可灸；一指禅推法，点、按、揉、㨰、弹拨法
大肠俞 Dàchángshū，BL 25 大肠背俞穴	第 4 腰椎棘突下，旁开 1.5 寸	腰腿痛；腹胀，肠鸣，腹泻，便秘	直刺 0.8 ~ 1.2 寸；可灸；一指禅推法，点、按、揉、㨰、弹拨法
关元俞 Guānyuánshū，BL 26	第 5 腰椎棘突下，旁开 1.5 寸	腹胀，腹泻；腰骶痛；小便频数或不利，遗尿	直刺 0.8 ~ 1.2 寸；可灸；一指禅推法，点、按、揉、㨰法
小肠俞 Xiǎochángshū，BL 27 小肠背俞穴	第 1 骶椎棘突下，旁开 1.5 寸，约平第 1 骶后孔	遗精，遗尿，尿血，尿痛，带下；小腹胀痛，腹泻，痢疾，疝气；腰骶痛	直刺或斜刺 0.8 ~ 1 寸；可灸；一指禅推法，点、按、揉、㨰法
膀胱俞 Pángguāngshū，BL 28 膀胱背俞穴	第 2 骶椎棘突下，旁开 1.5 寸，约平第 2 骶后孔	小便不利，遗尿；腹泻，便秘；腰骶痛	直刺或斜刺 0.8 ~ 1.2 寸；可灸；一指禅推法，点、按、揉、㨰、弹拨法
中膂俞 Zhōnglǚshū，BL 29	第 3 骶椎棘突下，旁开 1.5 寸，约平第 3 骶后孔	腹泻，疝气；腰骶痛	直刺 1 ~ 1.5 寸；可灸；一指禅推法，点、按、揉、㨰法
白环俞 Báihuánshū，BL 30	第 4 骶椎棘突下，旁开 1.5 寸，约平第 4 骶后孔	遗尿，遗精，月经不调，带下，疝气；腰骶痛	直刺 1 ~ 1.5 寸；可灸；一指禅推法，点、按、揉、㨰法
上髎 Shàngliáo，BL 31	第 1 骶后孔中，约当髂后上棘与后正中线之间	大小便不利，月经不调，带下，阴挺，遗精，阳痿；腰骶痛	直刺 1 ~ 1.5 寸；可灸；点、按、揉、㨰法
次髎 Cìliáo，BL 32	第 2 骶后孔中，约当髂后上棘下与后正中线之间	月经不调，痛经，带下，小便不利，遗精，疝气；腰骶痛，下肢痿痹	直刺 1 ~ 1.5 寸；可灸；点、按、揉、㨰法
中髎 Zhōngliáo，BL 33	第 3 骶后孔中，次髎穴下内方	便秘，腹泻；小便不利，月经不调，带下；腰骶痛	直刺 1 ~ 1.5 寸；可灸；点、按、揉、㨰法
下髎 Xiàliáo，BL 34	第 4 骶后孔中，中髎穴下内方	腹痛，肠鸣，便秘；小便不利，带下；腰骶痛	直刺 1 ~ 1.5 寸；可灸；点、按、揉、㨰法
会阳 Huìyáng，BL 35	尾骨端旁开 0.5 寸	痔疾，痢疾，腹泻；遗精，阳痿，带下	直刺 1 ~ 1.5 寸；可灸；一指禅推法，点、按、揉、㨰法

（续表）

穴 名	定 位	主 治	操 作
承扶 Chéngfú，BL 36	臀横纹的中点	腰骶臀股部疼痛；痔疾	直刺 1～2 寸；可灸；一指禅推法，点、按、揉、擦法
殷门 Yīnmén，BL 37	承扶穴与委中穴的连线上，承扶穴下 6 寸	腰痛，下肢痿痹	直刺 1～2 寸；可灸；一指禅推法，点、按、揉、擦法
浮郄 Fúxì，BL 38	在腘横纹外侧端，委阳穴上 1 寸，股二头肌腱的内侧	股腘部疼痛、麻木、挛急；便秘	直刺 1～2 寸；可灸；一指禅推法，点、按、揉、擦法
委阳 Wěiyáng，BL 39 三焦下合穴	在腘横纹外侧端，当股二头肌腱的内侧	腹满，小便不利；腰脊强痛，下肢挛痛	直刺 1～1.5 寸；可灸；一指禅推法，点、按、揉、擦法
委中 Wěizhōng，BL 40 合穴，膀胱下合穴	腘横纹中点，当股二头肌肌腱与半腱肌肌腱的中间	腰背痛，下肢痿痹；腹痛，吐泻；小便不利，遗尿；丹毒，疔疮	直刺 1～1.5 寸，或用三棱针点刺腘静脉出血；可灸；一指禅推法，点、按、揉、擦、拿法
附分 Fùfēn，BL 41	第 2 胸椎棘突下，旁开 3 寸	颈项强痛，肩背拘急，肘臂麻木	斜刺 0.5～0.8 寸；可灸；一指禅推法，点、按、揉、擦法
魄户 Pòhù，BL 42	第 3 胸椎棘突下，旁开 3 寸	咳嗽，气喘，肺痨；项强，肩背痛	斜刺 0.5～0.8 寸；可灸；一指禅推法，点、按、揉、擦法
膏肓 Gāohuāng，BL 43	第 4 胸椎棘突下，旁开 3 寸	咳嗽，气喘，吐血，肺痨；肩胛背痛；虚劳诸疾	斜刺 0.5～0.8 寸；可灸；一指禅推法，点、按、揉、擦法
神堂 Shéntáng，BL 44	第 5 胸椎棘突下，旁开 3 寸	咳嗽，气喘，胸闷；脊背强痛	斜刺 0.5～0.8 寸；可灸；一指禅推法，点、按、揉、擦法
譩譆 Yìxǐ，BL 45	第 6 胸椎棘突下，旁开 3 寸	咳嗽，气喘；肩背痛；疟疾，热病	斜刺 0.5～0.8 寸；可灸；一指禅推法，点、按、揉、擦法
膈关 Géguān，BL 46	第 7 胸椎棘突下，旁开 3 寸	胸闷，嗳气，呕吐；脊背强痛	斜刺 0.5～0.8 寸；可灸；一指禅推法，点、按、揉、擦法
魂门 Húnmén，BL 47	第 9 胸椎棘突下，旁开 3 寸	胸胁痛，背痛；呕吐，腹泻	斜刺 0.5～0.8 寸；可灸；一指禅推法，点、按、揉、擦法
阳纲 Yánggāng，BL 48	第 10 胸椎棘突下，旁开 3 寸	肠鸣，腹痛，腹泻，黄疸，消渴	斜刺 0.5～0.8 寸；可灸；一指禅推法，点、按、揉、擦法

（续表）

穴 名	定 位	主 治	操 作
意舍 Yìshè，BL 49	第 11 胸椎棘突下，旁开 3 寸	腹胀，肠鸣，呕吐，腹泻	斜刺 0.5～0.8 寸；可灸；一指禅推法，点、按、揉、擦法
胃仓 Wèicāng，BL 50	第 12 胸椎棘突下，旁开 3 寸	胃脘痛，腹胀，小儿食积，水肿	斜刺 0.5～0.8 寸；可灸；一指禅推法，点、按、揉、擦法
肓门 Huāngmén，BL 51	第 1 腰椎棘突下，旁开 3 寸	腹痛，痞块，便秘；乳疾	斜刺 0.5～0.8 寸；可灸；一指禅推法，点、按、揉、擦法
志室 Zhìshì，BL 52	第 2 腰椎棘突下，旁开 3 寸	遗精，阳痿，小便不利，水肿，月经不调；腰脊强痛	斜刺 0.5～0.8 寸；可灸；一指禅推法，点、按、揉、擦法
胞肓 Bāohuāng，BL 53	第 2 骶椎棘突下，约平第 2 骶后孔，旁开 3 寸	肠鸣，腹胀，腹痛，便秘；癃闭；腰脊强痛	直刺 1～1.5 寸；可灸；一指禅推法，点、按、揉、擦法
秩边 Zhìbiān，BL 54	平第 4 骶后孔，骶正中棘旁开 3 寸	腰骶痛，下肢痿痹；小便不利，便秘，痔疾，阴痛	直刺 1.5～2 寸；可灸；点、按、揉、擦、拿、弹拨法
合阳 Héyáng，BL 55	委中与承山的连线上，委中穴直下 2 寸	腰脊强痛，下肢痿痹；疝气，崩漏	直刺 1～2 寸；可灸；点、按、揉、擦法
承筋 Chéngjīn，BL 56	委中与承山的连线上，腓肠肌肌腹中央，委中穴下 5 寸	腰腿拘急、疼痛；痔疾，腰背疼痛	直刺 1～1.5 寸；可灸；点、按、揉、擦、拿法
承山 Chéngshān，BL 57	腓肠肌两肌腹下之间凹陷的顶端处，当伸直小腿或足跟上提时腓肠肌肌腹下出现夹角凹陷处	腰腿拘急、疼痛，脚气，痔疾，便秘	直刺 1～2 寸；可灸；点、按、揉、擦、拿法
飞扬 Fēiyáng，BL 58 络穴	昆仑穴直上 7 寸，承山穴外下方 1 寸处	头痛，目眩，鼻塞，鼻衄；腰腿疼痛；痔疾，癫狂	直刺 1～1.5 寸；可灸；一指禅推法，点、按、揉、拿法
跗阳 Fùyáng，BL 59 阳跷脉郄穴	昆仑穴直上 3 寸	腰骶痛，下肢痿痹，外踝肿痛；头痛	直刺 0.8～1.2 寸；可灸；一指禅推法，点、按、拿法
昆仑 Kūnlún，BL 60 经穴	外踝尖与跟腱之间的凹陷处	头痛，项强，目眩，鼻衄，腰骶疼痛，足踝肿痛；癫痫；滞产	直刺 1～1.5 寸，孕妇禁用，经期慎用；可灸；一指禅推法，点、按、揉法
仆参 Púcān，BL 61	昆仑穴直下，跟骨外侧，赤白肉际处	下肢痿痹，足跟痛；癫痫；脚气，水肿	直刺 0.3～0.5 寸；可灸；一指禅推法，点、按法

（续表）

穴 名	定 位	主 治	操 作
申脉 Shēnmài，BL 62 八脉交会穴（通于阳跷脉）	外踝直下方凹陷中	头痛，目赤痛，眩晕，失眠，癫狂痫；腰腿痛	直刺 0.3～0.5 寸；可灸；一指禅推法，点、按、揉法
金门 Jīnmén，BL 63 郄穴	外踝前缘之下，骰骨下缘处	头痛，腰痛，下肢痿痹，外踝痛；癫痫，小儿惊风	直刺 0.3～0.5 寸；可灸；一指禅推法，点、按法
京骨 Jīnggǔ，BL 64 原穴	第5跖骨粗隆下方，赤白肉际处	头痛，项强，腰痛；癫痫	直刺 0.3～0.5 寸；可灸；一指禅推法，点、按法
束骨 Shùgǔ，BL 65 输穴	第5跖趾关节的后方，赤白肉际处	头痛，项强，目眩，癫狂；腰腿痛	直刺 0.3～0.5 寸；可灸；推、点、按、揉法
足通谷 Zútōnggǔ，BL 66 荥穴	第5跖趾关节的前方，赤白肉际处	头痛，项强，鼻衄；癫狂	直刺 0.2～0.3 寸；可灸；一指禅推法，点、按法
至阴 Zhìyīn，BL 67 井穴	足小趾外侧，距趾甲角旁0.1寸	胎位不正，滞产；头痛，目痛，鼻塞，鼻衄	浅刺 0.1 寸；可灸，胎位不正用灸法；掐、点、按法

八、足少阴肾经

（一）经脉循行

足少阴肾经，起于足小趾之下，斜向足心（涌泉），出于舟骨粗隆下，沿内踝后，进入足跟，再向上行于腿肚内侧，出腘窝内侧，向上行股内后缘，通向脊柱（长强），属于肾（腧穴通路：还出于前，向上行腹部前正中线旁开0.5寸，胸部前正中线旁开2寸，终止于锁骨下缘俞府穴），联络膀胱。

其直行的支脉，从肾上贯肝过膈，入肺中，循着喉咙，上挟舌本。

其支脉，从肺出来络心，注入胸中，与手厥阴心包经相交接。（图3-38）

《灵枢·经脉》：肾足少阴之脉，起于小指之下，斜走足心，出于然骨之下。循内踝之后，别入跟中，以上腨内，出腘内廉，上股内后廉，贯脊属肾，络膀胱。其直者，从肾上贯肝膈，入肺中，循喉咙，挟舌本。其支者，从肺出络心，注胸中。

（二）主要病候

脏腑病证：遗尿、小便不利、水肿、泄泻、月经不调、痛经、遗精、阳痿等；经脉病证：耳聋、耳鸣、咽喉肿痛、腰脊强痛、腘内廉痛、小腿内侧痛、内踝肿痛、足跟痛等。

（三）主治概要

本经腧穴主治妇科、前阴病和肾、肺、咽喉病，以及经脉循行部位的其他病证。

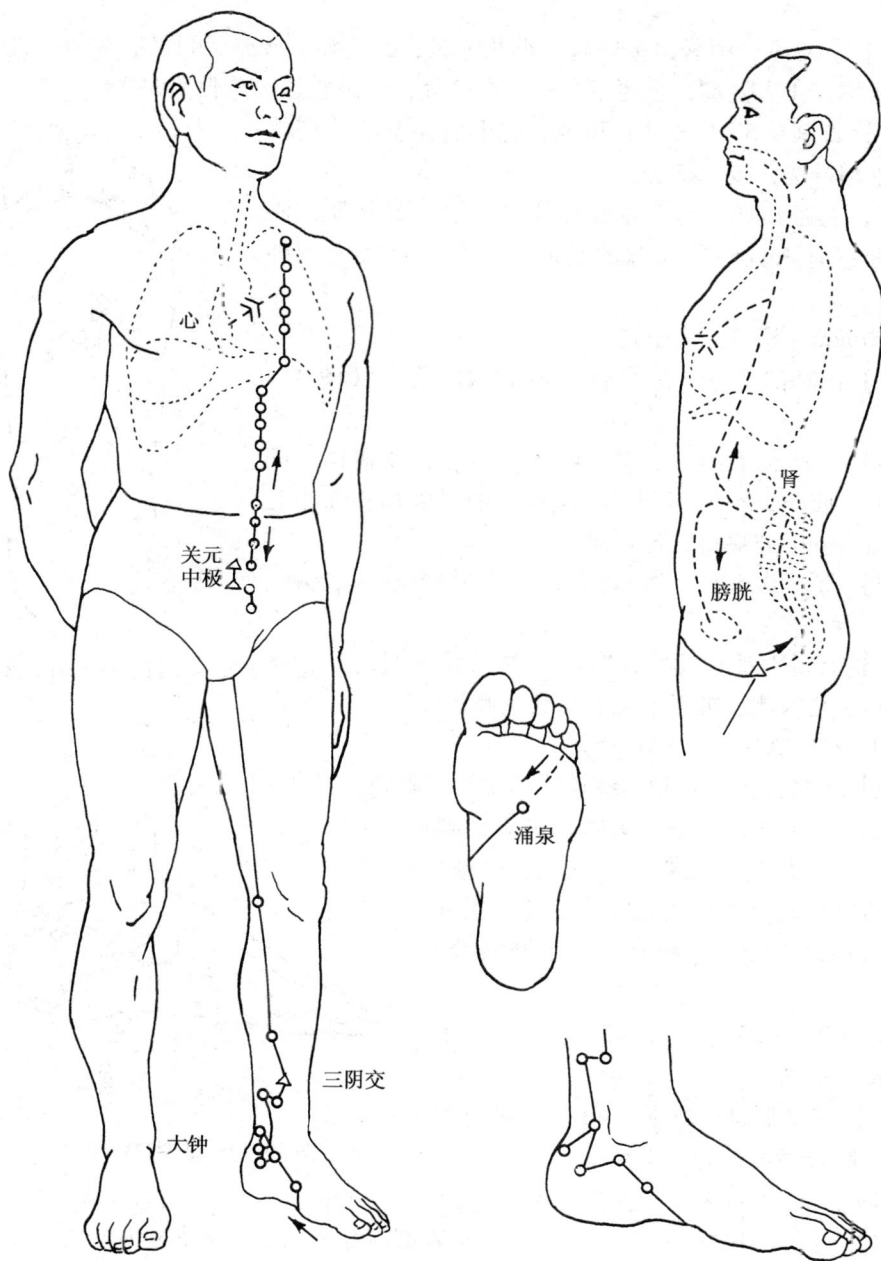

图 3 – 38 足少阴肾经循行示意图

（四）常用腧穴

涌泉 Yǒngquán（KI 1） 井穴

【定位】足趾跖屈，蜷足时足底前部凹陷处，约当足底（去趾）前 1/3 凹陷处（图3–

39）。

【主治】①昏厥，中暑，癫狂痫，小儿惊风；②头痛，头晕，目眩，失眠；③咳血，咽喉肿痛，喉痹；④大便难，小便不利；⑤奔豚气；⑥足心热。急救要穴之一。

【操作】直刺0.5～0.8寸；可灸，降邪宜用灸法或药物贴敷；一指禅推法，按、揉法。

【解剖】有趾短屈肌腱、趾长屈肌腱、第二蚓状肌，深层为骨间肌；有来自胫前动脉的足底弓；布有足底内侧神经支。

然谷 Rángǔ（KI 2）　荥穴

【定位】内踝前下方，足舟骨粗隆下缘凹陷中（图3-40）。

【主治】①月经不调，阴挺，阴痒，白浊；②遗精，阳痿；③消渴，腹泻，小便不利；④咳血，咽喉肿痛；⑤小儿脐风，口噤；⑥下肢痿痹，足跗痛。

【操作】直刺0.5～1寸；可灸；一指禅推法、点、按、揉法。

【解剖】有足大趾外展肌；有跖内侧动脉及跗内侧动脉分支；布有小腿内侧皮神经末支及足底内侧神经。

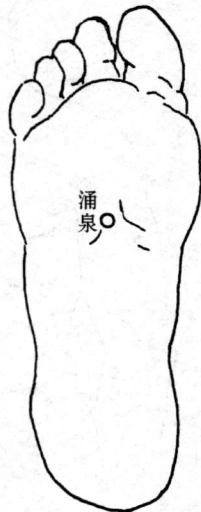

图3-39　足少阴肾经穴（一）

太溪 Tàixī（KI 3）　输穴，原穴

【定位】内踝高点与跟腱后缘连线的中点凹陷处（图3-40）。

【主治】①头痛，目眩，失眠，健忘，咽喉肿痛，齿痛，耳鸣，耳聋；②咳嗽，气喘，咳血，胸痛；③消渴，小便频数，便秘；④月经不调，遗精，阳痿；⑤腰脊痛，下肢厥冷，内踝肿痛。

【操作】直刺0.5～1寸；可灸；一指禅推法，点、按、揉法。

【解剖】有胫后动、静脉；布有小腿内侧皮神经，当胫神经经过处。

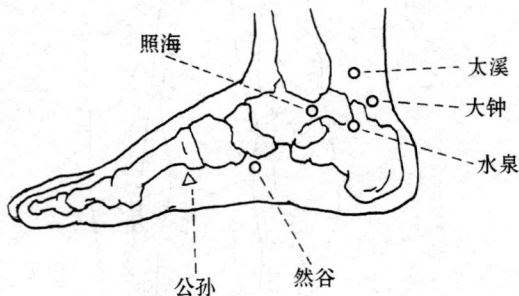

图3-40　足少阴肾经穴（二）

大钟 Dàzhōng（KI 4）　络穴

【定位】内踝后下方，跟骨上缘，跟腱附着部前缘凹陷中（图3-40）。

【主治】①痴呆；②癃闭，遗尿，便秘；③月经不调；④咳血，气喘；⑤腰脊强痛，足跟痛。

【操作】直刺0.3～0.5寸；可灸；点、按、揉法。

【解剖】有胫后动脉跟内侧支；布有小腿内侧皮神经及胫神经的跟骨内侧神经。

照海 Zhàohǎi（KI 6）　八脉交会穴（通于阴跷脉）

【定位】内踝高点正下缘凹陷处（图3-40）。

【主治】①失眠，癫痫；②咽喉干痛，目赤肿痛；③月经不调，带下，痛经，阴挺，小便频数，癃闭。

【操作】直刺0.5~0.8寸；可灸；点、按、揉法。

【解剖】在足大趾外展肌的止点处；后方有胫后动、静脉；布有小腿内侧皮神经，深部为胫神经干。

复溜 Fùliū（KI 7）　经穴

【定位】在太溪穴上2寸，当跟腱的前缘（图3-41）。

【主治】①水肿，汗证（盗汗、无汗）；②腹胀，肠鸣，腹泻；③腰脊强痛，下肢痿痹。

【操作】直刺0.5~1寸；可灸；点、按、揉法。

【解剖】在比目鱼肌下端移行于跟腱处的内侧；前方有胫后动、静脉；布有腓肠内侧皮神经、小腿内侧皮神经，深层为胫神经。

大赫 Dàhè（KI 12）

【定位】脐下4寸，前正中线旁开0.5寸（图3-42）。

【主治】遗精，阳痿，阴挺，带下，月经不调，痛经。

【操作】直刺1~1.5寸；可灸；一指禅推法，点、按、揉法。

【解剖】有腹内、外斜肌腱膜，腹横肌腱膜和腹直肌；有腹壁下动、静脉肌支；布有第12肋间神经及髂腹下神经。

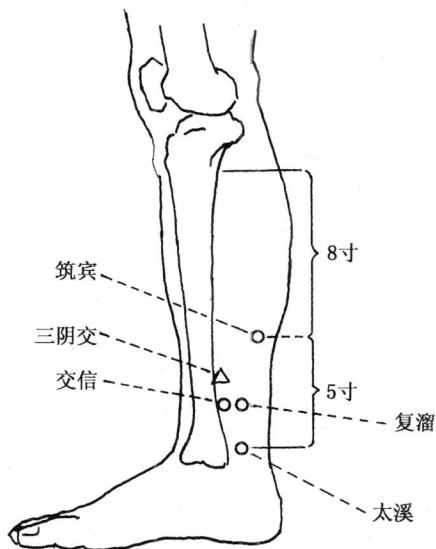

图3-41 足少阴肾经穴（三）

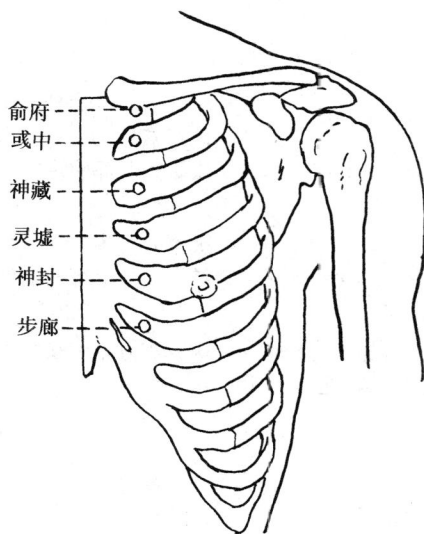

图3-42 足少阴肾经穴（四）

俞府 Shūfǔ（KI 27）

【定位】锁骨下缘，前正中线旁开2寸（图3-42）。

【主治】咳嗽，气喘，胸痛，呕吐。

【操作】斜刺或平刺0.5~0.8寸，不可深刺，以免伤及心、肺；可灸；一指禅推法，点、按、揉法。

【解剖】在胸大肌中，有胸内动、静脉的前穿支；布有锁骨上神经前支。

（五）腧穴表解（表3-8）

表3-8　　　　　　　　　　　足少阴肾经腧穴表解

穴　名	定　位	主　治	操　作
涌泉 Yǒngquán, KI 1 井穴	足趾跖屈，蜷足时足底前部凹陷处，约当足底（去趾）前1/3凹陷处	昏厥，中暑，癫狂痫，小儿惊风；头痛，头晕，目眩，失眠；咳血，咽喉肿痛，喉痹；大便难，小便不利；奔豚气；足心热。急救要穴之一	直刺0.5~0.8寸；可灸，降邪宜用灸法或药物贴敷；一指禅推法，按、揉法
然谷 Rángǔ, KI 2 荥穴	内踝前下方，足舟骨粗隆下缘凹陷中	月经不调，阴挺，阴痒，白浊；遗精，阳痿；消渴，腹泻，小便不利；咳血，咽喉肿痛；小儿脐风，口噤；下肢痿痹，足跗痛	直刺0.5~1寸；可灸；一指禅推法，点、按、揉法
太溪 Tàixī, KI 3 输穴，原穴	内踝高点与跟腱后缘连线的中点凹陷处	头痛，目眩，失眠，健忘，咽喉肿痛，齿痛，耳鸣，耳聋；咳嗽，气喘，咳血，胸痛；消渴，小便频数，便秘；月经不调，遗精，阳痿；腰脊痛，下肢厥冷，内踝肿痛	直刺0.5~1寸；可灸；一指禅推法，点、按、揉法
大钟 Dàzhōng, KI 4 络穴	内踝后下方，跟骨上缘，跟腱附着部前缘凹陷中	痴呆；癃闭，遗尿，便秘；月经不调，咳血，气喘；腰脊强痛，足跟痛	直刺0.3~0.5寸；可灸；点、按、揉法
水泉 Shuǐquán, KI 5 郄穴	太溪穴直下1寸，当跟骨结节内侧上缘凹陷处	月经不调，痛经，经闭，阴挺；小便不利；腹痛，头昏，目花	直刺0.3~0.5寸；可灸；点、按、揉法
照海 Zhàohǎi, KI 6 八脉交会穴（通于阴跷脉）	内踝高点正下缘凹陷处	失眠，癫痫；咽喉干痛，目赤肿痛；月经不调，带下，痛经，阴挺，小便频数，癃闭	直刺0.5~0.8寸；可灸；点、按、揉法
复溜 Fùliū, KI 7 经穴	在太溪穴上2寸，当跟腱的前缘	水肿，汗证（盗汗、无汗）；腹胀，肠鸣，腹泻；腰脊强痛，下肢痿痹	直刺0.5~1寸；可灸；点、按、揉法
交信 Jiāoxìn, KI 8 阴跷脉之郄穴	在太溪穴上2寸，复溜与胫骨内侧缘之间处	月经不调，崩漏，阴挺，阴痒，疝气，五淋；腹泻，便秘，痢疾；膝、股、腘内廉痛	直刺0.8~1.2寸；可灸；点、按、揉法

（续表）

穴 名	定 位	主 治	操 作
筑宾 Zhùbīn，KI 9 阴维脉之郄穴	太溪穴与阴谷穴的连线上，太溪穴直上5寸，约当腓肠肌内侧肌腹下缘处	癫狂；疝气；呕吐涎沫，吐舌；小腿内侧痛	直刺1~1.5寸；可灸；一指禅推法，点、按、揉法
阴谷 Yīngǔ，KI 10 合穴	屈膝，腘窝内侧，当半腱肌腱与半膜肌腱之间	癫狂；阳痿，疝气，月经不调，崩漏，小便不利；膝股内侧痛	直刺1~1.5寸；可灸；一指禅推法，点、按、揉法
横骨 Hénggǔ，KI 11	脐下5寸，耻骨联合上乐，前正中线旁开0.5寸	少腹胀痛；小便不利，遗尿，遗精，阳痿；疝气	直刺1~1.5寸；可灸；点、按、揉法
大赫 Dàhè，KI 12	脐下4寸，前正中线旁开0.5寸	遗精，阳痿，阴挺，带下，月经不调，痛经	直刺1~1.5寸；可灸；一指禅推法，点、按、揉法
气穴 Qìxué，KI 13	脐下3寸，前正中线旁开0.5寸	奔豚气；月经不调，带下；小便不利；腹泻	直刺1~1.5寸；可灸；一指禅推法，点、按、揉法
四满 Sìmǎn，KI 14	脐下2寸，前正中线旁开0.5寸	月经不调，崩漏，带下，产后恶露不净；遗精，小腹痛；脐下积、聚、疝、瘕，水肿	直刺1~1.5寸；可灸，利水多用灸法；一指禅推法，点、按、揉法
中注 Zhōngzhù，KI 15	脐下1寸，前正中线旁开0.5寸	月经不调；腹痛，便秘，腹泻	直刺1~1.5寸；可灸；一指禅推法，点、按、揉法
肓俞 Huāngshū，KI 16	脐中旁开0.5寸	腹痛，腹胀，腹泻，便秘；月经不调；疝气	直刺1~1.5寸；可灸；一指禅推法，点、按、揉法
商曲 Shāngqū，KI 17	脐中上2寸，前正中线旁开0.5寸	胃痛，腹痛，腹胀，腹泻，便秘，腹中积聚	直刺1~1.5寸；可灸；一指禅推法，点、按、揉法
石关 Shíguān，KI 18	脐中上3寸，前正中线旁开0.5寸	胃痛，呕吐，腹痛，腹胀，便秘；不孕	直刺1~1.5寸；可灸；一指禅推法，点、按、揉法
阴都 Yīndū，KI 19	脐中上4寸，前正中线旁开0.5寸	胃痛，腹胀，便秘；月经不调，不孕	直刺1~1.5寸；可灸；一指禅推法，点、按、揉法
腹通谷 Fùtōnggǔ，KI 20	脐中上5寸，前正中线旁开0.5寸	腹痛，腹胀，胃痛，呕吐；心痛，心悸，胸痛	直刺0.5~1寸；可灸；一指禅推法，点、按、揉法
幽门 Yōumén，KI 21	脐中上6寸，前正中线旁开0.5寸	善哕，呕吐，腹痛，腹胀，腹泻	直刺0.5~1寸，不可向上深刺，以免伤及内脏；可灸；一指禅推法，点、按、揉法

（续表）

穴名	定位	主治	操作
步廊 Bùláng, KI 22	第5肋间隙，前正中线旁开2寸	胸痛，呕吐，咳嗽，气喘，乳痈	斜刺或平刺0.5~0.8寸，不可深刺，以免伤及心、肺；可灸；点、按、揉法
神封 Shénfēng, KI 23	第4肋间隙，前正中线旁开2寸	胸胁支满，咳嗽，气喘，乳痈，呕吐	斜刺或平刺0.5~0.8寸，不可深刺，以免伤及心、肺；可灸；点、按、揉法
灵墟 Língxū, KI 24	第3肋间隙，前正中线旁开2寸	胸胁支满，咳嗽，气喘，痰多，呕吐，乳痈	斜刺或平刺0.5~0.8寸，不可深刺，以免伤及心、肺；可灸；点、按、揉法
神藏 Shéncáng, KI 25	第2肋间隙，前正中线旁开2寸	胸胁支满，烦满，咳嗽，气喘，呕吐，乳痈	斜刺或平刺0.5~0.8寸，不可深刺，以免伤及心、肺；可灸；点、按、揉法
彧中 Yùzhōng, KI 26	第1肋间隙，前正中线旁开2寸	胸胁支满，咳嗽，气喘，痰涌	斜刺或平刺0.5~0.8寸，不可深刺，以免伤及心、肺；可灸；点、按、揉法
俞府 Shūfǔ, KI 27	锁骨下缘，前正中线旁开2寸	咳嗽，气喘，胸痛，呕吐	斜刺或平刺0.5~0.8寸，不可深刺，以免伤及心、肺；可灸；一指禅推法，点、按、揉法

九、手厥阴心包经

（一）经脉循行

本经起于胸中，出属心包络，向下通过横膈，从胸至腹依次联络上、中、下三焦。

胸部支脉，沿着胸中，出于胁部，至腋下3寸处（天池），上行抵腋窝中，沿上臂内侧，行于手太阴和手少阴之间，进入肘窝中，向下行于前臂两筋的中间，进入掌中，沿着中指到指端（中冲）。

掌中支脉，从劳宫分出，沿无名指到指端（关冲），与手少阳三焦经相接。（图3-43）

《灵枢·经脉》：心主手厥阴心包络之脉，起于胸中，出属心包络，下膈，历络三焦。其支者，循胸出胁，下腋三寸，上抵腋下，循臑内，行太阴少阴之间，入肘中，下臂，行两筋之间，入掌中，循中指，出其端。其支者，别掌中，循小指次指，出其端。

（二）主要病候

脏腑病证：心痛、胸闷、心悸、心烦、癫狂等；经脉病证：腋肿、肘臂挛急、掌心发热等。

（三）主治概要

本经腧穴常用于治疗心、心包、胸、胃、神志病，以及经脉循行经过部位的其他病证。

（四）常用腧穴

天池 Tiānchí（PC 1）

【定位】在第 4 肋间隙，乳头外 1 寸，前正中线旁开 5 寸（图 3-44）。

【主治】①咳嗽，痰多，胸闷，气喘，胸痛；②乳痈；③瘰疬。

【操作】斜刺或平刺 0.5～0.8 寸，不可深刺，以免伤及心、肺；可灸；一指禅推法，点、按、揉法。

【解剖】在胸大肌外下部，胸小肌下部起端，深部为第 4 肋间内、外肌；有胸腹壁静脉，胸外侧动、静脉分支；布有胸前神经肌支及第 4 肋间神经。

曲泽 Qūzé（PC 3）　　合穴

【定位】肘微屈，肘横纹中，肱二头肌腱尺侧缘（图 3-45）。

【主治】①心痛，心悸，善惊；②胃痛，呕血，呕吐；③暑热病；④肘臂挛痛。

【操作】直刺 1～1.5 寸，或点刺出血；可灸；一指禅推法，点、按、揉法。

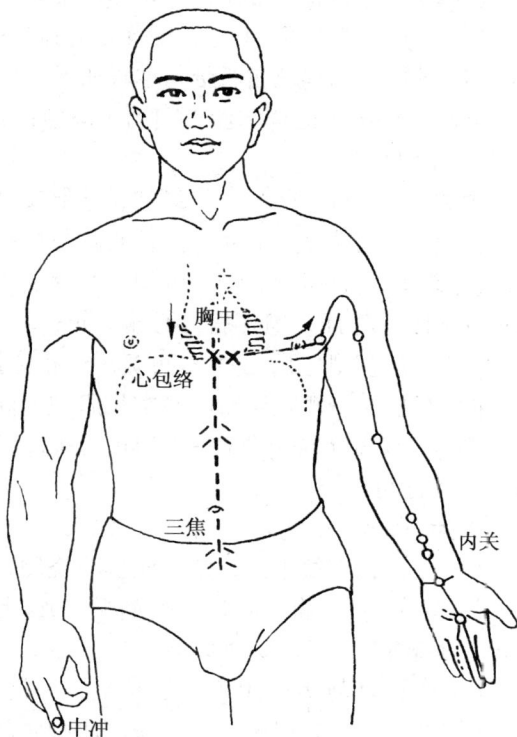

图 3-43　手厥阴心包经脉循行示意图

【解剖】在肱二头肌腱的尺侧；当肱动、静脉处；布有正中神经的主干。

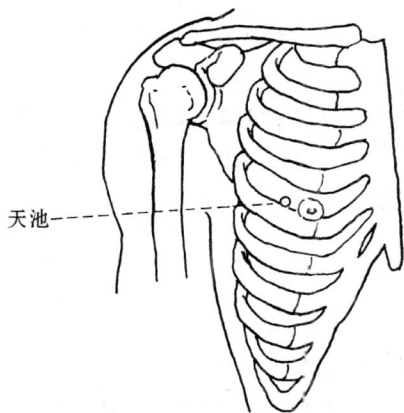

图 3-44　手厥阴心包经穴（一）

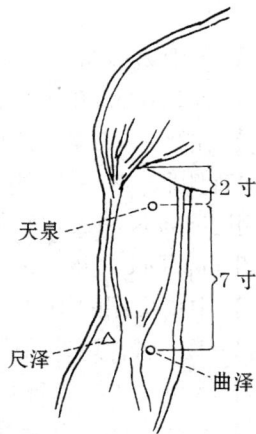

图 3-45　手厥阴心包经穴（二）

间使 Jiānshǐ（PC 5）　经穴

【定位】腕横纹上3寸，掌长肌腱与桡侧腕屈肌腱之间（图3－46）。

【主治】①心痛，心悸；②胃痛，呕吐；③热病，疟疾；④癫狂痫。

【操作】直刺0.5～1寸；可灸；一指禅推法、点、按、揉法。

【解剖】在桡侧腕屈肌腱与掌长肌腱之间，有指浅屈肌，深部为指深屈肌；有前臂正中动、静脉，深部为前臂掌侧骨间动、静脉；布有前臂内侧皮神经，其下为正中神经，深层有前臂掌侧骨间神经。

内关 Nèiguān（PC 6）　络穴，八脉交会穴（通于阴维脉）

【定位】腕横纹上2寸，掌长肌腱与桡侧腕屈肌腱之间（图3－46）。

【主治】①心痛，心悸，胸闷；②胃痛，呕吐，呃逆；③胁痛，胁下痞块；④中风，眩晕；⑤失眠，郁证，癫狂痫；⑥偏头痛；⑦热病；⑧肘臂挛痛。

【操作】直刺0.5～1寸；可灸；一指禅推法、点、按、揉法。

【解剖】在桡侧腕屈肌腱与掌长肌腱之间，有指浅屈肌，深部为指深屈肌；有前臂正中动、静脉，深部为前臂掌侧骨间动、静脉；布有前臂内侧皮神经，其下为正中神经，深层有前臂掌侧骨间神经。

大陵 Dàlíng（PC 7）　输穴，原穴

【定位】腕横纹中央，掌长肌腱与桡侧腕屈肌腱之间（图3－46）。

【主治】①心痛，心悸；②胃痛，呕吐，口臭；③胸胁满痛；④喜笑悲恐，癫狂痫；⑤臂、手挛痛。

【操作】直刺0.3～0.5寸；可灸；一指禅推法、点、按、揉法。

【解剖】在掌长肌腱与桡侧腕屈肌腱之间，有拇长屈肌和指深屈肌腱；有腕掌侧动、静脉网；布有前臂内侧皮神经、正中神经掌皮支，深层为正中神经本干。

劳宫 Láogōng（PC 8）　荥穴

【定位】掌心横纹中，第2、3掌骨中间（图3－47）。简便取穴法：握拳，中指尖下是穴。

【主治】①中风昏迷，中暑；②心痛，烦闷，癫狂痫；③口疮，口臭；④鹅掌风。

【操作】直刺0.3～0.5寸；可灸；一指禅推法、点、按、揉法。

【解剖】在第2、3掌骨之间，下为掌腱膜，指浅、深屈肌腱，深部为第1掌间骨间肌和第2骨间背侧肌；有手掌侧静脉网、指掌侧总动脉、指掌侧固有动脉；布有正中神经掌支、指掌侧固有神经和尺神经的掌深支、掌浅弓及其分支。

中冲 Zhōngchōng（PC 9）　井穴

【定位】中指尖端的中央（图3－47）。

【主治】①中风昏迷，舌强不语，中暑，昏厥，小儿惊风；②热病。

【操作】浅刺0.1寸，或点刺出血；掐、点、按、揉法。

【解剖】有指掌侧固有动静脉所形成的动、静脉网分布；布有指掌侧固有神经（正中神经分支）。

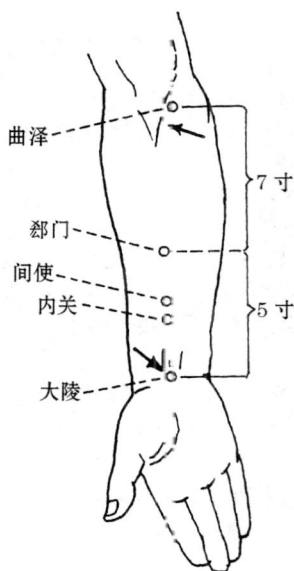

图 3 – 46　手厥阴心包经穴（三）

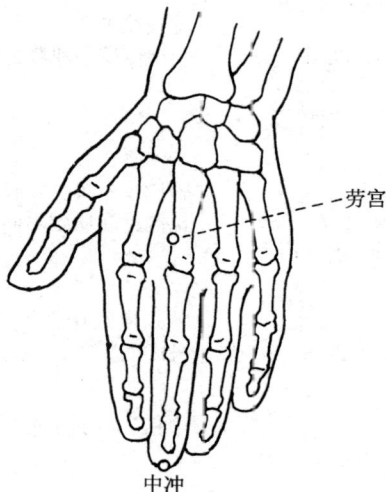

图 3 – 47　手厥阴心包经穴（四）

（五）腧穴表解（表 3 – 9）

表 3 – 9　　　　　　　　　　　　　手厥阴心包经腧穴表解

穴　名	定　位	主　治	操　作
天池 Tiānchí, PC 1	乳头外侧 1 寸，当第 4 肋间隙中	咳嗽，痰多，胸闷，气喘，胸痛；乳痈；瘰疬	斜刺或平刺 0.5 ~ 0.8 寸，不可深刺，以免伤及心、肺；可灸；一指禅推法，点、按、揉法
天泉 Tiānquán, PC 2	腋前纹头下 2 寸，肱二头肌长、短头之间	心痛，咳嗽，胸胁胀满；胸背及上臂内侧痛	直刺 1 ~ 1.5 寸；可灸；一指禅推法，点、按、揉法
曲泽 Qūzé, PC 3 合穴	肘微屈，肘横纹中，肱二头肌腱尺侧缘	心痛，心悸，善惊；胃痛，呕血，呕吐；暑热病；肘臂挛痛	直刺 1 ~ 1.5 寸，或点刺出血；可灸；一指禅推法，点、按、揉法
郄门 Xìmén, PC 4 郄穴	腕横纹上 5 寸，掌长肌腱与桡侧腕屈肌腱之间	心痛，心悸，心烦胸痛；咳血，呕血，衄血；疔疮；癫痫	直刺 0.5 ~ 1 寸；可灸；一指禅推法，点、按、揉法
间使 Jiānshǐ, PC 5 经穴	腕横纹上 3 寸，掌长肌腱与桡侧腕屈肌腱之间	心痛，心悸；胃痛，呕吐；热病，疟疾；癫狂痫	直刺 0.5 ~ 1 寸；可灸；一指禅推法，点、按、揉法

（续表）

穴　名	定　位	主　治	操　作
内关 Nèiguān，PC 6 络穴，八脉交会穴 （通于阴维脉）	腕横纹上2寸，掌长肌腱与桡侧腕屈肌腱之间	心痛，心悸，胸闷；胃痛，呕吐，呃逆；胁痛，胁下痞块；中风，眩晕；失眠，郁证，癫狂痫；偏头痛；热病；肘臂挛痛	直刺0.5~1寸；可灸；一指禅推法，点、按、揉法
大陵 Dàlíng，PC 7 输穴，原穴	腕横纹中央，掌长肌腱与桡侧腕屈肌腱之间	心痛，心悸；胃痛，呕吐，口臭；胸胁满痛；喜笑悲恐，癫狂痫；臂、手挛痛	直刺0.3~0.5寸；可灸；一指禅推法，点、按、揉法
劳宫 Láogōng，PC 8 荥穴	掌心横纹中，第2、3掌骨中间	中风昏迷，中暑；心痛，烦闷，癫狂痫；口疮，口臭；鹅掌风	直刺0.3~0.5寸；可灸；一指禅推法，点、按、揉法
中冲 Zhōngchōng，PC 9 井穴	中指尖端的中央	中风昏迷，舌强不语，中暑，昏厥，小儿惊风；热病	浅刺0.1寸，或点刺出血；掐、点、按、揉法

十、手少阳三焦经

（一）经脉循行

起于无名指末端（关冲），向上行于小指与无名指之间，沿着手背，出于前臂外侧桡骨和尺骨之间，向上通过肘尖，沿上臂外侧，上达肩部，交出足少阳经的后面，向上进入缺盆部，分布于胸中，散络于心包，向下通过横膈，从胸至腹，属上、中、下三焦。

胸中支脉，从胸向上，出于缺盆部，上走颈旁，连系耳后，沿耳后直上，出于耳部上行额角，再屈而下行至面颊部，到达眼下部。

耳部支脉，从耳后进入耳中，出走耳前，与前脉交叉于面颊部，到达目外眦（丝竹空之下），与足少阳胆经相接。（图3-48）

《灵枢·经脉》：三焦手少阳之脉，起于小指次指之端，上出两指之间，循手表腕，出臂外两骨之间，上贯肘，循臑外上肩，而交出足少阳之后，入缺盆，布膻中，散络心包，下膈，遍属三焦。其支者，从膻中，上出缺盆，上项，系耳后，直上出耳上角，以屈下颊至𫐆。其支者，从耳后入耳中，出走耳前，过客主人前，交颊，至目锐眦。

（二）主要病候

脏腑病证：腹胀、水肿、遗尿、小便不利；经脉病证：耳鸣、耳聋、咽喉肿痛、目赤肿痛、颊肿和耳后、肩臂、肘部外侧疼痛等。

（三）主治概要

本经腧穴常用于治疗侧头、目、耳、颊、咽喉、胸胁病和热病，以及经脉循行经过部位的其他病证。

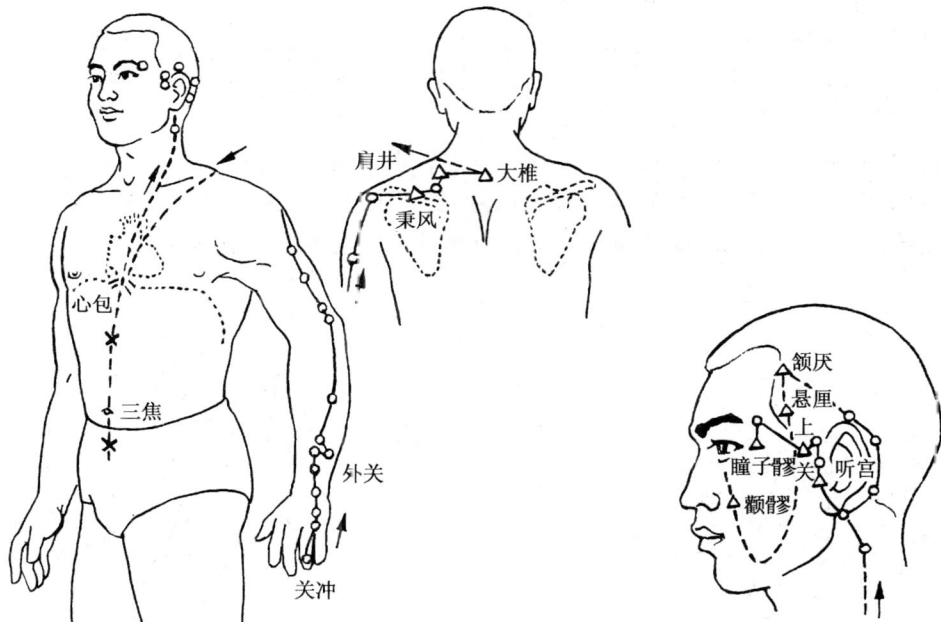

图 3 – 48   手少阳三焦经循行示意图

（四）常用腧穴

关冲 Guānchōng（TE 1）   井穴

【定位】无名指尺侧指甲根角旁 0.1 寸（图 3 – 49）。

【主治】①热病，昏厥；②头痛，目赤，耳聋，喉痹。

【操作】浅刺 0.1 寸，或点刺出血；掐、点、按、揉法。

【解剖】有指掌侧固有动、静脉所形成的动、静脉网；布有尺神经的指掌侧固有神经。

中渚 Zhōngzhǔ（TE 3）   输穴

【定位】手背，第 4、5 掌骨小头后缘之间凹陷中，当液门穴后 1 寸（图 3 – 49）。

【主治】①头痛，目赤肿痛，耳鸣，耳聋，喉痹；②热病；③肩背肘臂酸痛，手指不能屈伸。

【操作】直刺 0.3 ~ 0.5 寸；可灸；一指禅推法，点、按、揉法。

【解剖】有第 4 骨间肌；皮下有手背静脉网及第 4 掌背动脉；布有来自尺神经的手背支。

阳池 Yángchí（TE 4）   原穴

【定位】腕背横纹中，指总伸肌腱尺侧缘凹陷中（图 3 – 49）。

【主治】①目赤肿痛，耳聋，喉痹；②消渴，口干；③腕痛，肩臂痛。

【操作】直刺 0.3 ~ 0.5 寸；可灸；一指禅推法，点、按、揉法。

【解剖】有皮下手背静脉网，第 4 掌背动脉；布有尺侧神经手背支及前臂背侧皮神经末支。

外关 Wàiguān（TE 5）　络穴，八脉交会穴（通于阳维脉）

【定位】腕背横纹上2寸，阳池与肘尖的连线上，尺骨与桡骨正中间（图3-50）。

【主治】①热病；②头痛，目赤肿痛，耳鸣，耳聋；③瘰疬，胁肋痛；④上肢痿痹不遂。

【操作】直刺0.5～1寸；可灸；一指禅推法，点、按、揉法。

【解剖】在桡骨与尺骨之间，指总深肌与拇长伸肌之间；深层有前臂骨间背侧动脉和掌侧动、静脉；布有前臂背侧皮神经，深层有前臂骨间背侧神经及掌侧神经。

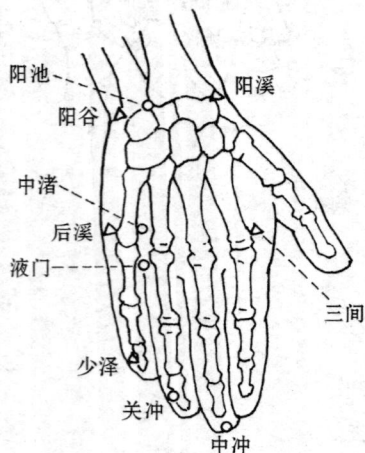

图3-49　手少阳三焦经穴（一）

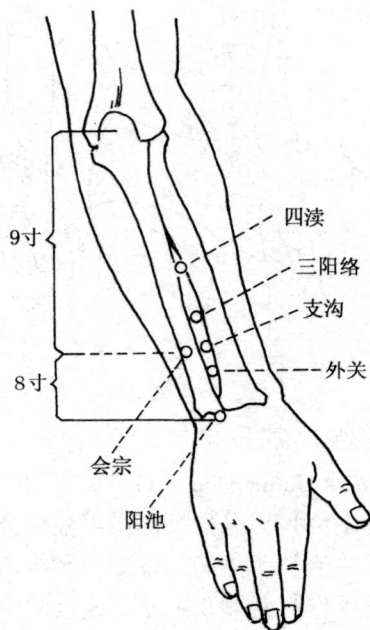

图3-50　手少阳三焦经穴（二）

支沟 Zhīgōu（TE 6）　经穴

【定位】腕背横纹上3寸，阳池与肘尖的连线上，尺骨与桡骨正中间（图3-50）。

【主治】①便秘；②耳鸣，耳聋，暴喑；③胁肋疼痛；④瘰疬。

【操作】直刺0.5～1寸；可灸；一指禅推法，点、按、揉法。

【解剖】在桡骨与尺骨之间，指总深肌与拇长伸肌之间；深层有前臂骨间背侧动脉和掌侧动、静脉；布有前臂背侧皮神经，深层有前臂骨间背侧神经及掌侧神经。

肩髎 Jiānliáo（TE 14）

【定位】肩峰后下方，上臂外展时，当肩髃穴后寸许凹陷中（图3-51）。

【主治】肩臂挛痛不遂。

【操作】直刺1～1.5寸；可灸；一指禅推法，点、按、揉法。

【解剖】在肩峰后下方，三角肌中；有旋肱后动脉；布有腋神经的肌支。

翳风 Yìfēng （TE 17）

【定位】耳垂后方，当乳突与下颌角之间的凹陷中（图 3－52）。

【主治】①耳鸣，耳聋；②口眼㖞斜，牙关紧闭，齿痛，颊肿；③瘰疬。

【操作】直刺 0.5～1 寸；可灸；一指禅推法，点、按、揉法。

【解剖】有耳后动、静脉，颈外浅静脉；布有耳大神经，深层为面神经干从茎乳突穿出处。

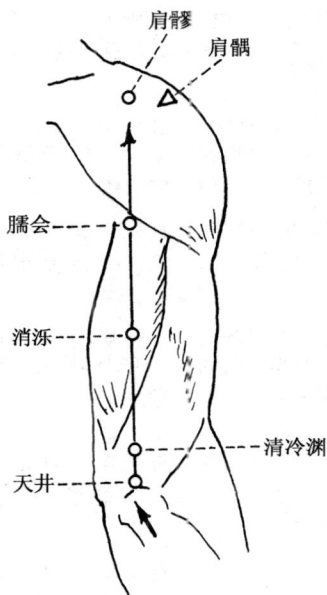

图 3－51　手少阳三焦经穴（三）

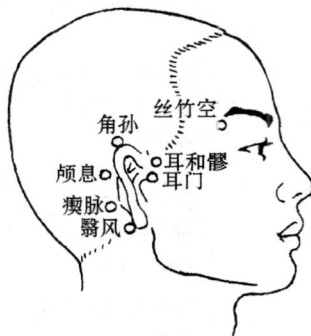

图 3－52　手少阳三焦经穴（四）

耳门 Ěrmén （TE 21）

【定位】耳屏上切迹前方，下颌骨髁状突后缘，张口有凹陷处（图 3－52）。

【主治】①耳鸣，耳聋，聤耳；②齿痛，颈颌痛。

【操作】微张口，直刺 0.5～1 寸；可灸；一指禅推法，点、按、揉法。

【解剖】有颞浅动、静脉耳前支；布有耳颞神经、面神经分支。

丝竹空 Sīzhúkōng （TE 23）

【定位】眉梢的凹陷处（图 3－52）。

【主治】①癫痫；②头痛，眩晕，目赤肿痛，眼睑瞤动；③齿痛。

【操作】平刺 0.3～0.5 寸；一指禅推法，点、按、揉法。

【解剖】有眼轮匝肌；颞浅动、静脉额支；布有面神经颧眶支及耳颞神经分支。

（五）腧穴表解（表3-10）

表3-10　　　　　　　　　　　　手少阳三焦经腧穴表解

穴　名	定　位	主　治	操　作
关冲 Guānchōng，TE 1 井穴	无名指尺侧指甲根角旁0.1寸	热病，昏厥；头痛，目赤，耳聋，喉痹	浅刺0.1寸，或点刺出血；掐、点、按、揉法
液门 Yèmén，TE 2 荥穴	第4、5掌指关节之间，指蹼后方的赤白肉际处	头痛，目赤肿痛，耳鸣，耳聋，喉痹；疟疾；手臂痛	直刺0.3～0.5寸；可灸；点、按、揉法
中渚 Zhōngzhǔ，TE 3 输穴	手背，第4、5掌骨小头后缘之间凹陷中，当液门穴后1寸	头痛，目赤肿痛，耳鸣，耳聋，喉痹；热病；肩背肘臂酸痛，手指不能屈伸	直刺0.3～0.5寸；可灸；一指禅推法，点、按、揉法
阳池 Yángchí，TE 4 原穴	腕背横纹中，指总伸肌腱尺侧缘凹陷中	目赤肿痛，耳聋，喉痹；消渴，口干；腕痛，肩臂痛	直刺0.3～0.5寸；可灸；一指禅推法，点、按、揉法
外关 Wàiguān，TE 5 络穴，八脉交会穴 （通于阳维脉）	腕背横纹上2寸，阳池与肘尖的连线上，尺骨与桡骨正中间	热病；头痛，目赤肿痛，耳鸣，耳聋；瘰疬，胁肋痛；上肢痿痹不遂	直刺0.5～1寸；可灸；一指禅推法，点、按、揉法
支沟 Zhīgōu，TE 6 经穴	腕背横纹上3寸，阳池与肘尖的连线上，尺骨与桡骨正中间	便秘；耳鸣，耳聋，暴喑；胁肋疼痛；瘰疬	直刺0.5～1寸；可灸；一指禅推法，点、按、揉法
会宗 Huìzōng，TE 7 郄穴	腕背横纹上3寸，支沟穴尺侧约1寸，当尺骨桡侧缘	耳聋；痫证；上肢肌肤痛	直刺0.5～1寸；可灸；一指禅推法，点、按、揉法
三阳络 Sānyángluò，TE 8	腕背横纹上4寸，尺骨与桡骨之间	耳聋，暴喑，齿痛；手臂痛	直刺0.5～1寸；可灸；一指禅推法，点、按、揉法
四渎 Sìdú，TE 9	阳池与肘尖的连线上，尺骨鹰嘴下5寸，尺骨与桡骨之间	耳聋，暴喑，齿痛；手臂痛	直刺0.5～1寸；可灸；一指禅推法，点、按、揉法
天井 Tiānjǐng，TE 10 合穴	屈肘，尺骨鹰嘴上1寸凹陷中	耳聋，癫痫；瘰疬，瘿气；偏头痛，胁肋痛，颈项肩臂痛	直刺0.5～1寸；可灸；一指禅推法，点、按、揉法
清冷渊 Qīnglěngyuān，TE 11	屈肘，天井穴上1寸	头痛，目痛；肩臂痛不能举	直刺0.8～1.2寸；可灸；一指禅推法，点、按、揉法

（续表）

穴 名	定 位	主 治	操 作
消泺 Xiāoluò，TE 12	肩髎穴与天井穴连线上，清冷渊穴上 3 寸，约当清冷渊与臑会连线的中点	头痛，齿痛；项背痛	直刺 1～1.5 寸；可灸；一指禅推法，点、按、揉法
臑会 Nàohuì，TE 13	肩髎穴与天井穴连线上，肩髎穴下 3 寸，三角肌后缘	瘰疬，瘿气；上肢痹痛	直刺 1～1.5 寸；可灸；一指禅推法，点、按、揉法
肩髎 Jiānliáo，TE 14	肩峰后下方，上臂外展时，当肩髃穴后寸许凹陷中	肩臂挛痛不遂	直刺 1～1.5 寸；可灸；一指禅推法，点、按、揉法
天髎 Tiānliáo，TE 15	肩井穴与曲垣穴连线的中点，当肩胛骨上角凹陷处	肩臂痛，颈项强急	直刺 0.5～1 寸；可灸；一指禅推法，点、按、揉法
天牖 Tiānyǒu，TE 16	乳突后下方，胸锁乳突肌后缘，平下颌角处	头痛，头眩，项强，目不明，暴聋，鼻衄，喉痹；瘰疬；肩背痛	直刺 0.5～1 寸；可灸；一指禅推法，点、按、揉法
翳风 Yìfēng，TE 17	耳垂后方，当乳突与下颌角之间的凹陷中	耳鸣，耳聋；口眼㖞斜，牙关紧闭，齿痛，颊肿；瘰疬	直刺 0.5～1 寸；可灸；一指禅推法，点、按、揉法
瘈脉 Chìmài，TE 18	耳后乳突中央，当翳风穴与角孙穴沿耳轮连线的下 1/3 与上 2/3 交界处	头痛，耳鸣，耳聋；小儿惊风	平刺 0.3～0.5 寸，或点刺静脉出血；可灸；一指禅推法，点、按、揉法
颅息 Lúxī，TE 19	耳后，当翳风穴与角孙穴沿耳轮连线的上 1/3 与下 2/3 交界处	头痛，耳鸣，耳聋；小儿惊风	平刺 0.3～0.5 寸；可灸；一指禅推法，点、按、揉法
角孙 Jiǎosūn，TE 20	折耳向前，当耳尖直上入发际处	头痛，项强；目赤肿痛，目翳，齿痛，颊肿	平刺 0.3～0.5 寸；可灸；一指禅推法，点、按、揉法
耳门 Ěrmén，TE 21	耳屏上切迹前方，下颌骨髁状突后缘，张口有凹陷处	耳鸣，耳聋，聍耳；齿痛，颈颌痛	微张口，直刺 0.5～1 寸；可灸；一指禅推法，点、按、揉法
耳和髎 Ěrhéliáo，TE 22	鬓发后际，平耳廓根前，当颞浅动脉后缘	头痛，耳鸣；牙关紧闭，口㖞	避开动脉，平刺 0.3～0.5 寸；可灸；一指禅推法，点、按、揉法
丝竹空 Sīzhúkōng，TE 23	眉梢的凹陷处	癫痫；头痛，眩晕，目赤肿痛，眼睑𥆧动；齿痛	平刺 0.3～0.5 寸；一指禅推法，点、按、揉法

十一、足少阳胆经

（一）经脉循行

起于目外眦（瞳子髎），上行到额角，下耳后，沿颈旁，行手少阳三焦经之前，至肩上，交出手少阳三焦经之后，向下进入缺盆。耳部支脉，从耳后进入耳中，出走耳前，达目外眦后方。外眦部支脉，从目外眦处分出，下走大迎，会合手少阳经到达目眶下，下行经颊车，于颈部向下会合前脉于缺盆，然后向下进入胸中，通过横膈，络于肝，属于胆，沿着胁肋内，出于少腹两侧腹股沟动脉部，绕阴部毛际，横行进入髋关节部。缺盆部直行脉，从缺盆下行腋下，沿胸侧，经过季胁，下行会合前脉于髋关节部，再向下沿着大腿外侧，出膝外侧，下行经腓骨前面，直下到达腓骨下段，下出外踝前面，沿足背部，进入第4趾外侧端（足窍阴）。足背部支脉，从足背分出，沿第1、第2跖骨之间，出于大趾端，穿过趾甲，回过来到趾甲后的毫毛部（大敦），与足厥阴肝经相接。（图3－53）

《灵枢·经脉》：胆足少阳之脉，起于目锐眦，上抵头角，下耳后，循颈，行手少阳之前，至肩上，却交出手少阳之后，入缺盆。其支者，从耳后入耳中，出走耳前，至目锐眦后。其支者，别锐眦，下大迎，合于手少阳，抵于顿，下加颊车，下颈，合缺盆，以下胸中，贯膈，络肝属胆，循胁里，出气街，绕毛际，横入髀厌中。其直者，从缺盆下腋，循胸，过季胁，下合髀厌中。以下循髀阳，出膝外廉，下外辅骨之前，直下抵绝骨之端，下出外踝之前，循足跗上，入小指次指之间。其支者，别跗上，入大指之间，循大指歧骨内，出其端；还贯爪甲，出三毛。

（二）主要病候

脏腑病证：口苦，目眩，疟疾等；经脉病证：目外眦痛，缺盆部肿痛，腋下肿，胸、胁、股及下肢外侧痛，足外侧发热等。

（三）主治概要

本经腧穴常用于治疗肝胆病，侧头、目、耳、咽喉、胸胁病，神志病，热病，以及经脉所过部位的其他疾病。

（四）常用腧穴

瞳子髎（Tóngzǐliáo，GB 1）

【定位】目外眦外侧0.5寸，眶骨外缘凹陷中（图3－54）。

【主治】①头痛；②目赤肿痛，羞明流泪，内障，目翳等目疾。

【操作】平刺0.3～0.5寸，或三棱针点刺出血；一指禅推法，点、按、揉法。

【解剖】有眼轮匝肌，深层为颞肌；当颧眶动、静脉分布处；布有颧面神经和颧颞神经、面神经的额颞支。

听会（Tīnghuì，GB 2）

【定位】耳屏间切迹前，下颌骨髁状突后缘，张口有孔（图3－54）。

【主治】①耳鸣，耳聋，聤耳等耳疾；②面痛，齿痛，口眼㖞斜等面口病证。

【操作】微张口，直刺0.5～0.8寸；可灸；一指禅推法，点、按、揉法。

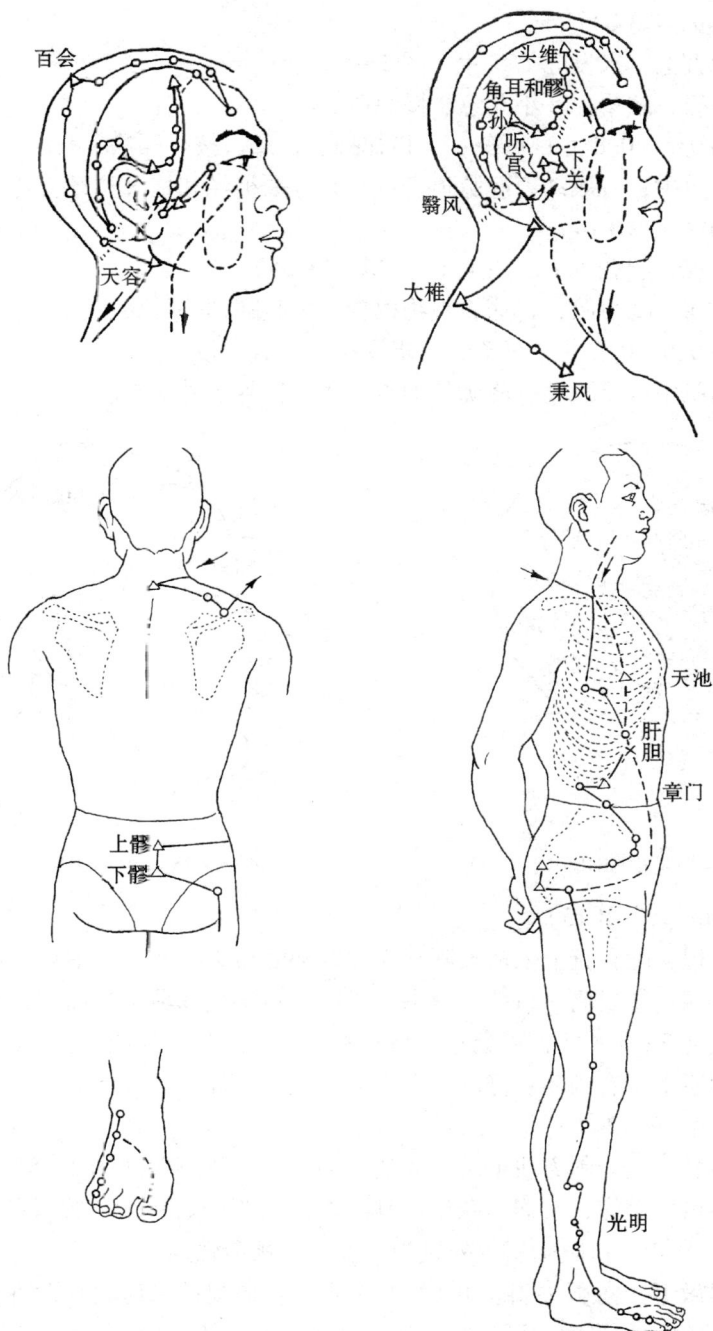

图 3-53 足少阳胆经循行示意图

【解剖】有颞浅动脉耳前支，深部为颈外动脉及面后静脉；布有耳大神经，皮下为面神经。

率谷（Shuàigǔ, GB 8）

【定位】耳尖直上，入发际 1.5 寸（图 3 - 54）。

【主治】①头痛，眩晕；②小儿急、慢惊风。

【操作】平刺 0.5 ~ 0.8 寸；可灸；一指禅推法，点、按、揉法。

【解剖】在颞肌中；有颞动、静脉顶支；布有耳颞神经和枕大神经会合支。

阳白（Yángbái, GB 14）

【定位】目正视，瞳孔直上，眉上 1 寸（图 3 - 55）。

【主治】①头痛；②目眩，目痛，视物模糊，眼睑瞤动等目疾。

【操作】平刺 0.5 ~ 0.8 寸；可灸；一指禅推法，点、按、揉法。

【解剖】在额肌中；有额动、静脉外侧支；布有额神经外侧支。

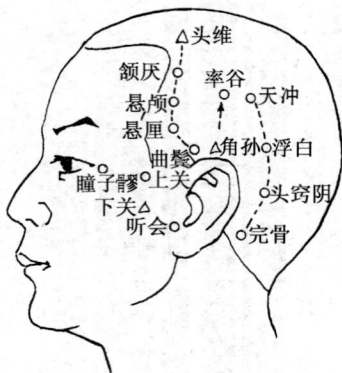

图 3 - 54　足少阳胆经穴（一）　　　　图 3 - 55　足少阳胆经穴（二）

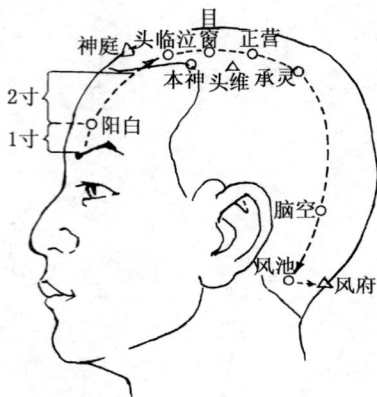

头临泣（Tóulínqì, GB 15）

【定位】目正视，瞳孔直上入前发际 0.5 寸，神庭与头维连线的中点（图 3 - 55）。

【主治】①头痛；②目痛，目眩，流泪，目翳等目疾；③鼻塞，鼻渊；④小儿惊痫。

【操作】平刺 0.5 ~ 0.8 寸；可灸；一指禅推法，点、按、揉法。

【解剖】在额肌中；有额动、静脉；布有额神经内、外支会合支。

风池（Fēngchí, GB 20）

【定位】胸锁乳突肌与斜方肌上端之间的凹陷中，平风府穴（图 3 - 55）。

【主治】①中风，癫痫，头痛，眩晕，耳鸣等内风为患者；②感冒，鼻塞，衄血，目赤肿痛，羞明流泪，耳聋，口眼㖞斜等外风为患者；③颈项强痛。

【操作】针尖微下，向鼻尖斜刺 0.8 ~ 1.2 寸，或平刺透风府穴；深部中间为延髓，必须严格掌握针刺的角度与深度。可灸。一指禅推法，点、按、揉法。

【解剖】在胸锁乳突肌与斜方肌上端附着部之间的凹陷中，深部为头夹肌；有枕动、静脉分支；布有枕小神经分支。

肩井（Jiānjǐng, GB 21）

【定位】肩上，大椎穴与肩峰连线的中点（图 3 - 56）。

【主治】①颈项强痛，肩背疼痛，上肢不遂；②难产，乳痈，乳汁不下等妇产科及乳房疾患；③瘰疬。

【操作】直刺 0.5 ~ 0.8 寸，内有肺尖，慎不可深刺，孕妇禁针；可灸；一指禅推法，点、按、揉法。

【解剖】有斜方肌，深部为肩胛提肌与冈上肌；有颈横动、静脉分支；布有腋神经分支，深部上方为桡神经。

日月（Rìyuè，GB 24）　　胆募穴

【定位】乳头直下，第 7 肋间隙（图 3 - 57）。

【主治】①黄疸，胁痛等肝胆病证；②呕吐，吞酸，呃逆等肝胆犯胃病证。

【操作】斜刺或平刺 0.5 ~ 0.8 寸，不可深刺，以免伤及脏器；可灸；一指禅推法，点、按、揉法。

【解剖】有肋间内、外肌，肋下缘有腹外斜肌腱膜、腹内斜肌、腹横肌；有第 7 肋间动、静脉；布有第 7 或第 8 肋间神经。

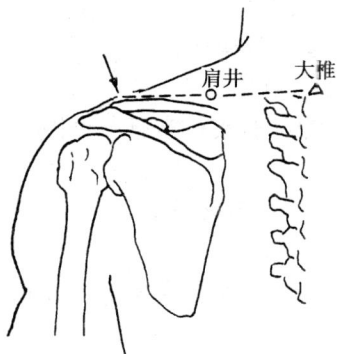

图 3 - 56　足少阳胆经穴（三）

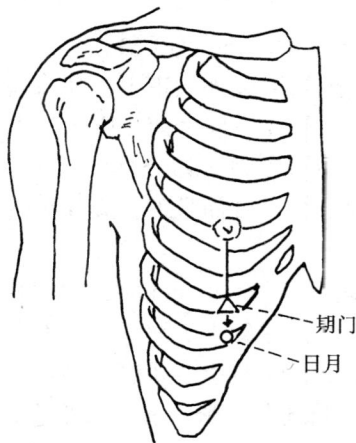

图 3 - 57　足少阳胆经穴（四）

带脉（Dàimài，GB 26）

【定位】侧腹，第 11 肋骨游离端直下平脐处（图 3 - 58）。

【主治】①月经不调，闭经，赤白带下等妇科经带病证；②疝气；③腰痛，胁痛。

【操作】直刺 1 ~ 1.5 寸；可灸；一指禅推法，点、按、揉法。

【解剖】有腹内、外斜肌及腹横肌；有第 12 肋间动、静脉；布有第 12 肋间神经。

环跳（Huántiào，GB 30）

【定位】侧卧屈股，当股骨大转子高点与骶管裂孔连线的外 1/3 与内 2/3 交界处（图 3 - 59）。

【主治】①腰胯疼痛，下肢痿痹，半身不遂等腰腿疾患；②风疹。

【操作】直刺 2 ~ 3 寸；可灸；一指禅推法，点、按、揉法。

【解剖】在臀大肌、梨状肌下缘；内侧为臀下动、静脉；布有臀下皮神经、臀下神经，

深部正当坐骨神经。

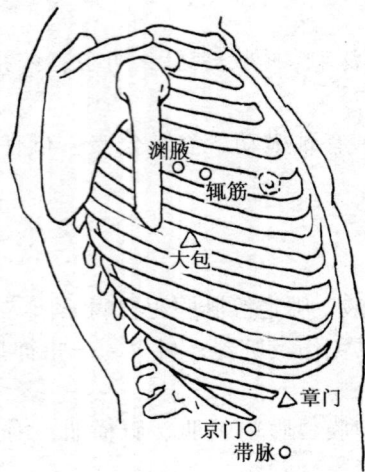

图 3 – 58   足少阳胆经穴（五）

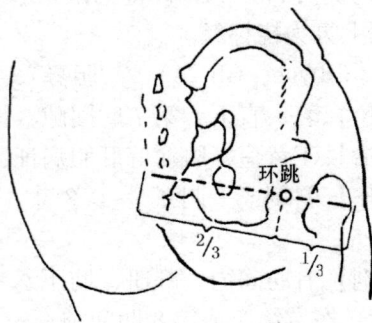

图 3 – 59   足少阳胆经穴（六）

风市（Fēngshì，GB 31）

【定位】大腿外侧正中，腘横纹上7寸（图3-60）。或垂手直立时，中指尖下是穴。

【主治】①下肢痿痹、麻木及半身不遂等下肢疾患；②遍身瘙痒。

【操作】直刺1～1.5寸；可灸；一指禅推法，点、按、揉法。

【解剖】在阔筋膜下，股外侧肌中；有旋股外侧动、静脉肌支；布有股外侧皮神经、股神经肌支。

阳陵泉（Yánglíngquán，GB 34）　　合穴，胆下合穴，八会穴之筋会

【定位】腓骨小头前下方凹陷中（图3-61）。

【主治】①黄疸，胁痛，口苦，呕吐，吞酸等胆腑病证及肝胆犯胃病证；②膝肿痛，下肢痿痹、麻木等下肢、膝关节疾患；③小儿惊风。

【操作】直刺1～1.5寸；可灸；一指禅推法，点、按、揉法。

【解剖】在腓骨长、短肌中；有膝下外侧动、静脉；当腓总神经分为腓浅神经及腓深神经处。

光明（Guāngmíng，GB 37）　　络穴

【定位】外踝高点上5寸，腓骨前缘（图3-61）。

【主治】①目痛，夜盲，近视，目花等目疾；②胸乳胀痛；③下肢痿痹。

【操作】直刺0.5～0.8寸；可灸；一指禅推法，点、按、揉法。

【解剖】在趾长伸肌和腓骨短肌之间；有胫前动、静脉分支；布有腓浅神经。

悬钟（Xuánzhōng，又名绝骨Juégǔ，GB 39）　　八会穴之髓会

【定位】外踝高点上3寸，腓骨前缘（图3-61）。

【主治】①痴呆，中风，半身不遂等脑髓病证；②颈项强痛，胸胁满痛，下肢痿痹；③咽喉肿痛。

【操作】直刺0.5～0.8寸；可灸；一指禅推法，点、按、揉法。

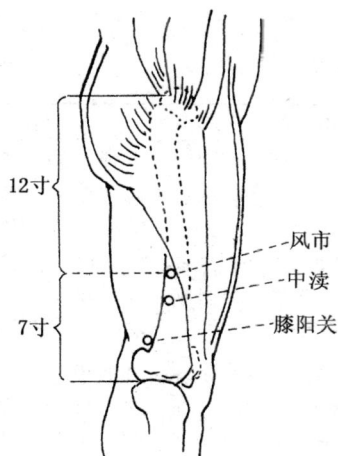

图 3 - 60　足少阳胆经穴（七）

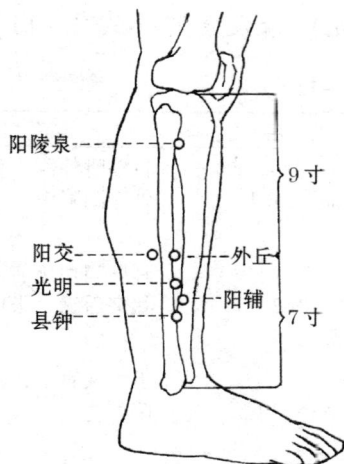

图 3 - 61　足少阳胆经穴（八）

【解剖】在腓骨短肌与趾长伸肌分歧处；有胫前动、静脉分支；布有腓浅神经。

丘墟（Qiūxū，GB 40）　原穴

【定位】外踝前下方，趾长伸肌腱的外侧凹陷中（图 3 - 62）。

【主治】①目赤肿痛，目生翳膜等目疾；②颈项痛，腋下肿，胸胁痛，外踝肿痛等痛证；③下肢痿痹，足内翻，足下垂。

【操作】直刺 0.5 ~ 0.8 寸；可灸；一指禅推法，点、按、揉法。

【解剖】在趾短伸肌起点处；有外踝前动、静脉分支；布有足背外侧皮神经分支及腓浅神经分支。

足临泣（Zúlínqì，GB 41）　输穴，八脉交会穴（通于带脉）

【定位】第 4、5 跖骨结合部的前方凹陷处，足小趾伸肌腱的外侧（图 3 - 62）。

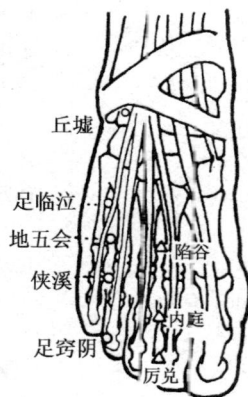

图 3 - 62　足少阳胆经穴（九）

【主治】①偏头痛，目赤肿痛，胁肋疼痛，足跗疼痛等痛证；②月经不调，乳痈；③瘰疬。

【操作】直刺 0.5 ~ 0.8 寸；可灸；一指禅推法，点、按、揉法。

【解剖】有足背静脉网，第 4 跖背侧动、静脉；布有足背中间皮神经。

足窍阴（Zúqiàoyīn，GB 44）　井穴

【定位】第 4 趾外侧趾甲根角旁 0.1 寸（图 3 - 62）。

【主治】①头痛，目赤肿痛，耳鸣，耳聋，咽喉肿痛等头面五官病证；②胸胁痛，足跗肿痛；③热病，失眠；④月经不调。

【操作】浅刺 0.1 寸，或点刺出血；可灸；掐、点、按法。

【解剖】有趾背侧动、静脉，跖趾侧动、静脉形成的动、静脉网；布有趾背侧神经。

（五）腧穴表解（表3-11）

表3-11　　　　　　　　　　足少阳胆经腧穴表解

穴 名	定 位	主 治	操 作
瞳子髎 Tóngzǐliáo, GB 1	目外眦外侧0.5寸，眶骨外缘凹陷中	头痛；目赤肿痛，羞明流泪，内障，目翳等目疾	平刺0.3～0.5寸，或三棱针点刺出血；一指禅推法，点、按、揉法
听会 Tīnghuì, GB 2	耳屏间切迹前，下颌骨髁状突后缘，张口有孔	耳鸣，耳聋，聤耳等耳疾；面痛，齿痛，口眼㖞斜等面口病证	微张口，直刺0.5～0.8寸；可灸；一指禅推法，点、按、揉法
上关 Shàngguān, GB 3	下关穴直上，颧弓上缘凹陷处	耳鸣，耳聋，聤耳等耳疾；偏头痛，齿痛，面痛，口眼㖞斜，口噤等面口病	直刺0.3～0.5寸；可灸；一指禅推法，点、按、揉法
颔厌 Hànyàn, GB 4	头维穴与曲鬓穴弧形连线的上1/4与下3/4交界处	头痛，眩晕；惊痫，瘛疭；耳鸣，目外眦痛，齿痛等五官病证	平刺0.5～0.8寸；可灸；一指禅推法，点、按、揉法
悬颅 Xuánlú, GB 5	头维穴与曲鬓穴弧形连线的中点	偏头痛，目赤肿痛，齿痛	平刺0.5～0.8寸；可灸；一指禅推法，点、按、揉法
悬厘 Xuánlí, GB 6	头维穴与曲鬓穴弧形连线的下1/4与上3/4交界处	偏头痛，目赤肿痛，耳鸣	平刺0.5～0.8寸；可灸；一指禅推法，点、按、揉法
曲鬓 Qūbìn, GB 7	耳前鬓发后缘直上，平角孙穴	头痛连齿，颊颌肿，口噤等头面病证	平刺0.5～0.8寸；可灸；一指禅推法，点、按、揉法
率谷 Shuàigǔ, GB 8	耳尖直上，入发际1.5寸	头痛，眩晕；小儿急、慢惊风	平刺0.5～0.8寸；可灸；一指禅推法，点、按、揉法
天冲 Tiānchōng, GB 9	耳根后缘直上，入发际2寸，率谷后0.5寸	头痛，癫痫；牙龈肿痛	平刺0.5～0.8寸；可灸；一指禅推法，点、按、揉法
浮白 Fúbái, GB 10	当耳后乳突的后上方，天冲与完骨的弧形连线的中1/3与上1/3交点处	头痛，耳鸣，耳聋，齿痛等头面病证；瘿气	平刺0.5～0.8寸；可灸；一指禅推法，点、按、揉法
头窍阴 Tóuqiàoyīn, GB 11	当耳后乳突的后上方，天冲与完骨的弧形连线的中1/3与下1/3交点处	头痛，眩晕，颈项强痛等头项病证；耳鸣，耳聋	平刺0.5～0.8寸；可灸；一指禅推法，点、按、揉法

（续表）

穴　名	定　位	主　治	操　作
完骨 Wángǔ，GB 12	耳后，乳突后下方凹陷处	癫痫；头痛，颈项强痛，喉痹，颊肿，齿痛，口喎等头项五官病证	平刺 0.5～0.8 寸；可灸；一指禅推法，点、按、揉法
本神 Běnshén，GB 13	入前发际 0.5 寸，督脉（神庭）穴旁开 3 寸	癫痫，小儿惊风，中风，头痛，目眩等内、外风邪为患	平刺 0.5～0.8 寸；可灸；一指禅推法，点、按、揉法
阳白 Yángbái，GB 14	目正视，瞳孔直上，眉上 1 寸	头痛；目眩，目痛，视物模糊，眼睑瞤动等目疾	平刺 0.5～0.8 寸；可灸；一指禅推法，点、按、揉法
头临泣 Tóulínqì，GB 15	目正视，瞳孔直上入前发际 0.5 寸，神庭与头维连线的中点	头痛；目痛，目眩，流泪，目翳等目疾；鼻塞，鼻渊，小儿惊痫	平刺 0.5～0.8 寸；可灸；一指禅推法，点、按、揉法
目窗 Mùchuāng，GB 16	目正视，瞳孔与风池穴连线上，头临泣穴后 1 寸；或前发际上 1.5 寸，头正中线旁开 2.25 寸	头痛，鼻塞；目痛，目眩，远视，近视等目疾；小儿惊痫	平刺 0.5～0.8 寸；可灸；一指禅推法，点、按、揉法
正营 Zhèngyíng，GB 17	目正视，瞳孔与风池穴连线上，目窗穴后 1 寸；或前发际上 2.5 寸，头正中线旁开 2.25 寸	头痛，头晕，目眩，齿痛等头目病证	平刺 0.5～0.8 寸；可灸；一指禅推法，点、按、揉法
承灵 Chénglíng，GB 18	目正视，瞳孔与风池穴连线上，正营穴后 1.5 寸；或前发际上 4 寸，头正中线旁开 2.25 寸	头痛，眩晕，目痛；鼻渊，鼻衄，鼻窒，多涕等鼻疾	平刺 0.5～0.8 寸；可灸；一指禅推法，点、按、揉法
脑空 Nǎokōng，GB 19	目正视，瞳孔与风池穴连线上，承灵穴后 1.5 寸，与督脉脑户穴相平处；或枕外隆凸的上缘外侧，头正中线旁开 2.25 寸，平脑户	热病；头痛，颈项强痛；目眩，目赤肿痛，鼻痛，耳聋等五官病证；惊悸，癫痫	平刺 0.5～0.8 寸；可灸；一指禅推法，点、按、揉法
风池 Fēngchí，GB 20	胸锁乳突肌与斜方肌上端之间的凹陷中，平风府穴	中风，癫痫，头痛，眩晕，耳鸣等内风为患者；感冒，鼻塞，鼻衄，目赤肿痛，羞明流泪，耳聋，口眼喎斜等外风为患者；颈项强痛	针尖微下，向鼻尖斜刺 0.8～1.2 寸，或平刺透风府穴；深部中间为延髓，必须严格掌握针刺的角度与深度。可灸。一指禅推法，点、按、揉法
肩井 Jiānjǐng，GB 21	肩上，大椎穴与肩峰连线的中点	颈项强痛，肩背疼痛，上肢不遂；难产，乳痈，乳汁不下等妇产科及乳房疾患；瘰疬	直刺 0.5～0.8 寸，内有肺尖，慎不可深刺，孕妇禁针；可灸；一指禅推法，点、按、揉法

（续表）

穴 名	定 位	主 治	操 作
渊腋 Yuānyè，GB 22	举臂，腋中线上，第4肋间隙中	胸满，胁痛；上肢痹痛腋下肿	斜刺或平刺0.5~0.8寸，不可深刺，以免伤及脏器；一指禅推法，点、按、揉法
辄筋 Zhéjīn，GB 23	渊腋穴前1寸，第4肋间隙中	胸满，气喘；呕吐，吞酸；胁痛，腋肿，肩背痛	斜刺或平刺0.5~0.8寸，不可深刺，以免伤及脏器；一指禅推法，点、按、揉法
日月 Rìyuè，GB 24 胆募穴	乳头直下，第7肋间隙	黄疸，胁痛等肝胆病证；呕吐，吞酸，呃逆等肝胆犯胃病证	斜刺或平刺0.5~0.8寸，不可深刺，以免伤及脏器；可灸；一指禅推法，点、按、揉法
京门 Jīngmén，GB 25 肾募穴	侧卧，第12肋游离端下际处	小便不利，水肿等水液代谢失调的病证；腹胀，肠鸣，腹泻等胃肠病证；腰痛，胁痛	直刺0.5~1寸；可灸；一指禅推法，点、按、揉法
带脉 Dàimài，GB 26	侧腹，第11肋骨游离端直下平脐处	月经不调，闭经，赤白带下等妇科经带病证；疝气；腰痛，胁痛	直刺1~1.5寸；可灸；一指禅推法，点、按、揉法
五枢 Wǔshū，GB 27	侧腹，髂前上棘前0.5寸，约平脐下3寸处	阴挺，赤白带下，月经不调等妇科病证；疝气；少腹痛，腰胯痛	直刺1~1.5寸；可灸；一指禅推法，点、按、揉法
维道 Wéidào，GB 28	髂前上棘前下方，五枢穴前下方0.5寸	阴挺，赤白带下，月经不调等妇科病证；疝气；少腹痛，腰胯痛	直刺或向前下方斜刺1~1.5寸；可灸；一指禅推法，点、按、揉法
居髎 Jūliáo，GB 29	侧卧，髂前上棘与股骨大转子高点连线的中点处	腰腿痹痛，瘫痪；疝气，少腹痛	直刺1~1.5寸；可灸；一指禅推法，点、按、揉法
环跳 Huántiào，GB 30	侧卧屈股，当股骨大转子高点与骶管裂孔连线的外1/3与内2/3交界处	腰胯疼痛，下肢痿痹，半身不遂等腰腿疾患；风疹	直刺2~3寸；可灸；一指禅推法，点、按、揉法
风市 Fēngshì，GB 31	大腿外侧正中，腘横纹上7寸。或垂手直立时，中指尖下是穴	下肢痿痹、麻木及半身不遂等下肢疾患；遍身瘙痒	直刺1~1.5寸；可灸；一指禅推法，点、按、揉法
中渎 Zhōngdú，GB 32	大腿外侧正中，腘横纹上5寸，股外侧肌与股二头肌之间取穴	下肢痿痹、麻木及半身不遂等下肢疾患	直刺1~1.5寸；可灸；一指禅推法，点、按、揉法
膝阳关 Xīyángguān，GB 33	阳陵泉上3寸，股骨外上髁外上方凹陷中	膝腘肿痛、挛急及小腿麻木等下肢、膝关节疾患	直刺1~1.5寸；可灸；一指禅推法，点、按、揉法

（续表）

穴 名	定 位	主 治	操 作
阳陵泉 Yánglíngquán, GB 34 合穴, 胆下合穴, 八会穴之筋会	腓骨小头前下方凹陷中	黄疸, 胁痛, 口苦, 呕吐, 吞酸等胆腑病证及肝胆犯胃病证; 膝肿痛, 下肢痿痹, 麻木等下肢、膝关节疾患; 小儿惊风	直刺1~1.5寸; 可灸; 一指禅推法, 点、按、揉法
阳交 Yángjiāo, GB 35 阳维脉之郄穴	外踝高点上7寸, 腓骨后缘	惊狂, 癫痫等神志病证; 瘈疭; 胸胁满痛; 下肢痿痹	直刺0.5~0.8寸; 可灸; 一指禅推法, 点、按、揉法
外丘 Wàiqiū, GB 36 郄穴	外踝高点上7寸, 腓骨前缘	癫狂; 颈项强痛, 胸胁胀满; 下肢痿痹	直刺0.5~0.8寸; 可灸; 一指禅推法, 点、按、揉法
光明 Guāngmíng, GB 37 络穴	外踝高点上5寸, 腓骨前缘	目痛, 夜盲, 近视, 目花等目疾; 胸乳胀痛; 下肢痿痹	直刺0.5~0.8寸; 可灸; 一指禅推法, 点、按、揉法
阳辅 Yángfǔ, GB 38 经穴	外踝高点上4寸, 腓骨前缘稍前处	偏头痛, 目外眦痛, 咽喉肿痛, 腋下肿痛, 胸胁满痛等头面躯体痛证; 瘰疬; 下肢痿痹	直刺0.5~0.8寸; 可灸; 一指禅推法, 点、按、揉法
悬钟 Xuánzhōng, 又名绝骨 Juégǔ, GB 39 八会穴之髓会	外踝高点上3寸, 腓骨前缘	痴呆, 中风, 半身不遂等脑髓病证; 颈项强痛, 胸胁满痛, 下肢痿痹; 咽喉肿痛	直刺0.5~0.8寸; 可灸; 一指禅推法, 点、按、揉法
丘墟 Qiūxū, GB 40 原穴	外踝前下方, 趾长伸肌腱的外侧凹陷中	目赤肿痛, 目生翳膜等目疾; 颈项痛, 腋下肿, 胸胁痛, 外踝肿痛等痛证; 下肢痿痹, 足内翻, 足下垂	直刺0.5~0.8寸; 可灸; 一指禅推法, 点、按、揉法
足临泣 Zúlínqì, GB 41 输穴, 八脉交会穴 （通于带脉）	第4、5跖骨结合部的前方凹陷处, 足小趾伸肌腱的外侧	偏头痛, 目赤肿痛, 胁肋疼痛, 足跗疼痛等痛证; 月经不调, 乳痈; 瘰疬	直刺0.5~0.8寸; 可灸; 一指禅推法, 点、按、揉法
地五会 Dìwǔhuì, GB 42	第4、5跖骨间, 当小趾伸肌腱的内侧缘处	头痛, 目赤肿痛, 腋肿, 胁痛, 足跗肿痛等痛证; 耳鸣, 耳聋; 乳痈	直刺0.5~0.8寸; 可灸; 一指禅推法, 点、按、揉法
侠溪 Xiáxī, GB 43 荥穴	足背, 第4、5趾间, 趾蹼缘后方赤白肉际处	惊悸; 头痛, 眩晕, 耳鸣, 耳聋, 颊肿, 目外眦赤痛等头面五官病证; 胁肋疼痛, 膝股痛, 足跗肿痛等痛证; 乳痈; 热病	直刺0.3~0.5寸; 可灸; 一指禅推法, 点、按、揉法

（续表）

穴　名	定　位	主　治	操　作
足窍阴 Zúqiàoyīn, GB 44 井穴	第4趾外侧趾甲根角旁 0.1寸	头痛，目赤肿痛，耳鸣，耳聋，咽喉肿痛等头面五官病证；胸胁痛，足跗肿痛；热病，失眠；月经不调	浅刺0.1寸，或点刺出血；可灸；掐、点、按法

十二、足厥阴肝经

（一）经脉循行

足厥阴肝经，起于足大趾背毫毛部（大敦），沿着足背内侧上行，经过内踝前1寸处，向上行小腿内侧至内踝上8寸处交出足太阴经的后面，上行腘内侧，沿着大腿内侧，进入阴毛中，环绕阴部，上达小腹，挟胃旁，属于肝，络于胆，向上通过横膈，分布于胁肋，沿着喉咙的后面，向上进入鼻咽部，连接于"目系"（眼球连系于脑的部位），向上出于前额，与督脉会合于巅顶。"目系"支脉，从"目系"下行颊里，环绕唇内。肝部支脉，从肝分出，通过横膈，向上流注于肺，与手太阴肺经相接。（图3－63）

《灵枢·经脉》：肝足厥阴之脉，起于大指丛毛之际，上循足跗上廉，去内踝一寸，上踝八寸，交出太阴之后，上腘内廉，循股阴，入毛中，环阴器，抵小腹，挟胃，属肝，络胆，上贯膈，布胁肋，循喉咙之后，上入颃颡，连目系，上出额，与督脉会于巅。其支者，从目系下颊里，环唇内。其支者，复从肝，别贯膈，上注肺。

（二）主要病候

脏腑病证：胸满、呕逆、飧泄、嗌干、遗尿、癃闭等；经脉病证：腰痛、疝气、少腹肿等。

（三）主治概要

本经腧穴主治肝、胆、脾、胃病，妇科病，少腹、前阴病，以及沿经脉所过部位的其他疾病。

（四）常用腧穴

大敦（Dàdūn, LR 1）　井穴

【定位】足大趾外侧趾甲根角旁约0.1寸（图3－64）。

【主治】①疝气，少腹痛；②遗尿，癃闭，五淋，尿血等泌尿系统病证；③月经不调，崩漏，缩阴，阴中痛，阴挺等月经病及前阴病证；④癫痫，善寐。

【操作】浅刺0.1～0.2寸，或点刺出血；掐、点、按法。

【解剖】有趾背动、静脉；布有腓深神经的趾背神经。

行间（Xíngjiān, LR 2）　荥穴

【定位】足背，当第1、2趾间的趾蹼缘后方赤白肉际处（图3－64）。

【主治】①中风，癫痫，头痛，目眩，目赤肿痛，青盲，口㖞等肝经风热头目病证；

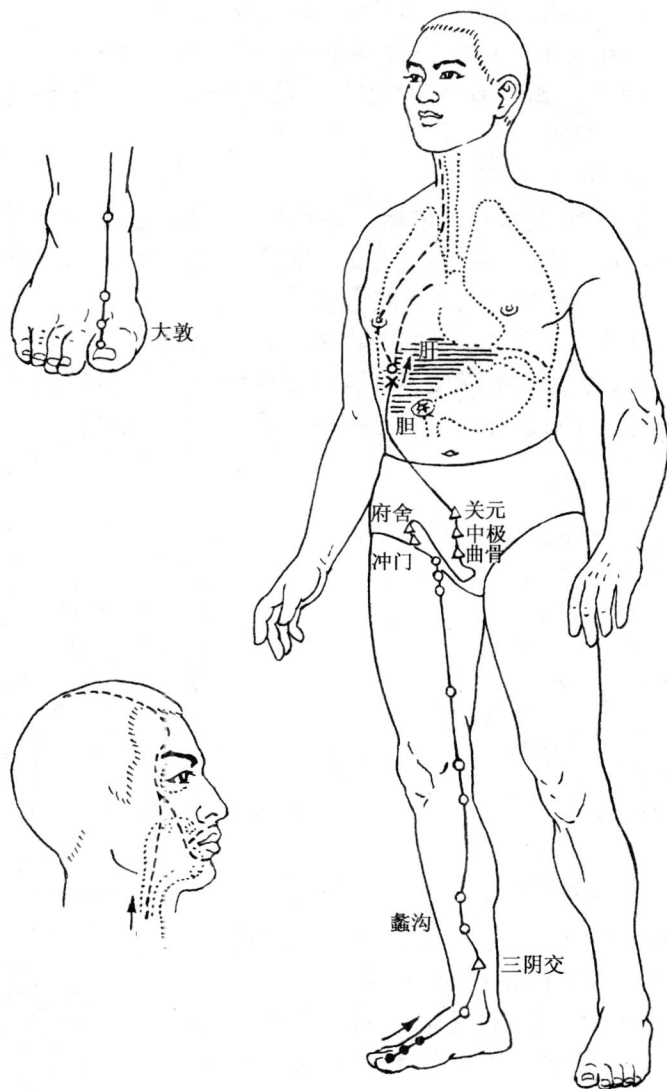

图 3 - 63 足厥阴肝经循行示意图

②月经不调，痛经，经闭，崩漏，带下等妇女经带病证；③阴中痛，疝气；④遗尿，癃闭，五淋等泌尿系统病证；⑤胸胁满痛；⑥下肢内侧痛，足跗肿痛。

【操作】直刺0.5~0.8寸；可灸；一指禅推法，点、按、揉法。

【解剖】有足背静脉网，第1跖背动、静脉；有腓深神经的趾背神经。

太冲（Tàichōng，LR 3） 输穴，原穴

【定位】足背，第1、2跖骨结合部之前凹陷中（图3-64）。

【主治】①中风，癫狂痫，小儿惊风，头痛，眩晕，耳鸣，目赤肿痛，口㖞，咽痛等肝经风热病证；②月经不调，痛经，经闭，崩漏，带下等妇科经带病证；③胁痛，腹胀，呕

逆，黄疸等肝胃病证；④癃闭，遗尿；⑤下肢痿痹，足跗肿痛。

【操作】直刺 0.5~0.8 寸；可灸；一指禅推法、点、按、揉法。

【解剖】在拇长伸肌腱外缘；有足背静脉网，第 1 跖背动脉；布有腓深神经的跖背侧神经，深层为胫神经足底内侧神经。

曲泉（Qūquán，LR 8）　合穴

【定位】屈膝，当膝内侧横纹头内侧端，半腱肌、半膜肌止端前缘凹陷中（图 3-65）。

【主治】①月经不调，痛经，带下，阴挺，阴痒，产后腹痛等妇科病证；②遗精，阳痿，疝气；③小便不利；④膝髌肿痛，下肢痿痹。

【操作】直刺 1~1.5 寸；可灸；一指禅推法、点、按、揉法。

【解剖】在胫骨内髁后缘，半膜肌、半腱肌止点前上方，缝匠肌后缘；浅层有大隐静脉，深层有腘动、静脉；布有隐神经、闭孔神经，深向腘窝可及胫神经。

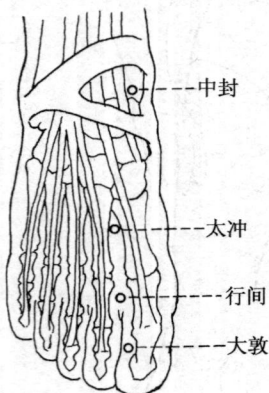

图 3-64　足厥阴肝经穴（一）

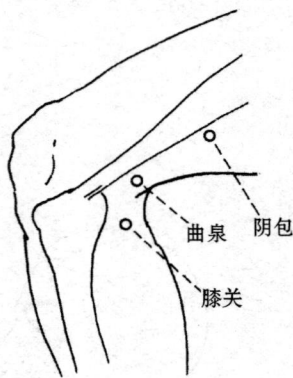

图 3-65　足厥阴肝经穴（二）

章门（Zhāngmén，LR 13）　脾募穴，八会穴之脏会

【定位】第 11 肋游离端下际（图 3-66）。

【主治】①腹痛，腹胀，肠鸣，腹泻，呕吐等胃肠病证；②胁痛，黄疸，痞块（肝脾肿大）等肝脾病证；③小儿疳积。

【操作】直刺 0.8~1 寸；可灸；一指禅推法、点、按、揉法。

【解剖】有腹内、外斜肌及腹横肌；有第 10 肋间动脉末支；布有第 10、11 肋间神经；右侧当肝脏下缘，左侧当脾脏下缘。

期门（Qīmén，LR 14）　肝募穴

【定位】乳头直下，第 6 肋间隙，前正中线旁开 4 寸（图 3-66）。

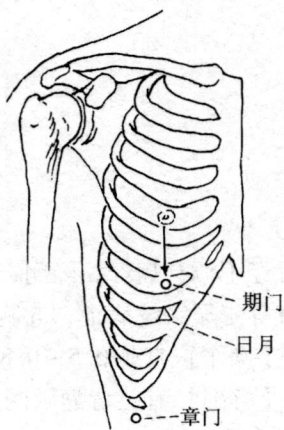

图 3-66　足厥阴肝经穴（三）

【主治】①胸胁胀痛，呕吐，吞酸，呃逆，腹胀，腹泻等肝胃病证；②乳痈；③奔豚；

④伤寒热入血室。

【操作】斜刺或平刺 0.5 ~ 0.8 寸，不可深刺，以免伤及内脏；可灸；一指禅推法，点、按、揉法。

【解剖】在腹内、外斜肌腱膜中，有肋间肌；有肋间动、静脉；布有第 6、7 肋间神经。

（五）腧穴表解（表 3 – 12）

表 3 – 12　　　　　　　　　　　　足厥阴肝经腧穴表解

穴　名	定　位	主　治	操　作
大敦 Dàdūn, LR 1 井穴	足大趾外侧趾甲根角旁约 0.1 寸	疝气，少腹痛，遗尿，癃闭，五淋，尿血等泌尿系统病证；月经不调，崩漏，缩阴，阴中痛，阴挺等月经病及前阴病证；癫痫，善寐	浅刺 0.1 ~ 0.2 寸，或点刺出血；掐、点、按法
行间 Xíngjiān, LR 2 荥穴	足背，当第 1、2 趾间的趾蹼缘后方赤白肉际处	中风，癫痫，头痛，目眩，目赤肿痛，青盲，口㖞等肝经风热头目病证；月经不调，痛经，经闭，崩漏，带下等妇女经带病证；阴中痛，疝气；遗尿，癃闭，五淋等泌尿系统病证；胸胁满痛；下肢内侧痛，足跗肿痛	直刺 0.5 ~ 0.8 寸；可灸；一指禅推法，点、按、揉法
太冲 Tàichōng, LR 3 输穴，原穴	足背，第 1、2 跖骨结合部之前凹陷中	中风，癫狂痫，小儿惊风，头痛，眩晕，耳鸣，目赤肿痛，口㖞，咽痛等肝经风热病证；月经不调，痛经，经闭，崩漏，带下等妇科经带病证；胁痛，腹胀，呕逆，黄疸等肝胃病证；癃闭，遗尿；下肢痿痹，足跗肿痛	直刺 0.5 ~ 0.8 寸；可灸；一指禅推法，点、按、揉法
中封 Zhōngfēng, LR 4 经穴	内踝前 1 寸，胫骨前肌腱内缘凹陷中	疝气，遗精；小便不利；腰痛，少腹痛，内踝肿痛等痛证	直刺 0.5 ~ 0.8 寸；可灸；一指禅推法，点、按、揉法
蠡沟 Lǐgōu, LR 5 络穴	内踝尖上 5 寸，胫骨内侧面的中央	月经不调，赤白带下，阴挺，阴痒等妇科病证；小便不利，疝气，睾丸肿痛	平刺 0.5 ~ 0.8 寸；可灸；一指禅推法，点、按、揉法
中都 Zhōngdū, LR 6 郄穴	内踝尖上 7 寸，胫骨内侧面的中央	疝气，小腹痛；崩漏，恶露不尽；泄泻	平刺 0.5 ~ 0.8 寸；可灸；一指禅推法，点、按、揉法

（续表）

穴 名	定 位	主 治	操 作
膝关 Xīguān, LR 7	胫骨内上髁后下方，阴陵泉穴后1寸	膝髌肿痛，下肢痿痹	直刺1~1.5寸；可灸；一指禅推法，点、按、揉法
曲泉 Qūquán, LR 8 合穴	屈膝，当膝内侧横纹头内侧端，半腱肌、半膜肌止端前缘凹陷中	月经不调，痛经，带下，阴挺，阴痒，产后腹痛等妇科病证；遗精，阳痿，疝气；小便不利；膝髌肿痛，下肢痿痹	直刺1~1.5寸；可灸；一指禅推法，点、按、揉法
阴包 Yīnbāo, LR 9	股骨内上髁上4寸，股内肌与缝匠肌之间	月经不调，小便不利，遗尿；腰骶痛引少腹	直刺0.8~1.5寸；可灸；一指禅推法，点、按、揉法
足五里 Zúwǔlǐ, LR 10	当气冲穴直下3寸，大腿根部，耻骨结节下方，内收长肌的内侧缘取穴。或曲骨穴旁开2寸，直下3寸	少腹痛，小便不通，阴挺，睾丸肿痛；瘰疬	直刺0.8~1.5寸；可灸；一指禅推法，点、按、揉法
阴廉 Yīnlián, LR 11	当气冲穴直下2寸，大腿根部，耻骨结节下方，内收长肌的外侧缘取穴。或曲骨穴旁开2寸，直下2寸	月经不调，带下，少腹痛	直刺0.8~1.5寸；可灸；一指禅推法，点、按、揉法
急脉 Jímài, LR 12	耻骨联合下缘中点旁开2.5寸，当气冲穴外下方腹股沟处	少腹痛，疝气，阴挺	避开动脉，直刺0.5~1寸；可灸；一指禅推法，点、按、揉法
章门 Zhāngmén, LR 13 脾募穴，八会穴之脏会	第11肋游离端下际	腹痛，腹胀，肠鸣，腹泻，呕吐等胃肠病证；胁痛，黄疸，痞块（肝脾肿大）等肝脾病证；小儿疳积	直刺0.8~1寸；可灸；一指禅推法，点、按、揉法
期门 Qīmén, LR 14 肝募穴	乳头直下，第6肋间隙，前正中线旁开4寸	胸胁胀痛，呕吐，吞酸，呃逆，腹胀，腹泻等肝胃病证；乳痈；奔豚；伤寒热入血室	斜刺或平刺0.5~0.8寸，不可深刺，以免伤及内脏；可灸；一指禅推法，点、按、揉法

第二节 奇经八脉

一、督脉

（一）经脉循行

督脉，起于小腹内，下出于会阴部，向后行于脊柱的内部，上达项后风府，进入脑内，上行巅顶，沿前额下行鼻柱（图3-67）。

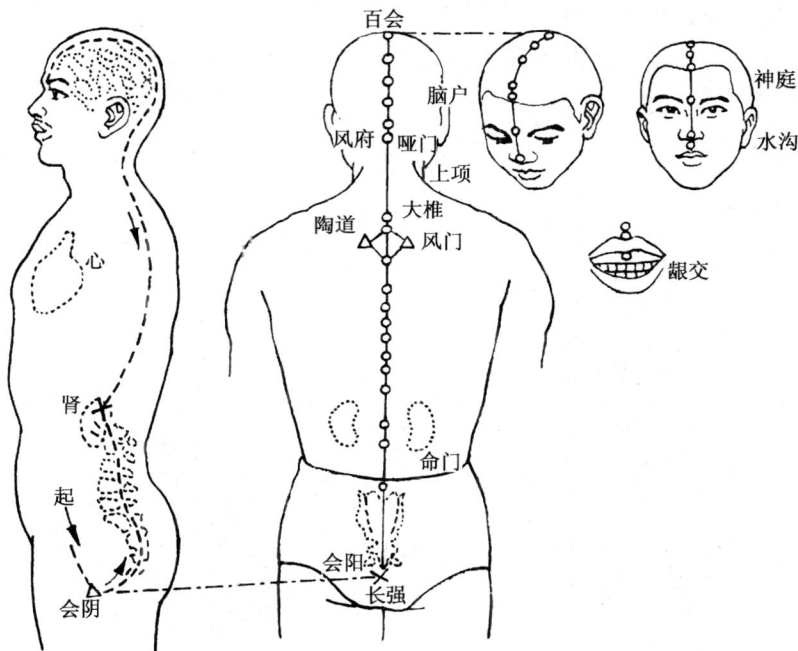

图3-67 督脉循行示意图

《难经·二十八难》：督脉者，起于下极之俞，并于脊里，上至风府，入属于脑。

（二）主要病候

腰背强痛、脊强反折、头重、癫痫等。

（三）主治概要

本经腧穴主治神志病，热病，腰骶、背、头项等局部病证及相应的内脏病证，部分腧穴并有急救作用。

（四）常用腧穴

长强（Chángqiáng，GV 1） 督脉络穴

【定位】跪伏或胸膝位，当尾骨尖端与肛门连线的中点处（图3-68）。

【主治】①腹泻，痢疾，便血，便秘，痔疮，脱肛；②癫狂痫，瘛疭，脊强反折。

【操作】紧靠尾骨前面斜刺0.8~1寸，不宜直刺，以免伤及直肠；不宜灸；一指禅推法，点、按、揉法。

【解剖】在肛尾膈中；有肛门动、静脉分支，棘突间静脉丛的延续部；布有尾神经后支及肛门神经。

命门（Mìngmén，GV 4）

【定位】后正中线上，第2腰椎棘突下凹陷中（图3-68）。

【主治】①腰脊强痛，下肢痿痹；②月经不调，赤白带下，痛经，经闭，不孕；③遗精，阳痿，精冷不育，小便频数；④小腹冷痛，腹泻。

【操作】向上斜刺0.5~1寸；多用灸法；一指禅推法，点、按、揉法。

【解剖】在腰背筋膜、棘上韧带及棘间韧带中；有腰动脉后支和棘间皮下静脉丛；布有腰神经后支的内侧支。

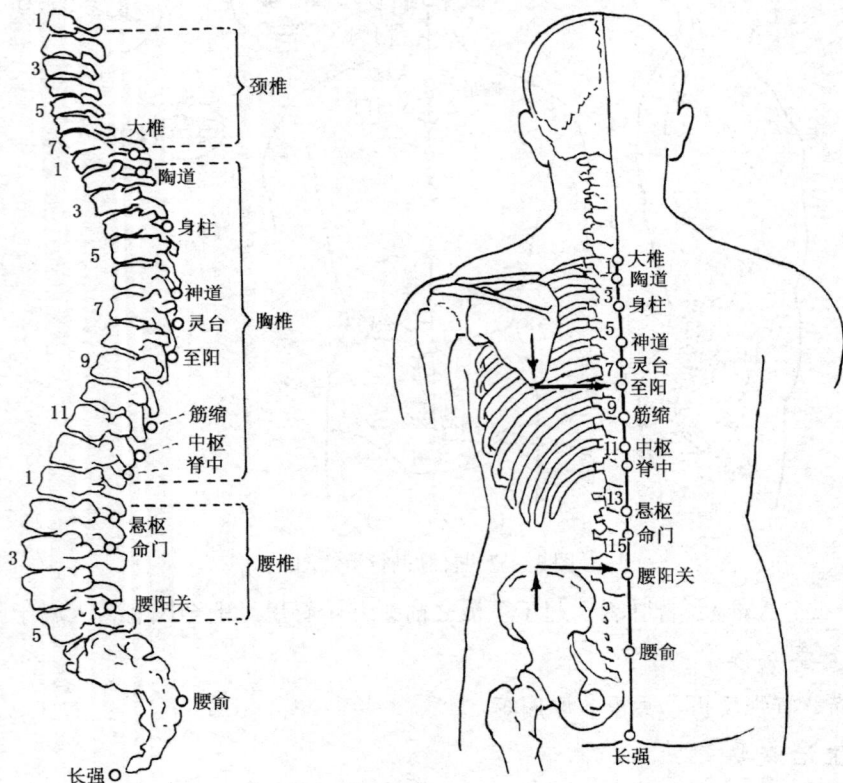

图3-68 督脉腧穴（一）

至阳（Zhìyáng，GV 9）

【定位】后正中线上，第7胸椎棘突下凹陷中（图3-68）。

【主治】①黄疸；②胸胁支满，咳嗽，气喘；③腰背疼痛，脊强。

【操作】向上斜刺0.5~1寸；可灸；一指禅推法，点、按、揉法。

【解剖】在腰背筋膜、棘上韧带及棘间韧带中；有第7肋间动脉后支和棘间皮下静脉丛；布有第7胸神经后支的内侧支。

大椎（Dàzhuī, GV 14）

【定位】后正中线上，第7颈椎棘突下凹陷中（图3-68）。

【主治】①热病，疟疾；②恶寒发热，咳嗽，气喘，骨蒸潮热，胸痛；③癫狂痫，小儿惊风；④项强，脊痛；⑤风疹，痤疮。

【操作】向上斜刺0.5~1寸，常用点刺出血；可灸；一指禅推法，点、按、揉法。

【解剖】在腰背筋膜、棘上韧带及棘间韧带中；有颈横动脉分支和棘间皮下静脉丛；布有第8颈神经后支的内侧支。

哑门（Yǎmén, GV 15）

【定位】正坐，头微前倾，后正中线上，入发际上0.5寸（图3-69）。

【主治】①暴喑，舌缓不语；②中风，癫狂痫，癔病；③头重，头痛，颈项强急。

【操作】正坐位，头微前倾，项部放松，向下颌方向缓慢刺入0.5~1寸；不可向上深刺，以免刺入枕骨大孔，伤及延髓。可悬灸；一指禅推法，点、按、揉法。

【解剖】在项韧带和项肌中，深部为弓间韧带和脊髓；有枕动、静脉分支及棘间静脉丛；布有第3颈神经和枕大神经支。

风府（Fēngfǔ, GV 16）

【定位】正坐，头微前倾，后正中线上，入发际上1寸，枕外隆凸直下，两侧斜方肌之间凹陷中（图3-69）。

图3-69 督脉腧穴（二）

【主治】①中风，癫狂痫，癔病；②眩晕，头痛，颈项强痛；③咽喉肿痛，失音，目痛，鼻衄。

【操作】正坐位，头微前倾，项部放松，向下颌方向缓慢刺入0.5~1寸；不可向上深刺，以免刺入枕骨大孔，伤及延髓。可悬灸；一指禅推法，点、按、揉法。

【解剖】在项韧带和项肌中，深部为环枕后膜和小脑延髓池；有枕动、静脉分支及棘间静脉丛；布有第3颈神经和枕大神经支。

百会（Bǎihuì, GV 20）

【定位】后发际正中直上7寸；或当头部正中线与两耳尖连线的交点处（图3-69）。

【主治】①中风，痴呆，癫狂痫，癔病，瘛疭；②头风，头痛，眩晕，耳鸣；③惊悸，失眠，健忘；④脱肛，阴挺，腹泻。

【操作】平刺0.5~0.8寸；升阳举陷可用灸法；一指禅推法，点、按、揉法。

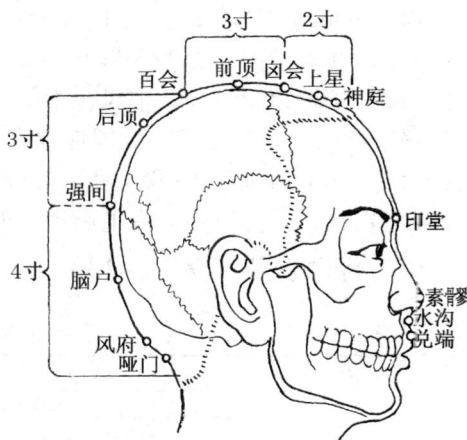

【解剖】在帽状腱膜中；有左右颞浅动、静脉及左右枕动、静脉吻合网；布有枕大神经及额神经分支。

上星（Shàngxīng，GV 23）

【定位】囟会穴前1寸；或额前部发际正中直上1寸（图3－69）。

【主治】①头痛，目痛，鼻渊，鼻衄；②热病，疟疾；③癫狂。

【操作】平刺0.5～0.8寸；可灸；一指禅推法，点、按、揉法。

【解剖】在左右额肌交界处；有额动、静脉分支，颞浅动、静脉分支；布有额神经分支。

素髎（Sùliáo，GV 25）

【定位】鼻尖正中（图3－69）。

【主治】①昏迷，惊厥，新生儿窒息；②鼻渊，鼻衄，喘息。

【操作】向上斜刺0.3～0.5寸，或点刺出血；不宜灸。为急救要穴之一。

【解剖】在鼻尖软骨中；有面动、静脉鼻背支；布有筛前神经鼻外支（眼神经分支）。

水沟（Shuǐgōu，GV 26，人中 Rénzhōng）

【定位】在人中沟的上1/3与下2/3交界处（图3－69）。

【主治】①昏迷，晕厥，中风，中暑，癔病，癫狂痫，急、慢惊风；②鼻塞，鼻衄，面肿，口喎，齿痛，牙关紧闭；③闪挫腰痛。

【操作】向上斜刺0.3～0.5寸，强刺激，或指甲掐按；不宜灸。为急救要穴之一。

【解剖】在口轮匝肌中；有上唇动、静脉；布有眶下神经支及面神经颊支。

（五）腧穴表解（表3－13）

表3－13 督脉腧穴表解

穴　名	定　位	主　治	操　作
长强 Chángqiáng，GV 1 督脉络穴	跪伏或胸膝位，当尾骨尖端与肛门连线的中点处	腹泻，痢疾，便血，便秘，痔疮，脱肛，癫狂痫，瘈疭，脊强反折	紧靠尾骨前面斜刺0.8～1寸，不宜直刺，以免伤及直肠；不宜灸；一指禅推法，点、按、揉法
腰俞 Yāoshū，GV 2	正当骶管裂孔处	腹泻，痢疾，便血，便秘，痔疮，脱肛；月经不调，经闭；腰脊强痛，下肢痿痹；癫痫	向上斜刺0.5～1寸；可灸；一指禅推法，点、按、揉法
腰阳关 Yāoyángguān，GV 3	后正中线上，第4腰椎棘突下凹陷中，约与髂嵴相平	腰骶疼痛，下肢痿痹；月经不调，赤白带下；遗精，阳痿	向上斜刺0.5～1寸；多用灸法；一指禅推法，点、按、揉法

（续表）

穴 名	定 位	主 治	操 作
命门 Mìngmén, GV 4	后正中线上，第2腰椎棘突下凹陷中	腰脊强痛，下肢痿痹；月经不调，赤白带下，痛经，经闭，不孕；遗精，阳痿，精冷不育，小便频数；小腹冷痛，腹泻	向上斜刺0.5～1寸；多用灸法；一指禅推法，点、按、揉法
悬枢 Xuánshū, GV 5	后正中线上，第1腰椎棘突下凹陷中	腰脊强痛；腹胀，腹痛，完谷不化，腹泻，痢疾	向上斜刺0.5～1寸；可灸；一指禅推法，点、按、揉法
脊中 Jǐzhōng, GV 6	后正中线上，第11胸椎棘突下凹陷中	癫痫；黄疸，腹泻，痢疾，小儿疳积；痔疮，脱肛，便血；腰脊强痛	向上斜刺0.5～1寸；可灸；一指禅推法，点、按、揉法
中枢 Zhōngshū, GV 7	后正中线上，第10胸椎棘突下凹陷中	黄疸；呕吐，腹满，胃痛，食欲不振；腰背疼痛	向上斜刺0.5～1寸；可灸；一指禅推法，点、按、柔法
筋缩 Jīnsuō, GV 8	后正中线上，第9胸椎棘突下凹陷中	癫狂痫；抽搐，脊强，背痛，四肢不收，筋挛拘急；胃痛，黄疸	向上斜刺0.5～1寸；可灸；一指禅推法，点、按、揉法
至阳 Zhìyáng, GV 9	后正中线上，第7胸椎棘突下凹陷中	黄疸；胸胁支满，咳嗽，气喘；腰背疼痛，脊强	向上斜刺0.5～1寸；可灸；一指禅推法，点、按、揉法
灵台 Língtái, GV 10	后正中线上，第6胸椎棘突下凹陷中	咳嗽，气喘；脊痛，项强；疔疮	向上斜刺0.5～1寸；可灸；一指禅推法，点、按、揉法
神道 Shéndào, GV 11	后正中线上，第5胸椎棘突下凹陷中	心痛，心悸，怔忡，失眠，健忘；中风不语，癫痫；咳嗽，气喘；腰脊强，肩背痛	向上斜刺0.5～1寸；可灸；一指禅推法，点、按、揉法
身柱 Shēnzhù, GV 12	后正中线上，第3胸椎棘突下凹陷中，约与两侧肩胛冈高点相平	身热头痛，咳嗽，气喘；惊厥，癫狂痫；腰脊强痛；疔疮发背	向上斜刺0.5～1寸；可灸；一指禅推法，点、按、揉法
陶道 Táodào, GV 13	后正中线上，第1胸椎棘突下凹陷中	热病，疟疾；恶寒发热，咳嗽，气喘，骨蒸潮热；癫狂，脊强	向上斜刺0.5～1寸；可灸；一指禅推法，点、按、揉法
大椎 Dàzhuī, GV 14	后正中线上，第7颈椎棘突下凹陷中	热病，疟疾；恶寒发热，咳嗽，气喘，骨蒸潮热，胸痛；癫狂痫，小儿惊风；项强，脊痛；风疹，痤疮	向上斜刺0.5～1寸，常用点刺出血；可灸；一指禅推法，点、按、揉法

（续表）

穴 名	定 位	主 治	操 作
哑门 Yǎmén, GV 15	正坐, 头微前倾, 后正中线上, 入发际上 0.5 寸	暴喑, 舌缓不语; 中风, 癫狂痫, 癔病; 头重, 头痛, 颈项强急	正坐位, 头微前倾, 项部放松, 向下颌方向缓慢刺入 0.5~1 寸; 不可向上深刺, 以免刺入枕骨大孔, 伤及延髓。可悬灸。一指禅推法, 点、按、揉法
风府 Fēngfǔ, GV 16	正坐, 头微前倾, 后正中线上, 入发际上 1 寸, 枕外隆凸直下, 两侧斜方肌之间凹陷中	中风, 癫狂痫, 癔病; 眩晕, 头痛, 颈项强痛; 咽喉肿痛, 失音, 目痛, 鼻衄	正坐位, 头微前倾, 项部放松, 向下颌方向缓慢刺入 0.5~1 寸; 不可向上深刺, 以免刺入枕骨大孔, 伤及延髓。可悬灸。一指禅推法, 点、按、揉法
脑户 Nǎohù, GV 17	风府穴直上 1.5 寸, 当枕外隆凸上缘凹陷处	头晕, 项强, 失音, 癫痫	平刺 0.5~0.8 寸; 可灸; 一指禅推法, 点、按、揉法
强间 Qiángjiān, GV 18	后发际正中直上 4 寸, 脑户穴直上 1.5 寸; 或当风府穴与百会穴连线的中点处	头痛, 目眩, 项强, 癫狂	平刺 0.5~0.8 寸; 可灸; 一指禅推法, 点、按、揉法
后顶 Hòudǐng, GV 19	后发际正中直上 5.5 寸, 强间穴直上 1.5 寸; 或百会穴直后 1.5 寸	头痛, 眩晕, 癫狂痫	平刺 0.5~0.8 寸; 可灸; 一指禅推法, 点、按、揉法
百会 Bǎihuì, GV 20	后发际正中直上 7 寸; 或当头部正中线与两耳尖连线的交点处	中风, 痴呆, 癫狂痫, 癔病, 瘈疭; 头风, 头痛, 眩晕, 耳鸣, 惊悸, 失眠, 健忘; 脱肛, 阴挺, 腹泻	平刺 0.5~0.8 寸; 升阳举陷可用灸法; 一指禅推法, 点、按、揉法
前顶 Qiándǐng, GV 21	百会穴前 1.5 寸; 或额前部发际正中直上 3.5 寸处	中风, 头痛, 眩晕, 鼻渊, 癫痫	平刺 0.5~0.8 寸; 可灸; 一指禅推法, 点、按、揉法
囟会 Xìnhuì, GV 22	前顶穴前 1.5 寸; 或额前部发际正中直上 2 寸	头痛, 眩晕, 鼻渊, 癫痫	平刺 0.5~0.8 寸; 可灸; 一指禅推法, 点、按、揉法; 小儿前囟未闭者禁针
上星 Shàngxīng, GV 23	囟会穴前 1 寸; 或额前部发际正中直上 1 寸	头痛, 目痛, 鼻渊, 鼻衄; 热病, 疟疾; 癫狂	平刺 0.5~0.8 寸; 可灸; 一指禅推法, 点、按、揉法

（续表）

穴 名	定 位	主 治	操 作
神庭 Shéntíng, GV 24	额前部发际正中直上0.5寸	癫狂痫，中风；头痛，目眩，失眠，惊悸；目赤，目翳，鼻渊，鼻衄	平刺0.5~0.8寸；可灸；一指禅推法，点、按、揉法
素髎 Sùliáo, GV 25	鼻尖正中	昏迷，惊厥，新生儿窒息；鼻渊，鼻衄，喘息	向上斜刺0.3~0.5寸，或点刺出血；不宜灸。为急救要穴之一
水沟 Shuǐgōu, 又名人中 Rénzhōng, GV 26	在人中沟的上1/3与下2/3交界处	昏迷，晕厥，中风，中暑，癔病，癫狂痫，急、慢惊风；鼻塞，鼻衄，面肿，口㖞，齿痛，牙关紧闭；闪挫腰痛	向上斜刺0.3~0.5寸，强刺激，或指甲掐按；不宜灸。为急救要穴之一
兑端 Duìduān, GV 27	上唇正中的尖端，红唇与皮肤交接处	昏迷，晕厥，癫狂，癔病；口㖞，口噤，口臭，齿痛；消渴嗜饮	向上斜刺0.2~0.3寸
龈交 Yínjiāo, GV 28	上唇系带与齿龈连接处	口㖞，口噤，口臭，齿衄，齿痛，鼻衄，面赤颊肿；癫狂，项强	向上斜刺0.2~0.3寸，或点刺出血
印堂 Yìntáng, GV 29	在头部，两眉毛内侧端中间的凹陷中	头痛，眩晕，鼻渊，鼻衄，目赤肿痛；小儿惊风，失眠	提捏局部皮肤，向下平刺0.3~0.5寸，或用三棱针点刺出血

二、任脉

（一）经脉循行

任脉，起于小腹内，下出会阴，向上行于阴毛部，沿着腹内，向上经过关元等穴，到达咽喉部，再上行环绕口唇，经过面部，进入目眶下（承泣）（图3-70）。

《难经·二十八难》：任脉者，起于中极之下，以上毛际，循腹里，上关元，至咽喉。

（二）主要病候

疝气、带下、腹中结块等。

（三）主治概要

本经腧穴主治少腹、脐腹、胃脘、胸、颈、咽喉、头面等局部病证和相应的内脏器官病证，部分腧穴有强壮作用或可治疗神志病。

（四）常用腧穴

会阴（Huìyīn, CV 1）

【定位】男性在阴囊根部与肛门连线的中点处；女性在大阴唇后联合与肛门连线的中点处（图3-71）。

【主治】①溺水窒息，昏迷，癫狂痫；②小便不利，遗尿，阴痛，阴痒，脱肛，阴挺，

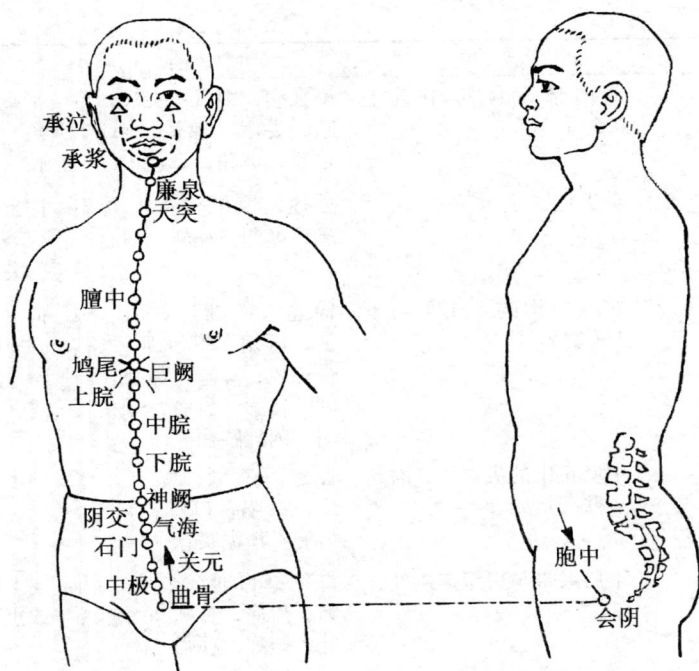

图 3 - 70   任脉循行示意图

痔疮；③遗精，月经不调。

【操作】直刺 0.5 ~ 1 寸；可灸；急救可用强刺激针法或点、
按法。孕妇慎用。

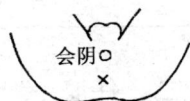

图 3 - 71   任脉腧穴（一）

【解剖】在海绵体的中央；有会阴浅、深横肌；有会阴动、静
脉分支；布有会阴神经的分支。

中极（Zhōngjí，CV 3）   膀胱募穴

【定位】前正中线上，脐下 4 寸（图 3 - 72）。

【主治】①遗尿，小便不利，癃闭；②遗精，阳痿，不育；③月经不调，崩漏，阴挺，
阴痒，不孕，产后恶露不止，带下。

【操作】直刺 1 ~ 1.5 寸；可灸；一指禅推法，点、按、揉法。孕妇慎用。

【解剖】在腹白线上，内部为乙状结肠；有腹壁浅动、静脉分支和腹壁下动、静脉分
支；布有髂腹下神经的前皮支。

关元（Guānyuán，CV 4）   小肠募穴

【定位】前正中线上，脐下 3 寸（图 3 - 72）。

【主治】①中风脱证，虚劳冷惫；②少腹疼痛，腹泻，痢疾，脱肛，疝气；③五淋，便
血，尿血，尿闭，尿频；④遗精，阳痿，早泄，白浊；⑤月经不调，痛经，经闭，崩漏，带
下，阴挺，恶露不尽，胞衣不下。

【操作】直刺 1 ~ 1.5 寸；多用灸法；一指禅推法，点、按、揉法。孕妇慎用。

【解剖】在腹白线上，深部为小肠；有腹壁浅动、静脉分支和腹壁下动、静脉分支；布

有第 12 肋间神经前皮支的内侧支。

气海（Qìhǎi，CV 6）　肓之原穴

【定位】前正中线上，脐下 1.5 寸（图 3 - 72）。

【主治】①虚脱，形体羸瘦，脏气衰惫，乏力；②水谷不化，绕脐疼痛，腹泻，痢疾，便秘；③小便不利，遗尿；④遗精，阳痿，疝气；⑤月经不调，痛经，经闭，崩漏，带下，阴挺，产后恶露不止，胞衣不下；⑥水肿，气喘。

【操作】直刺 1~1.5 寸；多用灸法；一指禅推法，点、按、揉法。孕妇慎用。

【解剖】在腹白线上，深部为小肠；有腹壁浅动、静脉分支和腹壁下动、静脉分支；布有第 11 肋间神经前皮支的内侧支。

神阙（Shénquè，CV 8）

【定位】脐窝中央（图 3 - 72）。

【主治】①阳气暴脱，形寒神惫，尸厥，风痫；②腹痛，腹胀，腹泻，痢疾，便秘，脱肛；③水肿，臌胀，小便不利。

【操作】一般不针，多用艾炷隔盐灸法。

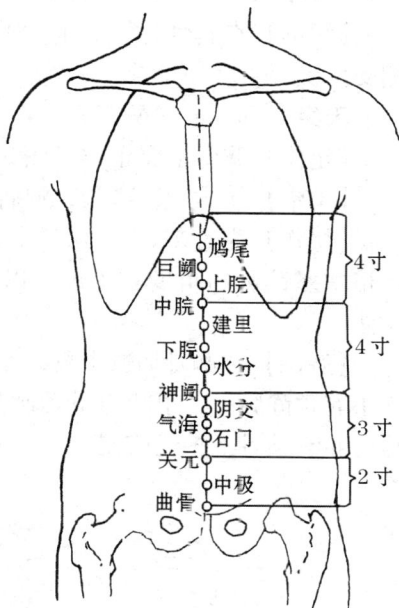

图 3 - 72　任脉腧穴（二）

【解剖】在脐窝正中，深部为小肠；有腹壁下动、静脉；布有第 10 肋间神经前皮支的内侧支。

下脘（Xiàwǎn，CV 10）

【定位】前正中线上，脐上 2 寸（图 3 - 72）。

【主治】①腹痛，腹胀，腹泻，呕吐，食谷不化；②小儿疳疾，痞块。

【操作】直刺 1~1.5 寸；可灸；一指禅推法，点、按、揉法。

【解剖】在腹白线上，深部为横结肠；有腹壁上、下动、静脉交界处的分支；布有第 8 肋间神经前皮支的内侧支。

中脘（Zhōngwǎn，CV 12）　胃募穴，八会穴之腑会

【定位】前正中线上，脐上 4 寸；或脐与胸剑联合连线的中点处（图 3 - 72）。

【主治】①胃痛，腹胀，纳呆，呕吐，吞酸，呃逆，疳疾，黄疸；②癫狂痫，脏燥，尸厥，失眠，惊悸，哮喘。

【操作】直刺 1~1.5 寸；可灸；一指禅推法，点、按、揉法。

【解剖】在腹白线上，深部为胃幽门部；有腹壁上动、静脉；布有第 7、8 肋间神经前皮支的内侧支。

膻中（Dànzhōng，CV 17）　　心包募穴，八会穴之气会

【定位】前正中线上，平第 4 肋间隙；或两乳头连线与前正中线的交点处（图 3 - 73）。

【主治】①咳嗽，气喘，胸闷，心痛，噎膈，呃逆；②产后乳少，乳痈。

【操作】平刺 0.3~0.5 寸；可灸；一指禅推法，点、按、揉法。

【解剖】在胸骨体上；有胸廓内动、静脉的前穿支；布有第 4 肋间神经前皮支的内侧支。

天突（Tiāntū，CV 22）

【定位】胸骨上窝正中（图 3-74）。

【主治】①咳嗽，哮喘，胸痛，咽喉肿痛；②暴喑，瘿气，梅核气，噎膈。

【操作】先直刺 0.2~0.3 寸，然后将针尖向下，紧靠胸骨柄后方刺入 1~1.5 寸；必须严格掌握针刺的角度和深度，以防刺伤肺和有关动、静脉。可灸。一指禅推法，点、按、揉法。

【解剖】在胸骨切迹中央，左、右胸锁乳突肌之间，深层为胸骨舌骨肌和胸骨甲状肌；皮下有颈静脉弓，甲状腺下动脉分支，深部为气管，向下胸骨柄后方为无名静脉及主动脉弓；布有锁骨上神经前支。

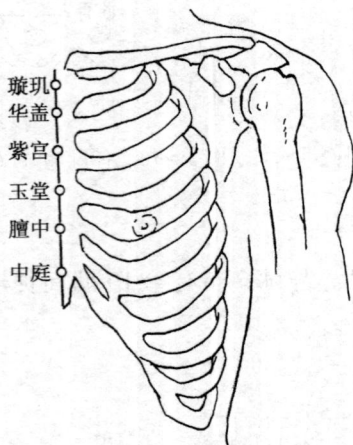

图 3-73 任脉腧穴（三）

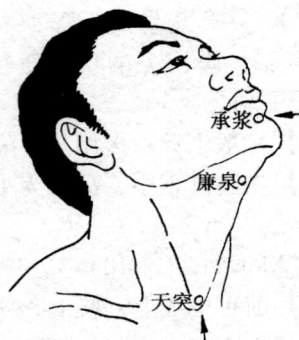

图 3-74 任脉腧穴（四）

廉泉（Liánquán，CV 23）

【定位】微仰头，在喉结上方，当舌骨体上缘的中点处（图 3-74）。

【主治】①舌强不语，暴喑，喉痹，吞咽困难；②舌缓流涎，舌下肿痛，口舌生疮。

【操作】向舌根斜刺 0.5~0.8 寸；可灸；一指禅推法，点、按、揉法。

【解剖】在舌骨上方，左、右颏舌骨肌之间，深部为会厌，下方为喉门，有甲状舌骨肌、舌肌；有颈前浅静脉，甲状腺上动、静脉；布有颈皮神经的分支，深层为舌根，有舌下神经及舌咽神经的分支。

承浆（Chéngjiāng，CV 24）

【定位】颏唇沟的正中凹陷处（图 3-74）。

【主治】①口㖞，齿龈肿痛，流涎；②暴喑，癫狂。

【操作】斜刺 0.3~0.5 寸；可灸；一指禅推法，点、按、揉法。

【解剖】在口轮匝肌和颏肌之间；有下唇动、静脉分支；布有面神经的下颌支及颏神经分支。

（五）腧穴表解（表 3 - 14）

表 3 - 14　　　　　　　　　　　任脉腧穴表解

穴　名	定　位	主　治	操　作
会阴 Huìyīn, CV 1	男性在阴囊根部与肛门连线的中点处；女性在大阴唇后联合与肛门连线的中点处	溺水窒息，昏迷，癫狂痫；小便不利，遗尿，阴痛，阴痒，脱肛，阴挺，痔疮；遗精，月经不调	直刺 0.5～1 寸；可灸；急救可用强刺激针法或点、按法。孕妇慎用
曲骨 Qūgǔ, CV 2	前正中线上，脐下 5 寸，当耻骨联合上缘中点处	少腹胀满，小便淋沥，遗尿；遗精，阳痿，阴囊湿痒；月经不调，痛经，赤白带下	直刺 1～1.5 寸，内为膀胱，立在排尿后针刺；可灸；一指禅推法，点、按、揉法。孕妇慎用
中极 Zhōngjí, CV 3 膀胱募穴	前正中线上，脐下 4 寸	遗尿，小便不利，癃闭；遗精，阳痿，不育；月经不调，崩漏，阴挺，阴痒，不孕，产后恶露不止，带下	直刺 1～1.5 寸；可灸；一指禅推法，点、按、揉法。孕妇慎用
关元 Guānyuán, CV 4 小肠募穴	前正中线上，脐下 3 寸	中风脱证，虚劳冷惫；少腹疼痛，腹泻，痢疾，脱肛，疝气；五淋，便血，尿血，尿闭，尿频；遗精，阳痿，早泄，白浊；月经不调，痛经，经闭，崩漏，带下，阴挺，恶露不尽，胞衣不下	直刺 1～1.5 寸；多用灸法；一指禅推法，点、按、揉法。孕妇慎用
石门 Shímén, CV 5 三焦募穴	前正中线上，脐下 2 寸	腹胀，腹泻，痢疾，绕脐疼痛；奔豚，疝气，水肿，小便不利；遗精，阳痿；经闭，带下，崩漏，产后恶露不止	直刺 1～1.5 寸；可灸；一指禅推法，点、按、揉法。孕妇慎用
气海 Qìhǎi, CV 6 肓之原穴	前正中线上，脐下 1.5 寸	虚脱，形体羸瘦，脏气衰惫，乏力；水谷不化，绕脐疼痛，腹泻，痢疾，便秘，小便不利，遗尿；遗精，阳痿，疝气；月经不调，痛经，经闭，崩漏，带下，阴挺，产后恶露不止，胞衣不下；水肿，气喘	直刺 1～1.5 寸；多用灸法；一指禅推法，点、按、揉法。孕妇慎用

（续表）

穴 名	定 位	主 治	操 作
阴交 Yīnjiāo，CV 7	前正中线上，脐下1寸	腹痛，水肿，疝气，小便不利；月经不调，崩漏，带下	直刺1~1.5寸；可灸；一指禅推法，点、按、揉法。孕妇慎用
神阙 Shénquè，CV 8	脐窝中央	阳气暴脱，形寒神愈，尸厥，风痫；腹痛，腹胀，腹泻，痢疾，便秘，脱肛；水肿，臌胀，小便不利	一般不针，多用艾炷隔盐灸法
水分 Shuǐfēn，CV 9	前正中线上，脐上1寸	水肿，小便不利；腹痛，腹泻，胃反吐食	直刺1~1.5寸；水病多用灸法；一指禅推法，点、按、揉法
下脘 Xiàwǎn，CV 10	前正中线上，脐上2寸	腹痛，腹胀，腹泻，呕吐，食谷不化；小儿疳疾，痞块	直刺1~1.5寸；可灸；一指禅推法，点、按、揉法
建里 Jiànlǐ，CV 11	前正中线上，脐上3寸	胃痛，呕吐，食欲不振；腹胀，腹痛；水肿	直刺1~1.5寸；可灸；一指禅推法，点、按、揉法
中脘 Zhōngwǎn，CV 12 胃募穴，八会穴之腑会	前正中线上，脐上4寸；或脐与胸剑联合连线的中点处	胃痛，腹胀，纳呆，呕吐，吞酸，呃逆，疳疾，黄疸；癫狂痫，脏燥，尸厥，失眠，惊悸，哮喘	直刺1~1.5寸；可灸；一指禅推法，点、按、揉法
上脘 Shàngwǎn，CV 13	前正中线上，脐上5寸	胃痛，呕吐，呃逆，腹胀；癫痫	直刺1~1.5寸；可灸；一指禅推法，点、按、揉法
巨阙 Jùquè，CV 14 心之募穴	前正中线上，脐上6寸；或胸剑联合下2寸	癫狂痫；胸痛，心痛，心悸；呕吐，吞酸	向下斜刺0.5~1寸；可灸；一指禅推法，点、按、揉法。不可深刺，以免伤及肝脏
鸠尾 Jiūwěi，CV 15 任脉络穴，膏之原穴	前正中线上，脐上7寸；或剑突下，胸剑联合下1寸	癫狂痫；胸满，咳喘；皮肤痛或瘙痒	向下斜刺0.5~1寸；可灸；一指禅推法，点、按、揉法
中庭 Zhōngtíng，CV 16	胸剑联合的中点处，即胸剑结合部	胸腹胀满，噎膈，呕吐，心痛，梅核气	平刺0.3~0.5寸；可灸；一指禅推法，点、按、揉法
膻中 Dànzhōng，CV 17 心包募穴，八会穴之气会	前正中线上，平第4肋间隙；或两乳头连线与前正中线的交点处	咳嗽，气喘，胸闷，心痛，噎膈，呃逆；产后乳少，乳痈	平刺0.3~0.5寸；可灸；一指禅推法，点、按、揉法
玉堂 Yùtáng，CV 18	前正中线上，平第3肋间隙	咳嗽，气喘，胸闷，胸痛，乳房胀痛；喉痹，咽肿	平刺0.3~0.5寸；可灸；一指禅推法，点、按、揉法

（续表）

穴　名	定　位	主　治	操　作
紫宫 Zǐgōng，CV 19	前正中线上，平第 2 肋间隙	咳嗽，气喘，胸痛	平刺 0.3 ~ 0.5 寸；可灸；一指禅推法，点、按、揉法
华盖 Huágài，CV 20	前正中线上，胸骨角的中点处，平第 1 肋间隙	咳嗽，气喘，胸痛，喉痹	平刺 0.3 ~ 0.5 寸；可灸；一指禅推法，点、按、揉法
璇玑 Xuánjī，CV 21	前正中线上，胸骨柄的中央处，天突穴下 1 寸	咳嗽，气喘，胸痛，咽喉肿痛	平刺 0.3 ~ 0.5 寸；可灸；一指禅推法，点、按、揉法
天突 Tiāntū，CV 22	胸骨上窝正中	咳嗽，哮喘，胸痛，咽喉肿痛；暴喑，瘿气，梅核气，噎膈	先直刺 0.2 ~ 0.3 寸，然后将针尖向下，紧靠胸骨柄后方刺入 1 ~ 1.5 寸；必须严格掌握针刺的角度和深度，以防刺伤肺和有关动、静脉。可灸。一指禅推法，点、按、揉法
廉泉 Liánquán，CV 23	微仰头，在喉结上方，当舌骨体上缘的中点处	舌强不语，暴喑，喉痹，吞咽困难；舌缓流涎，舌下肿痛，口舌生疮	向舌根斜刺 0.5 ~ 0.8 寸；可灸；一指禅推法，点、按、揉法
承浆 Chéngjiāng，CV 24	颏唇沟的正中凹陷处	口喎，齿龈肿痛，流涎；暴喑，癫狂	斜刺 0.3 ~ 0.5 寸；可灸；一指禅推法，点、按、揉法

三、冲脉

（一）经脉循行

冲脉起于小腹内，下出于会阴部，向上行于脊柱内；其外行者经气冲与足少阴经交会，沿着腹部两侧，上行至胸中而散，并上达咽喉，环绕口唇；向下的一支，注入足少阴经，从气冲部分出，沿大腿内侧下行进入腘窝中，下行于小腿深部胫骨内侧，到足内踝后的跟骨上缘分出两支，与足少阴经并行；其中向前行的一支，从内踝后的深部跟骨上缘处分出，沿着足背进入大趾间（图 3 - 75）。

《难经·二十八难》：冲脉者，起于中极之下，以上毛际，循腹里，上关元，至喉咽。

（二）主要病候

腹部气逆而拘急。

（三）交会腧穴

会阴、阴交（任脉）；气冲（足阳明胃经）；横骨、大赫、气穴、四满、中注、肓俞、商曲、石关、阴都、通谷、幽门（足少阴肾经）。

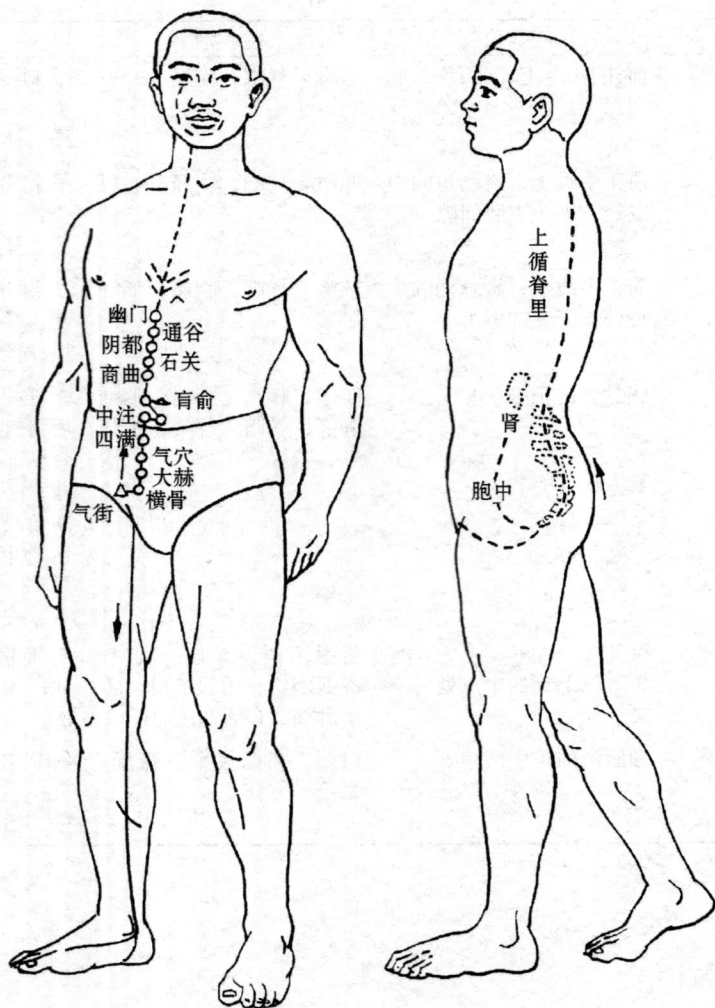

图 3-75 冲脉循行示意图

四、带脉

(一) 经脉循行

带脉起于季胁部的下面,斜向下行到带脉、五枢、维道穴,横行绕身一周(图3-76)。
《难经·二十八难》:带脉者,起于季胁,回身一周。

(二) 主要病候

腹满,腰部觉冷如坐水中。

(三) 交会腧穴

带脉、五枢、维道(足少阳胆经)。

五、阴维脉

（一）经脉循行

阴维脉起于小腿内侧，沿大腿内侧上行到腹部，与足太阴经相合，过胸部，与任脉会于颈部（图3－77）。

《难经·二十八难》：阴维起于诸阴之交也。

（二）主要病候

心痛，忧郁。

（三）交会腧穴

筑宾（足少阴肾经）；府舍、大横、腹哀（足太阴脾经）；期门（足厥阴肝经）；天突、廉泉（任脉）。

六、阳维脉

（一）经脉循行

阳维脉起于足跟外侧，向上经过外踝，沿足少阳经上行至髋关节部，经胁肋后侧，从腋后上肩，至前额，再到项后，合于督脉（图3－78）。

《难经·二十八难》：阳维起于诸阳之会也。

（二）主要病候

恶寒发热，腰痛。

（三）交会腧穴

金门（足太阳膀胱经）；阳交（足少阳胆经）；臑俞（手太阳小肠经）；天髎（手少阳三焦经）；肩井（足少阳胆经）；头维（足阳明胃经）；本神、阳白、头临泣、目窗、三营、承灵、脑空、风池（足少阳胆经）；风府、哑门（督脉）。

七、阴跷脉

（一）经脉循行

阴跷脉起于足舟骨的后方，上行内踝的上面，沿小腿、大腿的内侧直上，经过阴部，向上沿胸部内侧，进入锁骨上窝，上经人迎的上面，过颧部，到目内眦，与足太阳膀胱经和阳跷脉相会合（图3－79）。

《难经·二十八难》：阴跷脉者，亦起于跟中，循内踝上行，至咽喉，交贯冲脉。

（二）主要病候

多眠，癃闭。

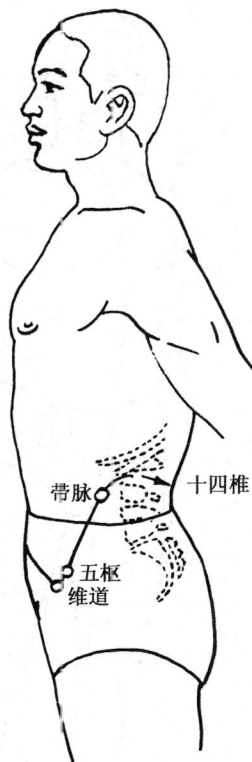

图3－76 带脉循行示意图

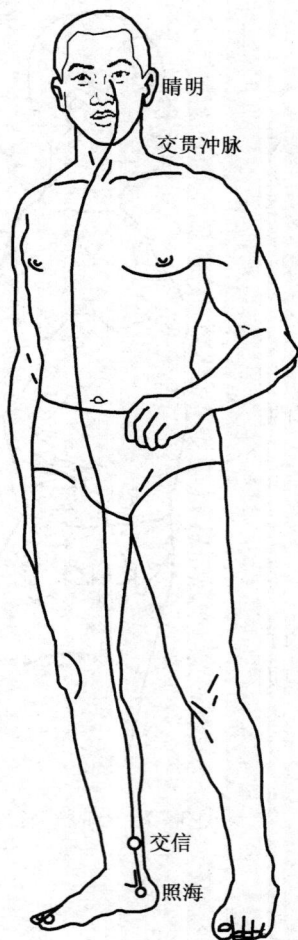

图 3 - 77   阴维脉循行示意图   图 3 - 78   阳维脉循行示意图

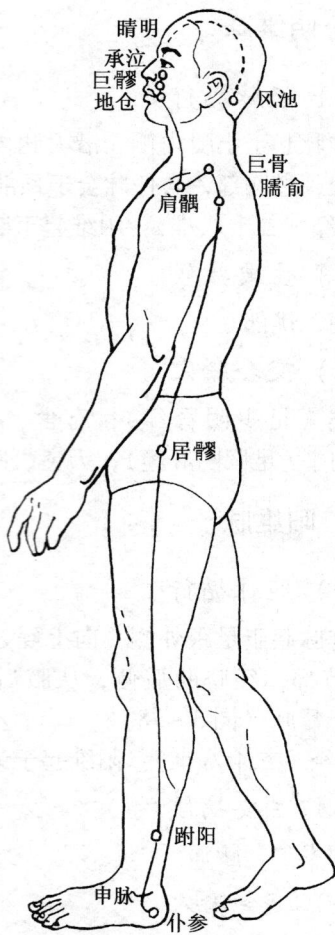

（三）交会腧穴

照海、交信（足少阴肾经）；睛明（足太阳膀胱经）。

八、阳跷脉

（一）经脉循行

阳跷脉起于足跟外侧，经外踝上行腓骨后缘，沿股部外侧和胁后上肩，过颈部上挟口角，进入目内眦，再沿足太阳膀胱经上额，与足少阳经合于风池（图 3 - 80）。

《难经·二十八难》：阳跷脉者，起于跟中，循内踝上行，入风池。

（二）主要病候

不眠，目痛从内眦始。

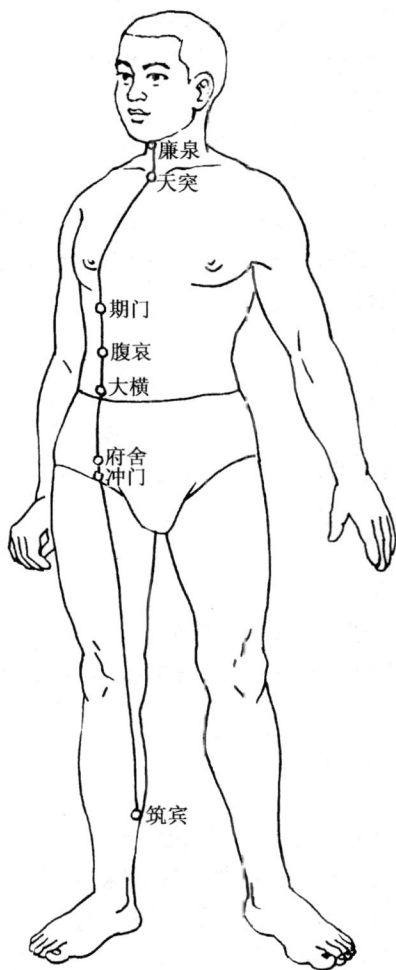

图 3 - 79　阴跷脉循行示意图　　　　图 3 - 80　阳跷脉循行示意图

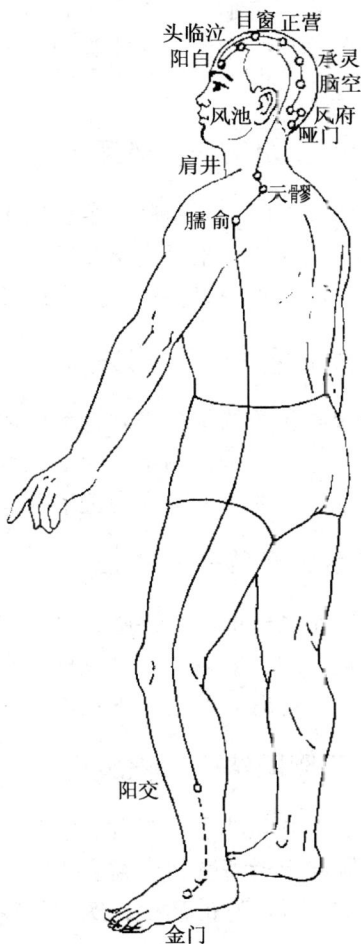

（三）交会腧穴

申脉、仆参、跗阳（足太阳膀胱经）；居髎（足少阳胆经）；臑俞（手太阳小肠经）；肩髃、巨骨（手阳明大肠经）；天髎（手少阳三焦经）；地仓、巨髎、承泣（足阳明胃经）；睛明（足太阳膀胱经）。

第三节　十五络脉

一、手太阴络——列缺

手太阴肺经的别行络脉，名曰列缺，起于腕关节上方桡骨茎突后的分肉之间，与手太阴本经并行,直入手掌中,散布于大鱼际部。它的病变,实证为手桡侧腕部锐骨和掌中发热,虚证为呵欠频作,小便失禁或频数,可取它的络穴列缺治疗。穴在距腕一寸半处,别行于手阳明大肠经。

二、手少阴络——通里

手少阴心经的别行络脉,名曰通里,在腕关节后一寸处分出上行,沿着手少阴本经入于心中,再向上联系舌根部,会属于目系。它的病变,实证为胸中支满阻隔,虚证为不能言语,可取它的络穴通里治疗。穴在腕关节后一寸,别行于手太阳小肠经。

三、手厥阴络——内关

手厥阴心包经的别行络脉,名曰内关,在腕关节后二寸处,发出于两筋之间,走向手少阳三焦经。它沿着手厥阴本经向上联系于心包,散络于心系。它的病变,实证为心痛,虚证为心中烦乱,可取它的络穴内关治疗。

四、手太阳络——支正

手太阳小肠经的别行络脉,名曰支正,在腕关节后五寸处,向内侧注入手少阴心经;其支脉上行经肘部,上络于肩髃穴部。它的病变,实证为关节弛缓,肘部痿废不用,虚证为皮肤赘生小疣,可取它的络穴支正治疗。

五、手阳明络——偏历

手阳明大肠经的别行络脉,名曰偏历,在腕关节后三寸偏历穴处分出,走向手太阴肺经;其支脉向上沿着臂膊,经肩髃穴上行至下颌角处,遍布于齿中;其支脉进入耳中,合于该部所聚的主脉。它的病变,实证为龋齿、耳聋,虚证为齿冷、经气闭阻不通畅,可取它的络穴偏历治疗。

六、手少阳络——外关

手少阳三焦经的别行络脉,名曰外关,在腕关节后二寸处分出,绕行于肩膊的外侧,上行进入胸中,会合于心包。它的病变,实证为肘部拘挛,虚证为肘部弛缓不收,可取它的络穴外关治疗。

七、足太阳络——飞扬

足太阳膀胱经的别行络脉,名曰飞扬,在外踝上七寸处分出,走向足少阴肾经。它的病变,实证为鼻塞流涕、头背部疼痛,虚证为鼻流清涕、鼻出血,可取它的络穴飞扬治疗。

八、足少阳络——光明

足少阳胆经的别行络脉,名曰光明,在外踝上五寸处分出,走向足厥阴肝经,向下联络于足背部。它的病变,实证为足胫部厥冷,虚证为足软无力不能行走,坐而不能起立,可取它的络穴光明治疗。

九、足阳明络——丰隆

足阳明胃经的别行络脉，名曰丰隆，在距离外踝上八寸处分出，走向足太阴脾经；其支脉沿着胫骨外缘上行联络于头项部，与各经的经气相会合，再向下联络于咽喉部。它的病变，气逆则发生突然失音；实证为狂癫之疾，虚证为足缓不收，胫部肌肉萎缩，可取它的络穴丰隆治疗。

十、足太阴络——公孙

足太阴脾经的别行络脉，名曰公孙，在足大趾本节后一寸处分出，走向足阳明胃经；其支脉进入腹腔，联络于肠胃。它的病变，气上逆则发生霍乱；实证为腹内绞痛，虚证为臌胀之疾，可取它的络穴公孙治疗。

十一、足少阴络——大钟

足少阴肾经的别行络脉，名曰大钟，在内踝后绕行足跟部，走向足太阳膀胱经；其支脉与足少阴本经并行向上而至于心包下，再贯穿腰脊。它的病变，气上逆则发生心胸烦闷；实证为二便不通，虚证为腰痛，可取它的络穴大钟治疗。

十二、足厥阴络——蠡沟

足厥阴肝经的别行络脉，名曰蠡沟，在内踝上五寸处分出，走向足少阳胆经；其支脉经过胫部上行至睾丸部，终结于阴茎处。它的病变，气逆则发生睾丸肿胀、突发疝气；实证为阴茎挺长，阳强不倒，虚证为阴部暴痒，可取它的络穴蠡沟治疗。

十三、任脉之络——鸠尾

任脉的别行络脉，名曰尾翳（也称鸠尾），从鸠尾向下，散布于腹部。它的病变，实证为腹部皮肤疼痛，虚证为腹部皮肤瘙痒，可取它的络穴尾翳（即鸠尾）治疗。

十四、督脉之络——长强

督脉的别行络脉，名曰长强，挟脊旁膂肌上行至项部，散布于头上；再向下到两肩胛之间，分左右别行于足太阳膀胱经，深入贯穿于脊膂中。它的病变，实证为脊柱强直，虚证为头重、旋摇不定，此皆督脉的别络之过，可取它的络穴长强治疗。

十五、脾之大络——大包

脾的大络，名曰大包，在渊腋穴下三寸处发出，散布于胸胁部。它的病变，实证为一身尽痛，虚证为周身肌肉关节松弛无力；此络脉像网络一样包络周身，如现血瘀，可取它的络穴大包治疗。

第四节　常用经外奇穴

一、头颈部穴

四神聪（Sìshéncōng，EX – HN 1）

【定位】在顶部，当百会前后左右各 1 寸，共 4 穴（图 3 – 81）。

【主治】①头痛，眩晕，失眠，健忘，癫痫；②目疾。

【操作】平刺 0.5 ~ 0.8 寸；可灸；一指禅推法，点、按、揉法。

【解剖】在帽状腱膜中，有枕大神经、滑车上神经、耳颞神经分布，并有枕动脉、颞浅动脉、额动脉的吻合网分布。

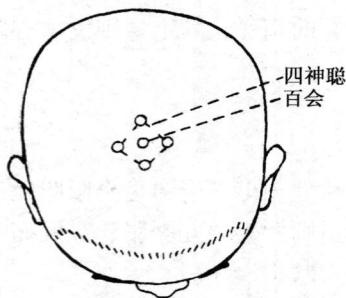

图 3 – 81　经外奇穴（一）

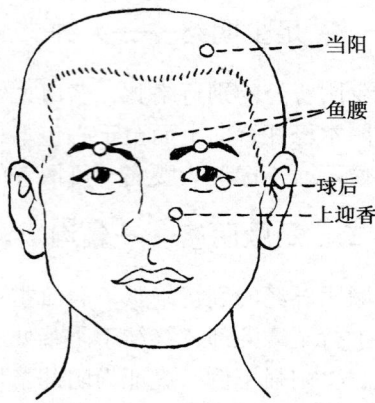

图 3 – 82　经外奇穴（二）

鱼腰（Yúyāo，EX – HN 4）

【定位】在额部，瞳孔直上，眉毛中（图 3 – 82）。

【主治】①眉棱骨痛；②眼睑眴动，眼睑下垂，目赤肿痛，目翳；③口眼㖞斜。

【操作】平刺 0.3 ~ 0.5 寸；不宜灸；一指禅推法，点、按、揉法。

【解剖】在眼轮匝肌中，浅层有眶上神经分布，深层有面神经颞支和额动脉分布。

太阳（Tàiyáng，EX – HN 5）

【定位】在颞部，当眉梢与目外眦之间，向后约一横指的凹陷处（图 3 – 83）。

【主治】①头痛；②目疾；③面瘫。

【操作】直刺或斜刺 0.3 ~ 0.5 寸，或点刺出血；可灸；一指禅推法，点、按、揉法。

【解剖】在颞筋膜及颞肌中，浅层有上颌神经颧颞支和颞浅动脉分布，深层有下颌神经肌支和颞浅动脉肌支分布。

耳尖（Ěrjiān，EX – HN 6）

【定位】在耳廓的上方，折耳向前，当耳廓上方的尖端处（图 3 – 83）。

【主治】①目疾；②头痛；③咽喉肿痛。

【操作】直刺 0.1~0.2 寸，或点刺出血；可灸。

【解剖】在耳廓软骨部，浅层有颞浅动、静脉的耳前支，耳后动、静脉的耳后支，耳颞神经耳前支；深层有枕小神经后支和面神经耳支。

球后（Qiúhòu，EX – HN 7）

【定位】在面部，当眶下缘外 1/4 与内 3/4 交界处（图 3 – 82）。

【主治】目疾。

【操作】轻压眼球向上，向眶缘缓慢直刺 0.5~1.5 寸，不提插；不宜灸。

【解剖】在眼轮匝肌中，深部为眼肌。浅层有上颌神经颧颞支和眶下神经分布；深层有面神经颧支和颞浅动脉肌支分布；进入眶内可刺及眶下神经干、下直肌、下斜肌和眶脂体，有眼神经和动眼神经分布。

上迎香（Shàngyíngxiāng，EX – HN 8）

【定位】在面部，当鼻翼软骨与鼻甲的交界处，近鼻唇沟上端处（图 3 – 82）。

【主治】鼻渊，鼻部疮疖。

【操作】向内上方平刺 0.3~0.5 寸。

【解剖】在鼻肌、鼻翼软骨部，浅层有眶下神经和滑车下神经分布；深层有面神经颊支和面动脉分支分布。

金津、玉液（Jīnjīn、Yùyè，EX – HN 12、EX – HN 13）

【定位】在口腔内，当舌系带两侧静脉上，左为金津，右为玉液（图 3 – 84）。

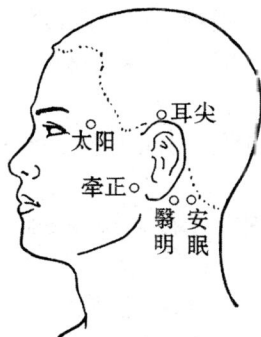

图 3 – 83　经外奇穴（三）　　　　　图 3 – 84　经外奇穴（四）

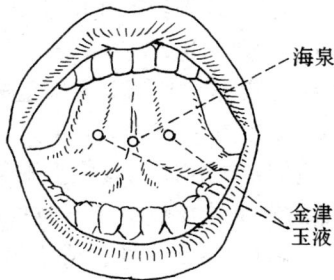

【主治】①口疮，舌强，舌肿；②呕吐，消渴。

【操作】点刺出血。

【解剖】穴区浅层有舌神经（发自下颌神经）和舌深静脉干经过；深层有舌神经、舌下神经和舌动脉分布。

翳明（Yìmíng，EX – HN 14）

【定位】在项部，当翳风后 1 寸（图 3 – 83）。

【主治】①头痛，眩晕，失眠；②目疾，耳鸣。

【操作】直刺 0.5~1 寸；可灸；一指禅推法，点、按、揉法。

【解剖】在胸锁乳突肌上，穴区浅层有耳大神经和枕小神经分布；深层有副神经、颈神经后支和耳后动脉分布；再深层有迷走神经干、副神经干和颈内动、静脉经过。

二、胸腹部穴

子宫（Zǐgōng，EX–CA 1）

【定位】在下腹部，当脐中下 4 寸，中极旁开 3 寸（图 3–85）。

【主治】①阴挺；②月经不调，痛经，崩漏；③不孕。

【操作】直刺 0.8～1.2 寸；可灸；一指禅推法，点、按、揉法。

【解剖】在腹内、外斜肌中，穴区浅层有髂腹下神经和腹壁浅动脉分布；深层有髂腹股沟神经的肌支和腹壁下动脉分布；再深层可进入腹腔刺及小肠。

三、背腰部穴

定喘（Dìngchuǎn，EX–B 1）

【定位】在背部，当第 7 颈椎棘突下，旁开 0.5 寸（图 3–86）。

【主治】①哮喘，咳嗽；②肩背痛，落枕。

【操作】直刺 0.5～0.8 寸；可灸；一指禅推法，点、按、揉法。

【解剖】在斜方肌、菱形肌、上后锯肌、头夹肌、头半棘肌中，穴区浅层有颈神经后支的皮支分布；深层有颈神经后支的肌支、副神经和颈横动脉、颈深动脉分布。

夹脊（Jiájǐ，EX–B 2）

【定位】在背腰部，当第 1 胸椎至第 5 腰椎棘突下两侧，后正中线旁开 0.5 寸，一侧 17 穴，左右共 34 穴（图 3–86）。

【主治】适应范围较广，其中上胸部的穴位治疗心肺、上肢疾病；下胸部的穴位治疗胃肠疾病；腰部的穴位治疗腰腹及下肢疾病。

【操作】直刺 0.3～0.5 寸，或用梅花针叩刺；可灸；一指禅推法，点、按、揉法。

【解剖】在背肌浅层（斜方肌、菱形肌、胸腰筋膜、后锯肌）及背肌深层（竖脊肌）中，穴区浅层有胸或腰神经后支的皮支分布；深层有胸或腰神经后支和肋间后动脉、腰动脉分布。

胃脘下俞（Wèiwǎnxiàshū，EX–B 3）

【定位】在背部，当第 8 胸椎棘突下，旁开 1.5 寸（图 3–86）。

【主治】①胃痛，腹痛，胸胁痛；②消渴。

【操作】斜刺 0.3～0.5 寸；可灸。

【解剖】在斜方肌、背阔肌中，穴区浅层有第 8 胸神经后支的皮支分布；深层有第 8 胸神经后支的肌支和肋间后动脉分布。

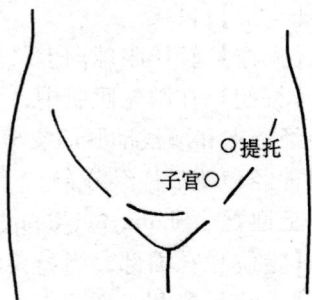

○提托

子宫○

图 3–85　经外奇穴（五）

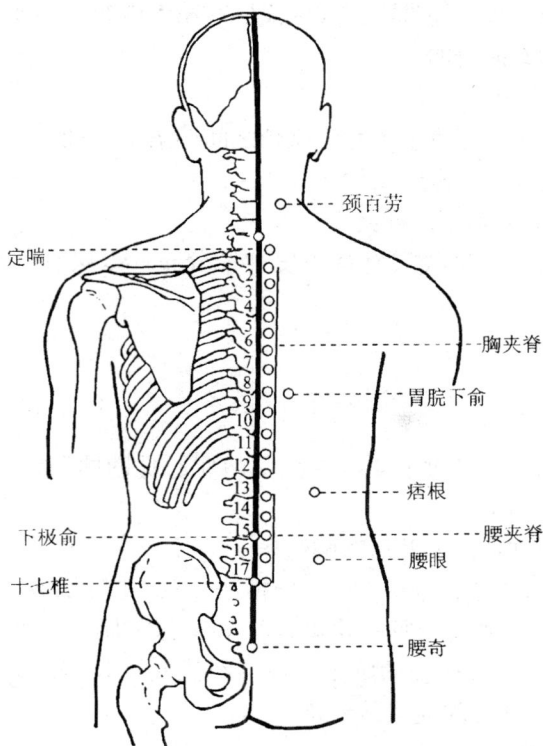

图 3 - 86 经外奇穴（六）

痞根（Pǐgēn，EX - B 4）

【定位】在腰部，当第 1 腰椎棘突下，旁开 3.5 寸（图 3 - 86）。

【主治】痞块，腰痛。

【操作】直刺 0.5 ~ 1 寸；可灸；一指禅推法，点、按、揉法。

【解剖】穴区神经、血管，浅层有第 19 胸神经后支的皮支分布，深层有第 1 腰神经后支的肌支和第 1 腰动脉分布。

腰眼（Yāoyǎn，EX - B 7）

【定位】在腰部，当第 4 腰椎棘突下，旁开约 3.5 寸凹陷中（图 3 - 86）。

【主治】①腰痛；②月经不调，带下；③虚劳。

【操作】直刺 1 ~ 1.5 寸；可灸；一指禅推法，点、按、揉法。

【解剖】在背阔肌、腰方肌中，穴区浅层有第 3 腰神经后支的皮支分布；深层有第 4 腰神经后支的肌支和腰动脉分布。

十七椎（Shíqīzhuī，EX - B 8）

【定位】在腰部，当后正中线上，第 5 腰椎棘突下凹陷中（图 3 - 86）。

【主治】①腰腿痛，下肢瘫痪；②崩漏，月经不调；③小便不利。

【操作】直刺 0.5 ~ 1 寸；可灸。

【解剖】在棘上韧带、棘间韧带中，穴区浅层有第5腰神经后支的皮支分布；深层有第5腰神经后支的肌支和腰动脉分布。

腰奇（Yāoqí，EX－B 9）

【定位】在骶部，当尾骨端直上2寸，骶角之间凹陷中（图3－86）。

【主治】①癫痫，头痛，失眠；②便秘。

【操作】向上平刺1~1.5寸；可灸。

【解剖】在棘上韧带，穴区浅层有臀中皮神经分布；深层有骶神经后支和骶中动脉分布；再深可进入骶管裂孔。

四、上肢部穴

二白（Èrbái，EX－UE 2）

【定位】在前臂掌侧，腕横纹上4寸，桡侧腕屈肌腱的两侧，一侧各1穴，一臂2穴，左右两臂共4穴（图3－87）。

【主治】①痔疾，脱肛；②前臂痛，胸胁痛。

【操作】直刺0.5~0.8寸；可灸；一指禅推法，点、按、揉法。

【解剖】在指浅屈肌、拇长屈肌（桡侧穴）和指深屈肌（尺侧穴）中，穴区浅层有前臂内、外侧皮神经分布；深层有桡动脉干、桡神经浅支（桡侧穴）和正中神经（尺侧穴）经过，并有正中神经肌支和骨间前动脉分布。

中魁（Zhōngkuí，EX－UE 4）

【定位】在中指背侧近端指间关节的中点处，握拳取穴（图3－88）。

【主治】噎膈，呕吐，食欲不振，呃逆。

【操作】针刺0.2~0.3寸；艾炷灸5~7壮；点、按、揉法。

【解剖】有桡、尺神经的指背神经和指背动脉分布。

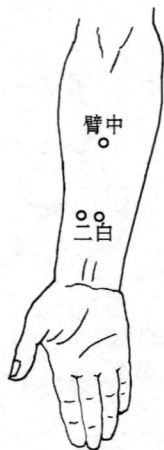

图3－87　经外奇穴（七）

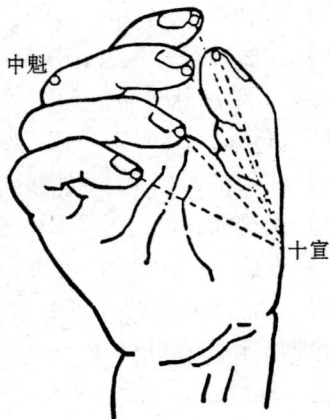

图3－88　经外奇穴（八）

腰痛点（Yāotòngdiǎn，EX – UE 7）

【定位】在手背侧，当第2、3掌骨及第4、5掌骨之间，当腕横纹与掌指关节中点处，一侧2穴，左右共4穴（图3－89）。

【主治】急性腰扭伤。

【操作】由两侧向掌中斜刺0.5～0.8寸；可灸；一指禅推法，点、按、揉法。

【解剖】在桡侧腕短伸肌腱（桡侧穴）和小指伸肌腱（尺侧穴）中，穴区浅层有桡神经浅支的手背支（桡侧穴）和尺神经手背支（尺侧穴）分布；深层有桡神经肌支和掌背动脉分布。

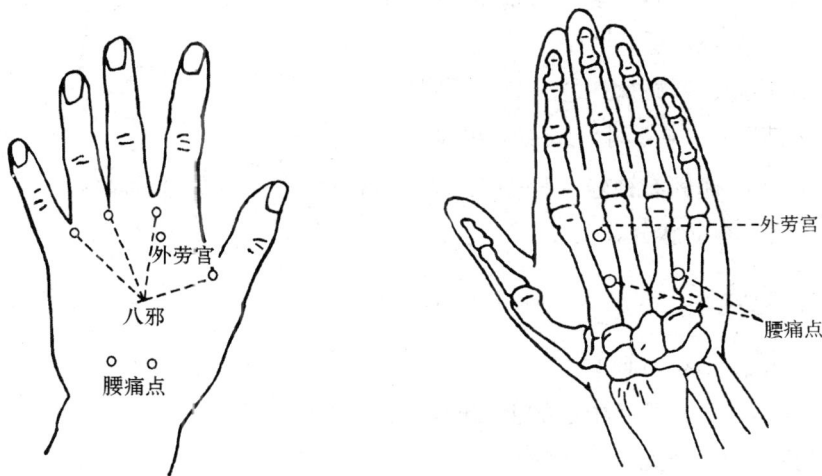

图3－89 经外奇穴（九）

外劳宫（Wàiláogōng，EX – UE 8）

【定位】在手背侧，当第2、3掌骨间，指掌关节后约0.5寸处（指寸）（图3－89）。

【主治】①落枕，手臂肿痛；②脐风。

【操作】直刺0.5～0.8寸；可灸。

【解剖】在第2骨间背侧肌中，穴区有桡神经浅支的指背神经、手背静脉网和掌背动脉。

八邪（Bāxié，EX – UE 9）

【定位】在手背侧，微握拳，第1至第5指间，指蹼缘后方赤白肉际处，左右共8穴（图3－89）。

【主治】①手背肿痛，手指麻木；②烦热，目痛；③毒蛇咬伤。

【操作】斜刺0.5～0.8寸，或点刺出血；可灸；一指禅推法，点、按、揉法。

【解剖】在拇收肌（八邪1）和骨间肌（八邪2、3、4）中，穴区浅层有桡神经浅支的手背支、尺神经手背支和手背静脉网分布；深层有尺神经肌支和掌背动脉分布。

四缝（Sìfèng，EX – UE 10）

【定位】在第2至第5指掌侧，近端指关节的中央，一手4穴，左右共8穴（图3－

90）。

【主治】①小儿疳积；②百日咳。

【操作】点刺出血或挤出少许黄色透明黏液。

【解剖】在指深屈肌腱中，穴区浅层有掌侧固有神经和指掌侧固有动脉分布；深层有正中神经肌支（桡侧两个半手指）和尺神经肌支（尺侧一个半手指）分布。

十宣（Shíxuān，EX - UE 11）

【定位】在手十指尖端，距指甲游离缘 0.1 寸（指寸），左右共 10 穴（图 3 - 88）。

【主治】①昏迷；②癫痫；③高热，咽喉肿痛。

【操作】浅刺 0.1 ~ 0.2 寸，或点刺出血。

【解剖】有指掌侧固有神经（桡侧三个半手指由正中神经发出，尺侧一个半手指由尺神经发出）和掌侧固有动脉分布。

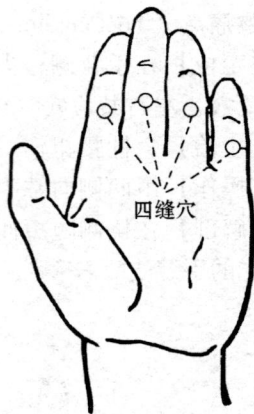

四缝穴

图 3 - 90　经外奇穴（十）

五、下肢部穴

鹤顶（Hèdǐng，EX - LE 2）

【定位】在膝上部，髌底中点的上方凹陷处（图 3 - 91）。

【主治】膝痛，足胫无力，瘫痪。

【操作】直刺 0.8 ~ 1 寸；可灸；一指禅推法，点、按、揉法。

【解剖】在股四头肌腱中，穴区浅层有股神经前皮支分布；深层有股神经肌支和膝关节动脉网分布。

百虫窝（Bǎichōngwō，EX - LE 3）

【定位】屈膝，在大腿内侧，髌底内侧端上 3 寸，即血海上 1 寸（图 3 - 91）。

【主治】①虫积；②风湿痒疹，下部生疮。

【操作】直刺 1.5 ~ 2 寸；可灸；一指禅推法，点、按、揉法。

【解剖】在股内侧肌中，穴区浅层有股神经前皮支分布；深层有股神经肌支和股动脉分布。

内膝眼（Nèixīyǎn，EX - LE 4）

【定位】屈膝，在髌韧带内侧凹陷处的中央（图 3 - 91）。

【主治】①膝痛、腿痛；②脚气。

【操作】向膝中斜刺 0.5 ~ 1 寸，或透刺犊鼻；可灸；一指禅推法，点、按、揉法。

【解剖】浅层有隐神经分支和股神经前皮支分布；深层有股神经关节支和膝关节动脉网分布。

胆囊（Dǎnnáng，EX – LE 6）

【定位】在小腿外侧上部，当腓骨小头前下方凹陷处（阳陵泉）直下2寸（图3 –92）。

【主治】①急、慢性胆囊炎，胆石症，胆道蛔虫症；②下肢痿痹。

【操作】直刺1~2寸；可灸；一指禅推法，点、按、揉法。

【解剖】在腓骨长肌中，穴区浅层有腓肠外侧皮神经分布；深层有腓深神经干和胫前动、静脉经过，并有腓浅神经肌支和胫前动脉分布。

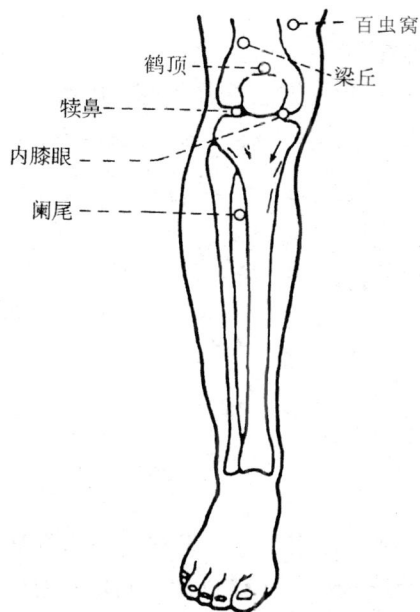

图3 –91 经外奇穴（十一）

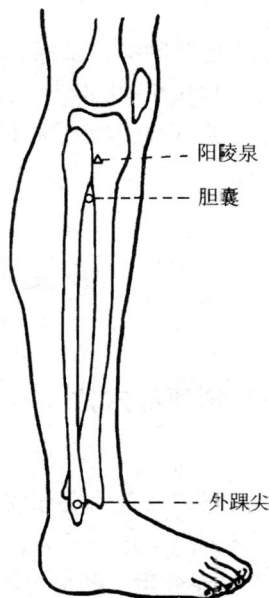

图3 –92 经外奇穴（十二）

阑尾（Lánwěi，EX – LE 7）

【定位】在小腿前侧上部，当犊鼻下5寸，胫骨前缘旁开一横指（图3 –91）。

【主治】①急、慢性阑尾炎；②消化不良；③下肢痿痹。

【操作】直刺1.5~2寸；可灸；一指禅推法，点、按、揉法。

【解剖】在胫骨前肌、小腿骨间膜、胫骨后肌中，穴区浅层有腓肠外侧皮神经分布；深层有腓深神经干和胫前动、静脉经过，并有腓深神经肌支、胫神经肌支和胫前动脉分布。

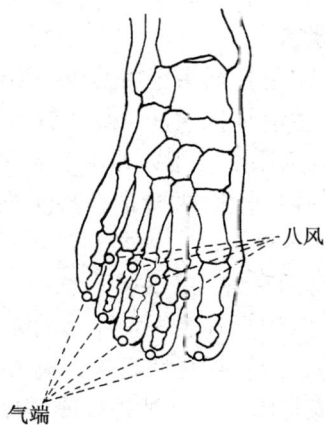

图3 –93 经外奇穴（十三）

外踝尖（Wàihuáijiān，EX - LE 9）

【定位】在足外侧面，外踝凸起处（图 3 - 92）。

【主治】①脚趾拘急，踝关节肿痛；②脚气；③牙痛。

【操作】常用灸法。

【解剖】有胫前动脉的外踝网，腓动脉的外踝支和腓肠神经及腓浅神经的分支。

八风（Bāfēng，EX - LE 10）

【定位】在足背侧，第 1 至第 5 趾间，趾蹼缘后方赤白肉际处，一足 4 穴，左右共 8 穴（图 3 - 93）。

【主治】①足跗肿痛，趾痛；②毒蛇咬伤；③脚气。

【操作】斜刺 0.5 ~ 0.8 寸，或点刺出血；可灸；一指禅推法，点、按、揉法。

【解剖】有趾背神经（八风 1 为腓深神经终末支，八风 2、3、4 为腓浅神经终末支）和趾背动脉分布。

第五节　小儿推拿特定穴位

一、头面颈项部穴位

天门

【定位】两眉中点至前发际成一直线。

【主治】开天门：疏风解表，开窍醒脑，镇静安神。常用于外感发热、头痛等症，多与推坎宫、揉太阳等合用；若惊惕不安，烦躁不宁多与清肝经、按揉百会等同用。对体质虚弱出汗较多、佝偻病患儿慎用。

【操作】用两拇指自下而上交替直推，推 30 ~ 50 次，称开天门，亦称推攒竹（图 3 - 94）。若自眉心推至囟门，推 30 ~ 50 次，则称为"大开天门"。

坎宫

【定位】眉头至眉梢成一横线。

【主治】推坎宫：疏风解表，醒脑明目，止头痛。常用于外感发热、头痛，多与推攒竹、揉太阳等合用；若用于治疗目赤痛，多与清肝经、掐揉小天心、清天河水等同用。

【操作】用两拇指自眉头向两侧眉梢作分推，推 30 ~ 50 次，称推坎宫，亦称分阴阳（图 3 - 95）。

耳后高骨

【定位】耳后入发际，乳突后缘高骨下凹陷中。

【主治】揉耳后高骨：疏风解表。治感冒头痛，多与推攒竹、推坎宫、揉太阳等合用。亦能安神除烦，治神昏烦躁等症。

【操作】用拇指或中指端揉，揉 30 ~ 50 次，称揉耳后高骨（图 3 - 96）。或用两拇指推运，运 30 ~ 50 次，称运耳后高骨。

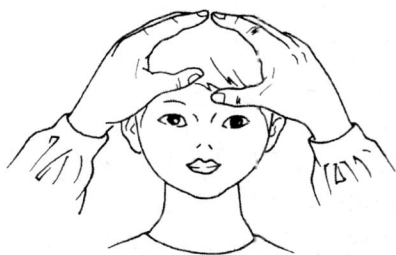

图 3 - 94　开天门

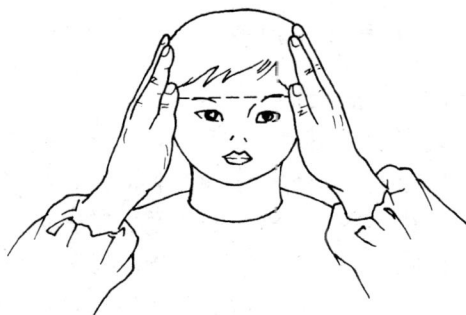

图 3 - 95　推坎宫

山根

【定位】两目内眦中间，鼻梁上低凹处。

【主治】掐山根：开窍醒脑。治疗惊风、昏迷、抽搐等症，多与掐人中、掐老龙等合用。

【操作】用拇指甲掐 3~5 次，称掐山根。

天柱骨

【定位】后发际正中至大椎穴成一直线。

【主治】推、刮天柱骨：降逆止呕，祛风散寒。治疗呕恶，多与横纹推向板门、揉中脘等合用；治疗外感发热、颈项强痛等症多与拿风池、掐揉二扇门等同用；用刮法可治暑热发痧等症。治疗肌性斜颈，常与摇颈项法同用。

【操作】用拇指或食、中指指面自上向下直推，推 100~300 次，称推天柱（图 3 - 97）。或用汤匙边蘸水边自上向下刮，刮至皮下轻度瘀血即可，称刮天柱。

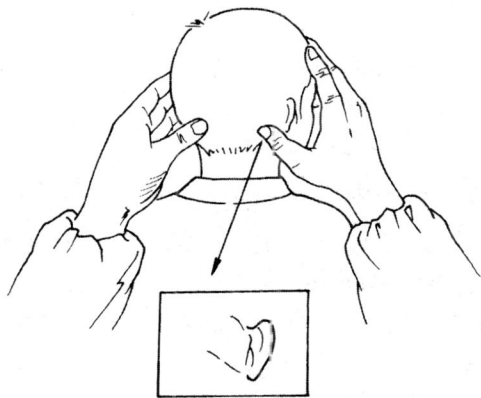

图 3 - 96　揉耳后高骨

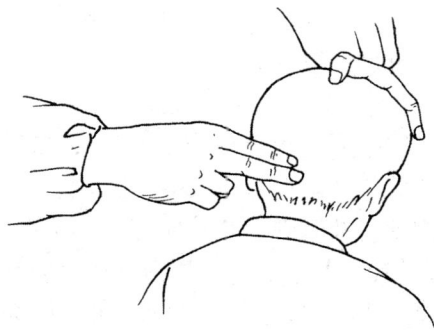

图 3 - 97　推天柱

二、上肢部穴位

脾经（脾土）

【定位】①拇指末节螺纹面；②拇指桡侧缘。

【主治】①补脾经：健脾胃，补气血。用于脾胃虚弱，气血不足所致食欲不振、肌肉消瘦、消化不良等，常与补胃经、揉中脘、摩腹、按揉足三里等合用。②清脾经：清热利湿，化痰止呕。用于湿热熏蒸、皮肤发黄、恶心呕吐、腹泻痢疾、食积等实证，多与清胃经、揉板门、清大肠、揉中脘、揉天枢等合用。③清补脾经：能和胃消食、增进食欲，常用于治疗饮食停滞，脾胃不和而引起的胃脘痞闷、吞酸纳呆、腹泻、呕吐等病证，多与运八卦、揉板门、分腹阴阳等相配合。但小儿脾胃薄弱，不宜攻伐太甚，一般多用补法，体壮邪实者方能用清法。

【操作】补脾经：用拇指螺纹面旋推患儿拇指螺纹面；或将患儿拇指屈曲，用拇指桡侧缘在患儿拇指桡侧缘从拇指尖向指根方向直推100～500次（图3－98）。清（泻）脾经：用拇指指端自患儿指根向指尖方向直推100～500次（图3－99）。往返推为平补平泻，称清补脾经。补脾经和清脾经、清补脾经统称为推脾经。

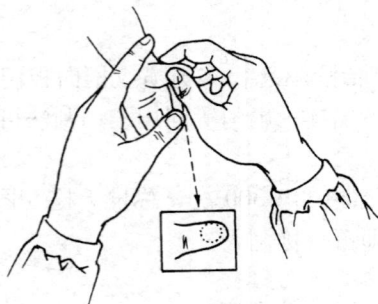

图3－98 补脾经

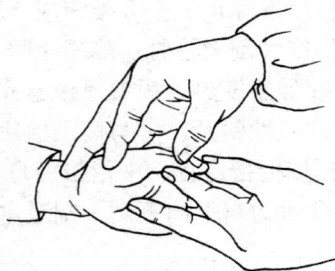

图3－99 清脾经

肝经（肝木）

【定位】食指末节螺纹面。

【主治】清肝经：平肝泻火，息风镇惊，解郁除烦。用于惊风、抽搐、烦躁不安、五心烦热等实证。多与掐人中、掐老龙、掐十宣、揉小天心、清心经等合用。肝经宜清不易补，若虚证需补时则应补后加清，或以补肾经代之，称为滋肾养肝法。

【操作】补肝经：用拇指螺纹面旋推100～500次。清肝经：用拇指端自指根向指尖方向直推100～500次。补肝经和清肝经统称为推肝经。

心经（心火）

【定位】中指末节螺纹面。

【主治】清心经：清热退心火。用于心火亢盛所致高热神昏、面赤口疮、小便短赤等，多与清天河水、清小肠等同用。补心经：养心安神。本穴宜清不宜补，补之恐动心火。若气血不足而见心烦不安、睡卧露睛等症，需用补法时，可补后加清，或以补脾经代之。

【操作】补心经：用拇指螺纹面旋推 100 ~ 500 次。清心经：用拇指指端自患儿指根向指尖方向直推 100 ~ 500 次。补心经和清心经统称为推心经。

肺经（肺金）

【定位】无名指末节螺纹面。

【主治】补肺经：补肺气。用于虚性咳喘、遗尿、自汗、盗汗等，常与补脾经、揉二马、推上三关等合用。清肺经：宣肺清热，疏风解表，止咳化痰。用于脏热喘咳、感冒发热、便秘等实证。多与清天河水、退六腑、推揉膻中、运内八卦等同用。

【操作】补肺经：用拇指螺纹面旋推 100 ~ 500 次。清肺经：用拇指端自患儿指根向指尖方向直推 100 ~ 500 次。补肺经和清肺经统称为推肺经。

肾经（肾水）

【定位】小指末节螺纹面。

【主治】补肾经：补肾益脑，温养下元。用于先天不足、久病体虚、肾虚久泻、多尿、遗尿、虚汗、喘息等症，多与补脾经、补肺经、揉肾俞、擦命门、捏脊等合用。清肾经：清利下焦湿热。治膀胱蕴热、小便赤涩、腹泻等病证，多与掐揉小天心、清小肠、推箕门等相配合。肾经穴临床上多用补法，需用清法时，多以清小肠代之。

【操作】补肾经：用拇指螺纹面自患儿指根向指尖直推 100 ~ 500 次。清肾经：用拇指端自患儿指尖向指根方向直推 100 ~ 500 次。补肾经和清肾经统称为推肾经。

大肠

【定位】食指桡侧缘，自食指尖至虎口成一直线。

【主治】补大肠：涩肠固脱，温中止泻。用于虚寒腹泻、脱肛等病证，常与补脾经、推三关、补肾经、揉脐、分腹阴阳、推上七节骨合用。清大肠：清利肠腑，除湿热，导积滞。用于湿热、积食滞留肠道，身热腹痛，痢下赤白，大便秘结等症。常与清天河水、退六腑、分腹阴阳、清脾经、清肺经、推下七节骨、揉龟尾等同用。大肠亦称三关，可用于小儿望诊。

【操作】补大肠：由患儿食指尖直推向虎口 100 ~ 500 次，称补大肠（图 3 - 100）。清大肠：由患儿虎口推向食指尖 100 ~ 500 次，称清大肠。补大肠和清大肠统称为推大肠。

小肠

【定位】小指尺侧边缘，自指尖到指根成一直线。

【主治】补小肠：温补下焦。用于下焦虚寒、多尿、遗尿，常与补脾经、补肺经、补肾经、揉丹田、揉肾俞、擦腰骶部合用。清小肠：清利下焦湿热，泌别清浊。用于小便短赤不利、尿闭、水泻等症，若心经有热，移热于小肠，配合清天河水，可加强清热利尿的作用。

【操作】补小肠：由患儿指尖推向指根 100 ~ 500 次（图 3 - 101）。清小肠：由患儿指根推向指尖 100 ~ 500 次。补小肠和清小肠统称为推小肠。

肾顶

【定位】小指顶端。

【主治】揉肾顶：收敛元气，固表止汗。用于自汗、盗汗或大汗淋漓不止等症，阴虚盗汗多与揉肾经、揉二人上马、补肺经等同用。

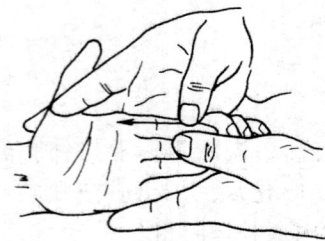

图 3 - 100　补大肠

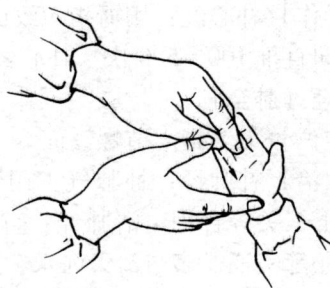

图 3 - 101　补小肠

【操作】用中指或拇指端按揉，揉 100 ~ 500 次，称揉肾顶（图 3 - 102）。

肾纹

【定位】小指掌面第 2 指间关节横纹处。

【主治】揉肾纹：祛风明目，散瘀结。治疗目赤肿痛，常与清心经、清肝经合用；治疗口舌生疮、弄舌，常与清胃经、清心经、清天河水同用；治疗高热、呼吸气凉、手足逆冷等症，常与清肝经、清心经、清肺经、揉小天心、退六腑、清天河水、推脊同用。

【操作】用中指或拇指端按揉，揉 100 ~ 500 次，称揉肾纹（图 3 - 103）。

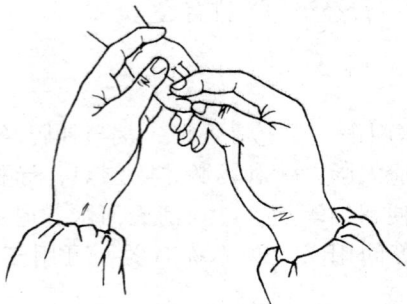

图 3 - 102　揉肾顶

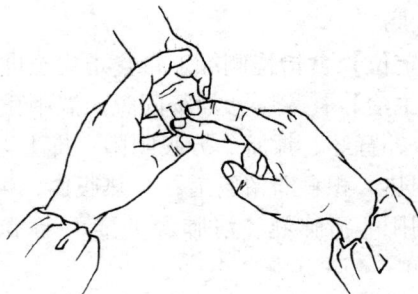

图 3 - 103　揉肾纹

掌小横纹

【定位】掌面小指根下，尺侧掌纹头。

【主治】揉掌小横纹：清热散结，宽胸宣肺，化痰止咳。用于喘咳、口舌生疮等，治喘咳常与清肺经、退六腑、开璇玑同用；治疗口舌生疮常与清心经、清胃经、清天河水同用。此穴是治百日咳、肺炎的要穴，可治疗肺部湿性啰音。

【操作】用中指或拇指端按揉，揉 100 ~ 500 次，称揉掌小横纹（图 3 - 104）。

小横纹

【定位】掌面食、中、无名、小指掌指关节横

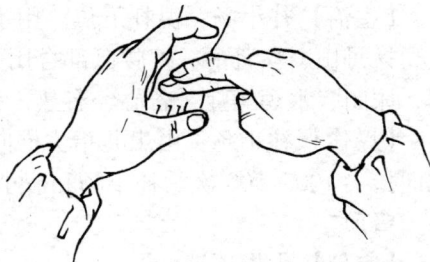

图 3 - 104　揉掌小横纹

纹处。

【主治】推掐小横纹：退热，消胀散结。治疗脾胃热结、口唇溃破及腹胀等症。因脾虚作胀者，兼补脾经；口唇溃破、口舌生疮者，常与清脾经、清胃经、清天河水合用。推小横纹：治肺部干性啰音。

【操作】掐小横纹：用拇指甲依次掐至小指，掐3~5次；推小横纹：用拇指桡侧推100~150次。

四横纹

【定位】掌面食、中、无名、小指第1指间关节横纹处。

【主治】掐四横纹：退热除烦，散瘀结。推四横纹：调中行气，和气血，清胀满。治胸闷痰喘，多与运八卦、推肺经、推膻中等合用；治疗疳积、腹胀、气血不和、消化不良等症，常与补脾经、揉中脘等合用。亦可用毫针或三棱针点刺出血治疗疳积，为治疳要穴。

【操作】掐四横纹：用拇指甲依次掐揉，掐3~5次；推四横纹：将患儿四指并拢用拇指螺纹面从食指横纹处推向小指横纹处，推100~300次。

小天心

【定位】大、小鱼际交接处凹陷中。

【主治】揉小天心：清热、镇惊、利尿、明目。用于心经有热而致的目赤肿痛、口舌生疮、惊惕不安，或心经有热下移小肠而见小便短赤等症，常与清心经、清天河水、清肝经等同用。揉小天心还可用于新生儿硬皮病、黄疸、遗尿、水肿、痘疹欲出不透等。掐、捣小天心：镇惊安神。用于惊风抽搐、夜啼、惊惕不安等症。若惊风眼翻、斜视，与掐老龙、掐人中、清肝经等合用。眼上翻者向下掐、捣；右斜视则向左掐、捣；左斜视则向右掐、捣。

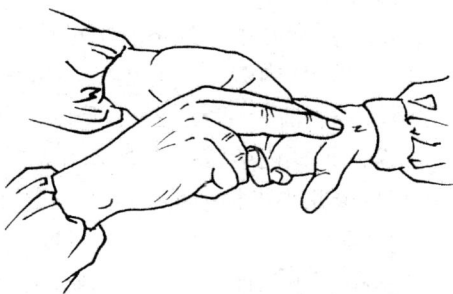

图3-105 揉小天心

【操作】揉小天心：用中指端揉100~150次（图3-105）；掐小天心：以拇指甲掐3~5次；捣小天心：用中指尖或屈曲的指间关节捣10~30次。

胃经

【定位】拇指掌面近掌端第1节。

【主治】补胃经：健脾胃，助运化。用于脾胃虚弱，消化不良，腹胀纳呆等症，常与补脾经、揉中脘、摩腹、按揉足三里等合用。清胃经：清中焦湿热，和胃降逆，泻胃火，除烦止渴。用于上逆呕恶、脘腹胀满、发热烦渴、便秘纳呆、衄血等实证，多与清脾经、清大肠、推天柱骨、退六腑、揉天枢、推下七节骨等同用。

【操作】补胃经：用拇指螺纹面旋推100~500次。清胃经：以拇指端自患儿掌根向指根方向直推100~500次。补胃经和清胃经统称推胃经。

板门

【定位】手掌大鱼际平面。

【主治】揉板门：健脾和胃，消食化滞。治乳食停积、食欲不振或嗳气、腹胀、腹泻、呕吐等症，常与运五经纹、推小横纹合用。板门推向横纹：健脾止泻。常与推脾经、推大肠、推上七节骨合用。横纹推向板门：和胃降逆止呕，常与清胃经同用。

【操作】揉板门（运板门）：拇指端揉 50~100 次（图 3-106）；板门推向横纹：自指根推向腕横纹，推 100~300 次（图 3-107）；反向推 100~300 次，称横纹推向板门。

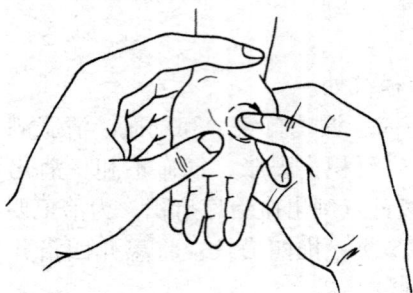

图 3-106　揉板门

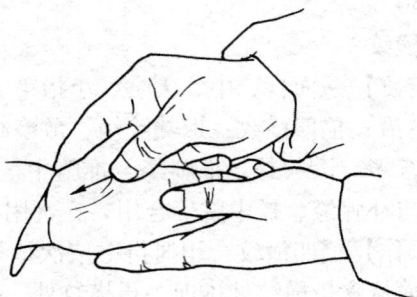

图 3-107　板门推向横纹

内劳宫

【定位】掌心中，握拳时中指端处。

【主治】揉内劳宫：清热除烦。治心经有热所致口舌生疮、发热、烦渴等症，常与清小肠、清心经、清天河水、揉小天心等同用。运内劳宫：清心、肾两经虚热。

【操作】揉内劳宫：用拇指端或中指端揉 100~300 次；运内劳宫（水底捞明月）：用拇指指腹自患儿小指根掐运，经掌小横纹、小天心至内劳宫止，运 10~30 次。

内八卦

【定位】手掌面，以掌心为圆心，从圆心至中指根横纹的 2/3 处为半径，所作圆周，八卦穴即在此圆周上（对小天心者为坎，对中指者为离，在拇指侧离至坎半圆的中心为震，在小指侧半圆的中心为兑）。共八个方位，即乾、坎、艮、震、巽、离、坤、兑。

【主治】顺运内八卦：宽胸理气，止咳化痰，行滞消食。用于痰结喘嗽、乳食内伤、胸闷、腹胀、呕吐及纳呆等症，多与推脾经、推肺经、揉板门、揉中脘等合用。逆运内八卦：降气平喘。用于痰喘呕吐等，多与补脾经、补肺经、推三关、推天柱骨、推膻中等同用。分运：乾震顺运能安魂，巽兑顺运能定魄，离乾顺运能止咳，坤坎顺运能清热，坎巽顺运能止泻，巽坎逆运能止呕，艮离顺运能发汗。

【操作】顺运内八卦：用拇指自乾卦运至兑卦，顺时针运 100~500 次；逆运内八卦：从兑卦运至乾卦（运至离宫时，应从拇指上运过，否则恐动心火），逆时针运 100~500 次。根据症状，还可按部分运，运 100~200 次，称分运八卦。

总筋

【定位】掌后腕横纹中点。

【主治】揉总筋：清心经热，散结止痉，通调周身气机。治疗口舌生疮、潮热、夜啼等实热证，常与清天河水、清心经合用。掐总筋：镇惊止痉。治疗惊风抽搐，常与掐人中、拿合谷、掐老龙等同用。

【操作】揉总筋：用拇指端按揉点 100 ~ 300 次（图 3 - 108）；掐总筋：用拇指甲掐 3 ~ 5 次。

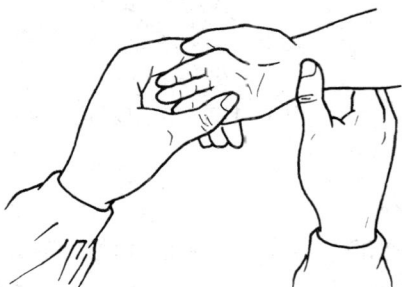

图 3 - 108　揉总筋

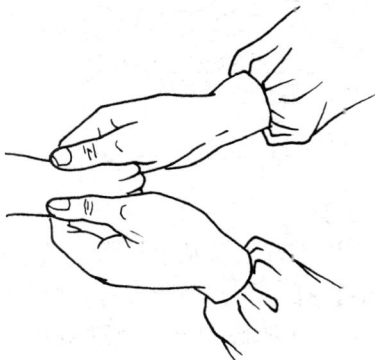

图 3 - 109　分推大横纹

大横纹

【定位】仰掌，掌后横纹，近拇指端称阳池，近小指端称阴池。

【主治】分阴阳：平衡阴阳，调和气血，行滞消食。用于阴阳不调、气血不和所致寒热往来、烦躁不安以及乳食停滞、腹胀、腹泻、呕吐等症，多与开天门、分推坎宫、揉太阳、掐总筋合用。如实热证重分阴池，虚寒证重分阳池。合阴阳：行痰散结。用于痰结喘嗽、胸闷等症，与揉肾纹、清天河水同用。

【操作】分推大横纹（分阴阳）：两拇指置患儿掌后横纹中央，由总筋向两旁分推 30 ~ 50 次（图 3 - 109）；合阴阳：自两侧向总筋合推 30 ~ 50 次。

老龙

【定位】中指甲后一分处。

【主治】掐老龙：醒神开窍。用于急救，主治急惊风、高热抽搐、不省人事。若急惊暴死，掐之知痛有声者易治，不知痛而无声者，一般难治。

【操作】以拇指甲掐 3 ~ 5 次，或醒后即止，称掐老龙（图 3 - 110）。

二扇门

【定位】掌背中指根本节两侧凹陷处。

【主治】掐、揉两扇门：发汗透表，退热平喘，是发汗要法。治疗体虚外感，常与揉肾顶、补脾经、补肾经等合用。揉两扇门要稍用力，速度宜快，多用于风寒外感。

【操作】揉二扇门：用食、中指端揉穴处，揉 100 ~ 500 次（图 3 - 111）；掐二扇门：用两拇指甲掐之，继而揉之，掐 3 ~ 5 次，称掐二扇门（图 3 - 112）。

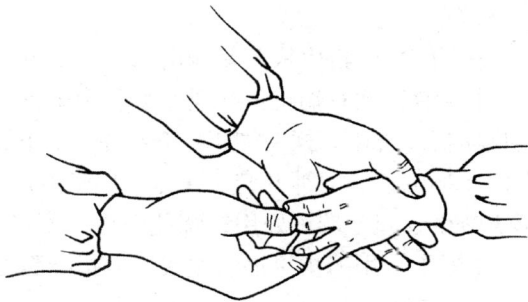

图 3 - 110　掐老龙

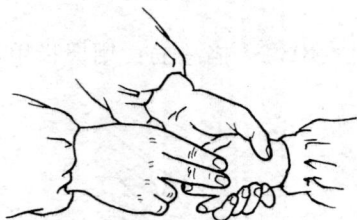

图 3 – 111　揉二扇门

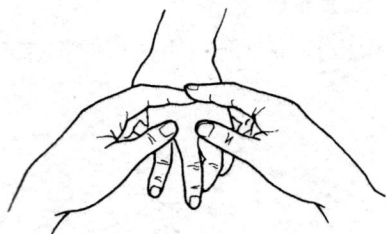

图 3 – 112　掐二扇门

二人上马

【定位】手背无名及小指掌指关节后凹陷中。

【主治】揉上马：滋阴补肾，顺气散结，利水通淋，为补肾滋阴的要法。临床上用揉法为多，主要用于阴虚阳亢、潮热烦躁、牙痛、小便赤涩淋沥等症。揉上马常与揉小横纹合用，治疗肺部感染有干性啰音，久不消失者。湿性啰音配揉掌小横纹，多揉亦有效。

【操作】揉二人上马：拇指端揉 100 ~ 500 次。掐二人上马：用拇指甲掐 3 ~ 5 次。

外劳宫

【定位】掌背中，与内劳宫相对处。

【主治】揉外劳宫：温阳散寒，升阳举陷，兼能发汗解表。本穴性温，用于一切寒证。临床上以揉法多用。治疗外感风寒、鼻塞流涕、脏腑积寒、完谷不化、肠鸣腹泻、寒痢腹痛、疝气等症多揉。治疗脱肛、遗尿常与补脾经、补肾经、推三关、揉丹田等合用。

【操作】揉外劳宫：用中指端揉 100 ~ 300 次。掐外劳宫：以拇指甲掐 3 ~ 5 次。

五指节

【定位】掌背五指第一指间关节。

【主治】掐揉五指节：安神镇惊、祛风痰、通关窍。掐五指节主要用于惊惕不安、惊风等症，多与清肝经、掐老龙等合用；揉五指节主要用于胸闷、痰喘、咳嗽等症，多与运内八卦、推揉膻中等合用。经常搓捻五指节有利于小儿智力发育，可用于小儿保健。

【操作】掐揉五指节：用拇指甲由小指或从拇指依次掐之，继以揉之，各掐 3 ~ 5 次，揉 30 ~ 50 次；揉五指节：以拇、食指揉搓之，揉搓 30 ~ 50 次。

端正

【定位】中指甲根两侧赤白肉处，桡侧称左端正，尺侧称右端正。

【主治】揉右端正：降逆止呕。用于胃气上逆而引起的恶心呕吐等症。常与清胃经、横纹推向板门合用。揉左端正：升提中气，止泻。用治水泻、痢疾等症。多与推脾经、推大肠合用。掐端正：醒神开窍、止血。用于治疗小儿惊风，常与掐老龙、清肝经等同用。在中指第 3 节横纹起至端正处用线绕扎中指（不可太紧），以止鼻衄。

【操作】用拇指甲掐 5 次或用拇指指腹揉 50 次，称掐揉端正。

外八卦

【定位】掌背外劳宫周围，与内八卦相对处。

【主治】宽胸理气，通滞散结。治疗胸闷、腹胀、便结等症，多与摩腹、推揉膻中等合用。

【操作】用拇指做顺时针方向掐运，运 100～300 次，称运外八卦。

一窝风

【定位】手背腕横纹正中凹陷处。

【主治】温中行气，止痹痛，利关节。常用于受寒、食积等原因引起的腹痛等症，多与拿肚角、推三关、揉中脘等合用。对寒滞经络引起的痹痛及风寒感冒等症也可应用。

【操作】用中指或拇指端按揉 100～300 次，称揉一窝风（图 3－113）。

膊阳池

【定位】前臂外侧一窝风上 3 寸许凹陷中。

【主治】止头痛，通大便，利小便。治头痛常与开天门、分推坎宫、揉太阳等合用；治疗大便秘结多与推下七节骨、摩腹等合用；治疗小便赤涩短少多与清小肠同用。

【操作】掐膊阳池：拇指甲掐 3～5 次，继而揉之；揉膊阳池：以中指端揉 100～300 次。

三关

【定位】前臂桡侧缘，阳池（太渊）至曲池成一直线。

【主治】温阳散寒，补气行气，发汗解表，主治一切虚寒病证。常用于治疗气血虚弱，命门火衰，下元虚冷，阳气不足引起的四肢厥冷、面色无华、食欲不振、疳积、吐泻等症。多与补脾经、补肾经、揉丹田、捏脊、摩腹等合用，治疗感冒风寒，怕冷无汗或疹出不透等症，多与清肺经、推攒竹、掐揉二扇门等合用。

【操作】用拇指桡侧面或食、中指腹自腕横纹推向肘，推 100～500 次，称推三关（图 3－114）；屈患儿拇指，自拇指外侧端推向肘称为大推三关。

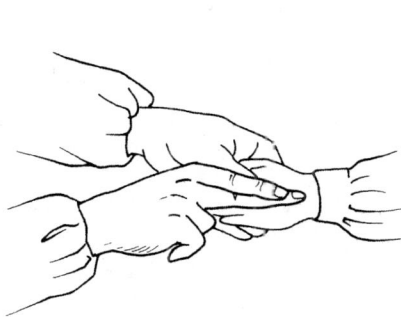

图 3－113　揉一窝风　　　　　　　　　　图 3－114　推三关

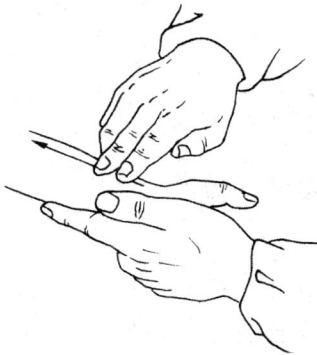

天河水

【定位】前臂正中，自总筋至洪池（曲泽）成一直线。

【主治】清热解表，泻火除烦。本法性微凉，清热力平和，善清卫、气分热，清热而不伤阴。治一切热证，多用于五心烦热、口燥咽干、唇舌生疮、夜啼等症，常与清心经、退六腑同用。若用于外感风热所致感冒发热、头痛、恶风、汗微出、咽痛等症，则多与推攒竹、推坎宫、揉太阳等同用。若用食、中二指蘸水弹打，同时吹气，称"打马过天河"，性大凉，用于实热、高热等。

【操作】用食、中指腹自腕横纹推向肘横纹 100～500 次，称清（推）天河水（图 3－115）。

六腑

【定位】前臂尺侧，神门至肘（少海）成一直线。

【主治】清热凉血解毒。退六腑性寒凉，适用于一切实热病证，治疗温病邪入营血、脏腑郁热积滞、壮热烦渴、腮腺炎及肿毒等实热证。与补脾经合用止汗。脾虚腹泻者慎用。常与推三关同用，能平衡阴阳，防止大凉大热，清热而不伤正气。若寒热夹杂，以热为主，则可以退六腑三数、推三关一数之比推之；若以寒为重，则可以推三关三数、退六腑一数之比推之。

【操作】手拇指或食、中指腹自肘横纹推向腕横纹，推 100～500 次，称退六腑或推六腑（图 3－116）。

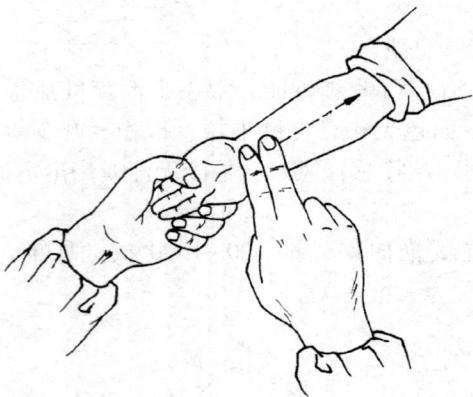

图 3－115　清天河水图　　　　　　　　　图 3－116　推六腑

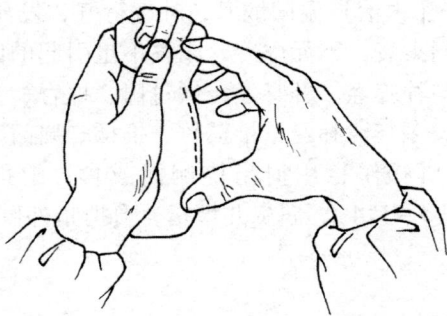

三、胸腹部穴位

乳旁

【定位】乳外旁开 0.2 寸。

【主治】宽胸理气，止咳化痰。治疗胸闷、咳嗽、痰鸣、呕吐等症。

【操作】用中指端揉，30～50 次，称揉乳旁。

胁肋

【定位】从腋下两胁至天枢处。

【主治】顺气化痰，除胸闷，开积聚。治小儿食积、痰壅、气逆所致的胸闷、腹胀等症。治疗肝脾肿大，须久久搓摩。中气下陷，肾不纳气者慎用本穴。

【操作】患儿正坐，术者两手掌从两胁腋下搓摩至天枢处，称搓摩胁肋，又称按弦走搓摩（图 3－117），搓摩 50～100 次。

腹

【定位】腹部。

【主治】摩腹：消食、理气、降气。治乳食停滞、胃气上逆引起之恶心、呕吐、腹胀等症，临床上多与运八卦、推脾经、按揉足三里等相配合；治小儿厌食症多与揉板门、运八卦、摩腹、捏脊等相配合。补法能健脾止泻，用于脾虚、寒湿型腹泻；泻法能消食导滞、通便，用于治疗便秘、腹胀、厌食、伤乳食泻等，多与分腹阴阳同用；平补平泻则能和胃，久摩之有消食导滞、强壮身体的作用，常与补脾经、捏脊、按揉足三里合用，为小儿保健常法。分推腹阴阳：健脾和胃，理气消食。

【操作】用掌面或四指摩腹 5 分钟，称摩腹（图 3 - 118）。逆时针摩为补，顺时针摩为泻，往返摩之为平补平泻。用两拇指端沿肋弓角边缘或自中脘至脐，向两旁分推 100～200 次，称分推腹阴阳（图 3 - 119）。

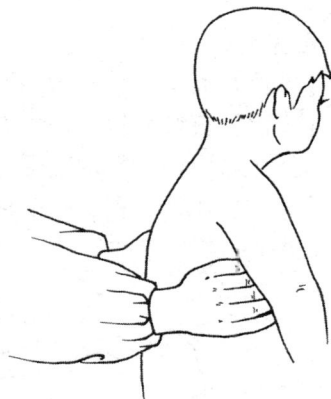

图 3 - 117　搓摩胁肋

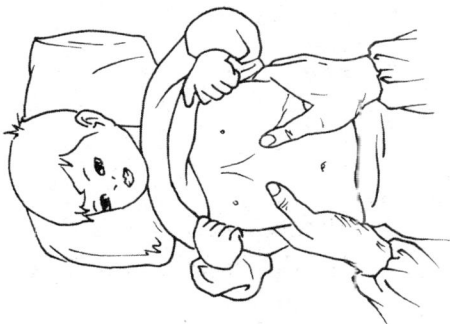

图 3 - 118　摩腹

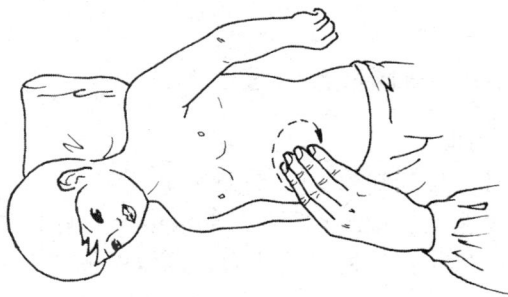

图 3 - 119　分推腹阴阳

脐

【定位】脐中。

【主治】温阳散寒，补益气血，健脾和胃，消食导滞。常用治小儿腹泻、便秘、腹痛、疳积等症，多与摩腹、推上七节骨、揉龟尾同用，简称"龟尾七节，摩腹揉脐"。

【操作】用中指端或掌根揉 100～300 次；用拇指和食、中二指抓住肚脐抖揉 100～300 次，均称为揉脐。用掌或指摩，称摩脐。

丹田

【定位】小腹部，脐下 2 寸与 3 寸之间。

【主治】培肾固本，温补下元，分清别浊。用治小儿先天不足、寒凝少腹及腹痛、疝气、遗尿、脱肛等症，常与补肾经、推三关、揉外劳宫等合用；用治尿潴留常与推箕门、清小肠等合用。

【操作】用掌摩 2～3 分钟，称摩丹田；用拇指或中指端揉 100～300 次，称揉丹田（图

3 - 120）。

肚角

【定位】脐下 2 寸（石门）旁开 2 寸大筋。

【主治】健脾和胃，理气消滞，为止腹痛的要法。可治疗各种原因所致腹痛，以寒痛、伤食痛为佳。因本法刺激强度较大，一般在诸手法完成后进行，以防小儿哭闹影响治疗。

【操作】用拇、食、中三指深拿 3～5 次，称拿肚角（图 3 - 121）；用中指端按穴处 3～5 次，称按肚角。

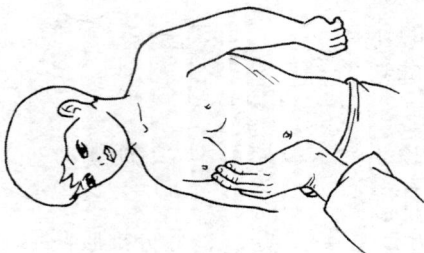
图 3 - 120   揉丹田

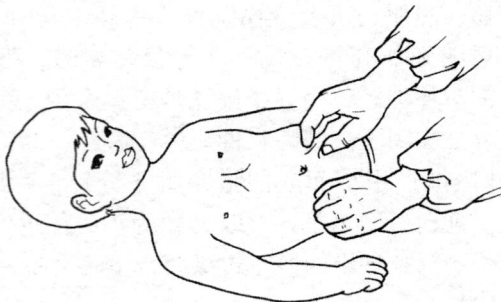
图 3 - 121   拿肚角

四、背腰骶部穴位

中枢

【定位】在第 10 胸椎棘突下。

【主治】健脾和胃，舒筋活络。常用于治疗胃痛、腰痛、胆囊炎等病证。

【操作】以拇指端着力，按压中枢穴 3～5 次，称按中枢；用拇指或中指螺纹面着力，在中枢穴上揉动 30 次左右，称揉中枢。

七节骨

【定位】第 4 腰椎至尾椎骨端（长强穴）成一直线。又说自第 2 腰椎至尾椎骨端成一直线。

【主治】温阳止泻，泻热通便。推上七节骨多用于治疗虚寒腹泻或久痢等症，临床上与按揉百会、揉丹田等相配合，还可用于治疗气虚下陷、遗尿等病证。若属实热证，则不宜用本法，用后多令患儿腹胀或出现其他变证。推下七节骨多用于治疗肠热便秘或痢疾等症。若腹泻属虚寒者，不可用本法，以免滑脱。

【操作】以拇指螺纹面桡侧或食、中两指螺纹面着力，自下向上作直推法 100～300 次，称推上七节骨（图 3 - 122）；若自上向下作直推法 100～300 次，称推下七节骨。

龟尾

【定位】在尾椎骨端。

【主治】通调督脉，调理大肠。治疗泄泻、便秘、脱肛、遗尿等病证。龟尾穴性平和，既能止泻又能通便，多与揉脐、推七节骨等相配合，以治疗腹泻、便秘等症。

【操作】用拇指端或中指端着力，揉动 100 ~ 300 次左右，称揉龟尾（图 3 - 123）；用拇指爪甲掐 3 ~ 5 次，称掐龟尾。

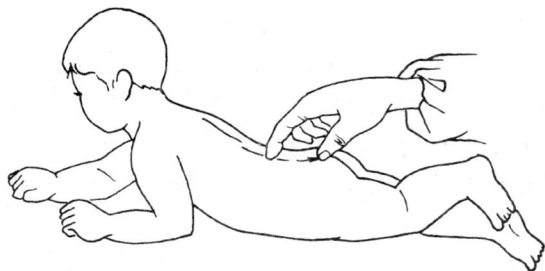

图 3 - 122　推上七节骨

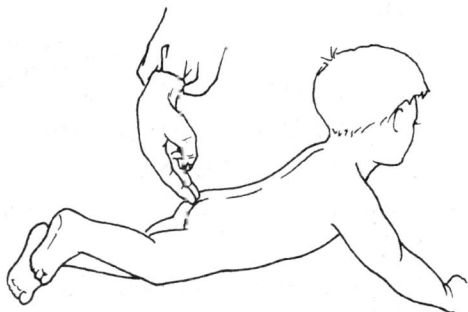

图 3 - 123　揉龟尾

脊柱

【定位】大椎穴至龟尾成一直线。

【主治】调阴阳，和脏腑，理气血，通经络。常用于治疗发热、惊风、夜啼、疳积、腹泻、腹痛、呕吐、便秘等病证。推脊法具有清热的功能，多与清天河水、退六腑、推涌泉等相配合，用于治疗发热、惊风等病证。捏脊法具有强健身体的功能，是小儿保健推拿常用的主要手法之一，多与补脾经、补肾经、推三关、摩腹、按揉足三里等相配合，治疗先天和后天不足的一些慢性病证均有一定的效果。捏脊法单用称捏脊疗法，不仅可用于治疗小儿腹泻、疳积等病证，还可用于治疗成人的失眠、肠胃病、月经不调等病证。按脊法多与揉肾俞、按揉腰俞、拿委中、拿承山等相配合，用于治疗腰背强痛、角弓反张、下焦阳气虚弱等病证。

【操作】用食、中两指螺纹面着力，自上而下在脊柱穴上作直推法 100 ~ 300 次，称推脊（图 3 - 124）；用捏法自下而上反复操作 3 ~ 7 遍，称捏脊；用拇指螺纹面着力，自大椎穴向下依次按揉脊柱骨至龟尾穴 3 ~ 5 遍，称按脊。

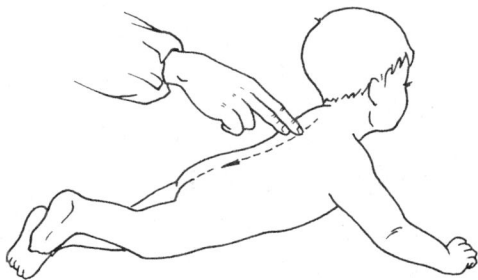

图 3 - 124　推脊

五、下肢部穴位

箕门

【定位】在大腿内侧，膝盖上缘至腹股沟成一直线。

【主治】利尿、清热。常用于治疗癃闭、小便赤涩不利、尿闭、水泻及该处痿软无力等病证。推箕门性平和，有较好的利尿作用，多与揉丹田、按揉三阴交等相配合，用于治疗尿潴留等病证；与清小肠等相配合，用于治疗心经有热的小便赤涩不利等病证。治疗尿闭，自上往下推或拿；治疗水泻无尿，自下向上推；治疗股内痛或该处痿软无力，则轻拿箕门穴处的肌筋。

【操作】用食、中两指螺纹面着力，自膝盖内侧上缘向上直推至腹股沟处100~300次，称推箕门；用拇指与食、中两指相对着力，提拿该处肌筋3~5次，称拿箕门。

百虫

【定位】又名血海，在膝上内侧肌肉丰厚处，当髌骨内上缘2.5寸处。

【主治】通经活络，平肝息风。常用于治疗四肢抽搐、下肢痿躄不用。多与拿委中、按揉足三里等相配合，以治疗下肢瘫痪、痹痛等病证；若用于惊风抽搐，则手法刺激宜重。

【操作】用拇指端稍用力按揉百虫10~30次，称按揉百虫；用拇指与食、中两指指端着力，提拿百虫3~5次，称拿百虫。

中篇 操作方法

本篇主要内容包括毫针刺法、灸法、拔罐法、其他刺法、头针、耳针和推拿手法等内容。在学习过程中应掌握毫针刺的进针法、行针基本手法、常用补泻手法，艾灸法的种类和适用范围，拔罐法的应用等；掌握摆动类、摩擦类、振动类、挤压类、叩击类和动力关节类等推拿手法的动作要领和临床应用。熟悉得气的概念，针刺异常情况的预防和处理，三棱针、电针的操作方法、适用范围和注意事项；熟悉小儿推拿常用手法。了解其他针灸方法和头针、耳针等内容。

第四章 刺灸方法

第一节 毫针刺法

一、毫针的构造、规格、检查和保藏

（一）毫针的构造

毫针是用金属制作而成的，以不锈钢为制针材料者最常用。不锈钢毫针，具有较高的强度和韧性，针体挺直滑利，能耐高热、防锈，不易被化学物品腐蚀，故目前被临床广泛采用。毫针的构造，分为针尖、针身、针根、针柄和针尾5个部分（图4-1）。

针尖是针身的尖端锋锐部分，亦称针芒；针身是针尖至针柄间的主体部分，又称针体；针根是针身与针柄连接的部分；针柄是用金属丝缠绕呈螺旋状的针根至针尾部分；针尾是针柄的末端部分，亦称针顶。

（二）毫针的规格

毫针的规格，是以针身的直径和长度来区分（表4-1、4-2）。

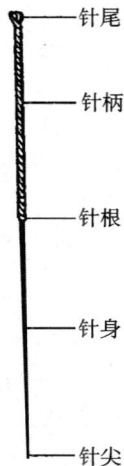

图4-1 毫针的构造

表 4 – 1					毫针的长度规格表					
寸	0.5	1	1.5	2	2.5	3	3.5	4	4.5	5	6
mm	15	25	40	50	65	75	90	100	115	125	150

表 4 – 2				毫针的粗细规格表					
号数	26	27	28	29	30	31	32	33	34	35
直径（mm）	0.45	0.42	0.38	0.34	0.32	0.30	0.28	0.26	0.24	0.22

一般临床以粗细为 28～30 号（0.38～0.32mm）和长短为 1～3 寸（25～75mm）者最为常用。

（三）毫针的检查

毫针在使用之前或使用之后，必须严格检查。如果发现损坏或不符合要求者，必须剔除。为了防止针刺意外事故发生，我们还必须了解其检查方法。

1. 检查针尖　不宜过锐，须圆而不钝，不可有卷毛或钩曲现象。

2. 检查针身　宜光滑挺直，坚韧而富有弹性，如发现针身有弯曲或斑剥明显者，当弃之不用。

3. 检查针根　必须牢固，不能有剥蚀或松动现象。

（四）毫针的保藏

保养针具是为防止针尖受损、针身弯曲或生锈、污染等。因此对针具应当妥善保存。藏针的器具有针盒、针管和针夹等。若用针盒或藏针夹，可多垫几层消毒纱布，将消毒后的针具根据毫针的长短，分别置于或插在消毒纱布上，再用消毒纱布敷盖，以免污染，然后将针盒或针夹盖好备用。若用针管，应在针管放置针尖的一端塞上干棉球（以防针尖损坏、钩曲），然后将针置入。一次性应用的毫针除外。

二、针刺前的准备

（一）针具的选择

在选择针具时，临床上应根据病人的性别、年龄、形体的肥瘦、体质的强弱、病情的虚实、病变部位的表里深浅和腧穴所在的部位，选择长短、粗细适宜的针具。《灵枢·官针》篇曰："九针之宜，各有所为，长短大小，各有所施也。"一般而言，男性、体壮、形肥、病变部位较深者，可选较粗略长的毫针；女性、体弱、形瘦，且病变部位较浅者，应选用较短、较细的针具；皮薄肉少之处和针刺较浅的腧穴，选针宜短而针身宜细；皮厚肉多而针刺宜深的腧穴，应选用针身稍长、稍粗的毫针。临床上选针常以将针刺入腧穴应至之深度，而针身露在皮肤上稍许为宜。总之，选择针具应适宜，否则难以取得针感和达到治疗效果。

（二）针具的消毒

针刺治病要有严格的无菌观念，切实做好消毒工作。针刺前的消毒范围应包括针具器械、医者的双手、病人的施术部位、治疗室用具等。

1. 针具器械消毒　针具、器械的消毒方法很多，可以根据具体情况选择下列方法，其中以高压蒸汽灭菌法为佳。

（1）**高压蒸汽灭菌法**　将毫针等针具用布包好，放在密闭的高压蒸气锅内灭菌。一般在 1～1.4kg/cm² 的压力、115℃～123℃的高温下，保持 30 分钟以上，可达到消毒灭菌的要求。

（2）**药液浸泡消毒法**　将针具放入 75% 乙醇内浸泡 30～60 分钟，取出用消毒巾或消毒棉球擦干后使用。也可置于器械消毒液内浸泡，如"84"消毒液，可按规定浓度和时间进行浸泡消毒。直接和毫针相接触的针盘、针管、针盒、镊子等，用 2% 戊二醛溶液浸泡 15～20 分钟后，达到消毒目的时才能使用。经过消毒的毫针，必须放在消毒过的针盘内，并用消毒布或消毒纱布遮盖好。

（3）**煮沸消毒法**　将毫针等器具用纱布包包裹后，放在盛有清水的消毒煮锅内，进行煮沸。一般在水沸后再煮 15～20 分钟，亦可达到消毒目的。

已消毒的毫针，应月时只能一针一穴。消毒毫针只能使用一次，不能重复使用。

2. 医者手指消毒　在针刺前，医者应先用肥皂水将手洗刷干净，待干再用 75% 乙醇棉球擦拭后，方可持针操作。持针施术时，医者应尽量避免手指直接接触针身，如某些刺法需要触及针身时，必须用消毒干棉球作隔物，以确保针身无菌。

3. 针刺部位消毒　在患者需要针刺的穴位皮肤上用 75% 乙醇棉球擦式消毒，或先用 2% 碘酊涂擦，稍干后，再用 75% 乙醇棉球擦拭脱碘。擦拭时应从腧穴部位的中心点向外绕圈消毒。当穴位皮肤消毒后，应保持洁净，切忌接触污物，防止重新污染。

4. 治疗室内的消毒　针灸治疗室内的消毒，包括治疗台上的床垫、枕巾、毛毯、垫席等物品，要按时换洗晾晒，如采用一人一用的消毒垫布、垫纸、枕巾则更好。治疗室也应定期消毒净化，保持空气流通、环境卫生洁净。

（三）体位的选择

针刺时患者体位选择是否得当，对腧穴的正确定位，针刺的施术操作，持久的留针以及防止晕针、滞针、弯针甚至折针等都有很大影响。因此，根据处方选取腧穴的所在部位，选择适当的体位，要以既有利于腧穴的正确定位，又便于针灸的施术操作和较长时间的留针而不致疲劳为原则。临床上针刺的常用体位主要有以下几种：

1. 仰卧位　适宜于取头、面、胸、腹部腧穴和四肢部腧穴（图 4-2）。

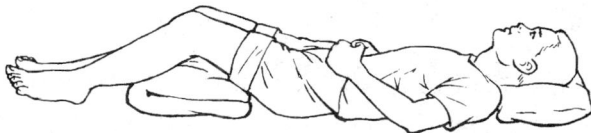

图 4-2　仰卧位

2. 侧卧位　适宜于取侧头、侧胸、侧腹、臀和下肢外侧等部位的腧穴（图 4-3）。

3. 俯卧位　适宜于取头、项、脊背、腰骶部腧穴和下肢背侧及上肢部分腧穴（图 4-4）。

4. 仰靠坐位　适宜于取前头、颜面和颈前及上肢的部分腧穴（图 4-5）。

5. 俯伏坐位　适宜于取后头和项、肩背部的腧穴（图 4-6）。

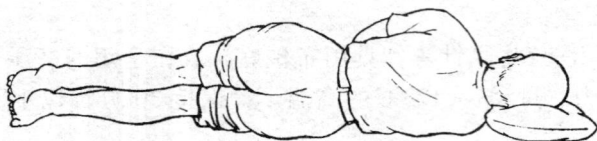

图4-3　侧卧位

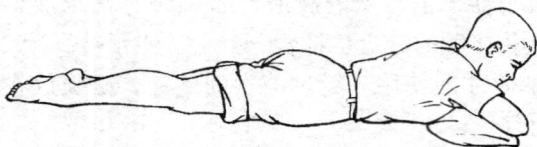

图4-4　俯卧位

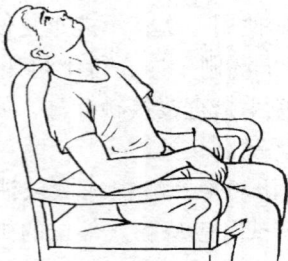

图4-5　仰靠坐位

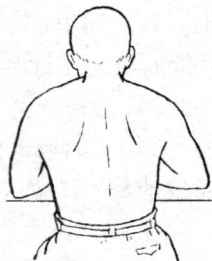

图4-6　俯伏坐位

6. 侧伏坐位　适宜于取侧头、颈侧部、面颊及耳前后部位的腧穴（图4-7）。

在临床上除上述常用体位外，对某些腧穴则应根据腧穴的具体不同要求采取不同的体位。同时也应注意根据处方所取腧穴的位置，尽可能用一种体位针刺取穴。如因治疗要求和某些腧穴定位的特点而必须采用两种不同体位时，应根据患者的体质、病情等具体情况灵活掌握。对初诊、精神紧张或年老、体

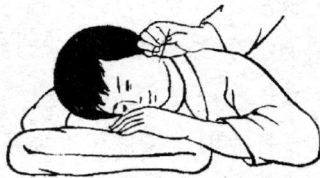

图4-7　侧伏坐位

弱、病重的患者，有条件时，应尽量采取卧位，以防病人感到疲劳或晕针等。

三、毫针刺法的练习

针刺练习，主要是对指力和手法的锻炼。良好的指力是掌握针刺手法的基础，熟练的手法是运用针刺治病的条件。指力和手法必须常练，达到熟练程度后，在施术时可做到进针快、透皮不痛；行针时，补泻手法运用自如。反之，指力与手法不熟练，则在施术时难以控制针体，进针困难，痛感明显；行针时动作不协调，影响针刺治疗效果。因此，初学者必须努力练好指力和手法的基本功。针刺的练习，主要包括指力练习、手法练习和实体练习。

（一）指力练习

用松软的纸张，折叠成长8cm、宽约5cm、厚2~3cm的纸块，用线如"井"字形扎紧，

做成纸垫。练针时，左手平执纸垫，右手拇、食、中三指持针柄，如执笔状地持1~1.5寸毫针，使针尖垂直地抵在纸块上，然后右手拇指与食、中指交替捻动针柄，并渐加一定的压力，待针穿透纸垫后另换一处，反复练习（图4-8）。纸垫练习主要是锻炼指力和捻转手法。

（二）手法练习

手法练习主要在棉团上进行。

取棉团，用棉线缠绕，外紧内松，做成直径6~7cm的圆球，外包白布一层缝制即可练针。因棉团松软，可以练习提插、捻转、进针、出针等各种毫针操作手法的模拟动作，做提插练针时，以执笔式持针，将针刺入棉球，在原处作上提下插的动作，要求深浅适宜，幅度均匀，针身垂直（图4-9）。在此基础上，可将提插与捻转动作配合起来进行练习，要求提插幅度上下一致，捻转角度来回一致，操作频率快慢一致，达到动作协调、得心应手、运用自如、手法熟练的程度。

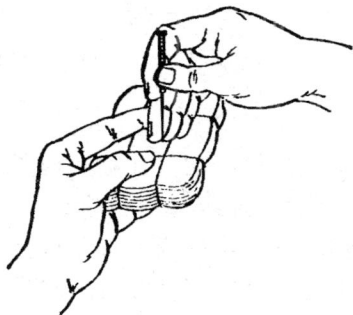

图4-8 纸垫练针　　　　　　　　图4-9 棉团练针

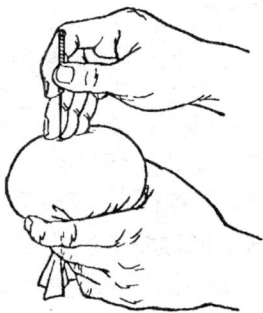

（三）实体练习

通过纸垫、棉团的物体练针，掌握了一定的指力和手法后，可以在自己身上进行试针练习，以亲身体会指力的强弱、针刺的感觉、行针的手法等。要求自身练针时，能逐渐做到进针无痛或微痛，针身挺直不弯，刺入顺利，提插、捻转自如，指力均匀，手法熟练。

四、毫针刺法

在进行针刺操作时，一般应双手协同操作，紧密配合。临床上一般用右手持针操作，主要是拇、食、中指夹持针柄，其状如执笔（图4-10），故右手称为"刺手"；左手爪切按压所刺部位或辅助针身，故称左手为"押手"。刺手的作用，是掌握针具，施行手法操作；进针时，运指力于针尖，而使针刺入皮肤，行针时便于左右捻转、上下提插和弹震刮搓，出针时进行手法操作等。押手的作用，主要是固定腧穴的位置，夹持针身协助刺手进针，使针身有所依附，保持针垂直、力达针尖，以利于进针，减少刺痛和协助调节、控制针感。故《难经·七十八难》说："知为针者信其左，不知为针信其右。"《标幽赋》更进一步阐述其义："左手重而多按，欲令气散；右手轻而徐入，不痛之因。"具体的进针方法，临床常用以下几种：

（一）单手进针法

单手进针法，即只用刺手将针刺入穴位的方法。其以右手的拇、食指持针，中指端紧靠穴位，指腹抵住针体中部，当拇、食指向下用力时，中指也随之屈曲，将针刺入，直至所需的深度。此外，也可用拇、食指夹持针体，中指尖抵触穴位，拇、食指所夹持的针沿中指尖端迅速刺入，不施捻转（图4－11）。针入穴位后，中指即离开应针之穴，此时拇、食、中指可随意配合，施行补泻。此法多用于较短的毫针。

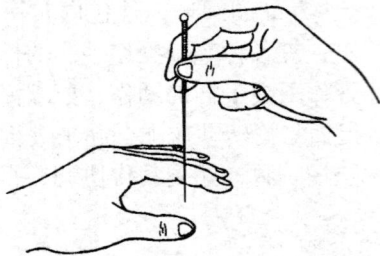

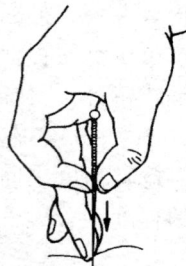

图4－10　持针姿势　　　　　　　　图4－11　基本单手进针法

（二）双手进针法

1. 指切进针法　又称爪切进针法，用左手拇指或食指端切按在腧穴位置的旁边，右手持针，紧靠左手指甲面将针刺入腧穴（图4－12）。此法适宜于短针的进针。

2. 夹持进针法　或称骈指进针法，即用左手拇、食二指持捏消毒干棉球，夹住针身下端，将针尖固定在所刺腧穴的皮肤表面位置，右手捻动针柄，将针刺入腧穴（图4－13）。此法适用于长针的进针。

临床上也有采用插刺进针的，即单用右手拇、食二指夹持消毒干棉球，夹住针身下端，使针尖露出2～3分，对准腧穴的位置，将针迅速刺入腧穴，然后将针捻转刺入一定深度，并根据需要选用适当押手配合行针。

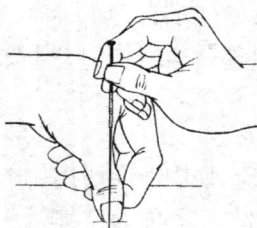

图4－12　指切进针法　　　　　　　图4－13　夹持进针法

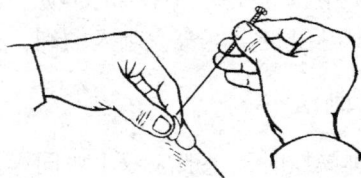

3. 舒张进针法　用左手拇、食二指将针刺入腧穴部位的皮肤向两侧撑开，使皮肤绷紧，右手持针，使针从左手拇、食二指的中间刺入（图4－14）。此法主要用于皮肤松弛部位的腧穴。

4. 提捏进针法　用左手拇、食二指将针刺入腧穴部位的皮肤提起，右手持针，从捏起的上端将针刺入（图4－15）。此法主要用于皮肉浅薄部位的腧穴，如印堂穴等。

（三）针管进针法

即备好塑料、玻璃或金属制成的针管，针管长度比毫针短2～3分，以便露出针柄；针管的直径，以能顺利通过针尾为宜。进针时左手持针管，将针装入管内，针尖与针管下端平齐，置于应刺的腧穴上，针管上端露出针柄2～3分，用右手食指叩打针尾或用中指弹击针尾，即可使针刺入，然后退出针管，再运用行针手法（图4－16）。

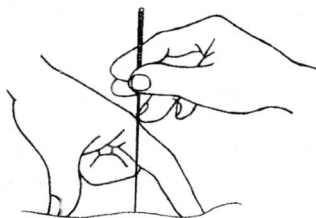

图4－14 舒张进针法

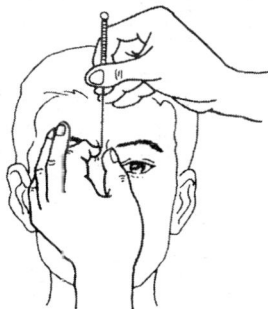

图4－15 提捏进针法

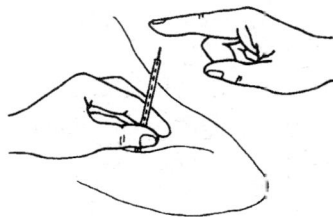

图4－16 针管进针法

五、针刺的方向、角度与深度

在针刺操作过程中，掌握正确的针刺方向、角度和深度，是增强针感、提高疗效、防止意外的关键。临床上，同一腧穴由于针刺的方向、角度和深度不同，所产生针感的强弱、感传的方向和治疗效果常有明显的差异。因此，应根据施术腧穴所在的具体位置、病人体质、病情需要和针刺手法等实际情况灵活掌握针刺方向、角度和深度。

（一）针刺的方向

针刺的方向是指进针时针尖对准的某一方向或部位，一般依经脉循行的方向、腧穴的部位特点和治疗的需要而定。

1. 依循行定方向 即根据针刺补泻的需要，为达到"迎随补泻"的目的，在针刺时结合经脉循行的方向，或顺经而刺，或逆经而刺。一般来说，当行补法时，针尖须与经脉循行的方向一致；而当行泻法时，针尖与经脉循行的方向相反。

2. 依腧穴定方向 即根据针刺腧穴所在部位的特点，为保证针刺的安全，某些部位必须朝向某一特定的方向或部位。如针刺哑门穴时，针尖应朝向下颌方向缓慢刺入；针刺廉泉穴时，针尖应朝向舌根方向缓慢刺入；针刺背部的某些腧穴，针尖要朝向脊柱等。

3. 依病情定方向 即根据病情的治疗需要，为使针刺的感应达到病变所在部位，针刺时针尖应朝向病所，也就是说要达到"气至病所"的目的，采用行气手法时须依病情决定针刺的方向。

（二）针刺的角度

针刺的角度是指进针时针身与皮肤表面所形成的夹角（图4－17）。通常根据腧穴所在的位置和医者针刺时所要达到的目的来确定针刺的角度。一般分为以下 3 种角度：

1. 直刺　直刺是指针身与皮肤表面呈 90°左右垂直刺入。此法适用于人体大部分腧穴。

2. 斜刺　斜刺是指针身与皮肤表面呈 45°左右倾斜刺。此法适用于肌肉浅薄处或内有重要脏器，或不宜直刺、深刺的腧穴。

3. 平刺　平刺即横刺、沿皮刺，是指针身与皮肤表面呈 15°左右沿皮刺入。此法适用于皮薄肉少部位的腧穴，如头部的腧穴等。

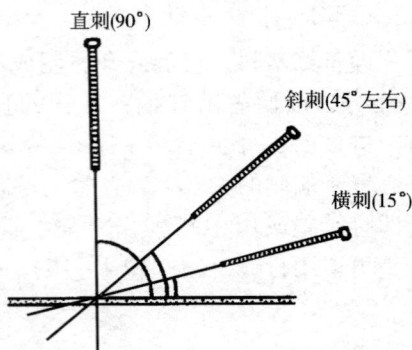

图 4 – 17 针刺的角度

（三）针刺的深度

在临床实际中，根据患者的体质、年龄、病情、部位等方面的不同，进针的深度也有一定的差别。

1. 年龄　年老体弱，气血衰退；小儿娇嫩，稚阴稚阳，均不宜深刺。中青年身强体壮者，可适当深刺。

2. 体质　对形瘦体弱者宜相应浅刺；形盛体强者宜适当深刺。

3. 病情　阳证、新病宜浅刺；阴证、久病宜深刺。

4. 部位　头面、胸腹及皮薄肉少处的腧穴宜浅刺。

六、行针

毫针进针后，为了使患者产生针刺感应，或进一步调整针感的强弱，以及使针感向某一方向扩散、传导而采取的操作方法，称为"行针"，亦称"运针"。行针手法包括基本手法和辅助手法两类。

（一）基本手法

行针的基本手法是毫针刺法的基本动作，从古至今临床常用的主要有提插法和捻转法两种。两种基本手法临床施术时既可单独应用，又可配合应用。

1. 提插法　即将针刺入腧穴一定深度后，施以上提下插的操作手法。这种使针由浅层向下刺入深层的操作谓之插，从深层向上引退至浅层的操作谓之提，如此反复地上下纵向运动的行针手法，即为提插法（图 4 – 18）。对于提插幅度的大小、层次的变化、频率的快慢和操作时间的长短，应根据患者的体质、病情、腧穴部位和针刺目的等的不同灵活掌握。使用提插法时指力一定要均匀一致，幅度不宜过大，一般以 3 ~ 5 分钟为宜，频率不宜过快，每分钟 60 次左右，保持针身垂直，不改变针刺角度、方向和深度。通常认为行针时提插的幅度大，频率快，刺激量就大；反之，提插的幅度小，频率慢，刺激量就小。

2. 捻转法　即将针刺入腧穴一定深度后，施以向前向后捻转动作的操作手法。这种使针在腧穴内反复前后来回的旋转行针手法，即为捻转法（图 4 – 19）。捻转角度的大小、频率的快慢、时间的长短等，需根据患者的体质、病情、腧穴的部位、针刺目的等具体情况而定。使用捻转法时，指力要均匀，角度要适当，一般应掌握在 180°～360°，不能单向捻针，否则针身易被肌纤维等缠绕，引起局部疼痛和导致滞针而出针困难。一般认为捻转角度大，频率快，刺激量大；捻转角度小，频率慢，刺激量小。

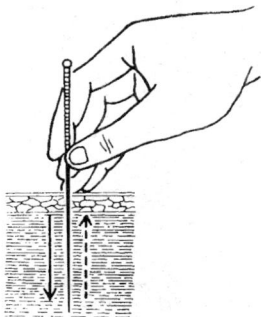 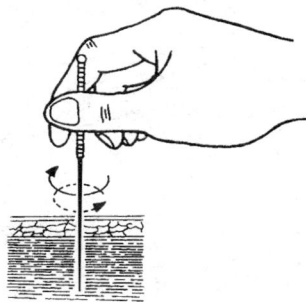

图 4－18　提插法　　　　　　　　图 4－19　捻转法

（二）辅助手法

行针的辅助手法，是行针基本手法的补充，是为了促使得气和加强针刺感应的操作手法。临床常用的行针辅助手法有以下几种。

1. 循法　针刺不得气时，可以用循法催气。其法是医者顺着经脉的循行径路，在腧穴的上下部轻柔地循按（图 4－20）。《针灸大成·三衢杨氏补泻》曰："凡下针，若气不至，用指于所属部分经络之路，上下左右循之，使气血往来，上下均匀，针下自然气至沉紧。"说明此法能推动气血，激发经气，促使针后易于得气。

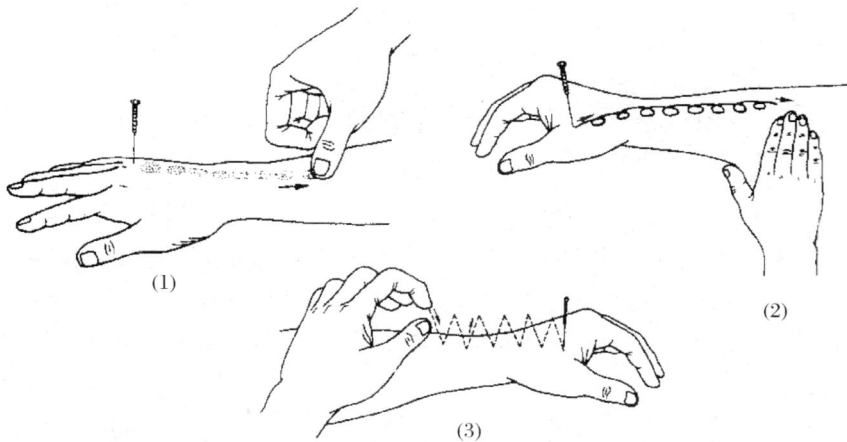

图 4－20　循法

2. 弹法　针刺后在留针过程中，以手指轻弹针尾或针柄，使针体微微振动，以加强针感，助气运行（图 4－21）。《针灸问对》曰："如气不行，将针轻弹之，使气速行。"本法有催气、行气的作用。

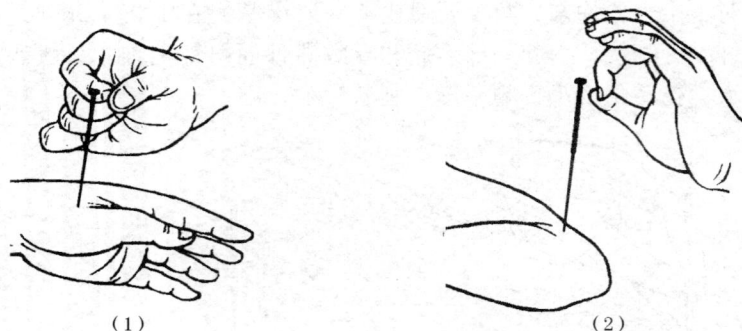

（1）　　　　　　　　　　　　　　　　　（2）

图 4 - 21　弹法

3. 刮法　毫针刺入一定深度后，经气未至，以拇指或食指的指腹抵住针尾，用拇指、食指或中指指甲，由上而下频频刮动针柄，促使得气（图 4 - 22）。本法在针刺不得气时应用可激发经气，如已得气者可以加强针刺感应的传导和扩散。

4. 摇法　毫针刺入一定深度后，手持针柄，将针轻轻摇动，以行经气（图 4 - 23）。《针灸问对》有"摇以行气"的记载。其法有二：一是直立针身而摇，以加强得气的感应；二是卧倒针身而摇，使经气向一定方向传导。

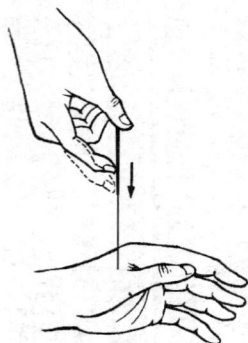

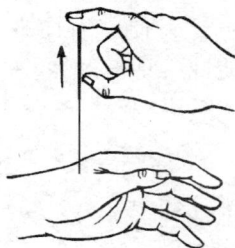

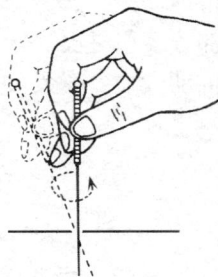

图 4 - 22　刮法　　　　　　　　　　　　图 4 - 23　摇法

5. 飞法　针后不得气者，用右手拇、食指持针柄，细细捻搓数次，然后张开两指，一搓一放，反复数次，状如飞鸟展翅，故称飞法（图 4 - 24）。《医学入门·杂病穴法》载："以大指次指捻针，连搓三下，如手颤之状，谓之飞。"本法的作用在于催气、行气，并使针刺感应增强。

6. 震颤法　针刺入一定深度后，右手持针柄，用小幅度、快频率的提插、捻转手法，使针身轻微震颤（图 4 - 25）。本法可促使针下得气，增强针刺感应。

七、得气、候气、催气、守气

针刺之所以能治病，是因其具有"调气"作用。如《灵枢·刺节真邪》篇说："用针之类，在于调气。"《针灸大成》强调："宁失其时，勿失其气。"这些都精辟地论述了"气"在针刺治疗中的重要意义。

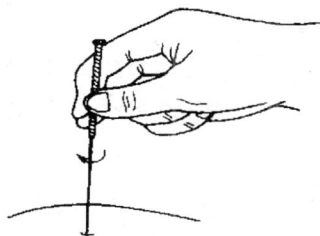
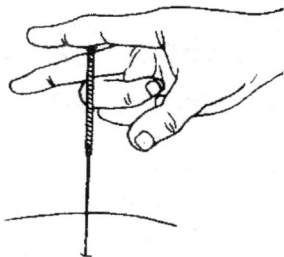

图 4 - 24　飞法

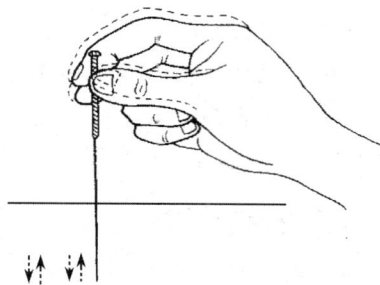

图 4 - 25　震颤法

（一）得气

古称"气至"，近称"针感"，是指毫针刺入腧穴一定深度后，施以提插或捻转等行针手法，使针刺部位产生特殊的感觉和反应，谓之得气，亦称"针感"。针下是否得气，临床上可以从两个方面分析判断。一是患者对针刺的感觉和反应，当针刺腧穴得气时，患者的针刺部位有酸胀、麻重等自觉反应，有时出现热、凉、痒、痛、抽搐、蚁行等感觉，或呈现沿着一定方向和部位传导和扩散的现象。少数患者还会出现循经性肌肤震颤等反应，有的还可见到针刺腧穴部位的循经性皮疹带或红、白线等现象。二是医者刺手指下的感觉，能体会到针下沉紧、涩滞或针体颤动等反应。若针刺后未得气，患者则无任何特殊感觉或反应，医者刺手亦感觉到针下空松、虚滑。正如窦汉卿在《标幽赋》中所说："轻滑慢而未来，沉涩紧而已至……气之至也，如鱼吞钩饵之浮沉；气未至也，如闲处幽堂之深邃。"这可以说是对得气与否所作的最形象的描述。

得气与否以及气至的迟速，不仅关系到针刺的治疗效果，而且可以借此窥测疾病的预后。《灵枢·九针十二原》说："刺之要，气至而有效"，充分说明了得气的重要意义。临床上一般是得气迅速时疗效较好，得气较慢时效果较差，不得气时，就可能没有治疗效果。《金针赋》也说："气速效速，气迟效迟。"其次，在临床上若刺之而不得气时，就要分析经气不至的原因，或因取穴定位不准确，手法运用不当，或为针刺角度有误，深浅失度；对此就应重新调整腧穴的针刺部位、角度、深度，运用必要的针刺手法，这样再次行针时，一般即可得气。

（二）候气

候气是将针留置于所刺腧穴之内，安静地、较长时间地留针，亦可间歇地运针，施以提插、捻转等催气手法，直待气至。《针灸大成》指出："用针之法，以候气为先。"说明了候气法在针法中的重要性。《素问·离合真邪论》篇说："静以久留，以气至为故，如待所贵，不知日暮。"这就提示当针刺不得气时，应耐心候气，以气至为度，从而表明候气之法是促其得气的方法之一。

（三）催气

针刺后若不得气，可以均匀地进行提插、捻转，或轻轻摇动针柄，亦可用弹、循、刮等方法，以激发经气，促其气至，这就是催气。

（四）守气

得气是临床取得疗效的关键，一旦得气就必须谨慎地守护其气，防止其散失，这就是守气。《素问·宝命全形论》篇说："经气已至，慎守勿失。"此外，应针对患者的体质、病情虚实状态，施以相应的针刺补泻手法。

八、针刺补泻

《灵枢·九针十二原》说："虚实之要，九针最妙，补泻之时，以针为之。"《备急千金要方·用针略例》指出："凡用针之法，以补泻为先。"可见针刺补泻是针刺治病的一个重要环节，也是毫针刺法的核心内容。

补法，泛指能鼓舞正气，使低下的功能恢复正常的针刺方法；泻法，泛指能疏泄邪气，使亢进的功能恢复正常的针刺方法。针刺补泻是通过针刺腧穴，采用适当的手法激发经气以补益正气、疏泄邪气，调节人体的脏腑经络功能，促使阴阳平衡而恢复健康的方法。古代医家在长期的医疗实践中，创造和总结出不少针刺补泻手法，现简述如下。

（一）单式补泻手法

1. 捻转补泻　针下得气后，捻转角度小，用力轻，频率慢，操作时间短者为补法；捻转角度大，用力重，频率快，操作时间长者为泻法。也有以左转时角度大，用力重者为补（图4-26）；右转时角度大，用力重者为泻（图4-27）。

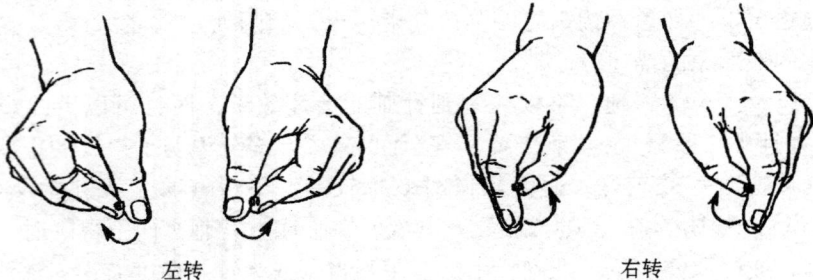

左转　　　　　　　　　　右转

图4-26　捻转补法　　　　　　图4-27　捻转泻法

2. 提插补泻　针下得气后，先浅后深，重插轻提，提插幅度小，频率慢，操作时间短者为补法（图4-28）；先深后浅，轻插重提，提插幅度大，频率快，操作时间长者为泻法（图4-29）。

3. 疾徐补泻　进针时徐徐刺入，少捻转，疾速出针者为补法（图4-30）；进针时疾速刺入，多捻转，徐徐出针者为泻法（图4-31）。

4. 迎随补泻　进针时针尖随着经脉循行去的方向刺入为补法（图4-32）；针尖迎着经脉循行来的方向刺入为泻法（图4-33）。

5. 呼吸补泻　病人呼气时进针，吸气时出针为补法（图4-34）；吸气时进针，呼气时出针为泻法（图4-35）。

6. 开阖补泻　出针后迅速揉按针孔为补法（图4-36）；出针时摇大针孔而不立即揉按

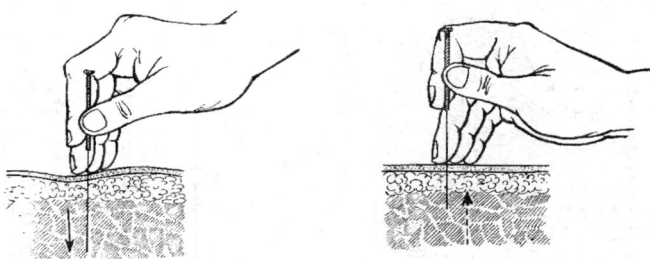

图 4 - 28 提插补法

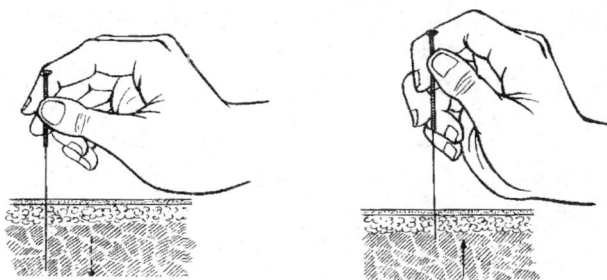

图 4 - 29 提插泻法

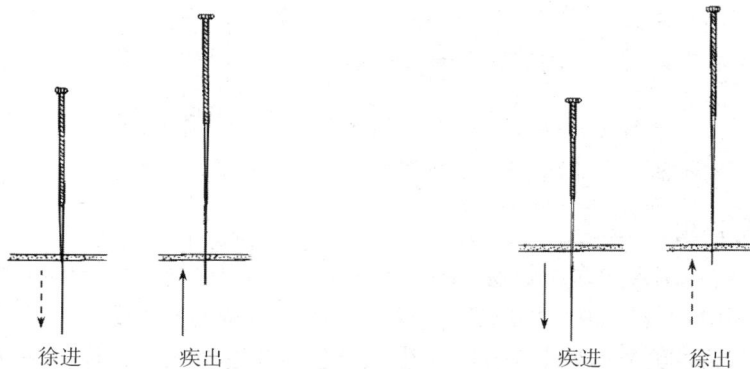

徐进　　　疾出

图 4 - 30 疾徐补法

疾进　　　徐出

图 4 - 31 疾徐泻法

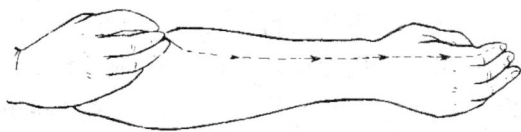

图 4 - 32 迎随补法

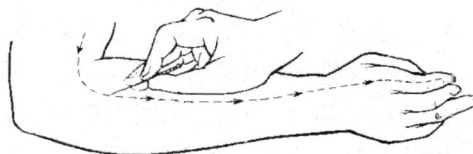

图 4 - 33 迎随泻法

为泻法（图 4 - 37）。

7. 平补平泻 进针得气后均匀地提插、捻转后即可出针（图 4 - 38）。

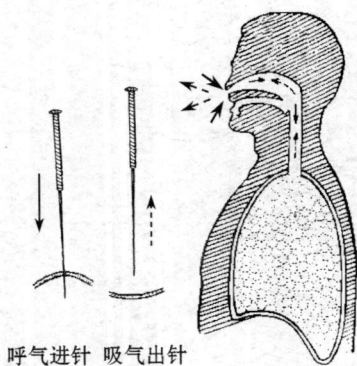 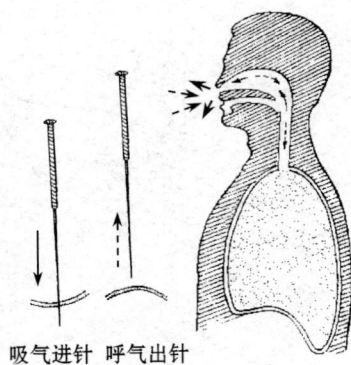

呼气进针　吸气出针　　　　　　　吸气进针　呼气出针

图 4 – 34　呼吸补法　　　　　　图 4 – 35　呼吸泻法

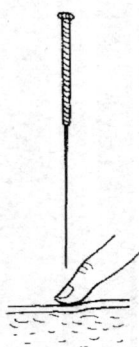 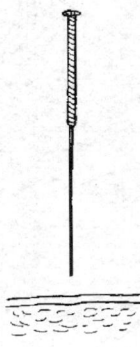 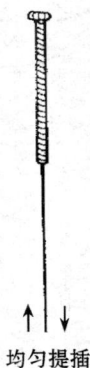 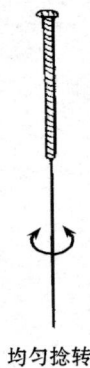

均匀提插　　　均匀捻转

图 4 – 36　开阖补法　　图 4 – 37　开阖泻法　　图 4 – 38　平补平泻法

（二）复式补泻手法

1. 烧山火　将针刺入腧穴应刺深度的上 1/3（天部），得气后行捻转补法或紧按慢提九数；再将针刺入中 1/3（人部），得气后行捻转补法或紧按慢提九数；然后将针刺入下 1/3（地部），得气后行捻转补法或紧按慢提九数；继之将针退至浅层，称为一度（图 4 – 39）。如此反复操作数度，使针下产生热感。在操作过程中，可配合呼吸补泻法中的补法。多用于治疗冷痹顽麻、虚寒性疾病等。

2. 透天凉　将针刺入腧穴应刺深度的下 1/3（地部），得气后行捻转泻法或紧提慢按六数；再将针紧提至中 1/3（人部），得气后行捻转泻法或紧提慢按六数；然后将针紧提至上 1/3（天部），得气后行捻转泻法或紧提慢按六数，称为一度（图 4 – 40）。如此反复操作数度，使针下产生凉感。在操作过程中，可配合呼吸补泻法中的泻法。多用于治疗热痹、急性痈肿等实热性疾病。

（三）影响针刺补泻效应的因素

1. 机体所处的机能状态　在不同的病理状态下，针刺可以产生不同的调整作用（即补泻效果）。当机体处于虚惫状态而呈虚证时，针刺可以起到扶正补虚的作用。若机体处于虚

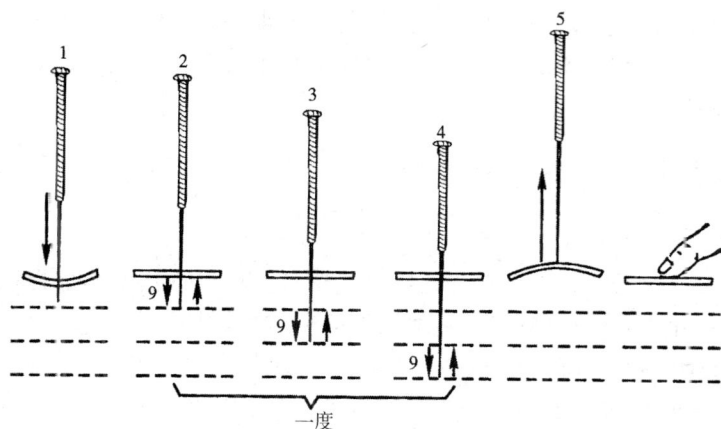

图4-39 烧山火

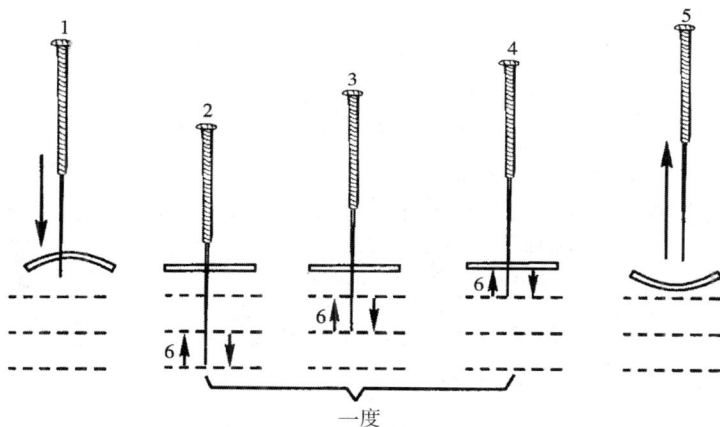

图4-40 透天凉

脱状态时,针刺还可以起到回阳固脱的作用。当机体处于邪盛状态而呈实热、邪闭的实证时,针刺可以起到清热启闭、祛邪泻实的作用。例如,胃肠功能亢进而痉挛疼痛时,针刺可解痉止痛;胃肠功能抑制而蠕动缓慢、腹胀纳呆时,针刺可加强胃肠蠕动,提高消化功能,消除腹胀、增进食欲。六量的临床实践和实验研究表明,针刺当时机体的功能状态,是产生针刺补泻效果的主要因素。

2. 腧穴作用的相对特异性 腧穴的主治功用不仅具有普遍性,而且具有相对特异性。人体不少腧穴,如关元、气海、命门、膏肓、五脏背俞穴等,都能鼓舞人体正气,促使功能旺盛,具有强壮作用,适宜于补虚益损。此外,很多腧穴,如人中、委中、十二井、十宣等,都能疏泄病邪,抑制人体功能亢进,具有祛邪作用,适宜于祛邪泻实。当施行针刺补泻时,必须结合腧穴作用的相对特异性,才能产生针刺补泻的效果。

3. 针具及手法轻重因素 影响针刺补泻因素与使用针具的粗细、长短,刺入的角度、深度,行针时的幅度、频率等有直接关系。一般来说,粗毫针的指力要重,刺激量大,细毫针用的指力较轻,刺激量就小。毫针刺入腧穴的角度、深度不同,其刺激的轻重程度也不同，一般直刺、深刺的量要大些，平刺、浅刺的量要小些。行针时的幅度、频率不同，与针刺手法轻重密切相关。提插幅度大、捻转角度大、频率快者，其刺激量就大。反之，其刺激量就小。

九、留针与出针

（一）留针

将针刺入腧穴施术后，使针留置腧穴内称为留针。留针的目的是加强针刺的作用和便于继续行针施术。留针的方法有静留针和动留针两种。静留针是指在留针过程中不再行针；动留针是指在留针过程中作间歇性行针。一般病证只要针下得气而施以适当的补泻手法后，即可出针或留针 10～20 分钟。但对于一些特殊病证，如急性腹痛，破伤风、角弓反张，寒性、顽固性疼痛或痉挛性病证，可适当延长留针时间，有时留针可达数小时，以便在留针过程中作间歇性行针，以增强、巩固疗效。在临床上留针与否或留针时间的长短，不可一概而论，应根据患者具体病情而定。

（二）出针

出针，又称起针、退针，指将针拔出的方法。在施行针刺手法或留针达到预定针刺目的和治疗要求后，即可出针。

出针的方法，一般以左手拇、食指两指持消毒干棉球轻轻按压于针刺部位，右手持针作轻微的小幅度捻转，并随势将针缓慢提至皮下（不可单手用力过猛），静留片刻，然后出针。出针时，依补泻的不同要求，分别采取"疾出"或"徐出"以及"疾按针孔"或"摇大针孔"的方法出针。当针退出后，要仔细查看针孔是否出血，询问针刺部位有无不适感，检查核对针数有否遗漏，还应注意有无晕针延迟反应现象。

十、针刺异常情况的临床表现、预防及处理

针刺治疗虽然比较安全，但如操作不慎，疏忽大意，或犯刺禁，或针刺手法不当，或对人体解剖部位缺乏全面的了解，在临床上有时也会出现一些不应有的异常情况，常见者有以下几种。

（一）晕针

晕针是在针刺过程中病人发生的晕厥现象。

1. 原因　患者体质虚弱，精神紧张，或疲劳、饥饿、大汗、大泻、大出血之后，或体位不当，或医者在针刺时手法过重，可致针刺时或留针过程中发生此症。

2. 现象　患者突然出现精神疲倦，头晕目眩，面色苍白，恶心欲吐，多汗心慌，四肢发冷，血压下降，脉沉细，或神志昏迷，仆倒在地，唇甲青紫，二便失禁，脉微细欲绝。

3. 处理　立即停止针刺，将针全部起出。使患者平卧，注意保暖，轻者仰卧片刻，给饮温开水或糖水后，即可恢复正常；重者在上述处理基础上，可刺人中、素髎、内关、足三里，灸百会、关元、气海等穴，即可恢复。若仍不省人事，呼吸细微，脉细弱者，可考虑配合其他治疗或采用急救措施。

4. 预防 对于晕针应注重预防。如初次接受针刺治疗或精神过度紧张、身体虚弱者，应先做好解释，消除对针刺的顾虑，同时选择舒适持久的体位，最好采用卧位。选穴宜少，手法要轻。若饥饿、疲劳、大渴时，应令进食、休息、饮水后再予针刺。医者在针刺治疗过程中，要精神专一，随时注意观察病人的神色，询问病人的感觉，一旦有不适等晕针先兆，可及早采取处理措施，防患于未然。

（二）滞针

在行针时或留针后医者感觉针下涩滞，捻转、提插、出针均感困难而病人则感觉痛剧时，称为滞针。

1. 原因 患者精神紧张，当针刺入腧穴后，病人局部肌肉强烈收缩，或行针手法不当，向单一方向捻针太过，以致肌纤组织缠绕针体而成滞针。留针时间过长，有时也可出现滞针。

2. 现象 针在体内，捻转不动，提插、出针均感困难，若勉强捻转、提插时，则病人痛不可忍。

3. 处理 若病人精神紧张，局部肌肉过度收缩时，可稍延长留针时间，或于滞针腧穴附近，进行循按或叩弹针柄，或在附近再刺一针，以宣散气血而缓解肌肉的紧张。由于行针不当，或单向捻针而致者，可向相反方向将针捻回，并用刮柄、弹柄法，使缠绕的肌纤维回释，即可消除滞针。

4. 预防 对精神紧张者，应先做好解释工作，消除患者不必要的顾虑。注意行针的操作手法和避免单向捻转，若用搓法时，应注意与提插法的配合，则可避免肌纤维缠绕针身而防止滞针的发生。

（三）弯针

进针时或将针刺入腧穴后，针身在体内形成弯曲，称为弯针。

1. 原因 医生进针手法不熟练，用力过猛、过速，以致针尖碰到坚硬组织器官，或病人在针刺或留针时移动体位，或针柄受到某种外力压迫、碰击等，均可造成弯针。

2. 现象 针柄改变了进针或刺入留针时的方向和角度，提插、捻转及出针均感困难，而患者感到疼痛。

3. 处理 出现弯针后，即不得再行提插、捻转等手法。如针系轻微弯曲，应慢慢将针起出。若弯曲角度过大时，应顺着弯曲方向将针起出。若由病人移动体位所致，应使患者慢慢恢复原来体位，待局部肌肉放松后，再将针缓缓起出，切忌强行拔针以免使针断入体内。

4. 预防 医者进针手法要熟练，指力要均匀，并要避免进针过速、过猛。选择适当体位，在留针过程中，嘱患者不要随意变动体位，注意保护针刺部位，针柄不得受外物硬碰和压迫。

（四）断针

断针又称折针，是指针体折断在人体内。

1. 原因 针具质量欠佳，针身或针根有损伤剥蚀，进针前失于检查，针刺时将针身全部刺入腧穴；行针时强力提插、捻转，肌肉猛烈收缩；留针时患者随意变更体位，或弯针、滞针未能进行及时的正确处理等，均可造成断针。

2. 现象 行针时或出针后发现针身折断，其断端部分针身尚露于皮肤外，或断端全部没入皮肤之下。

3. 处理 医者态度必须从容镇静，嘱患者切勿变动原有体位，以防断针向肌肉深部陷入。若残端部分针身显露于体外时，可用手指或镊子将针起出。若断端与皮肤相平或稍凹陷于体内者，可用左手拇、食二指垂直向下挤压针孔两旁，使断针暴露于体外，右手持镊子将针取出。若断针完全深入皮下或肌肉深层时，应在X线下定位，手术取出。

4. 预防 为了防止折针，应仔细地检查针具，对不符合质量要求的针具应剔出不用。避免过猛、过强的行针。在行针或留针时，应嘱患者不要随意更换体位。针刺时更不宜将针身全部刺入腧穴，应留部分针身在体外，以便于针根断折时取针。在进针、行针过程中，如发现弯针时，应立即出针，切不可强行刺入、行针。对于滞针等亦应及时正确地处理，不可强行硬拔。

（五）血肿

针刺部位出现皮下出血而引起的肿痛，称为血肿。

1. 原因 针尖弯曲带钩，使皮肉受损，或刺伤血管所致。

2. 现象 针后，针刺部位肿胀疼痛，继则皮肤呈现紫色。

3. 处理 微量的皮下出血而引起局部小块青紫时，一般不必处理，可以自行消退。若局部肿胀疼痛较剧，青紫面积大而且影响活动功能时，可先进行冷敷止血，然后再做热敷或在局部轻轻揉按，以促使局部瘀血消散吸收。

4. 预防 仔细检查针具，熟悉人体解剖部位，避开血管针刺，出针时立即用消毒干棉球揉按压迫针孔。

（六）气胸

气胸指的是由于针刺伤及肺脏，使空气进入胸膜腔而出现的一系列症状。

1. 原因 由于针刺胸背、腋、胁、缺盆等部位的腧穴时，直刺过深，伤及肺脏，而引起创伤性气胸。

2. 现象 轻者出现胸痛胸闷，心慌，呼吸不畅甚则呼吸困难，唇甲发绀，出汗，血压下降等症。体检时，可见患侧胸部肋间隙变宽，胸部叩诊呈过清音，气管向健侧移位，听诊时呼吸音明显减弱或消失，有的病例针刺当时并无明显异常现象，隔几小时后才逐渐出现胸痛、胸闷、呼吸困难等症状。

3. 处理 一旦发生气胸，应立即起针，并让患者采取半卧位休息，要求患者心情平静，切勿恐惧而反转体位。一般漏气量少者，可自然吸收。医者要密切观察，随时对症处理，如给予镇咳、消炎类药物，以防止肺组织因咳嗽扩大创口，加重漏气和感染。对严重病例需及时组织抢救，如胸腔排气、少量慢速输氧等。

4. 预防 医者在进行针刺过程中精神必须高度集中，令患者选择适当的体位，严格掌握进针的深度、角度。

（七）刺伤内脏

刺伤内脏是指由于针刺的角度和深度不正确而造成相应内脏损伤。

1. 原因 主要是医者缺乏解剖学、腧穴学知识，对腧穴和脏器的部位不熟悉，加之针刺过深，或提插幅度过大，刺入内脏而致内脏损伤。

2. 现象　刺伤肝、脾时，可引起内出血，病人可感到肝区或脾区疼痛，有的可向背部放射。如出血不止，腹腔聚血过多，会出现腹痛、腹肌紧张，并有压痛及反跳痛等急腹症症状。刺伤心脏时，轻者可出现心前区强烈刺痛，重者有剧烈撕裂痛，引起心外射血，即刻导致休克等危重情况。刺伤肾脏时，可出现腰痛、肾区叩击痛、血尿，严重时血压下降、休克。刺伤胆囊、膀胱、胃、肠等空腔脏器时，可引起局部疼痛、腹膜刺激征或急腹症等症状。

3. 处理　损伤轻者，卧床休息一段时间后，一般即可自愈。如损伤较重或继续有出血倾向者，应加用止血药，或局部作冷敷止血处理，并加强观察，注意病情及血压变化。若损伤严重，出血较多，出现休克时，则必须迅速采取输血等急救措施。

4. 预防　医者要学好解剖学、腧穴学，掌握腧穴结构，明确腧穴下的脏器组织。针刺胸腹、腰背部腧穴时，应控制针刺深度，行针幅度不宜过大。

〔八〕刺伤脑或脊髓

刺伤脑或脊髓是指由于针刺的角度和深度不正确而引起脑或脊髓损伤。

1. 原因　针刺后头部的一些腧穴，如风府、哑门、大椎、风池以及背部第1腰椎以上督脉穴和华佗夹脊穴时，若针刺过深，或针刺方向、角度不当，均可伤及脑或脊髓，造成严重后果。

2. 现象　如误伤延髓时，可出现头痛、恶心、呕吐、呼吸困难、休克和神志昏迷等。如刺伤脊髓，可出现触电样感觉向肢端放射，甚至引起暂时性肢体瘫痪，有时可危及生命。

3. 处理　当出现上述症状时，应及时出针。轻者，需安静休息，经过一段时间后，可自行恢复。重者则应请有关科室如神经外科医务人员会诊，进行及时抢救。

4. 预防　凡针刺督脉第1腰椎以上腧穴及华佗夹脊穴，都要认真掌握针刺深度、方向和角度。如针刺风府、哑门穴，不可向上斜刺，也不可针刺过深；悬枢穴以上的督脉腧穴及华佗夹脊穴，均不可深刺。上述腧穴在行针时只宜采用捻转手法，尽量避免提插，禁用捣刺手法。

十一、针刺的注意事项

在针刺治疗时，还应注意以下几个方面：

1. 患者在过于饥饿、疲劳，精神过度紧张时，不宜立即进行针刺。对身体瘦弱、气虚血亏的患者，进行针刺时手法不宜过强，并应尽量选用卧位。

2. 妇女怀孕3个月者，不宜针刺小腹部的腧穴。怀孕3个月以上者，腹部、腰骶部腧穴也不宜针刺。至于三阴交、合谷、昆仑、至阴等一些具有通经活血作用的腧穴，在怀孕期亦应予禁刺。妇女行经时，若非为了调经，亦不应针刺。

3. 小儿囟门未合时，头顶部的腧穴不宜针刺。

4. 常有自发性出血或损伤后出血不止的患者，不宜针刺。

5. 皮肤有感染、溃疡、瘢痕或肿瘤的部位，不宜针刺。

6. 对胸、胁、腰、背等脏腑所居之处的腧穴，不宜直刺、深刺。肝、脾肿大，肺气肿患者更应注意。

7. 针刺眼区和项部的风府、哑门等穴以及脊椎部的腧穴，要注意掌握一定的角度，更不宜大幅度的提插、捻转和长时间的留针，以免伤及重要组织器官，产生严重的不良后果。

8. 对尿潴留等患者在针刺小腹部的腧穴时，也应掌握适当的针刺方向、角度、深度等，以免误伤膀胱等器官。

第二节　灸　法

灸，灼烧的意思。灸法是指以艾绒为主要燃烧材料，烧灼、熏熨体表的一定部位或腧穴，通过经络腧穴的作用，达到防治疾病的一种方法。灸法古称"灸焫"。广义的灸法还包括用刺激性药物敷贴穴位以防治疾病的方法，又称天灸、药物灸。《医学入门·针灸》说："凡病药之不及，针之不到，必须灸之。"说明灸法与针药相互补充，相辅相成。

施灸的原料很多，但以艾叶为主，因其气味芳香，辛温味苦，容易燃烧，火力温和。《名医别录》载："艾味苦，微温，无毒，主灸百病。"

一、灸法的作用

（一）防病保健

灸法可以激发人体正气，增强抗病能力，无病时施灸有防病保健的作用。《备急千金要方·灸例第六》说："凡宦游吴蜀，体上常须三两处灸之，勿令疮暂瘥，则瘴疠瘟疟毒气不能着人也。"《扁鹊心书·须识扶阳》也指出："人于无病时，常灸关元、气海、命门、中脘，虽未得长生，亦可保百余年寿矣。"通过增强人体抗病能力而达到强身保健目的的灸法称为保健灸，《诸病源候论·小儿杂病诸候》又称之为"逆灸"。

（二）温经散寒

灸火的温和热力具有直接的温通经络、驱散寒邪功用，这正是寒者温之的具体运用。《素问·异法方宜论》说："脏寒生满病，其治宜灸焫。"临床上可用于治疗风寒湿痹和寒邪为患之胃脘痛、腹痛、泄泻、痢疾等病证。

（三）扶阳固脱

灸火的热力具有扶助阳气、举陷固脱的功能。《素问·生气通天论》说："阳气者，若天与日，失其所则折寿而不彰。"说明了阳气的重要性。阳衰则阴盛，阴盛则为寒、为厥，甚则欲脱，此时就可用艾灸来温补，以扶助虚脱之阳气。《扁鹊心书·须识扶阳》说："真气虚则人病，真气脱则人死，保命之法，灼艾第一。"《伤寒论·辨厥阴病脉证并治》也说："下利，手足逆冷，无脉者，灸之。"可见阳气下陷或欲脱之危证，可用灸法。临床上，各种虚寒证、寒厥证、虚脱证和中气不足、阳气下陷而引起的遗尿、脱肛、阴挺、崩漏、带下等病证皆可用灸法治疗。

（四）消瘀散结

艾灸具有行气活血、消瘀散结的作用。《灵枢·刺节真邪》说："脉中之血，凝而留止，弗之火调，弗能取之。"气为血之帅，血随气行，气得温则行，气行则血亦行。灸能使气机通调，营卫和畅，故瘀结自散。所以，临床常用于气血凝滞之疾，如乳痈初起、瘰疬、瘿瘤等病证。

（五）引热外行

艾火的温热能使皮肤腠理开放，毛窍通畅，热有去路，从而引热外行。《医学入门·针灸》说："热者灸之，引郁热之气外发。"故灸法同样可用于某些热性病，如疔肿、带状疱疹、丹毒、甲沟炎等。对阴虚发热者，也可使用灸法，可选用膏肓、四花穴等治疗骨蒸潮热、虚痨咳喘。

二、灸法的分类、操作方法及适应证

（一）灸法的分类（图4-41）

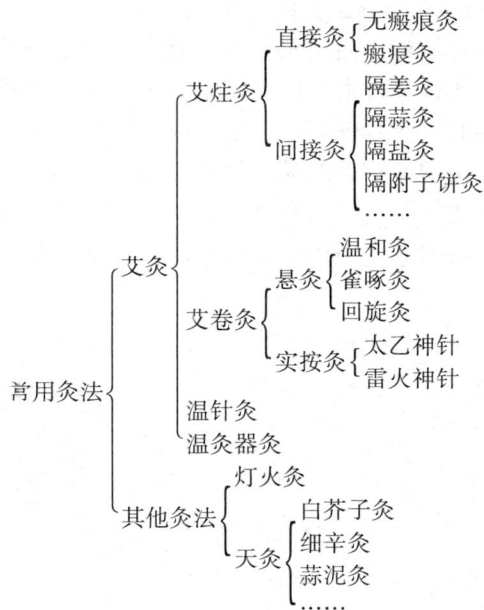

图4-41 灸法的分类

（二）灸法的操作方法及适应证

1. 艾炷灸 将艾炷放在穴位上施灸称艾炷灸（图4-42）。艾炷灸可分为直接灸和间接灸两类。

（1）直接灸 又称明灸、着肤灸，即将艾炷直接置放在皮肤上施灸的一种方法（图4-43）。根据灸后对皮肤刺激的程度不同，又分为无瘢痕灸和瘢痕灸两种。

①无瘢痕灸：又称非化脓灸，临床上多用中、小艾炷。施灸前先在施术部位涂以少量的凡士林，以增加黏附性，然后放置艾炷，从上端点燃，当燃剩2/5左右、患者感到烫时，用镊子将艾炷夹去，换炷再灸，一般灸3～7壮，以局部皮肤充血、红晕为度。因施灸后皮肤

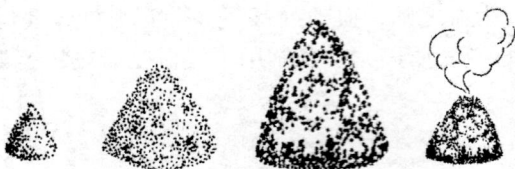

图 4 - 42 艾炷灸

不致起泡, 不留瘢痕, 故名。此法适用于慢性虚寒性疾病, 如哮喘、眩晕、慢性腹泻、风寒湿痹、风湿顽痹等。

②瘢痕灸: 又称化脓灸, 临床上多用小艾炷, 亦有用中艾炷者。施灸前先在施术部位上涂以少量大蒜汁, 以增加黏附性和刺激作用, 然后放置艾炷, 从上端点燃, 当烧近皮肤时患者有灼痛感, 可用手在穴位四周拍打以减轻疼痛 (图 4 - 44)。应用此法一般每壮艾炷须燃尽后除去灰烬, 方可换炷。按前法再灸, 可灸 3 ~ 9 壮。灸毕, 在施灸穴位上贴敷消炎药膏, 1 周左右可化脓 (脓液色白清稀) 形成灸疮。灸疮 5 ~ 6 周愈合, 留有瘢痕, 故称瘢痕灸。在灸疮化脓期间, 需注意局部清洁, 每天换药膏 1 次, 以避免继发感染 (脓液黄稠)。《针灸资生经·治灸疮》说: "凡着艾得疮, 所患即瘥, 如不发, 其病不愈。" 可见灸疮的发和不发与疗效有密切关系。因此, 应叮嘱病人多吃羊肉、豆腐等营养丰富的食物以促进灸疮的透发。就灸疮而言, 是局部组织烫伤后的无菌性化脓现象, 可对穴位局部产生持续性刺激, 有治病保健作用。但对身体过于虚弱, 或有糖尿病、皮肤病的患者不宜使用此法。临床常用于治疗哮喘、慢性胃肠病、瘰疬等, 但由于这种方法灸后遗有瘢痕, 故灸前必须征求患者的同意。

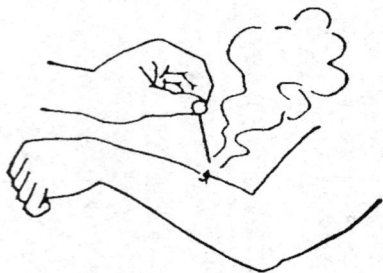

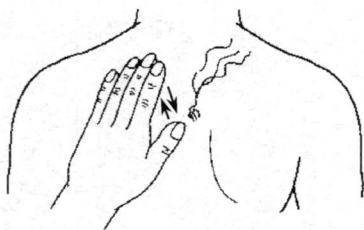

图 4 - 43 直接灸   图 4 - 44 瘢痕灸缓痛拍打法

(2) 间接灸 又称隔物灸、间隔灸, 即在艾炷与皮肤之间隔垫上某种物品而施灸的一种方法 (图 4 - 45)。

古代的隔物灸法种类很多, 广泛用于治疗临床各种病证。所隔的物品有动物、植物和矿物类中药。药物因病证而异, 既有单方, 又有复方。故治疗时, 可发挥艾灸和药物的双重作用, 而有特殊的效果。现将临床常用的几种方法介绍如下。

①隔姜灸: 将鲜生姜切成直径 2 ~ 3cm、厚 0.2 ~ 0.3cm 薄片, 中间以针穿刺数孔, 上置艾炷放在应灸的部位, 然后点燃施灸, 当艾炷燃尽后, 可易炷再灸。一般 3 ~ 6 壮, 以皮肤红晕而不起泡为度。在施灸过程中, 若患者感觉灼热不可忍受时, 可将姜片向上提起, 或缓

慢移动姜片。此法应用很广，多用于因寒而致的呕吐、腹痛、泄泻、风寒湿痹和外感表证等。

②隔蒜灸：将鲜大蒜头切成厚 0.2～0.3cm 薄片，中间以针穿刺数孔，上置艾炷放在应灸的腧穴部位或患处，然后点燃施灸，待艾炷燃尽，易炷再灸，一般灸 3～6 壮。因大蒜液对皮肤有刺激性，灸后容易起泡，若不使起泡，可将蒜片向上提起，或缓慢移动蒜片。此法多用于治疗瘰疬、肺结核、腹中积块及未溃疮疡等。此外，尚有一种自大椎穴起至腰俞穴铺敷蒜泥，上置艾炷施灸的铺灸法（长蛇灸），民间用于治疗虚劳、顽痹等症。

③隔盐灸：因本法只用于脐部，又称神阙灸。用纯净干燥的精制食盐填敷于脐部，使其与脐平，上置艾炷施灸，患者稍感灼痛，即更换艾炷。也可于盐上放置姜片后

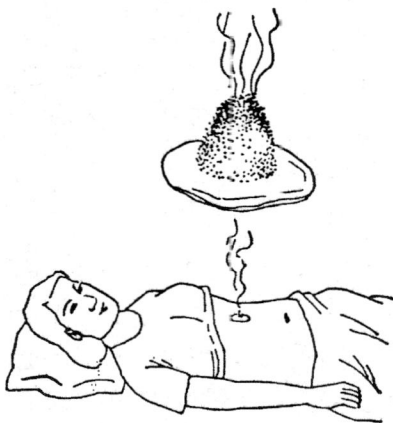

图 4－45 间接灸

再施灸，一般灸 3～6 壮。此法有回阳、救逆、固脱之功，但需连续施灸，不拘壮数，以待脉起、肢温、证候改善。临床上常用于治疗急性寒性腹痛、吐泻、痢疾、小便不利、中风脱证等。

④隔附子饼灸：以附子片或附子药饼作间隔物。药饼的制法是将附子研成细末，以黄酒调和，制成直径约 3cm、厚约 0.8cm 的附子饼，中间以针穿刺数孔，上置艾炷，放在应灸腧穴或患处，点燃施灸。由于附子辛温大热，有温肾补阳的作用，故多用于治疗命门火衰而致的阳痿、早泄、遗精、宫寒不孕和疮疡久溃不敛的病证。

2. 艾卷灸 又称艾条灸，即用桑皮纸包裹艾绒卷成圆筒形的艾卷，将其一端点燃，对准穴位或患处施灸的一种方法。有关艾卷灸的最早记载，见于明代朱权的《寿域神方》一书，其中有"用纸窦卷艾，以纸隔之点穴，于隔纸上用力实按之，待腹内觉热，汗出即瘥"的记载。后来发展为在艾绒内加进药物，再用纸卷成条状艾卷施灸，名为"雷火针"和"太乙针"。在此基础上又演变为现代的单纯艾卷灸和药物艾卷灸。

按操作方法不同艾卷灸可分为悬灸、实按灸两种，现介绍如下。

（1）悬灸 按其操作方法不同又可分为温和灸、雀啄灸、回旋灸等。

①温和灸：将艾卷的一端点燃，对准应灸的腧穴或患处，在距离皮肤 2～3cm 处进行熏烤（图 4－46），以患者局部有温热感而无灼痛为宜，一般每穴灸 10～15 分钟，至皮肤红晕为度。如果遇到局部知觉减退患者或小儿等，医者可将食、中两指置于施灸部位两侧，这样可以通过医者的手指来测知患者局部受热程度，以便随时调节施灸时间和距离，防止烫伤。

②雀啄灸：施灸时，艾卷点燃的一端与施灸部位皮肤之间的距离并不固定，而是像鸟雀啄食一样，一上一下施灸，以给施灸局部一个变量的刺激（图 4－47）。

③回旋灸：施灸时，艾卷点燃的一端与施灸部位的皮肤之间虽保持一定的距离，但不固定，而是向左右方向移动或反复旋转地施灸（图 4－48）。

以上方法一般病证均可采用，但温和灸、回旋灸多用于治疗慢性病，雀啄灸多用于治疗急性病。

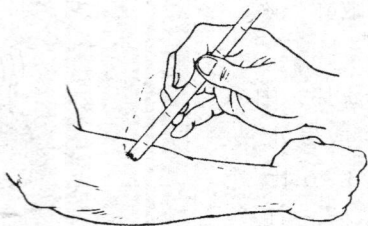
图4-46　温和灸

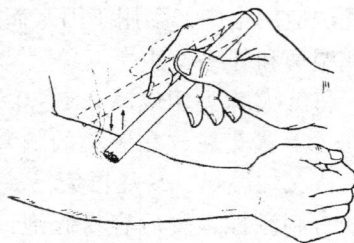
图4-47　雀啄灸

（2）实按灸　施灸时，先在施灸腧穴部位或患处垫上布或纸数层，然后将药物艾卷的一端点燃，趁热按在施术部位上，使热力透达深部，若艾火熄灭，再点再按（图4-49）；或者以布6~7层包裹艾火熨于穴位，若火熄灭，再点再熨。最常用的为太乙针灸和雷火针灸，适用于风寒湿痹、痿证和虚寒证。

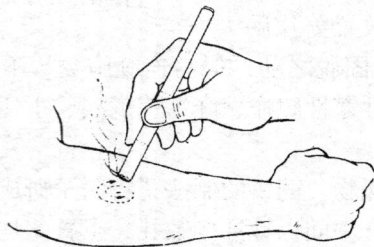
图4-48　回旋灸

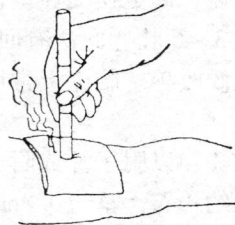
图4-49　实按灸

①太乙针灸的制作：艾绒100g，硫黄6g，麝香、乳香、没药、松香、桂枝、杜仲、枳壳、皂角、细辛、川芎、独活、穿山甲、雄黄、白芷、全蝎各1g，上药研成细末，和匀。先取艾绒24g，均匀铺在30cm×30cm桑皮纸上，次取药末6g，均匀掺在艾绒里，然后卷紧如爆竹状，外用鸡蛋清涂抹，再糊上桑皮纸1层，两头留空3cm，捻紧即成。

②雷火针灸的制作：艾绒100g，沉香、木香、乳香、茵陈、羌活、干姜、穿山甲各9g，麝香少许，共为细末。其制作方法与太乙针灸相同。

3. 温针灸　是针刺与艾灸相结合的一种方法，适用于既需要针刺留针，又需施灸的疾病。在针刺得气后，将针留在适当的深度，在针柄上穿置一段长约2cm的艾卷施灸，或在针尾上搓捏少许艾绒点燃施灸，直待燃尽，除去灰烬，每穴每次可施灸1~3壮，施灸完毕再将针取出（图4-50）。此法是一种简便易行的针灸并用的方法，其艾绒燃烧的热力可通过针身传入体内，使其发挥针和灸的作用，达到治疗目的。应用此法应注意防止艾火脱落烧伤皮肤。

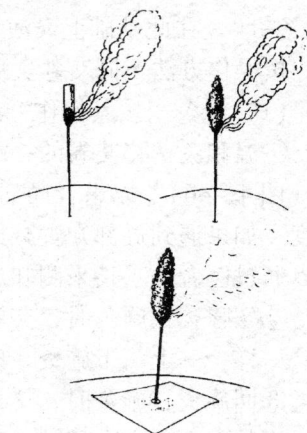
图4-50　温针灸

4. 温灸器灸　温灸器是一种专门用于施灸的器具，用温灸器施灸的方法称温灸器灸。临床常用的温灸器有温灸盒、温灸架和温灸筒等。

（1）温灸盒灸　将适量的艾绒置于温灸盒的金属网上，点燃后将温灸盒放于施灸部位灸治即可（图4－51）。适用于腹、腰等面积较大部位的治疗。

（2）温灸架灸　将艾条点燃后，燃烧端插入温灸架的顶孔中，对准选定穴位施灸，并用橡皮带给予固定，施灸完毕将剩余艾条插入灭火管中（图4－52）。适用于全身体表穴位的治疗。

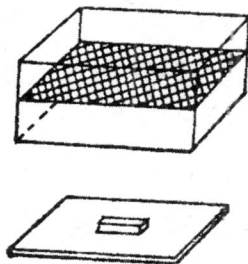
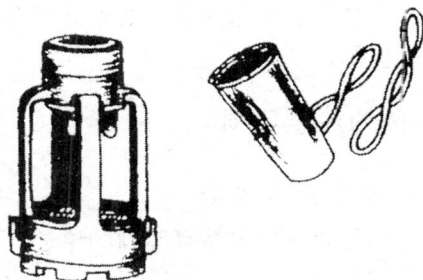

图4－51　温灸盒　　　　　　　　　　　　　　图4－52　温灸架

（3）温灸筒灸　将适量的艾绒置于温灸筒内，点燃后盖上灸筒盖，执筒柄于患处施灸即可（图4－53）。

5. 其他灸法　又称非艾灸法，是指以艾绒以外的物品作为施灸材料的灸治方法。常用的有以下几种：

（1）灯火灸　又称灯草灸、灯草焠、打灯火、油捻灸，是民间沿用已久的简便灸法。即取10～15cm长的灯心草或纸绳，蘸麻油或其他植物油，浸渍3～4cm长，点燃后将其对准穴位，迅速接触皮肤，随即听到"叭"的声音后，快速将灯心草移开，如无爆焠之声可重复一次（图4－54）。灸后皮肤有一点发黄，偶尔也会起小泡。此法主要用于小儿疳腮、喉蛾、吐泻、麻疹、惊风等病证。

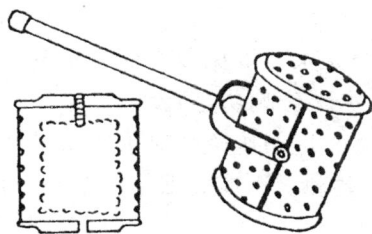
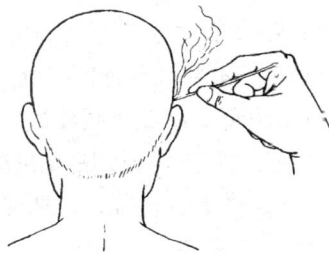

图4－53　温灸筒　　　　　　　　　　　　　　图4－54　灯火灸

（2）天灸　又称药物灸、发泡灸。它是将一些具有刺激性的药物涂敷于穴位或患处，促使局部皮肤起泡的方法。所用药物多是单味中药，也有用复方者。临床上常用的有白芥子灸、细辛灸、天南星灸、蒜泥灸等数十种。

①白芥子灸：将白芥子适量，研成细末，用水调和成糊状，敷贴于腧穴或患处，以麝香膏固定。敷贴1～3小时，以局部皮肤灼热疼痛为度。一般可用于治疗咳喘、关节痹痛、口

眼㖞斜等病证。

②细辛灸：取细辛适量，研为细末，加醋少许调和成糊状，敷于穴位上，以麝香膏固定。敷贴 1～3 小时，以局部皮肤灼热疼痛为度。如敷涌泉或神阙穴治疗小儿口腔炎等。

③天南星灸：取天南星适量，研为细末，用生姜汁调和成糊状，敷于穴位上，以麝香膏固定。敷贴 1～3 小时，以局部皮肤灼热疼痛为度。如敷颊车、颧髎穴治疗面神经麻痹等。

④蒜泥灸：将大蒜捣烂如泥，取 3～5g 贴敷于穴位上，以麝香膏固定。每次敷贴 1～3 小时，以局部皮肤灼热疼痛为度。如敷涌泉穴治疗咯血、衄血，敷合谷穴治疗扁桃体炎，敷鱼际穴治疗喉痹等。

三、施灸的注意事项

（一）施灸的先后顺序

古人对于施灸的先后顺序有明确的论述，如《备急千金要方·灸例第六》说："凡灸，当先阳后阴……先上后下。"《明堂灸经》也指出："先灸上，后灸下；先灸少，后灸多。"这是说应先灸阳经，后灸阴经；先灸上部，再灸下部；就壮数而言，先灸少而后灸多；就大小而言，先灸艾炷小者而后灸大者。但临床上需结合病情，灵活应用，不能拘泥不变。如脱肛的灸治，则应先灸长强以收肛，后灸百会以举陷，便是先灸下而后灸上。此外，施灸应注意在通风的环境中进行。

（二）施灸的补泻方法

艾灸的补泻，始载于《内经》。《灵枢·背俞》说："气盛则泻之，虚则补之。以火补者，毋吹其火，须自灭也；以火泻者，疾吹其火，传其艾，须其火灭也。"灸法的补泻亦需根据辨证施治的原则，虚证用补法，而实证则用泻法。艾灸补法是在点燃艾炷后，不吹艾火，待其自然缓缓燃尽为止，以补其虚；艾灸泻法是在点燃艾炷后，以口快速吹旺艾火至燃尽，使艾火的热力迅速透达穴位深层，以泻邪气。

（三）施灸的禁忌

1. 面部穴位、乳头、大血管等处均不宜使用直接灸，以免烫伤形成瘢痕。关节活动部位亦不适宜用化脓灸，以免化脓溃破，不易愈合，甚至影响功能活动。

2. 一般空腹、过饱、极度疲劳和对灸法恐惧者，应慎施灸。对于体弱患者，灸治时艾炷不宜过大，刺激量不可过强，以防晕灸。一旦发生晕灸，应立即停止施灸，并及时处理，其方法同晕针。

3. 孕妇的腹部和腰骶部不宜施灸。

4. 施灸过程中要防止燃烧的艾绒脱落烧伤皮肤和衣物。

（四）灸后的处理

施灸过量，时间过长，局部出现水泡，只要不擦破，可任其自然吸收；如水泡较大，可用消毒毫针刺破水泡，放出水液，再涂以龙胆紫。瘢痕灸者，在灸疮化脓期间，疮面局部勿用手搔抓，应保护痂皮，并保持清洁，防止感染。

第三节　拔罐法

拔罐法是一种以罐为工具，借助燃火、抽气等方法，排出罐内空气，形成负压，使之吸附于腧穴或病变部位，使局部皮肤充血、瘀血，以防治疾病的方法。拔罐法，古称角法，也称吸筒法，因古时用牲畜的角（如牛角、羊角等）磨成桶状使用而得名。本法属于中医外治疗法，其特点是无创伤、无疼痛，使用便利、安全，既可广泛地用于内、外、妇、儿、皮肤、五官等各科病证，又可应用于日常保健。

一、拔罐法的起源和发展

拔罐疗法的最早记载见于马王堆汉墓出土的帛书《五十二病方》："牡痔……以小角角之。"其后晋代葛洪在《肘后备急方》中提到以兽角制成罐拔脓血治疗疮疡脓肿之症。唐代曾设立"角法"一科，并以竹筒替代兽角，扩大了适应证。截至清初，尽管拔罐法在用具、吸拔方法等方面有了一定的进步，但治疗上仍以外科疮疡疾病为主。清代以后拔罐法相对普及，《医宗金鉴》一书还专门载有先用针刺、继用方药（羌活、白芷等）煮罐后拔之的针药筒疗法。赵学敏的《本草纲目拾遗》对火罐的出处、形状、适应证、操作方法等论述颇为详尽，并将其治疗范围扩大到了痹证、头痛等内科疾病。新中国成立以后，由于拔罐方法、用具等的改进，进一步扩大了治疗范围。据文献报道，拔罐法已应用于内、外、妇、儿等临床各科近百种疾病的治疗，成为针灸疗法中的一个重要内容。

二、罐的种类

目前，临床上有竹罐、陶罐、玻璃罐等多种罐具，可根据其材质的不同而灵活选用不同的操作方法。

（一）竹罐

由天然细毛竹制成，口径大小不同，长 6～10cm，筒壁厚度为 2～3mm，中间呈腰鼓形（图4-55）。其特点是吸力小，患者无痛感，轻巧，不易摔碎；缺点是易燥裂、漏气。

（二）陶罐

采用陶土烧制而成，口径大小不同，高 8～11cm，罐壁厚度为 2～3mm，形同腰鼓（图4-55）。其特点是吸力大；缺点是厚重、不透明、易碎。

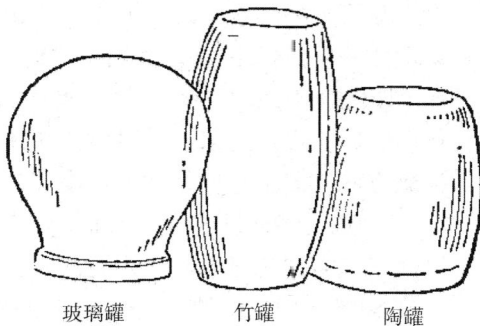

玻璃罐　　竹罐　　陶罐

图4-55　常用罐

（三）玻璃罐

采用耐热质硬的透明玻璃制成，口径大小不同，状如半球，有大、中、小3种型号（图4-55）。其特点是质地透明，便于掌握拔罐治疗的程度，边口宽大，不易伤及皮肤；缺点是易破碎。

（四）抽气罐

抽气罐分为连体式与分体式两类。

1. 连体式　罐与抽气器连为一体。罐体多用透明塑料制成，上部加置活塞，便于排出空气，产生负压（图4-56）。穴位吸附力可随意调节，便于临床应用，又不易破损。

2. 分体式

（1）带有活塞嘴的透明塑料罐　分大、中、小多种规格。配有一外接抽气筒，使用时需将抽气筒与罐嘴对接，将罐扣于施治部位，可根据需要连续抽拉气筒至适宜的负压为止。其优点是质轻透明，可窥见罐内情况，负压可随意多次调节，一般不易破碎。

（2）橡皮排气抽气罐　罐顶有一排气球，挤压排气球，即可将气体排出，使罐吸拔于施术部位。

（3）电动抽气罐　经穴电动拔罐治疗仪就属于这一种，其负压大小可以调整，且可连接测压仪表，以随时观察罐内负压情况。

抽气罐的优点是可以避免烫伤，操作方法容易掌握；不足之处是没有火罐的温热刺激。

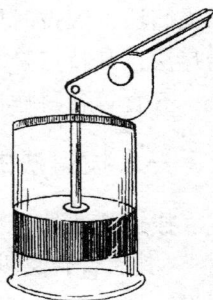

图4-56　抽气罐

三、拔罐的方法

拔罐法依其吸拔方法不同有火罐法、水罐法和排气法三种。临床多选用玻璃罐体或有机材料制罐体。根据材质，在应用前选用浸泡消毒法或高压蒸汽灭菌法进行消毒。

（一）火罐法

本法是利用燃烧耗氧、气体受热膨胀等原理，使罐内形成负压，继而将罐吸附于施术部位，借助温热和局部瘀血灶的刺激发挥治疗作用。适用于玻璃罐或陶罐。

本法吸拔力的强度与罐具的大小、罐内燃火的大小、扣罐时机的掌握等因素有关，可根据临床治疗需要灵活掌握。常用的有以下几种方法：

1. 闪火法　用镊子或止血钳等夹住95%乙醇棉球，点燃后在火罐内壁中段绕1~2圈，或稍作停留后，迅速退出并及时将罐扣在施术部位上。此法比较安全，不受体位限制，是常用的拔罐方法，需注意操作时不要烧罐口，以免烫伤皮肤（图4-57）。

2. 投火法　将纸折成宽筒条状，点燃后投入罐内，迅速将罐扣在施术部位上。此法适用于侧面拔，需注意将纸条投入罐内时，未燃的一端应向下（图4-58）。

3. 贴棉法　用直径约为2cm、厚薄适中的棉花片，浸少量95%乙醇，贴在罐内壁的中段，以火柴点燃，扣在施术部位上，即可吸住。此法多用于侧面拔，需防乙醇过多，滴下烫伤皮肤。

4. 滴酒法　向罐内滴入3~4滴95%乙醇，转动罐子，使乙醇均匀地附着于罐体内壁，然后点燃，将罐口朝下，迅速将罐具扣在施术部位上，即可吸住。操作时应注意乙醇不可滴入过多，扣罐需要更为敏捷。

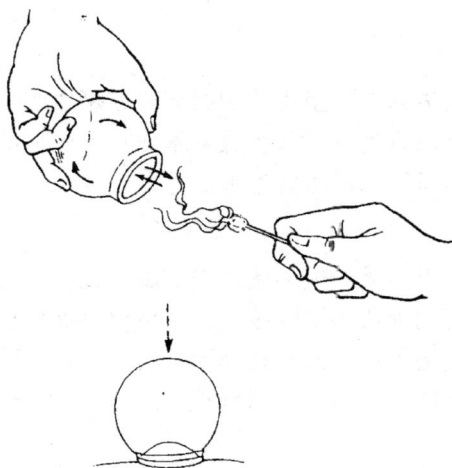

图 4 – 57 闪火法

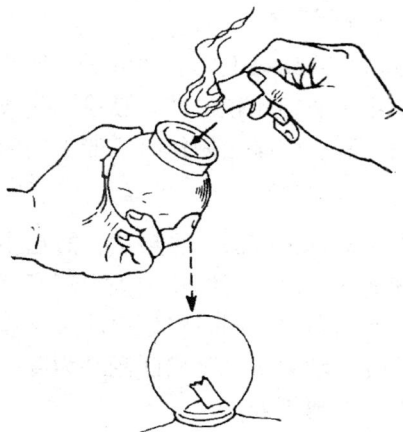

图 4 – 58 投火法

5. 架火法 将类似饮料瓶盖样、不易燃烧及传热的承载体放于施术部位，内置适量的乙醇棉球，先将乙醇棉球点燃，然后用罐具罩住火焰上方略微停顿后扣在施术部位上，即可吸住。其特点是安稳、不易烧灼皮肤；缺点是只能用于平卧位的吸拔，且操作时需注意防止乙醇燃烧过久，承载体过热烫及皮肤。

（二）水罐法

一般选用竹罐倒置在锅内加水煮沸，使用时用卵圆钳倒夹竹罐的底端，甩去罐内沸水，并用湿毛巾紧扣罐口，趁热扣在施术部位上。此法适用于任何部位的拔罐，优点是可根据病情需要在锅中放入适量的活血药物，以增强疗效；缺点是吸拔力小，操作需快捷。

（三）排气罐法

本法是利用电动、手动真空泵将罐体内部空气抽出形成负压进而达到治疗目的。方法是先将特制罐具紧扣在治疗部位上，然后用真空泵将罐内空气抽出，产生负压，即可吸住；或利用力学方法将特制罐具内的空气排出形成负压。其特点是安全、无烫伤之虞，可用于各种体位。

四、拔罐法的应用

拔罐法依其运用形式的不同而有留罐法、闪罐法、走罐法、药罐法、针罐法和刺血拔罐法之分，可根据病变部位和病情性质选择应用。

（一）留罐法

留罐法又称坐罐法，是拔罐中最常用的一种方法，拔罐后将罐留置于施术部位一定时间，视吸拔部位状态确定留罐时间的长短，一般为 5～15 分钟。可分为单罐法和多罐法两种形式，适用于神经痛、软组织损伤以及其他气滞血瘀病证；其中病变部位明确、范围局限、痛有定处的病证，可选用单罐法，如胃痛，单选中脘穴拔罐；病变范围较大，可选用多罐法，如肩背痛，选择多个背俞穴拔罐。

（二）闪罐法

闪罐法是将罐拔上后立即取下，如此反复吸拔多次，至皮肤潮红充血或瘀血的一种拔罐方法。适用于肌肉比较松弛、吸拔不紧或留罐有困难处，局部皮肤麻木或功能减退的虚证患者也适用此法。闪罐法操作时一般采用闪火法，所用的罐不宜过大。

（三）走罐法

走罐法又称推罐法、飞罐法，需选用罐口平滑的大号玻璃罐，先在罐口或在欲走罐部位均匀涂抹液体石蜡或正红花油等中药酊剂，采用闪火法将罐吸拔上，然后以手握住罐底，向前进方向倾斜着力，同时将罐口前边略提起、慢慢推动，使罐在吸附状态下沿着经脉或肌肉纹理做往复运动数次，至皮肤潮红为度（图4-59）。一般用于面积较大、肌肉丰厚的部位，如腰背部、大腿等处。

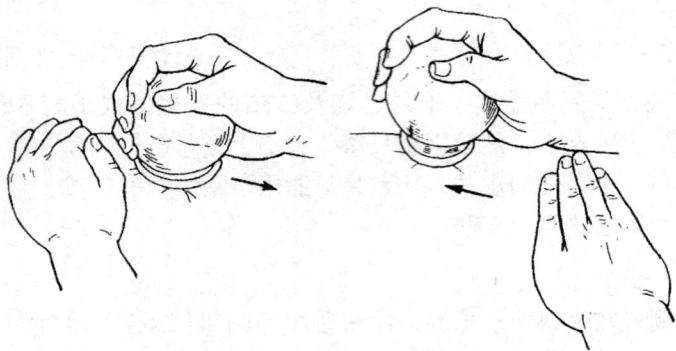

图4-59　走罐

（四）药罐法

药罐法可分为两种应用形式。

1. 煮药罐法　先将竹罐放在恒温加热锅内加水（内置布袋包装的中药复方汤剂）蒸煮10余分钟备用，再按照水罐法的操作将罐吸拔于施术部位，留罐时间为5~15分钟。多用于风湿痹痛、肌肤麻木不仁等病证。常用中药复方汤剂处方：麻黄、艾叶、羌活、独活、防风、秦艽、木瓜、川椒、生乌头、曼陀罗花、刘寄奴、乳香、没药各15g。

2. 贮药罐法　先在罐内存储适量的中药复方汤剂，再按照器械排气罐的操作将罐吸拔于施术部位，留罐时间为5~15分钟。多用于风湿痹痛、咳喘、感冒、慢性胃肠炎、消化不良、牛皮癣等病证。常用中药复方汤剂有辣椒水、两面针酊、生姜汁，或根据病情配制药液等。

（五）留针拔罐法

留针拔罐法是将针刺和拔罐相结合应用的一种方法。操作时先针刺得气后留针，再以针为中心，将罐拔上，留置10~15分钟，然后起罐、起针。

（六）刺血（刺络）拔罐法

先用三棱针或粗毫针、小针刀、皮肤针、滚刺筒等，按病变部位的大小、出血量要求或按刺血法要求，刺破小血管，然后拔以火罐。此法可加强刺血法的疗效，应用较广泛，多用于各种急慢性组织损伤、神经性皮炎、痤疮、皮肤瘙痒症、丹毒、哮喘、坐骨神经痛等。

五、拔罐法的作用和适用范围

（一）拔罐法的作用

临床实践表明，本法具有温经散寒、祛风除湿、行气止痛、益气温阳、清热降火、舒筋活血、消肿散结、祛腐拔脓、扶正固本等作用。

实验研究表明，本法主要有机械刺激和温热刺激两种作用形式，对神经、血管、内分泌、呼吸、循环、肌肉等系统可发挥综合调节效应。

（二）拔罐法的适用范围

可用于风湿痹痛、肩背腰腿痛，感冒、发热、咳嗽、哮喘，胃痛、腹痛、腹泻，痛经、闭经，中风偏瘫，肥胖症等。

六、起罐的方法和注意事项

（一）起罐方法

操作时一手握住罐体，另一手紧贴罐口边缘将皮肤轻轻按下，或将排气罐的进气阀拉起，使空气缓慢进入罐内，负压消除，即可将罐取下，亦称脱罐、启罐（图4-60）。操作时不宜硬拔，以免损伤皮肤。如出现水泡，不宜挑破，可涂龙胆紫处理。

（二）注意事项

1. 拔罐时要选择适当体位和肌肉丰满的部位，骨骼凸凹不平、毛发较多的部位均不适宜拔罐。

2. 拔罐时要根据所拔部位的面积大小而选择大小适宜的罐。操作时必须迅速，才能使罐吸附有力。

3. 用火罐时应注意勿灼伤或烫伤皮肤。若烫伤或因留罐时间太长而皮肤起水泡时，小泡无须处理，仅敷以消毒纱布，防止擦破即可；水泡较大时，用消毒针将水放出，涂以龙胆紫药水，或用消毒纱布包敷，以防感染。

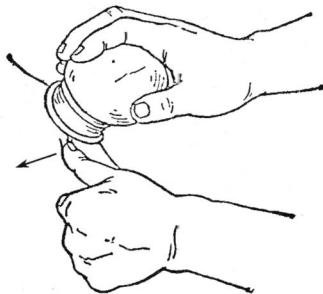

图4-60　起罐法

4. 皮肤有过敏、溃疡、水肿和大血管分布部位，不宜拔罐。高热抽搐者和孕妇的腹部、腰骶部位，亦不宜拔罐。

第四节　三棱针法、皮肤针法、电针法和穴位注射法

一、三棱针法

三棱针法即用三棱针刺破浅表血络或腧穴，放出适量血液，或挤出少量液体，或挑断皮下纤维组织，以治疗疾病的方法，又称"刺血络"或"刺络法"，今有人称之为"放血疗法"。

三棱针古称"锋针"（图4-61），为九针之一，是一种"泻热出血"的常用工具。《灵枢·九针十二原》明确提出了"宛陈则除之，去血脉也"的原则。根据施术部位、治疗病证的不同，《灵枢·官针》中有"络刺"、"赞刺"、"豹纹刺"等刺法。

现三棱针多由不锈钢材料制成，针长约6cm，针柄稍粗呈圆柱体，针身呈三棱状，尖端三面有刃，针尖锋利。针具多采用高压蒸汽灭菌法消毒备用，或选用一次性针具。

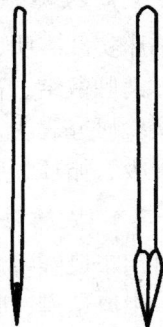

图4-61　三棱针

（一）操作方法

1. 持针方法　一般医者右手持针，用拇、食二指捏住针柄，中指指腹紧靠针身下端，针尖露出3~5mm（图4-62）。

2. 刺法　三棱针的针刺方法一般分为点刺法、散刺法、刺络法和挑刺法4种。

（1）点刺法　即点刺腧穴放出少量血液或挤出少量液体以治疗疾病的方法（图4-63）。此法多用于指趾末端及肌肉浅薄处的腧穴，如十宣、十二井穴和耳尖及攒竹、太阳、印堂、委中等穴。

操作时，医者先用推挤、揉按等方法使欲点刺部位充血，继而常规消毒，再用左手固定点刺部位，右手持针对准已消毒的部位迅速刺入1~2分，速针速出，并轻轻挤压针孔周围，放出适量血液，然后用消毒干棉球按压针孔止血。

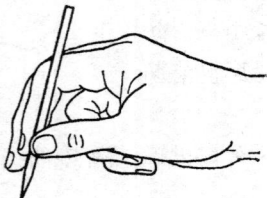

图4-62　持针方法　　　　　　　图4-63　点刺法

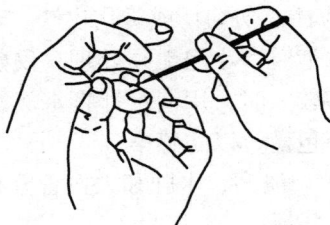

（2）散刺法　即在病变局部或其周围进行连续点刺、放出适量血液，以治疗疾病的方法，又称豹纹刺（图4-64）。此法常用于局部劳损、麻木不仁、瘀血、血肿或水肿、顽癣等病证。

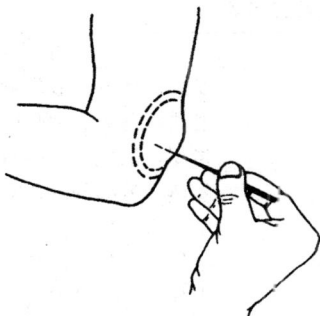

图 4 - 64 散刺法

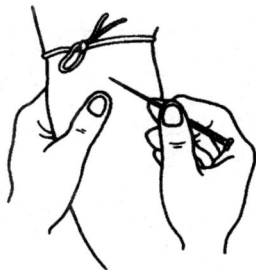

图 4 - 65 刺络法

操作时，一般由病变外缘呈环形向中心点刺，或沿着一定顺序进行大面积的点刺，根据病变部位的大小点刺数针，一般不超过 10 针，可配合挤压或拔罐等方法以放出适量血液，然后用消毒干棉球按压针孔止血。

（3）刺络法　即刺破浅表血络放出适量血液以治疗疾病的方法（图 4 - 65）。此法多用于曲泽、委中等肘膝关节附近浅表血络明显的部位。常用于治疗急性吐泻、中暑、发热等病证。

操作时，先用胶皮止血带在针刺部位上端（近心端）结扎，常规消毒放血部位，再以左手拇指按压在被针刺部位下端，右手持三棱针对准针刺部位的静脉，斜向上刺入脉中 3 ~ 4mm 深并迅即出针，放出瘀血，待出血停止后，用消毒干棉球按压针孔止血。当出血时，也可轻轻按压静脉上端，以助瘀血速出。

（4）挑刺法　即用三棱针挑断穴位皮下纤维样组织以治疗疾病的方法。此法多用于背俞穴等肌肤平坦处，治疗肩周炎、胃病、颈椎病、失眠、支气管哮喘、血管神经性头痛等顽固性、反复发作性疾病。

操作时，医者先消毒好针刺部位，再用左手按压施术部位两侧，或捏起皮肤，使皮肤固定，右手持针速刺入皮肤 2 ~ 3mm，随即将针身倾斜挑破表皮，再斜向刺入 5mm 左右，尽数挑断所触及的皮下白色纤维样组织，然后覆盖消毒敷料即可。由于挑提牵拉会有一定的疼痛感，可预先进行局部表浅麻醉。

3. 出血量及疗程　每次出血 3 ~ 5 滴为微量出血，2 ~ 10ml 为中等量出血，15 ~ 100ml 为大量出血。点刺法或散刺法每日或隔日治疗 1 次，1 ~ 3 次为 1 个疗程；泻血治疗一般隔 2 ~ 3 天 1 次，1 次即为 1 个疗程；出血量较多可间隔 1 ~ 2 周 1 次，3 ~ 5 次为 1 个疗程。

（二）适用范围

三棱针刺络放血疗法具有开窍泻热、通经活络、消肿止痛、调和气血等作用。临床应用范围广泛，多用于实证、热证、瘀血证、疼痛等，如高热、中暑、中风闭证、咽喉肿痛、目赤肿痛、顽癣、痈疖初起、扭挫伤、疳证、痔疮、顽痹、头痛、丹毒、指（趾）麻木等（表 4 - 3）。

表 4 - 3 　　　　　　　　　　　　　　三棱针针刺泻血穴位及其主治表

穴　位	刺　法	主　治
十宣	点刺	发热、昏厥、肢端麻木等
十二井（手）	点刺	发热、昏厥、咽喉肿痛等
四缝	点刺	疳积、消化不良、百日咳
鱼际	点刺	发热、咽喉肿痛、喉蛾等
尺泽	点刺	中暑、急性吐泻
曲泽	点刺	中暑、胸闷、心烦
委中	点刺	中暑、急性腰扭伤、腓肠肌痉挛
肩部阿是穴	挑刺	肩周炎
八髎	挑刺	前列腺炎、痔疮等
印堂、上星	点刺	头痛、眩晕、目赤痛、鼻炎
太阳、耳尖	点刺或散刺	头痛、目赤痛
百会、太阳	点刺	头痛、眩晕、昏迷、高血压
耳尖	点刺	发热、喉蛾、目赤痛、高血压
金津、玉液	点刺	舌强语蹇

（三）注意事项

1. 严格消毒，防止感染。

2. 点刺时手法宜轻、稳、准、快，不可用力过猛，防止刺入过深，创伤过大，损害其他组织。

3. 一般出血不宜过多，针对血络的放血方法应避免伤及动脉。

4. 三棱针刺激较强，治疗过程中需注意患者体位要舒适，以免发生晕针。

5. 体质虚弱者、孕妇、产后及有自发性出血倾向者，不宜使用本法。

二、皮肤针法

皮肤针法是运用皮肤针叩刺人体体表一定部位（或穴位），使叩刺部位皮肤充血红晕或渗出微量血液，以防治疾病的一种方法。皮肤针法由《灵枢·官针》之"半刺"、"浮刺"、"毛刺"等刺法发展而来，其作用机理源于《素问·皮部论》之"凡十二经脉者，皮之部也，是故百病之始生也，必先于皮毛"等论述。

皮肤针一般由针头和针柄两部分组成（图 4 - 66）。针头端形似莲蓬状，上缀有数枚不锈钢短针；针柄分为硬柄和软柄两种，一般用树脂材料制成，长 15 ~ 19cm。根据针头所附针的数目不同，又可称为梅花针（五支针）、七星针（七支针）、罗汉针（十八支针）等。

（一）操作方法

1. 持针方法　持针方式可分为硬柄持针法和软柄持针法两种（图 4 - 67）。硬柄持针法是以右手拇指、中指夹持针柄，食指伸直按压在针柄中段上面，无名指和小指团住针柄，将其固定于小鱼际处握牢；软柄持针法则是采用拇指在上、食指在下的方法夹住针柄，其余手指呈握拳状将其固定于掌心。

2. 叩刺方法　施术部位常规消毒后，医者按上述方法持针，将针头平对叩刺部位，借

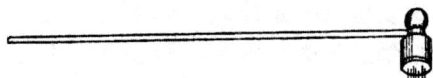

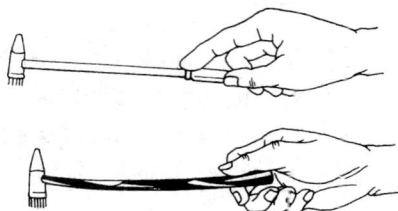

图4-66　皮肤针　　　　　　　　　　　　　　图4-67　皮肤针持针法

用腕力叩打皮肤，并迅即弹起，反复进行，至皮肤充血红晕为度（图4-68）。操作要点是用力均匀、速度均匀；借用腕力，即叩即起；针尖起落垂直于叩刺部位。

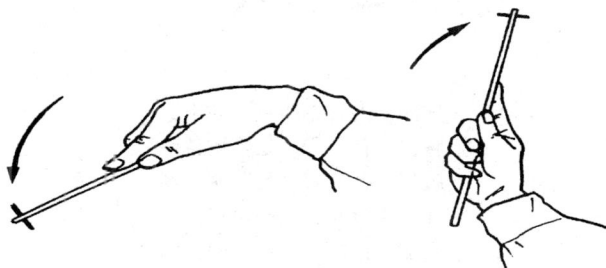

图4-68　皮肤针叩刺法

3. 刺激强度　刺激强度分为以下3种，可根据患者体质、病情、年龄、叩打部位灵活选用。

（1）弱刺激　叩刺力度小，针尖接触皮肤时间较短；施术部位皮肤微潮红，无明显出血点或渗出；患者略有痛感。适用于老年人、久病体弱者、孕妇、儿童，以及头、面、五官等肌肉浅薄部位。

（2）强刺激　叩刺力度大，针尖接触皮肤时间略长；施术部位皮肤明显潮红、湿润，有较明显的出血点或渗出；患者有较明显的痛感。适用于年壮体强者，以及肩、背、腰、臀、四肢等肌肉丰厚部位。

（3）中刺激　叩刺的力度介于弱、强刺激之间；施术部位皮肤潮红，有少量出血点或渗出；患者稍感疼痛。适用于大多数患者和身体各个部位。

每日或隔日1次，10次为1个疗程，疗程间隔3~5日。

（二）叩刺部位

1. 循经叩刺　是指沿着经脉循行路线进行叩刺的方法。常用于项、背、腰、骶等部位，以督脉、足太阳膀胱经为主；其次是四肢肘、膝以下部位，以足三阴、足三阳经特定穴所在的循行部位为主。

2. 穴位叩刺　是指选取与所治病证相关的穴位进行叩刺的方法。常用于特定穴、华佗夹脊穴、阿是穴等。

3. 局部叩刺　是指针对病变局部进行叩刺的方法。常用于头面五官疾病、关节扭伤、局部肿胀、肌肤麻木不仁等病证。

（三）适用范围

皮肤针疗法具有通经活络、消肿止痛、祛风除湿、开窍泻热、调和气血等作用，广泛应用于临床各科，以功能失调性疾病疗效更佳，器质性病变也有一定疗效，如近视、视神经萎缩、感冒、咳喘、喉蛾、慢性肠胃病、便秘、头痛、眩晕、失眠、腰痛、肌肤麻木不仁、痹证、痛经、皮神经炎、斑秃、小儿弱智等（表4-4）。

表4-4　　　　　　　　　　　　皮肤针刺法常见病证表

常见病证	叩刺部位	刺激强度
头痛、偏头痛	头项部、侧头部、有关循行经脉	弱至中
失眠、多梦	头项部、夹脊、印堂、太阳、百会	弱至中
口眼㖞斜	患侧颜面部、手阳明大肠经	中
目疾	眼周	弱
鼻疾	鼻周	弱
眩晕	头项部、夹脊、印堂、太阳	中
胃痛、呕吐	上腹部、背俞穴、足阳明胃经	中
呃逆	上腹部、背俞穴、足阳明胃经	中
腹痛	腹部、背俞穴、足阳明胃经	中
阳痿、遗精、遗尿	下腹部、腰骶部、足三阴经脉	中
痛经	下腹部、腰骶部、足三阴经脉	中
肩周炎	肩部（先叩刺再拔罐）	中至强
痿证、痹证	局部、有关经脉	中至强
急性腰扭伤	脊柱两侧、阿是穴（先叩刺再拔罐）	强
肌肤麻木	局部（叩刺加悬灸）	中至强
牛皮癣	局部（叩刺加悬灸）	中至强
斑秃	局部、背俞穴	中
小儿弱智	头部、颈部、项部、华佗夹脊	弱至中

（四）注意事项

1. 针具要经常检查，注意针尖有无毛钩，针面是否整齐。

2. 叩刺后皮肤如有出血点或渗出，需用消毒干棉球擦拭干净；并嘱患者保持针刺部位清洁，以防感染。

3. 叩刺时要保持针尖的平正，避免针尖斜向刺入和向后拖拉起针，以减轻疼痛。

4. 皮肤创伤、溃疡、瘢痕、不明肿物等部位，不宜使用本法。

5. 急重病证、传染性疾病等，不宜使用本法。

附：皮内针刺法

皮内针刺法是以特制的小型针具刺入并固定于腧穴部位的皮下组织中，进行较长时间埋藏，以治疗疾病的方法，又称埋针法。其目的是给皮部以微弱而持久的刺激。

皮内针是用不锈钢特制的小针，有颗粒型和揿钉型两种。其中颗粒型（麦粒型）的针身长约1cm，针柄形似麦粒或呈环形，针身与针柄成一直线；揿钉型（图钉型）的针身长

0.2~0.3cm，针柄呈环形，针身与针柄呈垂直状（图4-69）。

（一）操作方法

本法选穴多以易于固定且不妨碍患者正常活动的腧穴为主，一般采用胸背部、四肢部和耳部穴位，根据欲刺入深度选择不同类型针具进行操作。皮内针可存放于装有75%乙醇溶液的玻璃皿中备用。

1. 颗粒型皮内针法 所选穴位常规消毒，医者以左手拇、食指在穴位两侧撑压皮肤，右手用小镊子夹住针柄，将针斜向刺入真皮内0.5~0.8cm，然

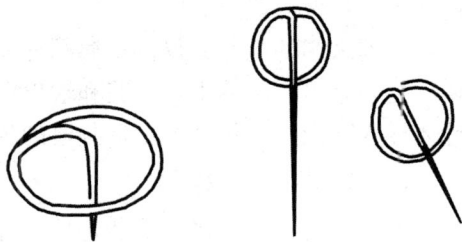

图4-69 皮内针

后在皮肤与未刺入的部分针身、针柄之间，粘贴一块0.5cm×0.5cm的方形胶布，最后再用一块较大的透气胶带覆盖在针具之上，将其固定即可。

针刺方向，一般与经脉循行方向呈十字形交叉状，此法常用于胸背、四肢等部位。例如肺俞所在经脉的循行是自上而下，针则自左向右或自右向左地横刺，使针与经线呈十字形交叉状。

2. 揿钉型皮内针法 所选穴位常规消毒，医者以左手拇、食指在穴位两侧撑压皮肤，右手以小镊子或持针钳夹住针柄，将针尖对准选定的穴位，轻轻刺入，然后以0.5cm×0.5cm的小方块胶布粘贴固定即可；或将针柄粘放在预先剪好的0.5cm×0.5cm的小方块胶布上，医者手执胶布将针按压于选定穴位上即可（图4-70）。此法常用于面部、耳部穴位。

皮肤针的埋藏时间一般为3~5天，最长可达1周，视不同季节、温度条件适当调整。若天气炎热，留针时间不宜过长，以1~2天为宜，以防感染。留针期间，可嘱患者每日自行按压埋针处2~3次，每次1~2分钟，以加强刺激强度，提高治疗效果。

（二）适用范围

本法常用于慢性顽固性疾病，以及反复发作的疼痛性疾病，如高血压、神经衰弱、三叉神经痛、偏头痛、面肌痉挛、眼睑瞤动、哮喘、胃脘痛、胆绞痛、关节痛、扭挫伤、月经不调、痛经、遗尿等病证。

（三）注意事项

1. 埋针后，如患者感觉疼痛或妨碍肢体活动，应将针取出，改选穴位重新操作。

2. 埋针期间，避免埋针处出汗、水浸等。

3. 固定胶布以微孔透气纸胶带为佳。

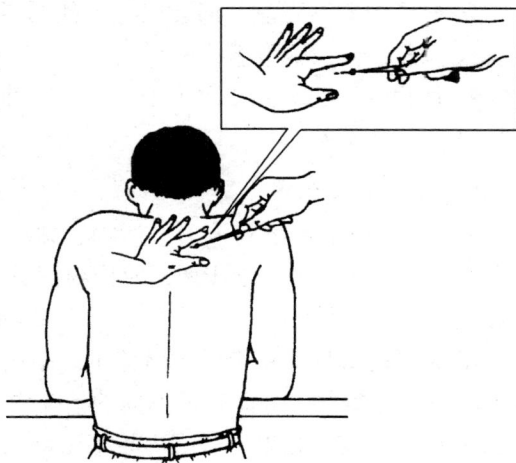

图4-70 皮内针埋针法

三、电针法

电针法是指将毫针刺入腧穴得气后，再通以接近人体生物电的脉冲电流，利用针刺和电的双重刺激，激发调整经络之气，以防治疾病

的方法。电针法于 20 世纪 50 年代开始在我国广泛应用，具有省时省力、可客观控制刺激量、提高疗效等优点。

目前采用的电刺激仪器均属脉冲发生器类型，其基本结构是由电源电路、方波发生器电路、控制电路、脉冲主振电路和输出电路等 5 个部分所组成。其作用原理是将脉冲电流借助针体导入体内，对机体产生低频电的生理刺激，发挥不同的治疗作用。

（一）操作方法

电针仪的种类繁多，虽然每种电针仪具有不同的特点，但操作程序基本相同。

1. 选穴 电针法的处方配穴与毫针法相同，一般选用同侧肢体的 1 ~ 3 对穴位为宜。所选穴对之连线，以贯通病变部位为佳。在循经选穴基础上，配合神经分布、肌肉起止点进行选穴疗效更佳。

2. 操作程序

（1）先按毫针操作程序，将针刺入穴位，并使之得气。

（2）将电针仪各挡位调 "0"。以身体前后正中线为轴，纵向同侧 2 个穴位为 1 组，将输出电线的一对电极分别连接在每一组穴位的毫针针柄上。在胸背部穴上使用电针时，不可将 2 个电极跨接在身体两侧，以免电流回路经过心脏。如遇只需单穴电针时，可将一个电极连于该穴的针柄上，另一个电极接在用水浸湿的纱布上，作无关电极。

（3）打开电源，选好波形，逐渐加大电流强度，以免给患者造成突然的刺激。

（4）通电时间一般为 20 分钟左右。留针期间如感觉刺激减弱，出现 "电针耐受" 现象，可通过增强刺激强度、间歇通电、每对导线的连接对调等方法加以调整。

（5）结束电针治疗时，应先将电针仪输出电位器退至 "0"，再关闭电源，取下导线，最后按一般毫针取针方法将针取出。

3. 电流的刺激强度 通常以患者能够承受为宜，应使患者局部肌肉呈节律性收缩，或伴有酸、胀、麻、热等感觉。

4. 疗程 一般 7 ~ 10 次为 1 个疗程，疗程间隔 3 ~ 5 天。每日或隔日治疗 1 次，急症患者可每天治疗 2 次。

（二）刺激参数

电针刺激参数主要有波形、波幅、频率、节律以及持续时间等，其中以波形和波幅在治疗中的作用最为显著，临床使用时应根据具体病情灵活选择适当的波形和波幅，以提高临床疗效。

1. 波形的选择 单个脉冲电流可以采用不同的方式组合成为连续波、疏密波、断续波、锯齿波等不同类型，进而发挥不同的治疗作用。

（1）连续波 是单位时间内频率保持恒定的一种电流刺激波形（图 4 - 71）。可有连续密波和连续疏波之分。

密波，又称为高频电流，频率多为 50 ~ 100 次/秒，以抑制作用为主，具有止痛、镇静、缓解肌肉和血管痉挛等作用。常用于治疗头痛、关节扭伤等病证，也可用于针刺麻醉等。

疏波，又称为低频电流，频率为 2 ~ 5 次/秒，以兴奋作用为主，能加强肌肉收缩，提高肌肉韧带的张力。常用于治疗痿证和各种肌肉、关节、韧带、肌腱损伤等病证。

（2）疏密波　是单位时间内疏波、密波交替出现的一种电流刺激波形（图4－71）。疏、密波交替持续的时间约为1.5秒，以兴奋作用为主，可促进新陈代谢，促进血液循环，改善组织营养，消除炎性水肿。常用于治疗关节扭挫伤、关节周围炎、肌肤麻木不仁、坐骨神经痛、面瘫、肌无力、局部冻伤等病证。

（3）断续波　是单位时间内节律性地间断出现的一种电流刺激波形（图4－71）。断、续交替时间约为1.5秒，以兴奋作用为主，能提高肌肉组织的兴奋性，对横纹肌作用明显。常用于治疗痿证、瘫痪等病证。

（4）锯齿波　是单位时间内脉冲波幅按锯齿形自动改变的一种电流刺激波形。频率多在16～20次/分，接近人体的呼吸规律。可用于刺激膈神经、抢救呼吸衰竭等病证。

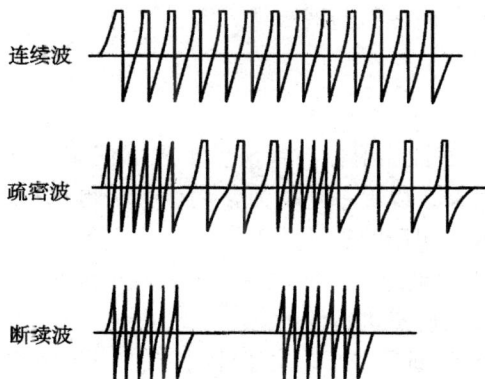

图4－71　连续波、疏密波、断续波

2. 波幅的选择　刺激强度主要取决于波幅的高低，多以峰值电压表示，一般不超过20V；以电流表示，则不超过2mA。一般而言，当波幅调整到一定强度时，患者会产生麻刺感，此时的电流强度称为"感觉阈"。如电流强度再稍增加，患者会突然产生刺痛感，此时的电流强度称为"痛阈"。适宜的电针刺激强度在此二者之间，并以患者可以耐受为度。

（三）适用范围

电针的适用范围和毫针法基本相同，可广泛应用于内、外、妇、儿、五官、骨伤等临床各科。主要用于治疗各种痛证、痹证、痿证和脏腑功能失调，以及癫狂和神经、肌肉、韧带、关节的损伤性疾病，并可用于针刺麻醉、预防保健等。

（四）注意事项

1. 电针仪在使用前必须检查其性能是否良好，输出值是否正常。

2. 调节电针电流时，应逐渐从小到大，不可突然增强，以防止引起肌肉强烈收缩，造成弯针、折针或晕针等，年老体弱、精神紧张者尤应注意。

3. 电针仪器最大输出电压在40V以上者，最大输出电流应限制在1mA以内，以防止发生触电事故。

4. 经过温针灸之后的毫针不宜用作电针，因其表面氧化、质地变脆、导电性下降，容易引发事故。

5. 应避免电针电流回路经过心脏。安装心脏起搏器者,应禁用电针。

6. 孕妇慎用电针。

四、穴位注射法

穴位注射法,是将适宜的中西药注射液注射入相关穴位、压痛点或其他阳性反应点,通过针刺与药物对穴位的双重作用以治疗疾病的一种方法,又称"水针"。穴位注射法具有操作简便、用药量小、适应证广、作用迅速等特点。

穴位注射法源于西医学的"封闭疗法"。20 世纪 50 年代初期,临床医生将封闭疗法与针灸疗法结合应用以治疗一些疾病,收到了理想的治疗效果;其后广泛应用于针灸临床,注射药物日趋多样化,大量的肌内注射药液被纳入穴位注射用药,可注射穴位及治疗病证也日益增多。

(一) 操作方法

1. 针具　使用消毒或一次性注射器与针头。可根据使用药物、剂量大小及针刺部位的深浅而选用不同规格的注射器,以 1~20ml 为常用。针头可选用 5~7 号普通注射针头、牙科用 5 号长针头,以及肌内封闭用的长针头等。

2. 选穴原则　选穴原则同毫针法。穴位注射选穴宜少而精,以 1~3 个穴位为宜。为获得更佳疗效,尽量选取阳性反应点进行注射。

3. 注射剂量　穴位注射的剂量主要取决于注射部位、药物性质和浓度。

(1) 以穴位所在部位确定注射剂量　耳穴注射,0.1ml/穴;头面部注射,0.3~0.5ml/穴;四肢部注射,1~2ml/穴;胸背部注射,0.5~1ml/穴;腰臀部注射,2~5ml/穴。

(2) 以药物性质和浓度确定注射剂量　5%~10% 葡萄糖溶液、0.9% 生理盐水等刺激性较小的药物,可注射 10~20ml/次;乙醇、阿托品、抗生素等刺激性较大的药物以及特殊药物,注射剂量宜小,每次用量多为常规剂量的 1/10~3/10;中药注射液的常用量为 2~4ml/次。

4. 操作步骤

(1) 医生采用无痛进针法将针快速刺入皮下,并缓慢推进至一定深度,微施行提插手法使之得气。针刺角度、深度,主要根据穴位所在、肌肉厚薄、治疗需要等情况而综合确定,如头面、四肢远端等肌肉浅薄部位针刺宜浅,腰腹、四肢肌肉丰厚处针刺可适当加深。

(2) 得气后,回抽针管,如回吸无血,即可将药液缓缓注入。也可根据体质的强弱、病情的缓急,采用快、慢不同的注射速度,如注射药液量较多,亦可一边推入药液一边退针,或一边调整针刺方向,一边推入药液。

5. 疗程　常规治疗每日 1 次,急性病证每日 1~2 次,慢性病证可每日或隔日 1 次,7~10 天为 1 个疗程,疗程间隔 3~5 天。

(二) 常用药物

一般而言,凡是肌内注射使用的中西药液,均可用于穴位注射,常用的有以下 3 类。

1. 中草药制剂 如复方当归注射液、丹参注射液、生脉注射液、银黄注射液、清开灵注射液等。

2. 维生素类制剂 如维生素 B_1、维生素 B_6、维生素 C 注射液等。

3. 其他西药制剂 如 5%～10% 葡萄糖溶液、0.9% 生理盐水、注射用水、利多卡因、强的松、神经生长因子等。

（三）适用范围

穴位注射的适用范围和毫针刺法基本相同，可广泛应用于内、外、妇、儿、五官、骨伤等科，诸如运动系统、神经系统、呼吸系统、循环系统、五官皮肤等病证的治疗。

（四）注意事项

1. 严格无菌操作，防止感染。

2. 穴位注射后局部通常有较明显的酸胀感，随后局部或更大范围有轻度不适感，一般 1 日后消失。

3. 注意注射用药的有效期、有无沉淀变质等情况，凡能引起过敏反应的药物，如青霉素、链霉素等，必须先做皮试。

4. 一般穴位注射药物不宜注入关节腔、脊髓腔和血管内。还应注意避开神经干，以免损伤神经。

5. 孕妇下腹部、腰骶部和三阴交、合谷穴等不宜采用穴位注射法，以免引起流产。

6. 小儿、老人、体弱和敏感者，药液剂量应酌减。

第五节　头针法

头针又称头皮针，是指在头皮部特定的穴线进行针刺防治疾病的一种方法。头针的理论依据主要有二：一是根据传统的脏腑经络理论；二是根据大脑皮层的功能定位在头皮的投影，选取相应的头穴线。

头针是在传统的针灸理论基础上发展起来的，《素问·脉要精微论》指出："头者，精明之府。"头为诸阳之会，手足六阳经皆上循于头面。六阴经中手少阴心经与足厥阴肝经直接行于头面部，所有阴经的经别与其相表里的阳经经脉相合后上达于头面。督脉上至风府，入脑上巅。阳维脉至项后与督脉会合。阳蹻脉至项后会合于足少阳胆经。因此，人体的经气通过经脉、经别、皮部等联系集中于头面部。这些都说明头部是经气汇集的重要部位，是脏腑经络活动的主宰，是调节全身气血的重要部位，是头针治疗病证的基础。

目前头针广泛应用于临床，经多年实践，对头针穴线的定位、适用范围和刺激方法积累了更多的经验，头针已成为一些国家临床医生常用的治疗方法之一。为了适应国际上头针疗法的推广和交流，促进其进一步发展，中国针灸学会采用分区定经、经上选穴，并结合古代透刺穴位的方法，拟定了《头皮针穴名标准化国际方案》，于 1984 年在日本召开的世界卫生组织西太区会议上正式通过。本节标准头穴线的名称和定位即依据该方案内容而编写。

一、标准头穴线的定位和主治

标准头穴线均位于头皮部位，按颅骨的解剖名称分为额区、顶区、颞区和枕区4个区，以及14条标准线（左侧、右侧、中央共25条）。各区定位及主治如下。

（一）额区

1. 额中线

【部位】在头前部，从督脉经神庭穴向前引一直线，长1寸（图4-72）。

【主治】癫痫、精神失常、鼻病等。

2. 额旁1线

【部位】在头前部，从膀胱经眉冲穴向前引一直线，长1寸（图4-72）。

【主治】冠心病、支气管哮喘、支气管炎、失眠及鼻病等。

3. 额旁2线

【部位】在头前部，从胆经头临泣穴向前引一直线，长1寸（图4-72）。

【主治】急慢性胃炎、胃及十二指肠溃疡、肝胆疾病等。

4. 额旁3线

【部位】在头前部，从胃经头维穴内侧0.75寸处起向下引一直线，长1寸（图4-72）。

【主治】功能性子宫出血、阳痿、遗精、子宫脱垂、尿频、尿急等。

（二）顶区

1. 顶中线

【部位】在头顶部，督脉百会穴至前顶穴之间的连线（图4-73）。

【主治】腰腿足病，如瘫痪、麻木、疼痛，以及皮层性多尿、脱肛、小儿夜尿、高血压、头顶痛等。

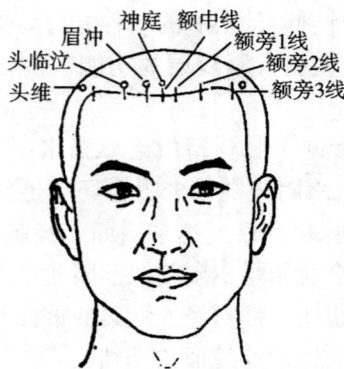

图4-72 标准头穴线额区图

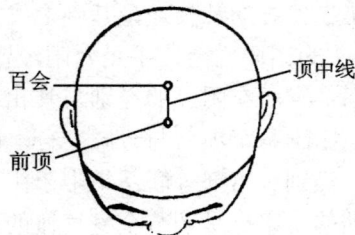

图4-73 标准头穴线顶区图

2. 顶旁1线

【部位】在头顶部，督脉旁开1.5寸，从膀胱经通天穴向后引一直线，长1.5寸（图4-74）。

【主治】腰部病证，如瘫痪、麻木、疼痛等。

3. 顶旁 2 线

【部位】在头顶部，督脉旁开 2.25 寸，从胆经正营穴向后引一直线到承灵穴，长 1.5 寸（图 4 - 74）。

【主治】肩、臂、手等病证，如瘫痪、麻木、疼痛等。

（三）颞区（包括顶颞区）

1. 顶颞前斜线

【部位】在头顶部、头侧部，头部经外奇穴前神聪（百会前 1 寸）与颞部胆经悬厘穴之间的连线（图 4 - 75）。

【主治】全线分为 5 等份，上 1/5 治疗对侧下肢和躯干瘫痪，中 2/5 治疗对侧上肢瘫痪，下 2/5 治疗中枢性面瘫、运动性失语、流涎、脑动脉粥样硬化等。

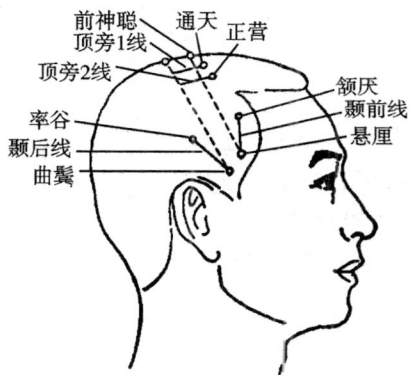

图 4 - 74　标准头穴线顶颞区图　　　　图 4 - 75　标准头穴线颞区图

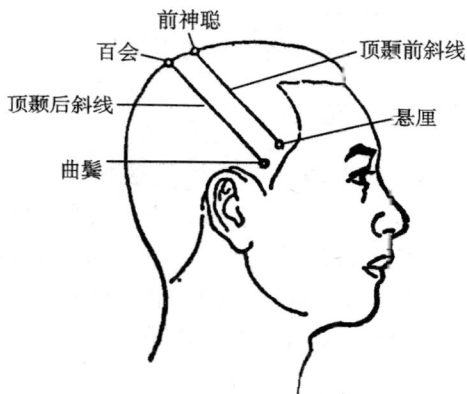

2. 顶颞后斜线

【部位】在头顶部、头侧部，顶颞前斜线之后 1 寸，与其平行的线，即督脉百会穴与颞部胆经曲鬓穴之间的连线（图 4 - 75）。

【主治】全线分为 5 等份，上 1/5 治疗对侧下肢和躯干感觉异常，中 2/5 治疗对侧上肢感觉异常，下 2/5 治疗头面部感觉异常。

3. 颞前线

【部位】在头的颞部，胆经颔厌穴与悬厘穴之间的连线（图 4 - 74）。

【主治】偏头痛、运动性失语、周围性面神经麻痹和口腔疾病。

4. 颞后线

【部位】在头的颞部，胆经率谷穴与曲鬓穴之间的连线（图 4 - 74）。

【主治】偏头痛、耳鸣、耳聋、眩晕等。

（四）枕区

1. 枕上正中线

【部位】在后头部，即督脉强间穴至脑户穴之间的连线，长1.5寸（图4－76）。

【主治】眼病、足癣等。

2. 枕上旁线

【部位】在后头部，由督脉脑户穴旁开0.5寸起，向上引一条长1.5寸的平行于枕上正中线的直线（图4－76）。

【主治】皮层性视力障碍、白内障、近视等。

3. 枕下旁线

【部位】在后头部，从膀胱经玉枕穴向下引一条长2寸的直线（图4－76）。

【主治】小脑疾病引起的平衡障碍、后头痛等。

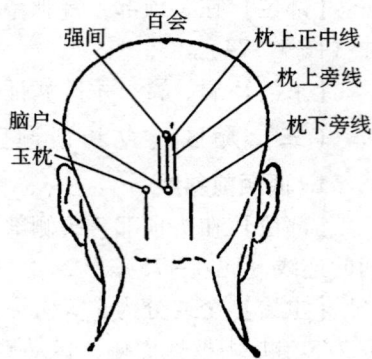

图4－76　标准头穴线枕区图

二、适用范围

1. 脑源性疾病 如中风后遗症、皮层性多尿、眩晕、耳鸣、舞蹈病、癫痫、脑瘫、小儿弱智、帕金森病、假性球麻痹等。

2. 非脑源性疾病 如头痛、脱发、脊髓性截瘫、高血压病、精神病、失眠、眼病、鼻病、肩周炎、腰腿痛、各种疼痛性疾病等。

3. 其他 外科手术的针刺麻醉。

三、操作方法

（一）穴位选择

单侧肢体疾病，选用对侧头穴线；双侧肢体疾病，选用双侧头穴线；内脏、全身疾病，一般双侧取穴；脑源性疾病，一般取对侧头穴线。如中风后遗症左侧下肢瘫痪，可取右侧顶颞前斜线的上1/5。

（二）体位

根据患者病情、治疗要求和施术部位，可取站位、坐位或卧位。

（三）进针方法

局部常规消毒后，一般选用28～30号长1～1.5寸的毫针，针与头皮呈30°夹角，快速将针刺入头皮下，当针尖达到帽状腱膜下层时，指下感到阻力减小，然后使针与头皮平行，继续捻转进针，根据不同穴区可刺入相应深度。

（四）针刺手法

头针手法以捻转为主。一般以拇指掌面和食指桡侧面夹持针柄，以食指的掌指关节快速连续屈伸，使针身左右旋转，捻转速度为每分钟200次左右。进针后持续捻转2～3分钟，留针 20 ~ 30 分钟，留针期间反复操作 2 ~ 3 次即可起针。按病情需要可适当延长留针时间，偏瘫患者留针期间嘱其活动肢体（重症患者可作被动活动），有助于提高疗效。一般经 3 ~ 5 分钟刺激后，部分患者在病变部位会出现热、麻、胀、抽动等感应。

进针后亦可用电针仪刺激，电针输出频率一般为 200 ~ 300 次/分，波形选择可参考"电针法"部分，刺激强度根据患者的反应而定。

（五）起针

刺手夹持针柄轻轻捻转松动针身，押手固定穴区周围头皮，如针下无紧涩感，可快速抽拔出针，也可缓慢出针。出针后需用消毒干棉签按压针孔片刻，以防出血。

（六）疗程

每日或隔日针 1 次，10 次为 1 个疗程，休息 5 ~ 7 天后再做下一疗程的治疗。

四、注意事项

1. 因为头部有毛发，故必须严格消毒，以防感染。
2. 由于头针的刺激较强，刺激时间较长，医者必须注意观察患者表情，以防晕针。
3. 婴儿由于颅骨缝骨化不完全，不宜采用头针治疗。
4. 中风患者，急性期如因脑溢血引起出现昏迷、血压过高时，暂不宜采用头针治疗，须待血压和病情稳定后方可做头针治疗。如因脑血栓形成引起偏瘫者，宜及早采用头针治疗。凡有高热、急性炎症和心力衰竭时，一般慎用头针治疗。
5. 头颅手术部位以及头皮严重感染、溃疡和创伤处不宜针刺。
6. 由于头皮血管丰富，进针过程中遇到阻力或患者感到疼痛时，应稍退针，略改变方向再进针。起针后必须用消毒干棉签按压针孔片刻，以防出血。

第六节 耳针法

耳针，是指在相应的耳穴上采用针刺或其他方法进行刺激以防治疾病的方法。耳穴，是指分布在耳廓上与脏腑经络、组织器官、四肢躯干相互沟通的特定区域。当人体发生疾病时，常会在相应耳穴出现"阳性反应"，如压痛、变形、变色、结节、丘疹、凹陷、脱屑、电阻降低等，这些反应点是耳针防治疾病的刺激点。耳针治疗范围广泛，操作方便，且对疾病诊断有一定的参考意义。

耳与经络、脏腑之间的联系是耳针防治疾病的理论基础。耳与经络之间有着密切的联系。《阴阳十一脉灸经》记载了"耳脉"，《内经》对耳与经脉、经别、经筋的关系作了较详细的阐述。手太阳、手足少阳、手阳明等经脉、络脉、经别均入耳中，足阳明、足太阳的经脉则分别上耳前、至耳上角。六阴经虽不直接入耳，但也通过经别与阳经相合，而与耳相联系。因此，十二经脉均直接或间接上达于耳。奇经八脉中阴跷、阳跷脉并入耳后，阳维脉循头入耳。故《灵枢·口问》曰："耳者，宗脉之所聚也。"

　　耳与脏腑之间也有着密切的联系。《灵枢·脉度》曰："肾气通于耳，肾和则耳能闻五音矣。"《难经·四十难》曰："肺主声，故令耳闻声。"《证治准绳·杂病》曰："肾为耳窍之主，心为耳窍之客。"《厘正按摩要术·卷二》曰："耳珠属肾，耳轮属脾，耳上轮属心，耳皮肉属肺，耳背玉楼属肝。"《厘正按摩要术·察耳》曰："耳上属心，耳下属肾，耳后耳里属肺，耳后耳外属肝，耳后中间属脾"，进一步将耳廓分为心、肝、脾、肺、肾五部，说明耳与脏腑在生理和病理上是息息相关的。

一、耳廓表面解剖

1. 耳廓的形态和部位名称（图4-77）

耳轮　耳廓卷曲的游离部分。

耳轮结节　耳轮后上部的膨大部分。

耳轮尾　耳轮向下移行于耳垂的部分。

轮垂切迹　耳轮和耳垂后缘之间的凹陷处。

耳轮脚　耳轮深入耳甲的部分。

耳轮脚棘　耳轮脚和耳轮之间的软骨隆起。

耳轮脚切迹　耳轮脚棘前方的凹陷处。

对耳轮　与耳轮相对呈"Y"字形的隆起部，由对耳轮体、对耳轮上脚和对耳轮下脚三部分组成。

对耳轮体　对耳轮下部呈上下走向的主体部分。

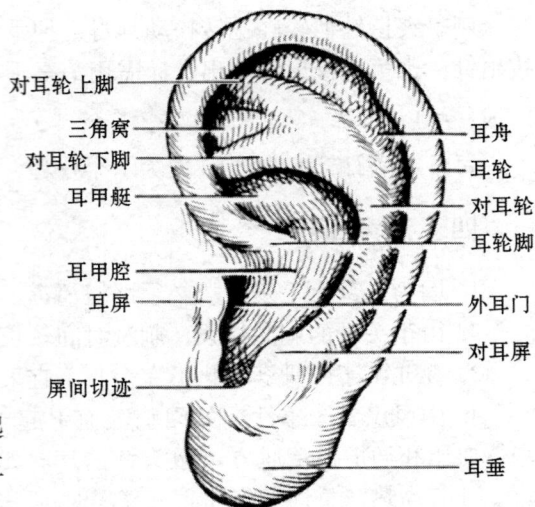

图4-77　耳廓的形态和部位

对耳轮上脚　对耳轮向前上分支的部分。

对耳轮下脚　对耳轮向前下分支的部分。

三角窝　对耳轮上、下脚与相应耳轮之间的三角形凹窝。

耳舟　耳轮与对耳轮之间的凹沟。

耳屏　耳廓前方呈瓣状的隆起。

屏上切迹　耳屏与耳轮之间的凹陷处。

对耳屏　耳垂上方，与耳屏相对的瓣状隆起。

屏间切迹　耳屏和对耳屏之间的凹陷处。

轮屏切迹　对耳轮与对耳屏之间的凹陷处。

耳垂　耳廓下部无软骨的部分。

耳甲　部分耳轮和对耳轮、对耳屏、耳屏及外耳门之间的凹窝。由耳甲艇、耳甲腔两部分组成。

耳甲腔　耳轮脚以下的耳甲部。

耳甲艇　耳轮脚以上的耳甲部。

外耳门　耳甲腔前方的孔窍。

2. 耳廓的组织结构　耳廓以弹性纤维软骨为支架，并附有韧带、脂肪、结缔组织和退化的肌肉，以及覆盖在外层的皮下组织和皮肤等。其神经、血管分布也极为广泛。

二、耳穴的分布特点

耳穴分布状态近似于母体中倒置胎儿的形状。一般而言，与头面相应的耳穴多分布在耳垂、对耳屏；与上肢相应的耳穴多分布在耳舟；与躯干、下肢相应的耳穴多分布在对耳轮；与盆腔脏器相应的耳穴多分布在三角窝；与腹腔脏器相应的耳穴多分布在耳甲艇；与胸腔脏器相应的耳穴多分布在耳甲腔；与消化道相应的耳穴多分布在耳轮脚周围（图4－78）。

三、耳廓标志线、标志点的确定

1. 耳廓基本标志线的划定（图4－79）

（1）**耳轮内缘**　即耳轮与耳廓其他部分的分界线，是指耳轮与耳舟，对耳轮上、下脚，三角窝及耳甲等部的折线。

（2）**耳甲折线**　是指耳甲内平坦部与隆起部之间的折线。

（3）**对耳轮脊线**　是指对耳轮体及其上、下脚最突起处之连线。

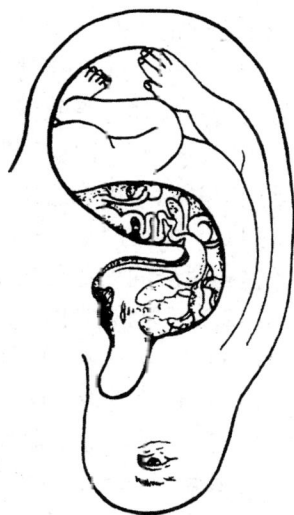

图4－78　耳穴分布规律

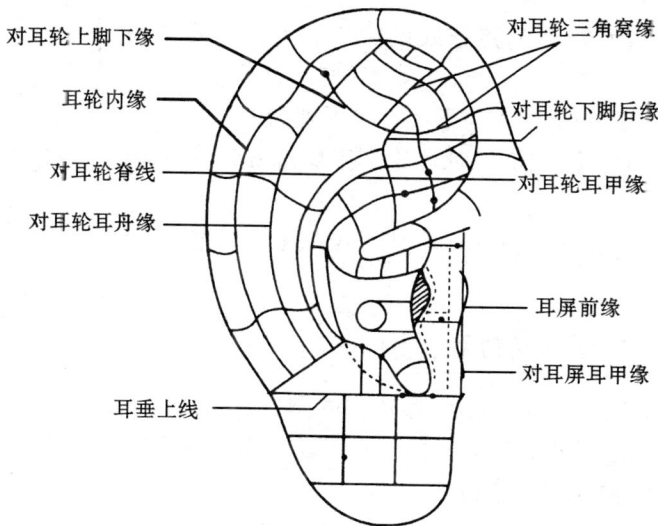

图4－79　耳廓基本标志线

（4）**耳舟凹沟线**　是指沿耳舟最凹陷处所作的连线。

（5）**对耳轮耳舟缘**　即对耳轮与耳舟的分界线，是指对耳轮（含对耳轮上脚）脊与耳舟凹沟之间的中线。

（6）**三角窝凹陷处后缘**　是指三角窝内较低平的三角形区域的后缘。

（7）**对耳轮三角窝缘**　即对耳轮上、下脚与三角窝的分界线，是指对耳轮上、下脚脊与三角窝凹陷处后缘之间的中线。

（8）对耳轮耳甲缘　即对耳轮与耳甲的分界线，是指对耳轮（含对耳轮下脚）脊与耳甲折线之间的中线。

（9）对耳轮上脚下缘　即对耳轮上脚与对耳轮体的分界线，是指从对耳轮上、下脚分叉处向对耳轮耳舟缘所作的垂线。

（10）对耳轮下脚后缘　即对耳轮下脚与对耳轮体的分界线，是指从对耳轮上、下脚分叉处向对耳轮耳甲缘所作的垂线。

（11）耳垂上线　亦作为对耳屏耳垂缘和耳屏耳垂缘，即耳垂与耳廓其他部分的分界线，是指过屏间切迹与轮垂切迹所作的直线。

（12）对耳屏耳甲缘　即对耳轮与耳甲的分界线，是指对耳屏内侧面与耳甲的折线。

（13）耳屏前缘　即耳屏外侧面与面部的分界线，是指沿耳屏前沟所作的直线。

（14）耳轮前缘　即耳轮与面部的分界，是指沿耳轮前沟所作的直线。

（15）耳垂前缘　即耳垂与面颊的分界线，是指沿耳垂前沟所作的直线。

2. 耳廓标志点、线的设定（图4-80）

（1）在耳轮内缘上，设耳轮脚切迹至对耳轮下脚间中、上1/3交界处为A点。

（2）在耳甲内，由耳轮脚消失处向后作一水平线与对耳轮耳甲缘相交，设交点为D点。

（3）设耳轮脚消失处至D点连线的中、后1/3交界处为B点。

（4）设外耳道口后缘上1/4与下3/4交界处为C点。

（5）从A点向B点作一条与对耳轮耳甲艇缘弧度大体相仿的曲线为AB线。

（6）从B点向C点作一条与耳轮脚下缘弧度大体相仿的曲线为BC线。

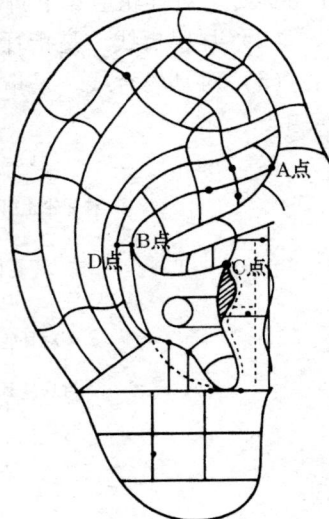

图4-80　耳廓标志点

四、耳廓分区与耳穴定位和主治

为了方便准确取穴，《耳穴名称与部位的国家标准方案》按耳的解剖将每个部位划分成若干个区，并依区定穴，共计91个穴位。

1. 耳轮分区与耳穴定位和主治

（1）耳轮分区　总计12区。耳轮脚为耳轮1区；将耳轮脚切迹到对耳轮下脚上缘之间的耳轮分为3等份，自下而上依次为耳轮2区、耳轮3区、耳轮4区；对耳轮下脚上缘到耳轮上脚前缘之间的耳轮为耳轮5区；对耳轮上脚前缘到耳尖之间的耳轮为耳轮6区；耳尖到耳轮结节上缘为耳轮7区；耳轮结节上缘到耳轮结节下缘为耳轮8区；将耳轮结节下缘到轮垂切迹之间的耳轮分为4等份，自上而下依次为耳轮9区、耳轮10区、耳轮11区、耳轮12区。

（2）耳轮部穴位的定位和主治（表4-5，图4-81）

表 4 – 5　　　　　　　　　　　耳轮部穴位的定位和主治

穴名	定位	主治
耳中	在耳轮脚处，即耳轮 1 区	呃逆、荨麻疹、皮肤瘙痒症、小儿遗尿、咯血、出血性疾病
直肠	在耳轮脚棘前上方的耳轮处，即耳轮 2 区	便秘、腹泻、脱肛、痔疮
尿道	在直肠上方的耳轮处，即耳轮 3 区	尿频、尿急、尿痛、尿潴留
外生殖器	在对耳轮下脚前方的耳轮处，即耳轮 4 区	睾丸炎、附睾炎、阴道炎、外阴瘙痒症
肛门	在三角窝前方的耳轮处，即耳轮 5 区	痔疮、肛裂
耳尖	在耳廓向前对折的上部尖端处，即耳轮 6 区、7 区交界处	发热、高血压、急性结膜炎、麦粒肿、牙痛、失眠
结节	在耳轮结节处，即耳轮 8 区	头晕、头痛、高血压
轮 1	在耳轮结节下方的耳轮处，即耳轮 9 区	发热、扁桃体炎、上呼吸道感染
轮 2	在轮 1 下方的耳轮处，即耳轮 10 区	发热、扁桃体炎、上呼吸道感染
轮 3	在轮 2 下方的耳轮处，即耳轮 11 区	发热、扁桃体炎、上呼吸道感染
轮 4	在轮 3 下方的耳轮处，即耳轮 12 区	发热、扁桃体炎、上呼吸道感染

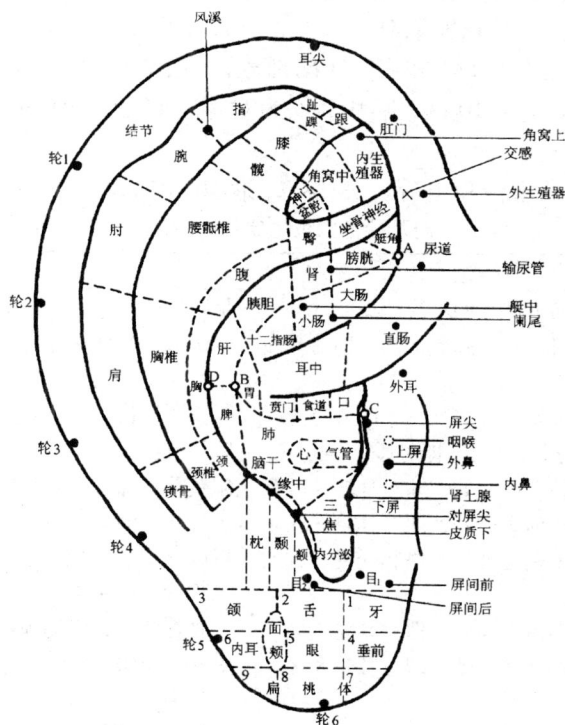

图 4 – 81　耳穴分布

2. 耳舟分区与耳穴定位和主治

（1）耳舟分区　总计 6 区。将耳舟总长度分为 6 等份，自上而下依次为耳舟 1 区、2 区、3 区、4 区、5 区和 6 区。

（2）耳舟部穴位的定位和主治（表4-6，图4-81）

表4-6   耳舟部穴位的定位和主治

穴 名	定 位	主 治
指	在耳舟上方处，即耳舟1区	甲沟炎、手指麻木和疼痛
腕	在指区的下方处，即耳舟2区	腕部疼痛
风溪	在耳轮结节前方，指区与腕区之间，即耳舟1区、2区交界处	荨麻疹、皮肤瘙痒症、过敏性鼻炎、哮喘
肘	在腕区的下方处，即耳舟3区	肱骨外上髁炎、肘部疼痛
肩	在肘区的下方处，即耳舟4区、5区	肩关节周围炎、肩部疼痛
锁骨	在肩区的下方处，即耳舟6区	肩关节周围炎

3. 对耳轮分区与耳穴定位和主治

（1）对耳轮分区　对耳轮分为3个部分，分别划区，总计13区。将对耳轮上脚分为上、中、下3等份，再将上1/3分为上、下2等份，并将最上部的1/2分为前后2等份，自上而下划区，共计5区；将对耳轮下脚分为前、中、后3等份，中、前2/3为对耳轮6区，后1/3为对耳轮7区；将对耳轮体从对耳轮上、下脚分叉处至轮屏切迹分为5等份，再沿对耳轮耳甲缘将对耳轮体分为前1/4和后3/4两部分，前上2/5为对耳轮8区，后上2/5为对耳轮9区，前中2/5为对耳轮10区，后中2/5为对耳轮11区，前下1/5为对耳轮12区，后下1/5为对耳轮13区。

（2）对耳轮部穴位的定位和主治（表4-7，图4-81）

表4-7   对耳轮部穴位的定位和主治

穴 名	定 位	主 治
跟	在对耳轮上脚前上部，即对耳轮1区	足跟痛
趾	在耳尖下方的对耳轮上脚后上部，即对耳轮2区	甲沟炎、趾部疼痛
踝	在趾、跟区下方处，即对耳轮3区	踝关节扭伤
膝	在对耳轮上脚的中1/3处，即对耳轮4区	膝关节疼痛
髋	在对耳轮上脚的下1/3处，即对耳轮5区	髋关节疼痛、坐骨神经痛、腰骶部疼痛
坐骨神经	在对耳轮下脚的前2/3处，即对耳轮6区	坐骨神经痛、下肢瘫痪
交感	在对耳轮下脚末端与耳轮内缘相交处，即对耳轮6区前端	胃肠痉挛、心绞痛、胆绞痛、输尿管结石、自主神经功能紊乱
臀	在对耳轮下脚的后1/3处，即对耳轮7区	坐骨神经痛、臀筋膜炎
腹	在对耳轮体前部上2/5处，即对耳轮8区	腹痛、腹胀、腹泻、急性腰扭伤、痛经、产后宫缩痛
腰骶椎	在腹区后方，即对耳轮9区	腰骶部疼痛
胸	在对耳轮体前部中2/5处，即对耳轮10区	胸胁疼痛、肋间神经痛、胸闷、乳腺炎
胸椎	在胸区后方，即对耳轮11区	胸痛、经前乳房胀痛、乳腺炎、产后泌乳不足
颈	在对耳轮体前部下1/5处，即对耳轮12区	落枕、颈椎疼痛
颈椎	在颈区后方，即对耳轮13区	落枕、颈椎综合征

4. 三角窝分区与耳穴定位和主治

（1）三角窝分区　总计5区。将三角窝由耳轮内缘至对耳轮上、下脚分叉处分为前、中、后3等份，将前1/3分为上、中、下3等份（其中上1/3为1个部分，中、下2/3为1个部分），再将后1/3分为上、下2等份，从上往下、从前往后排列分为5区。

（2）三角窝部穴位的定位和主治（表4-8，图4-81）

表4-8　　　　　　　　　　三角窝部穴位的定位和主治

穴　名	定　位	主　治
角窝上	在三角窝前1/3的上部，即三角窝1区	高血压
内生殖器	在三角窝前1/3的下部，即三角窝2区	痛经、月经不调、白带过多、功能性子宫出血、阳痿、遗精、早泄
角窝中	在三角窝中1/3处，即三角窝3区	哮喘
神门	在三角窝后1/3的上部，即三角窝4区	失眠、多梦、戒断综合征、癫痫、高血压、神经衰弱
盆腔	在三角窝后1/3的下部，即三角窝5区	盆腔炎、附件炎

5. 耳屏分区与耳穴定位和主治

（1）耳屏分区　总计4区。将耳屏外侧面分为上、下2等份，上部为耳屏1区，下部为耳屏2区；将耳屏内侧面分为上、下2等份，上部为耳屏3区，下部为耳屏4区。

（2）耳屏部穴位的定位和主治（表4-9，图4-81）

表4-9　　　　　　　　　　耳屏部穴位的定位和主治

穴　名	定　位	主　治
外耳	在屏上切迹前方近耳轮部，即耳屏1区上缘处	外耳道炎、中耳炎、耳鸣
外鼻	在耳屏外侧面中部，即耳屏1、2区之间	鼻前庭炎、鼻炎
上屏	在耳屏外侧面上1/2处，即耳屏1区	咽炎、鼻炎
下屏	在耳屏外侧面下1/2处，即耳屏2区	鼻炎、鼻塞
咽喉	在耳屏内侧面上1/2处，即耳屏3区	声音嘶哑、咽炎、扁桃体炎、失语、哮喘
内鼻	在耳屏内侧面下1/2处，即耳屏4区	鼻炎、上颌窦炎、鼻衄
屏尖	在耳屏游离缘上部尖端，即耳屏1区后缘处	发热、牙痛
肾上腺	在耳屏游离缘下部尖端，即耳屏2区后缘处	低血压、风湿性关节炎、腮腺炎、链霉素中毒、眩晕、哮喘、休克
屏间前	在屏间切迹前方耳屏最下部，即耳屏2区下缘处	眼疾、咽炎、口腔炎

6. 对耳屏分区与耳穴定位和主治

（1）对耳屏分区　总计4区。由对屏尖及对屏尖至轮屏切迹连线之中点，分别向耳垂上线作两条垂线，将对耳屏外侧面及其后部分为前、中、后3区，前为对耳屏1区，中为对耳屏2区，后为对耳屏3区；对耳屏内侧面为对耳屏4区。

（2）对耳屏部穴位的定位和主治（表4-10，图4-81）

表4-10　　　　　　　　　对耳屏部穴位的定位和主治

穴名	定位	主治
额	在对耳屏外侧面的前部，即对耳屏1区	偏头痛、头晕
屏间后	在屏间切迹后方对耳屏前下部，即对耳屏1区下缘处	眼疾、额窦炎
颞	在对耳屏外侧面的中部，即对耳屏2区	偏头痛、头晕
枕	在对耳屏外侧面的后部，即对耳屏3区	头晕、头痛、癫痫、哮喘、神经衰弱
皮质下	在对耳屏内侧面，即对耳屏4区	痛证、间日疟、神经衰弱、假性近视、失眠
对屏尖	在对耳屏游离缘的尖端，即对耳屏1、2、4区交点处	哮喘、腮腺炎、睾丸炎、附睾炎、神经性皮炎
缘中	在对耳屏游离缘上，对屏尖与轮屏切迹连线之中点处，即对耳屏2、3、4区交点处	遗尿、内耳性眩晕、尿崩症、功能性子宫出血
脑干	在轮屏切迹处，即对耳屏3、4区之间	眩晕、后头痛、假性近视

7. 耳甲分区与耳穴定位和主治

（1）**耳甲分区**　总计18区。其中在ABC三点连线包绕的耳轮脚周围区域内，在耳轮脚消失处画一条纵线，将其前方的AB、BC线前段与耳轮脚上、下缘间分别划分为3等份，由下方开始，从前向后分别为耳甲1至7区；将对耳轮下脚下缘前、中1/3交界处与A点连线，该线前方的耳甲艇部为耳甲8区；将AB线前段与对耳轮下脚下缘间耳甲8区以后的部分，分为前、后2等份，前1/2为耳甲9区，后1/2为耳甲10区；在AB线后段上方的耳甲艇部，将耳甲10区后缘与BD线之间分为上、下2等份，上1/2为耳甲11区，下1/2为耳甲12区；由轮屏切迹至B点作连线，该线后方、BD线下方的耳甲腔部为耳甲13区；以耳甲腔中央为圆心，以圆心与BC线间距离的1/2为半径作圆，该圆形区域为耳甲15区；过15区最高点及最低点分别向外耳门后壁作两条切线，切线间为耳甲16区；15、16区周围为耳甲14区；将外耳门的最低点与对耳屏耳甲缘中点相连，再将该线以下的耳甲腔部分为上、下2等份，上1/2为耳甲17区，下1/2为耳甲18区。

（2）耳甲部穴位的定位和主治（表4-11，图4-81）

表4-11　　　　　　　　　耳甲部穴位的定位和主治

穴名	定位	主治
口	在耳轮脚下方前1/3处，即耳甲1区	面瘫、口腔炎、胆囊炎、胆石症、戒断综合征、牙周炎、舌炎
食道	在耳轮脚下方中1/3处，即耳甲2区	食管炎、食管痉挛
贲门	在耳轮脚下方后1/3处，即耳甲3区	贲门痉挛、神经性呕吐
胃	在耳轮脚消失处，即耳甲4区	胃痉挛、胃炎、胃溃疡、消化不良、恶心呕吐、前额痛、牙痛、失眠
十二指肠	在耳轮脚及部分耳轮与AB线之间的后1/3处，即耳甲5区	十二指肠溃疡、胆囊炎、胆石症、幽门痉挛、腹胀、腹泻、腹痛

（续表）

穴　名	定　位	主　治
小肠	在耳轮脚及部分耳轮与 AB 线之间的中 1/3 处，即耳甲 6 区	消化不良、腹痛、腹胀、心动过速
大肠	在耳轮脚及部分耳轮与 AB 线之间的前 1/3 处，即耳甲 7 区	腹泻、便秘、咳嗽、牙痛、痤疮
阑尾	在小肠区与大肠区之间，即耳甲 6、7 区交界处	单纯性阑尾炎、腹泻
艇角	在对耳轮下脚下方前部，即耳甲 8 区	前列腺炎、尿道炎
膀胱	在对耳轮下脚下方中部，即耳甲 9 区	膀胱炎、遗尿、尿潴留、腰痛、坐骨神经痛、后头痛
肾	在对耳轮下脚下方后部，即耳甲 10 区	腰痛、耳鸣、神经衰弱、肾盂肾炎、遗尿、遗精、阳痿、早泄、哮喘、月经不调
输尿管	在肾区与膀胱区之间，即耳甲 9、10 区交界处	输尿管结石绞痛
胰胆	在耳甲艇的后上部，即耳甲 11 区	胆囊炎、胆石症、胆道蛔虫症、偏头痛、带状疱疹、中耳炎、耳鸣、急性胰腺炎
肝	在耳甲艇的后下部，即耳甲 12 区	胁痛、眩晕、经前期紧张症、月经不调、更年期综合征、高血压、近视、单纯性青光眼
艇中	在小肠区与肾区之间，即耳甲 6、10 区交界处	腹痛、腹胀、胆道蛔虫症
脾	在 BD 线下方，耳甲腔的后上部，即耳甲 13 区	腹胀、腹泻、便秘、食欲不振、功能性子宫出血、白带过多、内耳性眩晕
心	在耳甲腔正中凹陷处，即耳甲 15 区	心动过速、心律不齐、心绞痛、无脉症、神经衰弱、癔病、口舌生疮
气管	在心区与外耳门之间，即耳甲 16 区	哮喘、支气管炎
肺	在心、气管区周围处，即耳甲 14 区	咳嗽、胸闷、声音嘶哑、皮肤瘙痒症、荨麻疹、便秘、戒断综合征
三焦	在外耳门后下，肺与内分泌区之间，即耳甲 17 区	便秘、腹胀、上肢外侧疼痛、水肿、耳鸣
内分泌	在屏间切迹内，耳甲腔的前下部，即耳甲 18 区	痛经、月经不调、围绝经期综合征、痤疮、间日疟、甲状腺功能减退或亢进症

8. 耳垂分区与耳穴定位和主治

（1）耳垂分区　总计 9 区。在耳垂上线至耳垂下缘最低点之间画两条等距离平行线，于上平行线上引两条垂直等分线，将耳垂分为 9 个区，上部由前到后依次为耳垂 1 区、2 区、3 区；中部由前到后依次为耳垂 4 区、5 区、6 区；下部由前到后依次为耳垂 7 区、8 区、9 区。

（2）耳垂部穴位的定位和主治（表 4 - 12，图 4 - 81）

表 4 – 12　　　　　　　　　　　　　耳垂部穴位的定位和主治

穴　名	定　位	主　治
牙	在耳垂正面前上部，即耳垂 1 区	牙痛、牙周炎、低血压
舌	在耳垂正面中上部，即耳垂 2 区	舌炎、口腔炎
颌	在耳垂正面后上部，即耳垂 3 区	牙痛、颞颌关节功能紊乱症
垂前	在耳垂正面前中部，即耳垂 4 区	神经衰弱、牙痛
眼	在耳垂正面中央部，即耳垂 5 区	急性结膜炎、电光性眼炎、麦粒肿、近视
内耳	在耳垂正面后中部，即耳垂 6 区	内耳性眩晕症、耳鸣、听力减退、中耳炎
面颊	在耳垂正面，眼区与内耳区之间，即耳垂 5、6 区交界处	面瘫、三叉神经痛、痤疮、扁平疣、面肌痉挛、腮腺炎
扁桃体	在耳垂正面下部，即耳垂 7、8、9 区	扁桃体炎、咽炎

9. 耳背分区与耳穴定位和主治

（1）耳背分区　分别过对耳轮上、下脚分叉处耳背对应点和轮屏切迹耳背对应点作两条水平线，将耳背分为上、中、下 3 部，上部为耳背 1 区，下部为耳背 5 区；再将中部分为内、中、外 3 等份，内 1/3 为耳背 2 区、中 1/3 为耳背 3 区、外 1/3 为耳背 4 区。

（2）耳背部穴位的定位和主治（表 4 – 13，图 4 – 81）

表 4 – 13　　　　　　　　　　　　　耳背部穴位的定位和主治

穴　名	定　位	主　治
耳背心	在耳背上部，即耳背 1 区	心悸、失眠、多梦
耳背肺	在耳背中内部，即耳背 2 区	哮喘、皮肤瘙痒症
耳背脾	在耳背中央部，即耳背 3 区	胃痛、消化不良、食欲不振
耳背肝	在耳背中外部，即耳背 4 区	胆囊炎、胆石症、胁痛
耳背肾	在耳背下部，即耳背 5 区	头痛、头晕、神经衰弱
耳背沟	在对耳轮沟和对耳轮上、下脚沟处	高血压、皮肤瘙痒症

10. 耳根部穴位的定位和主治（表 4 – 14，图 4 – 82）

表 4 – 14　　　　　　　　　　　　　耳根部穴位的定位和主治

穴　名	定　位	主　治
上耳根	在耳根最上处	鼻病
耳迷根	在耳轮脚后沟的耳根处	胆囊炎、胆石症、胆道蛔虫症、腹痛、腹泻、鼻塞、心动过速
下耳根	在耳根最下处	低血压、下肢瘫痪、小儿麻痹后遗症

五、耳针的临床应用

（一）辅助诊断作用

人体发生疾病时，会在耳廓的相应部位出现不同的反应，这种病理上的反应（阳性反应），诸如耳穴电阻下降、痛阈降低、皮肤色泽及形态改变等，可以通过耳穴探查方法加以判定，结合临床症状、体征，从而起到辅助诊断的作用。

（二）治疗作用

耳针在临床上治疗的疾病范围很广，不仅用于治疗许多功能性疾病，而且对一部分器质

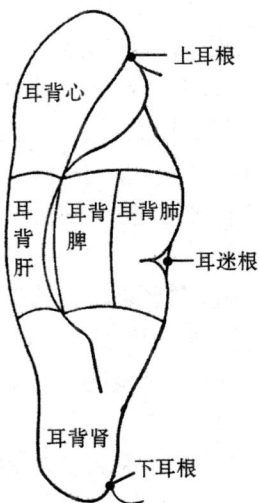

图 4 - 82　耳背部及耳根部穴位

性疾病也有一定疗效。

1. 各种疼痛性疾病　如头痛、偏头痛、三叉神经痛、肋间神经痛、带状疱疹、坐骨神经痛等神经性疼痛；扭伤、挫伤、落枕等外伤性疼痛；各种术后伤口痛、麻醉后的头痛及腰痛等手术后遗痛，均有较好的止痛作用。

2. 各种炎症性疾病　如对急慢性结肠炎、中耳炎、牙周炎、咽喉炎、扁桃体炎、气管炎、胃肠炎、胆囊炎、阑尾炎、盆腔炎、附件炎、风湿性关节炎、面神经炎、末梢神经炎等，有一定的消炎止痛功效。

3. 一些功能紊乱性疾病　如对眩晕症、心律不齐、高血压、多汗症、肠功能紊乱、月经不调、功能性子宫出血、内分泌紊乱、遗尿、性功能障碍、神经衰弱等，具有良性调整作用，可促进病证的缓解和痊愈。

4. 过敏性与变态反应性疾病　如对荨麻疹、药物疹、风湿热、过敏性鼻炎、哮喘、过敏性结肠炎等，具有消炎、脱敏、改善免疫功能的作用。

5. 内分泌代谢性疾病　如对单纯性甲状腺肿、甲状腺功能亢进、肥胖症、糖尿病、垂体瘤、围绝经期综合征等，有改善症状、减少药量等辅助治疗作用。

6. 部分传染性疾病　如对流行性感冒、腮腺炎、百日咳、猩红热、菌痢、疟疾、扁平疣等，可恢复和提高机体的免疫防御功能，以加速疾病的痊愈。

7. 各种慢性病证　如对腰腿痛、颈椎及腰椎等退行性病变、近视眼、肩周炎、消化不良、慢性胃炎、消化性溃疡、迁延性肝炎、脑震荡、脑外伤后遗症、肢体麻木等，有改善症状、减轻痛苦的作用。

8. 其他　还可用于针刺麻醉、催产、催乳、美容、戒烟、戒毒、解酒、美容，以及用于输液反应、晕车、晕船等的预防和保健。

（三）选穴原则

耳针处方选穴具有一定的原则，如按相应部位选穴、按中医辨证选穴、按西医学理论选穴和按临床经验选穴等，可以单独使用，亦可配合使用。

1. 按相应部位选穴　当机体患病时，在耳廓的相应部位上有一定的敏感点，它便是本病的首选穴位，如胃痛取"胃"穴，眼病取"眼"穴，腰痛取"腰"穴等。

2. 按中医辨证选穴　根据脏腑学说的理论，按各脏腑的生理功能和病理反应进行辨证取穴，如耳鸣选肾穴，因"肾开窍于耳"；皮肤病选肺穴，因"肺主皮毛"等。根据十二经脉循行和其病候选取穴位，如坐骨神经痛，取"膀胱"或"胰胆"穴，牙痛取"大肠"穴等。

3. 按西医学理论选穴　耳穴中的一些穴名是根据西医学理论命名的，如"交感"、"肾上腺"、"内分泌"等。这些穴位的功能基本上与西医学理论相一致，故在选穴时应考虑其功能，如炎性疾病取"肾上腺"穴，月经不调取"内分泌"穴，内脏痉挛取"交感"穴等。

4. 按临床经验选穴　如"神门"穴有较明显的止痛镇静作用，"耳尖"穴对外感发热、血压偏高有较好的退热降压效果。另外临床实践还发现，有些耳穴具有治疗本部位以外疾病的作用，如"外生殖器"穴可以治疗腰腿痛等。

（四）耳穴探查方法

由于人体发生疾病时，常会在相应耳穴上出现"阳性反应"点，如压痛、变形、变色、结节、丘疹、凹陷、脱屑、电阻降低等，因此这些"阳性反应"点是诊断和治疗疾病的重要部位。耳廓上的这些反应点通常需要仔细探查后确定。临床常用的耳穴探查方法有以下3种：

1. 直接观察法　在未刺激耳廓之前，用肉眼或借助于放大镜在自然光线下，由上而下、从内至外观察耳廓上有无变形、变色等征象，如脱屑、水泡、丘疹、充血、硬结、疣赘、软骨增生、色素沉着以及血管的形状、颜色的变异等。

2. 压痛点探查法　这是目前临床上最为常用的探查方法。可用较圆钝的弹簧探棒、毫针柄或火柴棒等以均匀的压力，在与疾病相应的耳廓部从周围逐渐向中心探压；或自上而下、自外而内对整个耳廓进行普查，耐心寻找压痛点。当探棒压迫痛点时，病人会出现皱眉、眨眼、呼痛或躲闪等反应。探查时手法必须轻、慢、均匀。少数病人如耳廓上一时测不到压痛点，可用手指按摩一下该区域，而后再测。

3. 电测定法　根据耳廓反应点电阻低、导电性高的原理而制成的各种小型晶体管良导电测定器，可测定耳穴皮肤电阻、电位、电容等变化。探测时，病人手握电极，医者手执探测头，在病人的耳廓上进行探查，当电棒触及电阻低的敏感点（良导点）时，可以通过指示信号、音响或仪表数据等反映出来。电测定法具有操作简便、准确性较高等优点。

（五）耳穴刺激方法

耳穴的刺激方法较多，目前临床常用压丸法、毫针法、埋针法。此外，还可用艾灸、放血、穴位注射、皮肤针叩刺等方法。

1. 压丸法　在耳穴表面贴敷王不留行、油菜子、小米、绿豆、白芥子以及特制的磁珠等，并进行间歇揉按以治疗疾病的一种简易疗法。由于本法既能持续刺激穴位，又安全方便，是目前临床上最常用的耳穴刺激方法。应用最多的是王不留行压丸法，可先将王不留行籽贴附在 0.6cm×0.6cm 大小胶布中央，用镊子夹住，贴敷在所选用的耳穴上（图 4-83）。每日自行按压 3~5 次，每次每穴按压 30~60 秒，以局部微痛发热为度，3~7 日更换 1 次，双耳交替。

2. 毫针法　是利用毫针针刺耳穴以治疗疾病的一种较常用的方法。其操作程序如下：首先选定耳穴，然后用 2.5% 碘酒，再用 75% 乙醇脱碘进行严格消毒，待乙醇干后施术。针具选用 26~30 号粗细、0.3~0.5 寸长的不锈钢针。进针时，医者左手拇、食二指固定耳廓，中指托着针刺部的耳背，然后用右手拇、食二指持针，采用快速插入的速刺法或慢慢捻入的慢刺法进针均可。刺入深度应视患者耳廓局部的厚薄灵活掌握，一般以刺入皮肤 2~3 分，达软骨后毫针站立不摇晃为准。刺入耳穴后，如局部感应强烈，患者症状往往有即刻减轻感；如局部无针感，应调整针刺的方向、深度和角度。刺激强度和手法依病情、体质、证型、耐受度等综合考虑。耳毫针的留针时间一般为 15~30 分钟，慢性病、疼痛性疾病留针时间适当延长。出针时，医者左手托住耳廓，右手迅速将毫针垂直拔出，再用消毒干棉球压迫针眼，以免出血。也可在针刺获得针感后，接上电针仪，采用耳电针法，通电时间一般以 10~20 分钟为宜。

3. 埋针法　是将皮内针埋入耳穴以治疗疾病的方法，适用于慢性和疼痛性疾病，可起到持续刺激、巩固疗效和防止复发的作用。使用时左手固定常规消毒后的耳部，右手用镊子夹住皮内针针柄，轻轻刺入所选耳穴，再用胶布封盖固定（图 4-84）。一般埋患侧耳穴，必要时埋双耳，每日自行按压 3 次，每次留针 3~5 日，5 次为 1 疗程。

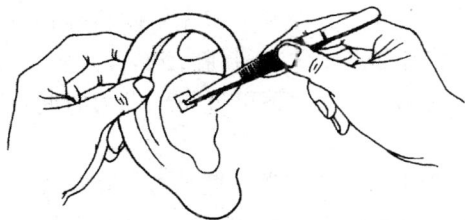

图 4-83　耳穴压丸法　　　　　　　　　　图 4-84 耳穴埋针法

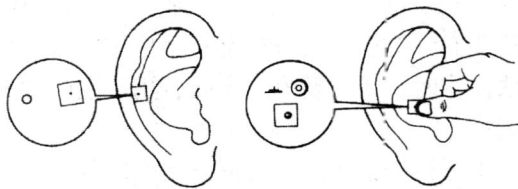

（六）注意事项

1. 严格消毒，防止感染。因耳廓表面凹凸不平，血管丰富，结构特殊，针刺前必须严格消毒，有伤面或炎症部位禁针。针刺后如针孔发红、肿胀，应及时涂 2.5% 碘酒，以防止化脓性软骨膜炎的发生。

2. 耳针刺激比较疼痛，治疗时应注意防止发生晕针，一旦发生应及时处理。

3. 对扭伤和运动障碍的患者，进针后应嘱其适当活动患部，有助于提高疗效。

4. 有习惯性流产的孕妇应禁针。

5. 患有严重器质性病变和伴有严重贫血者不宜针刺，对严重心脏病、高血压者不宜行强刺激法。

第五章

推拿手法

用手或肢体其他部分，按各种特定的技巧动作，在体表操作的方法，称推拿手法。它是集治疗、预防疾病和保健、强身于一体的一项临床技能。

手法是推拿治病的主要手段。推拿治疗疾病，其疗效程度的判定，在诊断、取穴、施治部位无误的情况下，关键取决于手法操作的准确性、应用熟练程度和手法功力的深浅。《医宗金鉴》说："一旦临证，机触于外，巧生于内，手随心转，法从手出。"故手法的学习除应掌握好动作要领外，必须刻苦练习，以达运用自如、心手合一之境界。

推拿手法的基本要求是持久、有力、均匀、柔和、深透和稳准巧快。所谓持久，是指手法能够持续操作一定的时间而不间断、不乏力；有力，即有力量，且这种力量不可以是蛮力和暴力，而是一种含有技巧的力量，根据病证的虚实灵活用力；均匀，是指手法操作的节律、速率和压力等能够保持均匀一致，勿忽慢忽快、忽轻忽重；柔和，是指手法轻而不浮，重而不滞，刚中有柔，柔中有刚；深透，则指手法具备了持久、有力、均匀、柔和这四项要求，从而具备渗透力，这种渗透力可透皮入内，深达内腑及组织深层，适达病所。以上关于手法的基本要求，实质是对基本手法的操作而言，而对于运动关节类手法来说，其要求应概括为"稳、准、巧、快"4个字，即手法操作要平稳自然，因势力导，避免生硬粗暴；选择手法要有针对性，定位要准；手法施术时要用巧力，以柔克刚，以巧制胜，不可使用蛮力；手法操作时，用力要疾发疾收，用所谓的"短劲"、"寸劲"，发力不可过长，发力时间不可过久。

本章根据手法的运动形态及作用等，将手法分为摆动类、摩擦类、振动类、挤压类、叩击类、运动关节类、复合类和小儿推拿手法共 8 大类，就其定义、操作要领、适用范围、注意事项等予以介绍。

第一节　摆动类手法

以指或掌、腕关节作协调的连续摆动，称摆动类手法。本类手法包括一指禅推法、㨰法和揉法等。

一、一指禅推法

以拇指端或螺纹面着力，通过腕部的往返摆动，使所产生的功力通过拇指持续不断地作用于施术部位或穴位上，称为一指禅推法。禅，佛学术语，原名禅那，意静虑，此指内功、内劲。一指禅推法为一指禅推拿流派的代表手法，其特点是手法操作缠绵，讲究内功、内劲，故初学时易形似，难以神似，须刻苦、经久习练才能掌握。

（一）操作要领

拇指自然伸直，余指的掌指关节和指间关节自然屈曲，以拇指端或螺纹面着力于本表施术部位或穴位上。沉肩、垂肘、悬腕，前臂主动运动，带动腕关节有节律地摆动，使所产生的力通过指端或螺纹面轻重交替、持续不断地作用于施术部位或穴位上（图5－1）。手法频率为每分钟 120～160 次。

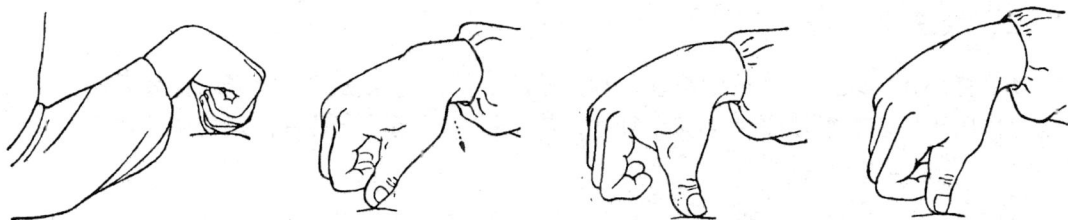

图5－1 一指禅推法

一指禅推法亦可以拇指偏峰或拇指指间关节背侧部着力操作，名为一指禅偏峰推法和一指禅屈指推法，为一指禅推法的变化运用。一指禅偏峰推法，是以拇指偏峰部着力，拇指伸直并内收，余指掌指部伸直，腕关节微屈，前臂主动运动，带动腕关节做轻度摆动或旋动，使其力作用于拇指偏峰部。一指禅屈指推法，又称跪推法，是将拇指屈曲，指端顶于食指桡侧缘，或以螺纹面压在食指的第2节指背上，余指握拳，以拇指指间关节桡侧或背侧着力于施术部位或穴位上，其运动过程同一指禅推法。

（二）适用范围

本法接触面积较小，但深透度大，可适用于全身各部穴位，具有舒筋活络、调和营卫、祛瘀消积、健脾和胃的功能。临床上多用于头痛、失眠、面瘫、近视、颈椎病、冠心病、胃脘痛、月经不调、关节炎等病证。一指禅推法如以指端操作，其接触面最小，易于施力，刺激相对较强；如以螺纹面操作，则接触面相对较大，刺激亦相对较平和，两者多用于躯干部及四肢部的经络腧穴。由一指禅推法演变而来的一指禅偏峰推法和跪推法，前者接触面小而窄，以其"少商劲"的轻快柔和，多用于颜面部；而后者接触面亦小，但刺激却刚劲有力，一般多用于颈项及四肢关节部。

（三）注意事项

1. 宜姿势端正，心和神宁。姿势端正，有助于一指禅推法的正确把握；心和神宁，则有利于手法操作的功贯拇指。

2. 操作时要沉肩、垂肘、悬腕、掌虚指实、紧推慢移。沉肩，指肩关节放松，肩胛骨自然下沉，以腋下空松，能容纳一拳为宜；垂肘，指肘部下垂，一般体位下肘部宜低于腕部；悬腕，指腕关节悬屈，弓背向上，有如悬吊一般，在腕关节放松的基础上，应尽可能屈曲90°；掌虚指实，指手法操作时，除拇指外其余手指及手掌部均要做到放松，虚不受力，而拇指则要蓄满功力，以自然压力进行操作；紧推慢移，指手法操作时腕部的摆动频率较快，每分钟 120～160 次，但拇指端或螺纹面在施术部位上的移动却较慢。

3. 宜掌握好拇指指间关节屈伸与不屈伸两种术式的运用。若术者拇指指间关节较僵硬，活动范围较小或治疗时需要较柔和的刺激，宜选用屈伸拇指指间关节的术式操作；若术者拇指指间关节较灵活，活动范围较大或治疗时需要较强的刺激，宜选用不屈伸拇指指间关节的术式操作。

4. 操作时注意力不可分散，不要耸肩用力，肘部不可外翘，拇指端或罗纹面与施术部位之间不要形成摩擦移动或滑动。

二、滚法

以手背部在体表进行连续的滚动，称为滚法。滚法为滚法推拿流派的代表手法，以其滚动之力作用于体表，刺激平和，安全舒适，易于被人所接受，具有良好的调整作用。

（一）操作要领

拇指自然伸直，余指屈曲，以小指、无名指的掌指关节屈曲为最，约达90°。余指屈曲的角度依次减小，如此则使手背沿掌横弓排列呈弧面，以绷紧手背，使之易于施力，以第5掌指关节背侧为吸点吸附于体表施术部位上，以肘关节为支点，前臂主动做推旋运动，带动腕关节做较大幅度的屈伸和一定的旋转活动，使手背偏尺侧部在施术部位上进行连续不断的滚动（图5－2）。手法频率为每分钟120～160次。

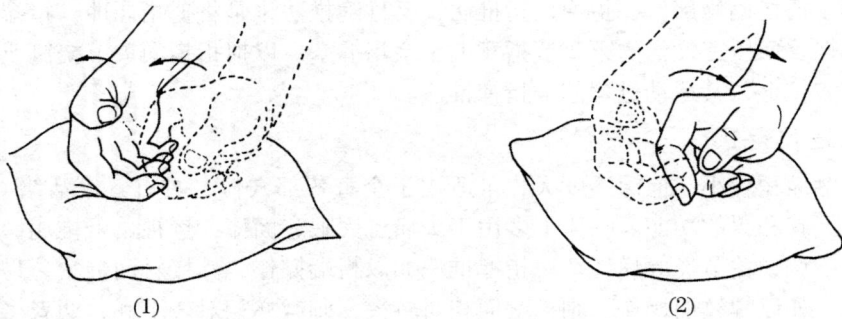

(1)   (2)

图5－2 滚法

滚法亦常以掌指关节背侧部和拳顶部为滚动着力面进行操作，名为掌指关节滚法和拳滚法，为滚法的变化运用。掌指关节滚法，其动作要领与滚法基本相同，唯其滚动着力面由手背尺侧部变为小指、无名指、中指及食指的掌指关节背侧，操作时腕关节宜屈向尺侧，其屈伸幅度亦较滚法明显减小。拳滚法，其手法准备形态和运动过程与滚法相比明显不同，其滚动着力面为食指、中指、无名指和小指的第1节指背、掌指关节背侧及近侧指间关节背侧部，前臂主动施力，在无前臂旋肌参与运动的情况下，单纯进行推拉摆动，带动腕关节做无尺、桡侧偏移及旋转的屈伸活动，使之形成滚动（图5－3）。为进一步加强刺激，亦可仅以食指、中指、无名指及小指的近侧指间关节背侧部为滚动着力面，此时腕关节的屈伸幅度明显减小。

（二）适用范围

滚法压力大，接触面积也较大，具有舒筋活血，滑利关节，缓解肌肉、韧带痉挛，增强肌肉、韧带活动能力，促进血液循环及消除肌肉疲劳等作用。适用于颈椎病、肩关节周围炎、腰椎间盘突出症、各种运动损伤、运动后疲劳、偏瘫、截瘫、高血压、糖尿病、痛经、月经不调等多种病证，也是常用的保健推拿手法之一。

（三）注意事项

1. 肩关节宜放松下垂，屈肘成 140°，上臂中段距胸壁约一拳远，松腕，食指、中指、无名指和小指的掌指关节屈曲幅度逐渐增加，其中无名指与小指应达到 90°。

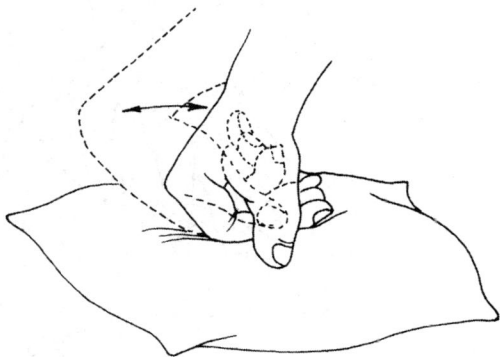

图 5-3　拳滚法

2. 操作过程中，腕关节屈伸幅度应达到 120°，即前滚至极限时屈腕约 80°，回滚至极限时伸腕约 40°，使手背部 1/2 面积（尺侧）依次接触治疗部位。

3. 滚法对体表应产生轻重交替的滚动刺激，前滚和回滚时着力轻重之比为 3∶1，即"滚三回一"。

4. 操作时不宜拖动、碾动、跳动和摆动。拖动是由于吸点不牢而形成拖擦；碾动是由于吸点位置错后，将滚动的中心点移到了小鱼际处，且手法操作频率过慢而形成碾压；跳动是由于前滚时推旋力过大，回滚时回旋力过小而形成跳弹；摆动则是由于腕关节屈伸幅度过小所致。

5. 滚法在移动操作时，移动的速度不宜过快。即在滚动频率不变的情况下，于所施部位上缓慢移动。

三、揉法

以指、掌或肢体其他部分在体表施术部位上作轻柔灵活的上下、左右或环旋揉动，称为揉法。揉法是常用手法之一，根据肢体操作部分的不同而分为掌揉法、指揉法等。其中掌揉法又分为大鱼际揉法、掌根揉法等，指揉法分为拇指揉法、中指揉法等多种揉法。

（一）操作要领

1. 大鱼际揉法　以手掌大鱼际部着力于施术部位上。沉肩，屈肘成 120°~140°，肘部外翘，腕关节放松，呈微屈或水平状，以肘关节为支点，前臂做主动运动，带动腕关节进行左右摆动，使大鱼际在治疗部位上进行轻柔灵活的揉动，手法频率为每分钟 120~160 次（图 5-4）。

2. 掌根揉法　肘关节微屈，腕关节放松并略背伸，手指自然弯曲，以掌根部附着于施术部位上。以肘关节为支点，前臂做主动运动，带动腕掌做小幅度的回旋运动，使掌根部在施术部位上进行柔和的、连续不断的旋转揉动，手法频率为每分钟 120~160 次（图 5-5）。

除以上两种掌揉法外，还可以手掌的全掌或小鱼际部为着力面进行操作，前者称全掌揉法，后者为小鱼际揉法。全掌揉法的动作要领与掌根揉法基本相同，而小鱼际揉法则差异较

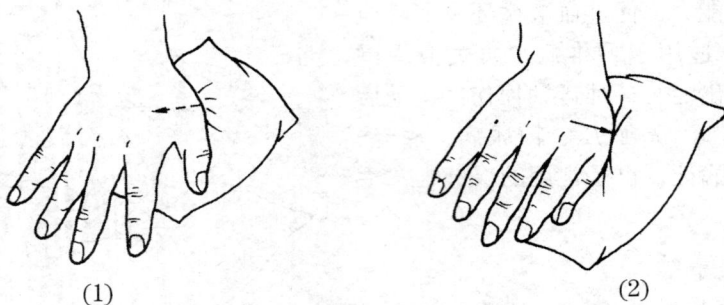

(1)　　　　　　　　　(2)

图 5 - 4　大鱼际揉法

大。小鱼际揉法的发力部位仍在前臂，以小鱼际部着力，唯其腕部不可放松，要伸直挺劲，其运动形式可以是环转，亦可以是上下或左右方向揉动。

3. 拇指揉法　以拇指螺纹面置于施术部位上，余四指置于其相对或合适的位置以助力，腕关节微屈或伸直。以腕关节为支点，拇指主动做环转运动，余指配合拇指做助力运动，使拇指螺纹面在施术部位上做连续不断的旋转揉动，手法频率为每分钟 120 ～ 160 次（图 5 - 6）。

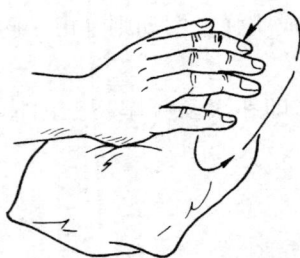

图 5 - 5　掌根揉法

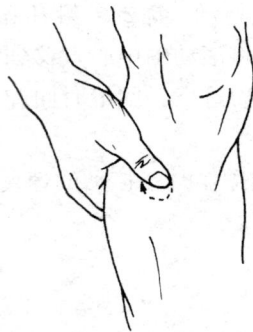

图 5 - 6　拇指揉法

4. 中指揉法　中指指间关节伸直，掌指关节微屈，以中指螺纹面着力于施术部位或穴位上。以肘关节为支点，前臂做主动运动，通过腕关节使中指螺纹面在施术部位上做轻柔灵活的小幅度环旋或上下、左右揉动，手法频率为每分钟 120 ～ 160 次（图 5 - 7）。为加强揉动的力量，可以食指螺纹面搭于中指远侧指间关节背侧进行操作。

指揉法还可以食指或食指、中指、无名指并拢进行操作，前者称食指揉法，后者为三指揉法，其动作要领均同中指揉法。

揉法中，除指揉法和掌揉法外，还可以用拳、前臂、肘和足部进行操作，分别名为拳揉法、臂揉法、肘揉法和足揉法。拳揉法是以拳顶或拳的食、中、无名和小指的近侧指间关节背侧部为着力面，以肘关节为支点，前臂为动力源，余同掌根揉法。臂揉法是以

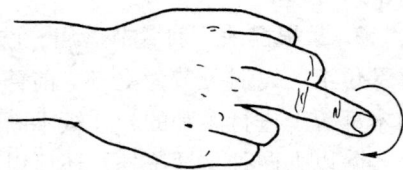

图 5 - 7　中指揉法

前臂中段的内侧部或尺侧部为着力面，以肩关节为支点，以上臂为动力源进行操作。肘揉法是以肘部的尺骨上段背侧或肘尖的尺骨鹰嘴部为着力面，余同臂揉法。足揉法是以足掌前部或足跟部为着力面，以膝关节和髋关节为支点，以下肢的股部及小腿为动力源进行操作。

（二）适用范围

本法轻柔缓和，刺激量小，适用于全身各部。具有宽胸理气，消积导滞，活血化瘀，消肿止痛等作用。适用于胃脘痛、便秘、泄泻、癃闭、头痛、软组织扭挫伤、颈椎病、骨折术后康复、小儿斜颈、小儿遗尿、近视等多种病证。

指揉法接触面小，力弱，适于头面部腧穴；大鱼际揉法因其腕部的旋动、摆动，而使大鱼际部产生揉压动作，适用于腹部、面部、颈项部及四肢部；掌根揉法接触面积较大，力沉稳适中，多用于背、腰、臀、躯干部；拳揉法力较刚猛，多用于背部；前臂揉法，其力可刚可柔，多用于背腰、四肢及胸腹部；肘揉法力最重，多用于背、腰、臀及股后部；足揉法属"脚法"中的一种，经久练才能掌握，其力可刚可柔，多用于背腰及四肢部。

（三）注意事项

1. 所施压力要适中，以受术者感到舒适为度。揉动时要带动皮下组织一起运动，动作要灵活而有节律性。

2. 要掌握好揉动频率。揉法的揉动频率一般情况下是每分钟120～160次，但亦有特殊情况，比如指揉法在面部操作肘可以先缓慢地揉动3次，然后按一下，形成"揉三按一"的连续操作。

3. 大鱼际揉法操作时前臂有推旋动作，腕部宜放松，而指揉法则腕关节要保持一定的紧张度，掌根揉法则腕关节略有背伸，松紧适度。

4. 不可在体表形成摩擦运动。

第二节 摩擦类手法

以掌、指或肘贴附在体表做直线或环旋移动，称摩擦类手法。本类手法包括摩法、擦法、推法、搓法和抹法等。

一、摩法

用指或掌在体表做环形或直线往返摩动，称为摩法。分为指摩法和掌摩法两种。

（一）操作要领

1. 指摩法 指掌部自然伸直，食指、中指、无名指和小指并拢，腕关节略屈。以食指、中指、无名指及小指指面附着于施术部位，以肘关节为支点，前臂做主动运动，通过腕、掌使指面做环形或直线往返摩动（图5-8）。

2. 掌摩法 手掌自然伸直，腕关节略背伸，将手掌平置于施术部位上，其施动过程同指摩法（图5-9）。

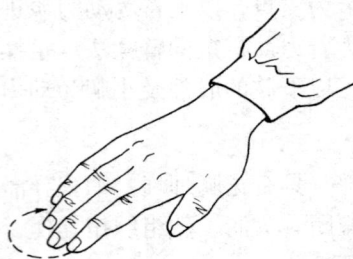

图5-8　指摩法

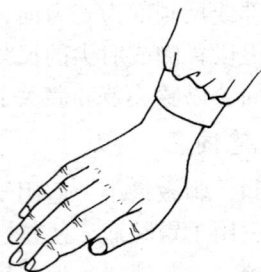

图5-9　掌摩法

（二）适用范围

本法刺激轻柔缓和，是胸腹、胁肋部常用手法。具有和中理气，消积导滞，调节胃肠蠕动等作用。适用于咳喘、胸胁胀痛、呃逆、腹胀腹痛、消化不良、泄泻、便秘、月经不调、痛经、遗精、阳痿早泄、外伤肿痛等病证。指摩法接触面较小，适用于颈项、面部、四肢等部位；掌摩法接触面大，多适用于胸腹、背腰等部位。

（三）注意事项

1. 指摩法在操作时腕关节要保持一定的紧张度，而掌摩法则腕部要放松。

2. 摩动的速度、压力宜均匀。一般指摩法宜稍轻快，掌摩法宜稍重缓。《厘正按摩要术》曰："摩法较推则从轻，较运则从重。"操作时宜带动皮下组织。

3. 要根据病情的虚实来决定手法的摩动方向。就环摩而言，以"顺摩为补，逆摩为泻"，即虚证宜顺时针方向摩动，实证则要逆时针方向摩动。

4. 摩动的速度不宜过快或过慢，压力不宜过轻或过重。《圣济总录》曰："摩法不宜急，不宜缓，不宜轻，不宜重，以中和之意施之。"

二、擦法

用指或掌贴附于施术部位，做直线往返运动，使之摩擦生热，称为擦法。分为指擦法和掌擦法两种，掌擦法包括全掌擦法、大鱼际擦法和小鱼际擦法。

（一）操作要领

1. 指擦法　指掌部伸直，腕关节平伸，以食指、中指、无名指和小指指面附着于施术部位。以肘关节为支点，前臂为动力源，通过腕、掌使指面进行均匀的前后往返擦动，使施术部位产生一定的热量。

2. 掌擦法　以手掌的掌指面或大鱼际、小鱼际着力于施术部位，腕关节放平。以肩关节为支点，上臂做主动运动，通过肘、前臂和腕关节使掌指面或大鱼际、小鱼际做前后方向的连续擦动并产生一定的热量（图5-10~5-12）。

（二）适用范围

本法刺激柔和温热，具有温经通络、行气活血、消肿止痛、健脾和胃等作用。适用于风寒外感、发热恶寒、风湿痹痛、胃脘痛喜温喜按者以及肾阳虚所致的腰腿痛、小腹冷痛、月

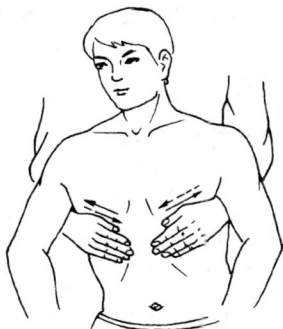

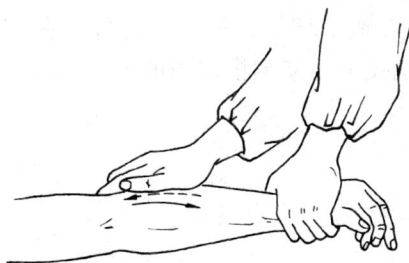

图 5-10　掌擦法　　　　　图 5-11　大鱼际擦法　　　　图 5-12　小鱼际擦法

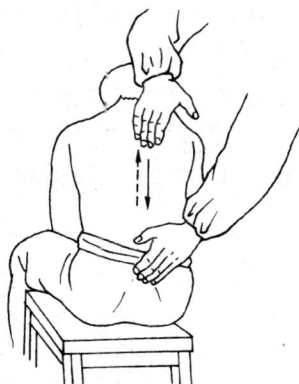

经不调以及外伤肿痛等病证。指擦法擦动的距离短，范围较小，多用于项部；掌擦法擦动范围大，可根据施术部位的不同和生热量的需求而有所选择，用于胸腹部、两胁部、背腰部及四肢部。

（三）注意事项

1. 着力部分要紧贴体表，直接接触皮肤操作，压力适度；须直线往返运行，往返的距离应尽力拉长（指擦法除外）；动作要连续不断，有如拉锯状。

2. 擦法产生的热量应以透热为度。即术者在操作时感觉擦动所产生的热已进入受术者的体内，并与其体内之热产生了呼应，此时可称为"透热"，一旦透热，应立即结束手法操作。因每一种擦法的着力面积不同，故擦法生热量的多少也不一样。指擦法因操作时往返的距离较短，所以难以与其他擦法相比较。就掌擦法而言，全掌擦法、大鱼际擦法和小鱼际擦法的产热量依次升高。

3. 压力不可过大或过小。操作时如压力过大，则手法重滞，且易擦破皮肤；如压力过小，则不易生热。

4. 不可擦破皮肤。长时间的操作或擦后又使用其他手法易致皮肤破损，故应避免。为保护皮肤，常结合使用冬青膏、红花油等介质进行操作。

5. 不可屏息操作。

三、推法

以指或掌、拳、肘等着力于施术部位上，做单向直线推动，称为推法，又名平推法。成人推法与小儿推法有所不同，后者除直线推动外，尚可做弧形推动。推法一般分为指推法和掌推法两种。

（一）操作要领

1. 指推法　以拇指端着力于施术部位或穴位上，其余四指置于对侧或相应的位置以固定助力，腕关节略屈并偏向尺侧，拇指及腕臂部主动施力，向拇指端方向呈短距离单向直线推进（图 5-13）。

指推法中，还可以拇指螺纹面偏桡侧缘为着力面，按上述要领向其食指方向推动，成人名为拇指平推法，与小儿推拿的直推法相似。其次，指推法还可将食指、中指、无名指并拢，以其指端部及螺纹面为着力面进行推法操作，称为三指推法。

2. 掌推法　以掌根部着力于施术部位，腕关节背伸，肘关节伸直。以肩关节为支点，上臂部主动施力，通过前臂、腕关节，使掌根部向前做单向直线推进（图5-14）。

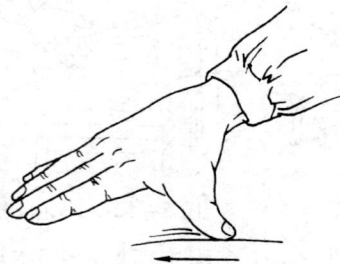

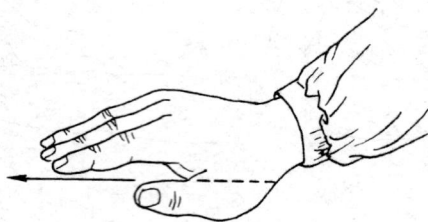

图5-13　指推法　　　　　　　　　　　　　　　图5-14　掌推法

3. 拳推法　用拳的食指、中指、无名指和小指的近侧指间关节背侧为着力面进行操作，称拳推法。

4. 肘推法　以肘关节的尺骨鹰嘴着力于施术部位做单方向直线推动，称为肘推法。肘推法须屈肘，以尺骨鹰嘴突起部为着力点，另一侧手臂抬起，以掌部扶握屈肘侧拳顶以固定助力，其施动过程与掌推法相似，但其运动方向多是向后拉推，以利于力的控制（图5-15）。

（二）适用范围

本法具有舒筋活络作用，适用于外感发热、腹胀便秘、食积、癃闭、高血压病、头痛、失眠、腰腿痛、腰背筋膜炎、风湿痹痛、感觉迟钝等病证。指推法接触面小，推动距离短，施力柔中含刚，易于查找和治疗小的病灶，故常用于手腕部腱鞘炎、项部和面部病证，亦可用于局部穴位，如推桥弓等。掌推法接触面大，推动距离长，力量柔和而沉实，多用于背腰部、胸腹部及四肢部病证。拳推法和肘推法，因施力刚猛，故一般多用于背部脊柱两侧及股后侧病证。

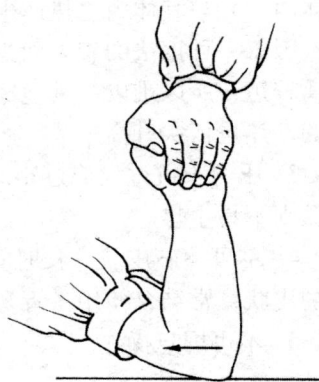

（三）注意事项

1. 着力部要紧贴体表，推进的速度宜缓慢均匀，压力平稳适中，做单方向直线推进。

图5-15　肘推法

2. 不可推破皮肤。为防止推破皮肤，在头面、颈项、指腕可配适量冬青膏、滑石粉等介质，亦可采用间歇操作的方法。

四、搓法

用双手掌面夹住肢体或以单手、双手掌面着力于施术部位，做交替搓动或往返搓动，称为搓法。以双手夹搓，形如搓绳，故名。搓法包括夹搓法和推搓法两种手法。

（一）操作要领

1. 夹搓法　以双手掌面夹住施术部位，令受术者肢体放松。以肘关节和肩关节为支点，前臂与上臂部主动施力，做相反方向的较快速搓动，并同时由肢体的近心端移向远心端（图 5 – 16）。

2. 推搓法　以单手或双手掌面着力于施术部位，以肘关节为支点，前臂部主动施力，做较快速的、推去拉回的搓动。

（二）适用范围

本法具有调和气血、舒筋通络的作用。适用于肢体酸痛、关节活动不利及胸胁屏伤等病证。夹搓法因以双手夹持，故常用于四肢和胸胁部，尤以上肢部的应用频度较高，常作为推拿治疗的结束手法；推搓法以单手操作较多，多用于背部、腰部、下肢后侧及面部等。

（三）注意事项

1. 操作时动作要协调、连贯。搓法动作中含有擦、揉、摩、推等多种运动成分，须细心体会。搓动时掌面在施术部位体表有小幅度位移，受术者应有较强的疏松感。

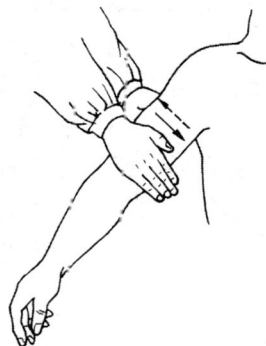

图 5 – 16　夹搓法

2. 搓动的速度宜快，而由肢体的近心端移向远心端时移动速度宜慢。

3. 施力不可过重。夹搓时如夹得太紧或推搓时下压力过大，会造成手法呆滞。

五、抹法

用拇指螺纹面或掌面在施术部位做上下或左右及弧形曲线的抹动，称为抹法。抹法实为成人推拿手法中的平推法与小儿推拿手法中旋推法、分推法及合推法的综合动作，可分为指抹法与掌抹法两种。

（一）操作要领

1. 指抹法　以单手或双手拇指螺纹面置于施术部位上，余指置于相应的位置以固定助力。以拇指的掌指关节为支点，拇指主动运动，做上下或左右、直线往返或弧形曲线的抹动（图 5 – 17）。即或做拇指平推然后拉回，或做分推、旋推及合推，可根据施术部位的不同而灵活运用。

指抹法亦可以食指、中指与无名指螺纹面于额颞部上操作。即受术者取仰卧位，术者置方凳坐于其头端。以两手食指、中指和无名指螺纹面分置于前额部近正中线两侧，以腕关节为支点，掌指部主动施力，自前额部向两侧分抹，经太阳穴至耳上角，可反复操作。

2. 掌抹法　以单手或双手掌面置于施术部位上。以肘关节和肩关节为双重支点，前臂与上臂部协调用力，腕关节适度放松，做上下或左右、直线往返或弧形曲线的抹动。

（二）适用范围

本法具有开窍镇静、醒脑明目等作用。适用于感冒、头痛、面瘫及肢体酸痛等病证。指抹法活动范围小，多用于面部、项部；掌抹法抹动的范围较大，一般多用于背腰部。

（三）注意事项

1. 操作时手指螺纹面或掌面要贴紧施术部位皮肤，用力要均匀适中，动作要和缓灵活。

2. 要掌握好各种推法操作的动作要领。因抹法是各种推法的综合运用，推法可谓抹法的基础，故须将各种推法习练纯熟，并将其融会贯通，而后才能做到对抹法的正确把握。

3. 注意抹法同推法的区别。通常所说的推法是指平推法，其运动特点是单向、直线，有去无回。而抹法则是或上或下，或左或右，或直线往来，或曲线运转，可根据不同的部位灵活变化运用。

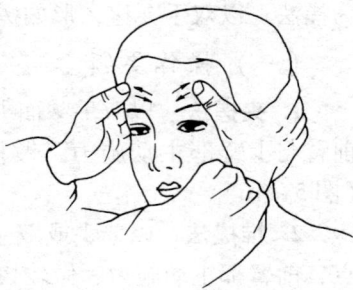

图 5-17　指抹法

第三节　振动类手法

以较高频率的节律性轻重交替刺激持续作用于人体，称为振动类手法。本类手法包括抖法和振法等。

一、抖法

以双手或单手握住受术者肢体远端，做小幅度的连续抖动，称为抖法。抖法常与牵引法结合应用而成牵抖复合手法。

（一）操作要领

以双手握住受术者上肢或下肢的远端，即上肢的腕部或下肢的足踝部，将被抖动的肢体抬高一定的角度（上肢在坐位情况下向前外抬高约60°，下肢在仰卧位情况下抬离床面约30°）。两前臂同时施力，做连续的上下抖动，使抖动所产生的抖动波似波浪般地由肢体的远端传递到近端，被抖动的肢体、关节产生舒服感（图 5-18）。

（二）适用范围

本法可用于四肢部，以上肢为常用。临床上常与搓法配合，作为治疗的结束手法。适用于肩周炎、颈椎病、髋部伤筋及疲劳性四肢酸痛等病证。

（三）注意事项

1. 被抖动的肢体要自然伸直，并应使其肌肉处于最佳松弛状态。

2. 抖动的幅度要小，频率要快。一般上肢抖动幅度应控制在 2~3cm，频率为每分钟 250 次左右；下肢

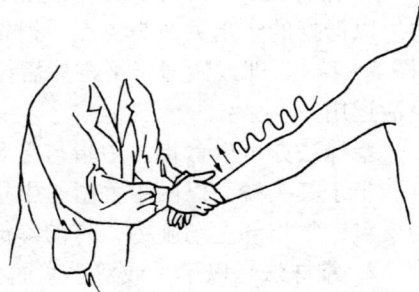

图 5-18　抖法

的抖动幅度可稍大，频率宜稍慢，每分钟 100 次左右。

3. 抖动时所产生的抖动波应由肢体远端传向近端。如传递不到位，是施力有误。

4. 操作时不可屏气。有习惯性肩、肘、腕关节脱位者禁用。

二、振法

以掌或指在体表施以振动的方法，称为振法，也称振颤法。分为掌振法与指振法两种。

（一）操作要领

以掌面或食、中指螺纹面着力于施术部位或穴位上，注意力集中于掌部或指部。掌、指及前臂部静止性用力，产生较快速的振动波，使受术部位或穴位有被振动感，或有时产生温热感（图 5 – 19）。

（二）适用范围

本法具有祛瘀消肿、和中理气、消食导滞、调节肠胃功能等作用。适用于胃下垂、胃脘痛、头痛、失眠、咳嗽、气喘、形寒肢冷、腰痛、痛经、月经不调等病证。

（三）注意事项

图 5 – 19　振法

1. 掌指部与前臂部须静止性用力。以掌指部自然压力为度，不施加额外压力。所谓静止性用力，是将手部与前臂肌肉绷紧，但不做主动运动。有的振法操作，在手部和前臂肌肉绷紧的基础上，手臂做主动运动，可以使作用时间持久。

2. 注意力要高度集中在掌指部。古有"意到气到"、"意气相随"、"以意领气"之说。

3. 应有较高的振动频率。以掌指部作振动源，由于手臂部的静止性用力，容易使其产生不自主的、极细微的振动运动，这种振动频率较高、波幅较小。如做主动运动操作，则振动频率就会相对较低、波幅较大，但操作时间可以延长。

4. 操作后易使术者感到身体倦怠、疲乏无力，要注意掌握好操作时间，不可过久运用，平时应坚持练功或运动，以增强身心素质。

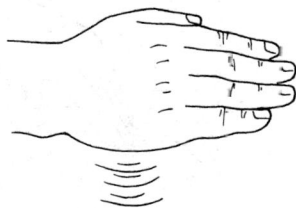

第四节　挤压类手法

用指、掌或肢体其他部分按压或对称性挤压体表，称为挤压类手法。本类手法包括按、压、点、捏、拿、捻、弹拨和踩跷等法。

一、按法

以指、掌部位节律性地按压施术部位，称按法。按法一般以指按法和掌按法应用较多，常与揉法结合运用，组成"按揉"复合手法。

（一）操作要领

1. 指按法　以拇指端或螺纹面置于施术部位或穴位上，其余四指张开，置于相应位置以支撑助力，腕关节悬屈。以腕关节为支点，掌指部主动施力，做与施术部位相垂直的按压。当按压达到所需的力度后，要稍停片刻，即所谓的"按而留之"，然后松劲撤力，再做重复按压，使按压动作既平稳又有节奏性（图5-20）。

2. 掌按法　以单手或双手掌面重叠置于施术部位，以肩关节为支点，利用身体上半部的重量，通过上臂、前臂及腕关节传至手掌部，垂直向下按压，施力原则同指按法（图5-21）。

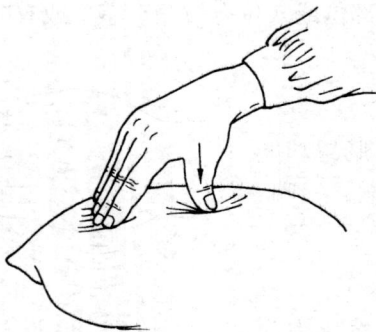
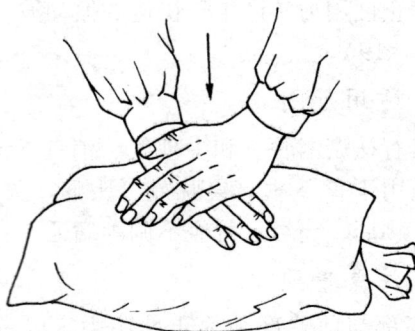

图5-20　指按法　　　　　　　　　　　图5-21　掌按法

按法除用指、掌部操作外，亦可用肘部操作。屈肘，以肘的尺骨鹰嘴部为着力面，并巧用身体上半部的重量进行节律性按压。按法如去除手法操作的节律性，仅施以一种较长时间的持续压力，则为压法，临床以肘压法常用。

（二）适用范围

本法具有放松肌肉、开通闭塞、活血止痛的作用。适用于腰背筋膜炎、颈椎病、肩周炎、腰椎间盘突出症等疼痛性疾患以及风寒感冒、高血压、糖尿病、偏瘫等多种病证。

（三）注意事项

1. 用力宜由轻到重，稳而持续，使刺激充分达到机体组织的深部。

2. 按压的用力方向多为垂直向下或与受力面相垂直。

3. 手法操作要有缓慢的节奏性。

4. 不可突施暴力。按法用力的原则是由轻而重，结束时则由重而轻。尤其是掌按法，手法操作忌突发突止，暴起暴落，同时一定要掌握好患者的骨质情况，诊断必须明确，以避免造成骨折。

二、压法

用拇指螺纹面、掌面或肘关节尺骨鹰嘴突起部着力于施术部位进行持续按压，称压法。压法分为指压法、掌压法和肘压法，临床一般以肘压法常用。

（一）操作要领

1. 指压法 以拇指螺纹面着力于施术部位，其余四指张开，置于相应位置以支撑助力；腕关节悬屈40°~60°。拇指主动用力，其施力方向宜垂直向下或与受力面相垂直，进行持续按压。其手法形态同指按法（图5-20）。

2. 掌压法 以单手或双手掌面置于施术部位，以肩关节为支点，利用身体上半部的重量，通过上臂、前臂传至手掌部，垂直向下用力，持续按压。其手法形态同掌按法（图5-21）。

3. 肘压法 肘关节屈曲，以肘关节尺骨鹰嘴突起部着力于施术部位。以肩关节为支点，利用身体上半部的重量，垂直用力，持续按压（图5-22）。

（二）适用范围

指压法、掌压法与指按法、掌按法的作用相同，肘压法主要用于腰肌强硬、顽固性腰腿痛等疾病。

（三）注意事项

1. 指压法与掌压法的手法形态与准备动作同指按法与掌按法。

2. 肘压法应以肩关节为支点，操作时可以巧用身体上半部的重量，使操作者不易疲惫。肘压的力量，以受术者能忍受为度。

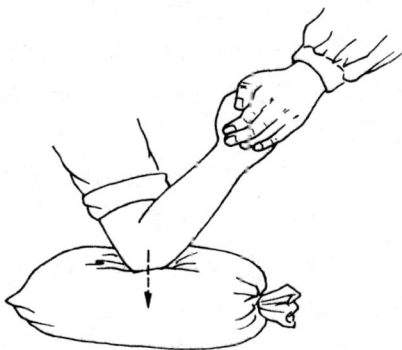

图5-22 肘压法

3. 要持续用力。持续施力是压法区别于按法的根本点。从手法动作来看，压法与按法无严格的区分标准，故有将按法称为压法者，有的甚至将两者统称为按压法。一般认为按法动作偏动，带有缓慢的节奏性，而压法动作偏静，压而不动。

4. 用力须由轻而重，结束时再由重而轻。肘压法因刺激较强，可间歇性施用。用力的方向一般多垂直向下或与受力面相垂直。

5. 必须明确诊断，不可突施暴力，以免造成骨折。

6. 肘压法在结束操作时，要逐渐减力，注意不可突然终止压力。

三、点法

以指端或关节突起部点压施术部位或穴位，称点法。主要包括指点法和肘点法两种。

（一）操作要领

1. 指点法 手握空拳，拇指伸直并紧靠于食指中节，以拇指端着力于施术部位或穴位上，前臂与拇指主动发力，进行持续点压（图5-23）。亦可采用拇指按法的手法形态，用拇指端进行持续点压。

指点法还可用中指端以及拇指、食指的指间关节背侧进行点压，分别名为中指点法、屈拇指点法、屈食指点法。

中指点法，食指末节指腹按压于中指指背以助力，以中指端着力于施术部位进行点压。

屈拇指点法，拇指屈曲，以拇指指间关节背侧着力于施术部位或穴位，拇指端抵于食指中节桡侧缘以助力，进行点压。屈食指点法，食指屈曲，其他手指相握，以食指第1指间关节突起部着力于施术部位或穴位上，进行点压。

2. 肘点法　屈肘，以尺骨鹰嘴突起部着力于施术部位或穴位上。以肩关节为支点，用身体上半部的重量通过肩关节、上臂传递至肘部，进行持续点压。肘点法与肘按法、肘压法在操作上易于混淆。肘点法是以肘尖部着力，而肘压法则是以肘部的尺骨上段着力，两者均是持续用力点压，其区别之处在于一个是以端点着力，面积小，刺激

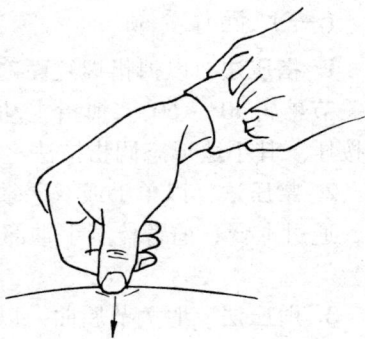

图 5 – 23　指点法

强，而另一个则是以面着力，面积相对较大，刺激相对较弱。至于肘按法则是以肘尖或肘部的尺骨上段着力均可，关键在于其具有缓慢的节奏性，操作过程中力的作用有间歇，而非持续下压。

点法还可用器具来操作，如用点穴棒点穴等。

（二）适用范围

本法作用面积小，刺激量大，具有开通闭塞、活血止痛、调整脏腑功能的作用。适用于各种痛证。

（三）注意事项

1. 取穴宜准，用力宜稳。准确取穴后，要由轻而重、平稳持续地施力，使刺激充分达到机体组织深部，从而获得手法治疗所特有的"得气"效果。点法结束时要逐渐减力，其总的施力过程为轻→重→轻。

2. 点后宜用揉法，以避免气血积聚及点法所施部位或穴位的局部软组织损伤。

3. 不可施用暴力或蛮力。突然发力或突然收力施用点法，均会给病人造成较大的不适和痛苦。使用蛮力，则患者受术部位或穴位易紧张而无法受力。

4. 对年老体弱、久病虚衰的患者慎用点法。

四、捏法

用拇指和其他手指在施术部位做对称性的挤压，称为捏法。捏法可单手操作，亦可双手同时操作。捏脊法属捏法中特例，将在小儿推拿手法中介绍。

（一）操作要领

用拇指和食指、中指指面或拇指与其余四指指面夹住施术部位肢体或肌肤，相对用力挤压，拉或拽，随即放松，再挤压、拉拽，再放松，重复以上挤压、放松动作并如此不断循序移动（图5－24）。

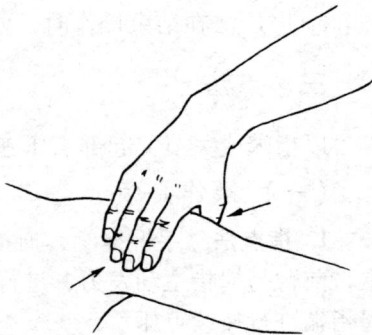

图 5 – 24　捏法

（二）适用范围

本法具有舒筋通络、行气活血的作用。用于颈椎病、疲劳性四肢酸痛等病证。

（三）注意事项

1. 捏法要求拇指与其余手指间具有持久的对合力，须长期习练并结合练功。

2. 施力时拇指与其余手指双方力量要对称，用力要均匀而柔和，动作要连贯而有节奏性。

3. 操作时要用指面着力，而不可用指端着力。如以指端着力，即变成他法。

五、拿法

拇指与其余手指的螺纹面相对用力，提捏或揉捏肌肤或肢体，称为拿法。根据拇指与其他手指配合数量的多寡而有三指拿法、五指拿法等称谓。拿法可单手操作，亦可双手同时操作。

（一）操作要领

以单手或双手的拇指与其他手指相配合，捏住施术部位的肌肤或肢体，腕关节适度放松，以拇指同其余手指的对合力进行轻重交替、连续不断的捏提并略含揉动（图5－25）。

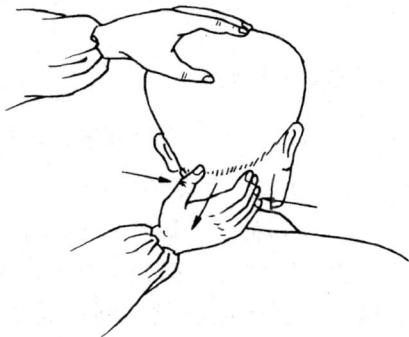

图 5－25 拿法

（二）适用范围

本法具有祛风散寒、开窍止痛、舒筋通络的作用。适用于颈椎病、肩周炎、肢体麻木以及头痛、外感风寒等病证。

（三）注意事项

1. 拿法中含有捏、提并略有揉的动作，其中以捏法为基础，其余二法为辅助，宜将三者有机地结合在一起进行操作。

2. 动作要协调连贯，富于节奏性。

3. 拿法同捏法一样要求手指的对合力，只有稳定的对合力才能体现其功力。

4. 注意动作的协调性，不可死板僵硬。初习者不可强力久拿，以防伤和腕部和手指的屈肌腱及腱鞘。

六、捻法

用拇、食指夹住治疗部位进行捏、揉捻动，称为捻法。捻法一般为推拿辅助手法。

（一）操作要领

用拇指螺纹面与食指桡侧缘或螺纹面相对捏住施术部位，拇指与食指相向主动运动，稍用力做较快速的捏、揉捻动，状如捻线（图5－26）。

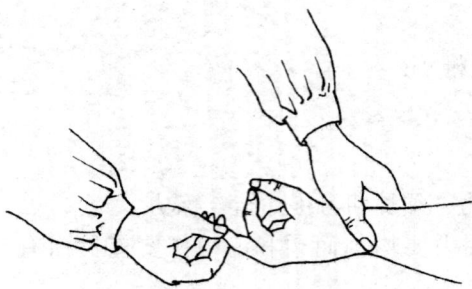

图 5 - 26　捻法

（二）适用范围

本法具有理筋通络、滑利关节的作用。适用于指间关节扭伤、屈指肌腱腱鞘炎等病证。

（三）注意事项

1. 拇指与食指的运动方向须相反，只有相反方向的捏揉复合动作才能形成捻动。

2. 操作时动作要灵活连贯，柔和有力，捻动的速度宜稍快，而在施术部位上的移动速度宜慢。

3. 动作不能呆板、僵硬。

七、弹拨法

以拇指深按于治疗部位，进行单向或往返的拨动，称为弹拨法，又名"拨法"。

（一）操作要领

1. 拇指伸直，以指端着力于施术部位，其余四指置于相应的位置以助力，拇指下压至一定的深度，待有酸胀感时，再做与肌纤维或肌腱、韧带成垂直方向的单向或来回拨动（图5 – 27）。

2. 若单手指力不足时，亦可以双手拇指重叠进行操作。

（二）适用范围

本法具有舒筋通络、活血止痛的作用。适用于颈椎病、肩周炎、腰背筋膜炎、第 3 腰椎横突综合征、腰椎间盘突出症、梨状肌损伤综合征等病证。

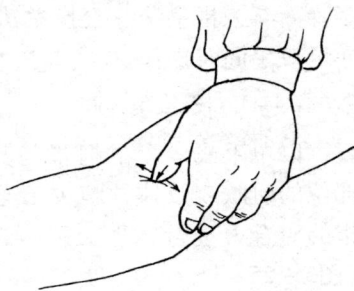

图 5 - 27　弹拨法

（三）注意事项

1. 用力要由轻而重，实而不浮。按压力与拨动力方向要互相垂直。

2. 拨动时拇指不能在皮肤表面有摩擦移动，应带动肌纤维或肌腱、韧带一起拨动。

八、踩跷法

用单足或双足节律性踩踏施术部位，称踩跷法。

（一）操作要领

患者俯卧，在胸部和大腿部各垫 3 ~ 4 个枕头，使腰部腾空。医者双手扶住预先设置好的横木上，以控制自身体重和踩踏时的力量，同时用脚踩踏患者腰部并做适当的弹跳动作（图 5 – 28）。弹跳时足尖不要离开腰部。根据患者体质，可逐渐加重踩踏力量和增加弹跳幅度，同时嘱患者随着弹跳的起落配合呼吸，跳起来时患者吸气，踩踏时患者呼气，切忌屏气。踩踏速度要均匀而有节奏。

（二）适用范围

本法刺激量大，具有开通闭塞、活血止痛的作用。适用于腰椎间盘突出症、腰背筋膜劳损、头痛等病证。

（三）注意事项

1. 踩踏时要有节律性，足底离开被踩踏部位不要过高，以身体重心能转移至对侧足部即可。踩踏的速度不可过快，以每分钟60次左右为宜。

2. 弹压踩踏时足尖不可离开受术者腰部。以腰为轴身体前倾后移踩踏时，双足均不离开被踩踏部位。

3. 本法刺激量大，应用时必须谨慎，严格把握适应证，明确诊断。对体质虚弱者、伴有严重内科疾病或脊椎骨质病变者均不可使用本法。踩踏的力量、次数和时间应根据受术者的体质和病情来掌握。

图5-28　踩跷法

4. 不可于一处过长时间踩踏。如腰骶部及肾区，若踩踏时间稍久，患者会产生肩胛部酸痛、头晕等症状，是由于其腰部受力过大，椎管内及颅内压力增高所致。

5. 推拿医师体重过重者应慎用踩跷法，一般以体重50～75kg为宜。

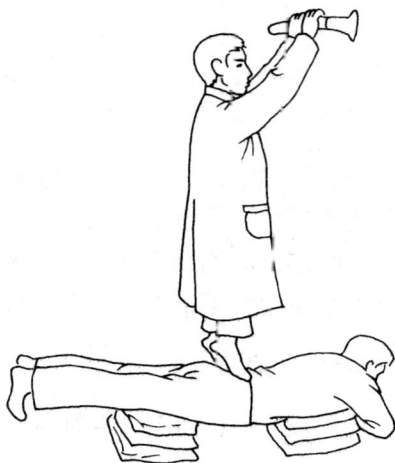

九、拿五经法

术者以单手的拇指与其余四指置于头部五经，屈曲各指骨间关节做持续而有节律的拿提，并由前向后脑移动至颈结节，称为拿五经法。拿五经法一般为推拿头部的辅助手法。

（一）操作要领

受术者正坐，两眼平视。术者站于受术者左侧方，左手稳住其前额，右手五指分别放于其头部五经（中指放于督脉，食指、无名指放于膀胱经，拇指、小指放于胆经），而后同时屈曲各指骨间关节，由前向后脑移动至颈结节，重复3～5次（图5-29）。

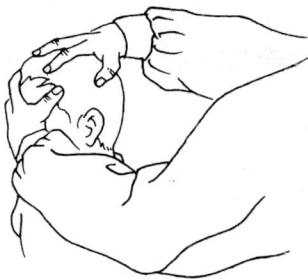

（二）适用范围

本法具有祛风散寒、舒筋通络的作用。适用于头痛、头晕、失眠、神经衰弱以及外感风寒等病证。

（三）注意事项

1. 拇指与其余四指做一屈一伸各指骨间关节运动。

2. 操作时动作要灵活连贯，柔和有力，持续而有节律。

3. 动作不能呆板、僵硬，在头部五经上的移动速度宜慢。

图5-29　拿五经法

第五节　叩击类手法

术者用掌背、手掌、掌侧面、手指、桑枝棒或其他特制的器械有节律地叩击拍打体表的一类手法称叩击类手法。本类手法主要包括拍法、击法和叩法。本类手法操作动作虽较为简单，然多属"刚劲"手法，运用不当会给患者增添痛苦。临床应用时必须注意动作技巧，使手法刚中有柔，柔中带刚，刚柔相济，运用自如。

一、拍法

用虚掌平稳而有节奏地拍打体表一定部位的手法，称拍法（图5-30）。

（一）操作要领

1. 术者五指自然并拢，掌指关节微屈，形成虚掌，腕关节放松，运用前臂力量或腕力拍打体表。

2. 动作要平稳而有节奏，使整个掌指周边同时接触治疗部位。

3. 腕关节要放松，施力均匀，上下挥臂时，力量通过放松了的腕关节传至掌部，使刚劲转化为柔和。

4. 直接拍打皮肤时，以皮肤轻度充血发红为度。

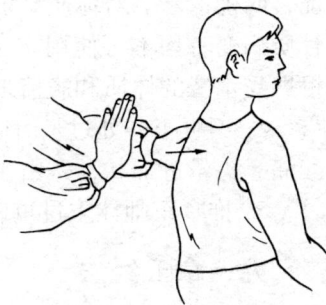

图5-30　拍法

（二）适用范围

本法具有舒筋通络、行气活血的作用。适用于肩背部、腰臀及下肢部位病证，如腰背筋膜劳损、腰椎间盘突出症、急性扭伤、肌肉痉挛、风湿痹痛及局部感觉迟钝、麻木不仁等。

（三）注意事项

1. 拍击时力量不可有所偏移，否则易拍击皮肤而产生痛感。

2. 要掌握好适应证，对患有肿瘤、结核、冠心病、严重骨质疏松者禁用拍法。

二、击法

用拳背、掌根、掌侧小鱼际、指尖或桑枝棒击打体表一定部位的手法，称为击法。其包括拳击法、掌击法、侧击法、指尖击法和桑枝棒击法。

（一）操作要领

1. 拳击法　手握空拳，腕关节伸直，保持拳背与腕相平，击打时要有弹跳感，利用肘关节有节奏的屈伸击打体表，接触到治疗部位即弹起（图5-31）。以整个拳背平面接触治疗部位。一般打3~5次即可。

2. 掌击法　手掌自然伸直，腕关节放松，以掌根为打击的作用点。以前臂施力，用力击打治疗部位。操作时要连续而有节奏性，快慢适中。

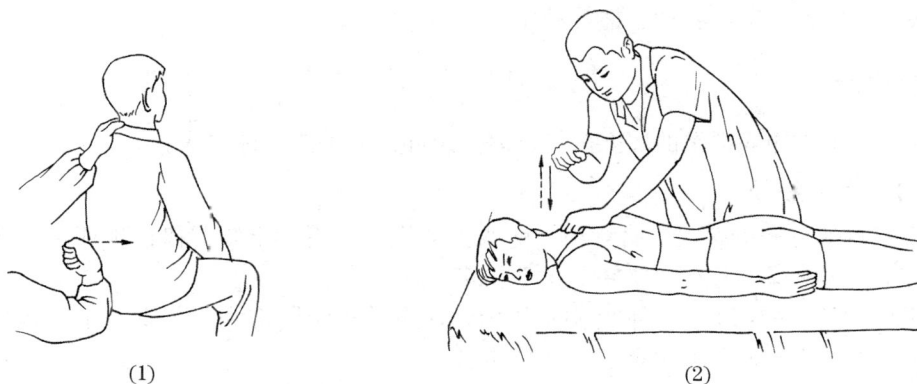

图 5 – 31 拳击法

3. 侧击法 又称小鱼际击法。手掌自然伸直，腕关节稍背伸。前臂主动运力，用小鱼际部有节奏并垂直于肌纤维方向击打施力部位（图 5 – 32）。

4. 指尖击法 手指半屈，如爪状，腕关节放松，前臂主动运动，以指端有节律性地击打治疗部位，动作要有弹性（图 5 – 33）。腕关节的屈伸幅度要小，操作时频率较快。

5. 桑枝棒击法 握住桑枝棒一端，前臂主动用力，在与肌纤维相平行的方向有节律性地击打治疗部位。击打时用力应由轻到重，击打 3 ~ 5 下即可。

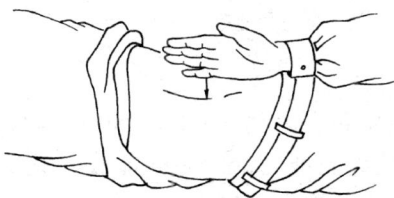

图 5 – 32 侧击法

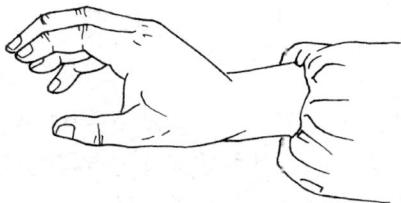

图 5 – 33 指尖击法

（二）适用范围

本法具有舒筋通络、调和气血的作用。其中拳击法适用于大椎、腰背部，治疗颈椎病、颈肩综合征、肩胛综合征、腰背痛等症；掌击法适用于头顶、腰臀及四肢，侧击法适用于肩背部、下肢部，治疗腰背痛、腰椎间盘突出症、梨状肌损伤等症；指尖击法适用于头部，治疗感冒、头痛头晕等症；棒击法适用于肩背、腰臀、四肢等肌肉肥厚部，治疗截瘫、肌肉萎缩等症。

（三）注意事项

1. 拳击法应注意击打时不可以拳背骨关节突起部击打，并且在击打前应告知病人，不可击打冷拳。

2. 掌击法和侧击法操作时应快慢适中、有节律性。

3. 指尖击法操作应轻快，一触即起，有节律性。

4. 棒击法操作时应用棒的上半部接触治疗部位，不要以棒头击打治疗部位，并且击打动作要快速、短暂，不可有抽、拖等动作。

三、叩法

以手指的小指侧或空拳的底部击打体表一定部位的手法，称叩法。

（一）操作要领

1. 手指自然分开，腕关节略背伸。前臂主动用力，用小指侧节律性地叩击体表施术部位。若动作操作熟练，可有"嗒嗒"的叩击声。

2. 手握空拳，腕部放松，前臂主动用力，用拳的小鱼际部和小指部有节律地叩击施术部位。若动作熟练，可发出"空空"的叩击音。

3. 动作操作要轻巧灵活而有节奏感，双手叩击时动作要协调。

（二）适用范围

本法具有舒筋通络、活血止痛的作用。适用于治疗颈椎病、肩胛间综合征、慢性腰肌劳损、退行性脊柱炎、慢性骶髂关节炎等症。

（三）注意事项

操作时力度不宜太大。

第六节　运动关节类手法

使关节或半关节在生理活动范围内进行屈伸或旋转、内收、外展及伸展等被动活动，称为运动关节类手法。其特点是手法节奏明快，对某些病证的治疗往往能收到立竿见影的效果，尤其受到正骨推拿流派的青睐。主要包括摇法、扳法和拔伸法。

一、摇法

使关节或半关节做被动的环转运动，称摇法。包括颈项部、腰部和四肢关节摇法。

（一）操作要领

1. 颈项部摇法　受术者取坐位，颈项部放松，术者立于其背后或侧后方。以一手扶按其头顶后部，另一手扶托于下颌部，两手协调运动，反方向施力（扶按头顶后部的一手向远心端方向施力，而托于下颌部的另一手则向近心端方向施力），令头部保持水平位运动，使颈椎做环形摇转运动（图5-34）。

2. 腰部摇法　包括仰卧位摇腰法、俯卧位摇腰法、滚床摇腰法和站立位摇腰法。

（1）仰卧位摇腰法　受术者取仰卧位，两下肢并拢，屈髋屈膝。术者双手分按其两膝部或一手按膝，另一手按于足踝部，两手臂协调用力，做环形摇转运动（图5-35）。

（2）俯卧位摇腰法　受术者取俯卧位，两下肢伸直。术者一手按压其腰部，另一手托抱住双下肢膝关节稍上方，两手臂协调施力，做环形摇转运动（图5-36）。

（3）滚床摇腰法　受术者坐于诊察床上，两下肢沿床边下垂，助手扶按其双膝部以固

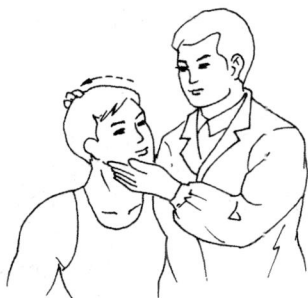

图 5 - 34 颈项部摇法

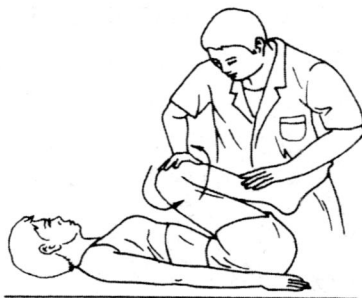

图 5 - 35 仰卧位摇腰法

定。术者立于其身后，以双手臂穿过其腋下，环抱
胸部并两手锁定，两臂部同身体协调施力，做稍慢
的环形摇转运动（图 5 - 37）。

（4）站立位摇腰法 受术者取站立位，双手扶
墙以稳定身体。术者半蹲于侧，以一手扶按于其腰
部，另一手扶按于其脐部，两手形成挟持腰腹状
（图 5 - 38）。两手臂协调施力，使其腰部做稍慢的
环形摇转运动。

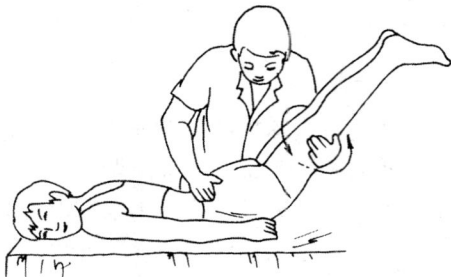

图 5 - 36 俯卧位摇腰法

3. 肩关节摇法 包括托肘摇肩法、握腕摇肩法、
握臂摇肩法、绕头摇肩法、拉手摇肩法和大幅度摇肩法等。

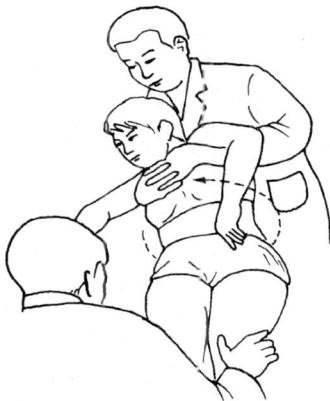

图 5 - 37 滚床摇腰法

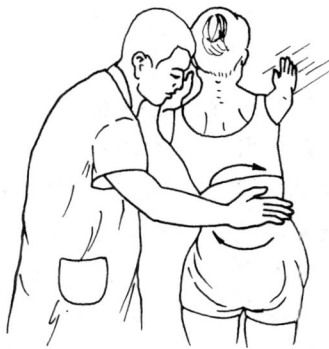

图 5 - 38 站立位摇腰法

（1）托肘摇肩法 受术者取坐位，术者立于其侧方。以一手按压于其肩关节上方以固
定，另一手托握肘部，使其前臂搭放于术者前臂上，手臂部协调施力，使肩关节做中等幅度
的环形摇转运动（图 5 - 39）。

（2）握腕摇肩法 受术者取坐位，术者立于其对面。以一手扶按肩部以固定，另一手
握其腕部，使上肢外展（图 5 - 40）。两手协调施力，做肩关节中等幅度的环形摇转运动。

（3）握臂摇肩法 受术者取坐位，术者立于其身后。以一手扶按对侧肩部以固定，另一手握住肘关节下方的前臂部（图 5 - 41）。两手协调用力，使肩关节做中等幅度的稍缓慢的环形摇转运动。

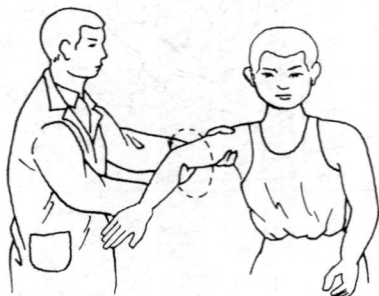

图 5 - 39　托肘摇肩法　　　　　　图 5 - 40　握腕摇肩法　　　　　　图 5 - 41　握臂摇肩法

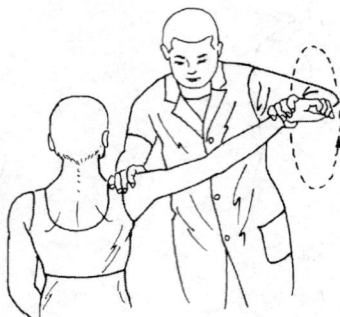

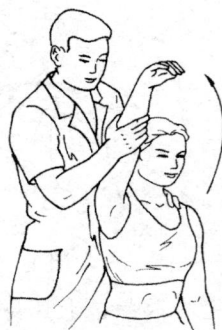

（4）绕头摇肩法　受术者取坐位，术者立于其身后。以一手扶按对侧肩部以固定，另一手握住其手腕部。两手协调施力，根据肩关节的受力情况，使握腕一手逐渐向其头顶部方向环绕，从而使肩关节做小幅度的环转摇动。

（5）拉手摇肩法　受术者取坐位，术者立于其侧方，嘱受术者握住术者的手掌部。上肢与身体协调施力，做由慢至快的环形摇转，以此带动受术者手臂运动，使其肩关节做较大幅度的环转摇动，待其不可忍受时，则会自行放开所握术者的手掌而终止运动（图 5 - 42）。

（6）大幅度摇肩法　受术者取坐位或站立位，两上肢自然下垂并放松。术者于其前外方，两足前后开立呈前弓步。令受术者一侧上肢向前外上方抬起，术者以一手反掌托于其腕部，另一手扶压其上呈挟持状。将其上肢慢慢向前外上方托起，位于下方一手逐渐翻掌，当上举至 160°左右时，即可虎口向下握住其腕部。另一手随上举之势由腕部沿前臂、上臂外侧滑移至肩关节上方。略停之后，两手协调用力，使按于肩部的一手将肩关节略向下方按

图 5 - 42　拉手摇肩法

压并予以固定，握腕一手则略上提，使肩关节伸展。随即握腕一手握腕摇向后下方，经下方至其前外方 45°位稍停，此时扶按肩部一手已随势沿其上臂、前臂滑落于腕部，呈两手挟持其腕部状。然后将其手臂上抬经术者胸前运转至初始位，此过程中握腕一手应逐渐变成手掌托腕，另一手则经其腕部的下方交叉滑移回返至其腕关节的上方。此为肩关节大幅度的摇转一周，可反复摇转数次（图 5 - 43）。在大幅度摇转肩关节时，要配合脚步的移动，以调节身体重心。即当肩关节向上、向后外方摇转时，前足进一小步，身体重心在前；当向下、向前外下方摇转时，前足退一小步，身体重心后移。

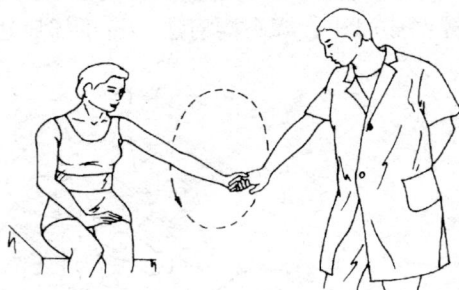

4. 肘关节摇法　受术者取坐位，屈肘约 45°左右。术者以一手托住其肘后部，另一手握住其腕部，两手协调施力，使肘关节做环转摇动（图 5 - 44）。

5. 腕关节摇法　受术者取坐位，掌心朝下。术者双手合握其手掌部，以两手拇指分按

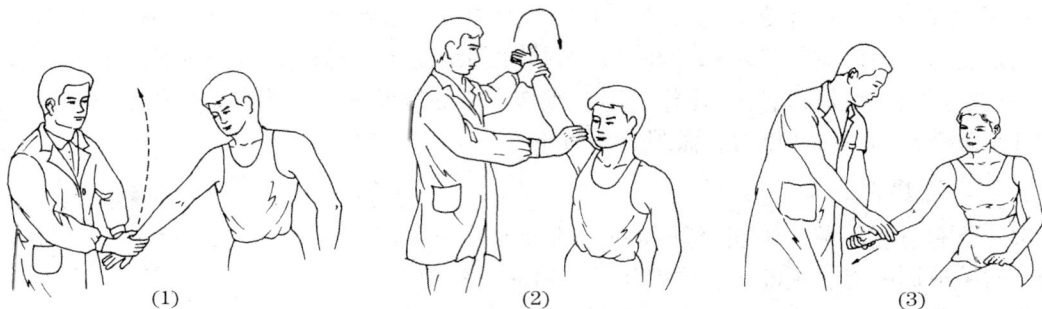

图 5 – 43 大幅度摇肩法

于腕背侧，余指端扣于大小鱼际部。两手臂协调用力，在稍牵引情况下做腕关节的环形摇转运动。其次，亦可一手握其腕上部，另一手握其指掌部，在稍牵引的情况下做腕关节的摇转运动（图 5 – 45）。

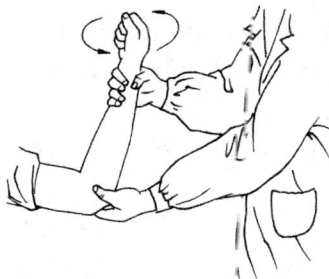

图 5 – 44　肘关节摇法

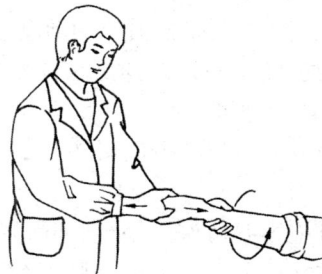

图 5 – 45　腕关节摇法

6. 髋关节摇法　受术者取仰卧位，一侧下肢屈髋屈膝。术者一手扶按其膝部，另一手握其足踝部或足跟部。将髋、膝关节的屈曲角度均调整到 90°左右，然后两手臂协调用力，使髋关节做环转摇动（图 5 – 46）。

7. 膝关节摇法　受术者取俯卧位，一侧下肢屈膝。术者一手扶按股后部以固定，另一手握住其足踝部，做膝关节的环转摇动（图 5 – 47）。本法亦可在仰卧位情况下操作，即使被操作下肢屈髋屈膝，以一手托扶其腘窝处，另一手握其足踝部，进行环转摇动。

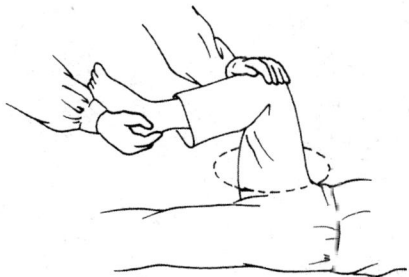

图 5 – 46　髋关节摇法

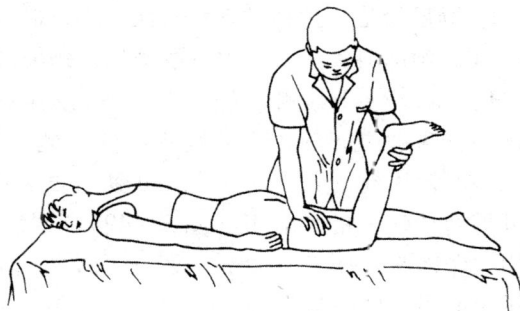

图 5 – 47　膝关节摇法

8. 踝关节摇法 受术者取仰卧位，下肢自然伸直，术者坐于其足端。用一手托握其足跟以固定，另一手握住其足趾部，在稍用力拔伸的情况下，做踝关节的环转摇动（图 5 - 48）。本法亦可在俯卧位情况下操作，即被操作下肢屈膝约 90°，一手扶按其足跟，另一手握住其足趾部，两手协调施力，做踝关节的环转摇动。

（二）适用范围

本法具有滑利关节、强肌舒筋和一定的分解粘连作用。适用于肩关节周围炎、颈椎病、腰椎间盘突出症及各关节酸困疼痛、外伤术后关节功能障碍等病证。某些关节摇法的操作式式较多，摇动的幅度、速率有所差别，分别用于治疗不同疾病或同一疾病的不同发展阶段。

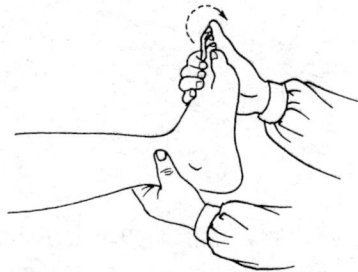

图 5 - 48 踝关节摇法

（三）注意事项

1. 摇转的幅度应控制在人体生理活动范围内，由小到大，逐渐增加。由于人体各关节的活动度不同，故各关节的摇转幅度亦不同。

2. 摇转的速度宜慢，尤其是在开始操作时更宜缓慢，可随摇转次数的增加及受术者的逐渐适应适当加快速度。

3. 摇转的方向可以按顺时针方向，亦可按逆时针方向。一般情况下是顺、逆时针方向各半。

4. 摇动时施力要协调、稳定，除被摇的关节、肢体运动外，其他部位应尽量保持稳定。

5. 对习惯性关节脱位、椎动脉型颈椎病及颈部外伤、颈椎骨折等病证禁止使用患处关节摇法。

二、扳法

令关节做被动的旋转或屈伸、展收等，并施以"巧力寸劲"，使关节瞬间突然受力，称为扳法。扳法为推拿常用手法之一，也是正骨推拿流派的主要手法，如应用得当，效果立验。包括全身各关节部扳法及某些半关节部扳法。

（一）操作要领

1. 颈部扳法 包括颈部斜扳法、颈椎旋转定位扳法和寰枢关节旋转扳法。

（1）颈部斜扳法 受术者取坐位，颈项部放松，头略前倾或置中立位，术者立于其侧后方。以一手扶按其头顶部，另一手扶托其下颏部，两手协同施力，使其头部向一侧旋转，当旋转至有阻力时，略停顿片刻，随即以"巧力寸劲"做一次突发性的快速扳动，常可听到"喀"的弹响声（图 5 - 49）。本法亦可在仰卧位情况下施用，即以一手托于下颌部，另一手置于枕后部，两手协调施力，先缓慢地将颈椎向头端方向牵引，在牵引的基础上将头转向一侧，当遇到阻力时略停顿片刻，然后如上法进行扳动。

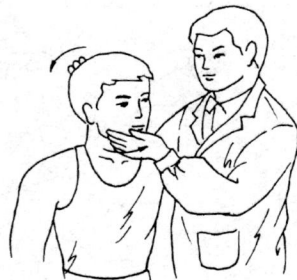

图 5 - 49 颈部斜扳法

（2）颈椎旋转定位扳法 受术者取坐位，颈项部放松，术者站于其侧后方。以一手拇指顶按住其病变颈椎棘突旁，另一手托住其对侧下颏部，令其低头，屈颈至拇指下感到棘突活动、关节间隙张开时，即保持这一前屈幅度，再使其向患侧屈至最大限度。然后将头部慢慢旋转，当旋转到有阻力时略停顿一下，随即用"巧力寸劲"做一次有控制的、增大幅度的快速扳动，掌可听到"喀"的弹响声，同时拇指下亦有棘突弹跳感（图5－50）。

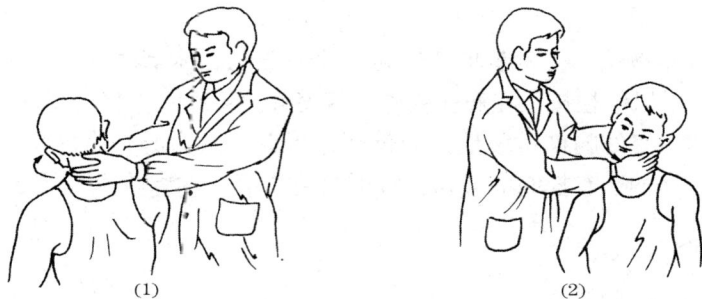

图5－50　颈椎旋转定位扳法

（3）寰枢关节旋转扳法　受术者坐于低凳上，颈略屈，术者立于其侧后方。以一手拇指顶住第2颈椎棘突，另一手扶于对侧头部，肘弯套住其下颏部。肘臂部协调用力，缓慢地将颈椎向上拔伸，在拔伸的基础上同时使颈椎向患侧旋转，当旋转到阻力位时略停顿，随即以"巧力寸劲"做一次突发的、稍增大幅度的快速扳动，而顶住棘突一手的拇指亦同时进行拨动，常可闻及"喀"的弹响声，拇指下亦有棘突跳动感（图5－51）。

2. 胸背部扳法　包括扩胸牵引扳法、胸椎对抗复位法和扳肩式胸椎扳法。

（1）扩胸牵引扳法　受术者取坐位，两手十指交叉扣住并抱于枕后部，术者立于其后方。以一侧膝部抵住其背部胸椎病变处，两手分别握扶住两肘部。先嘱其做前俯后仰运动，并配合深呼吸，即前俯时呼气，后仰时吸气。如此活动数遍，待身体后仰至最大限度时，以"巧力寸劲"将两肘部向后方突然拉动，同时膝部突然向前顶抵，常可听到"喀"的弹响声（图5－52）。

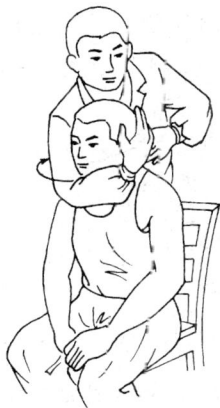

图5－51　寰枢关节旋转扳法　　　　图5－52　扩胸牵引扳法

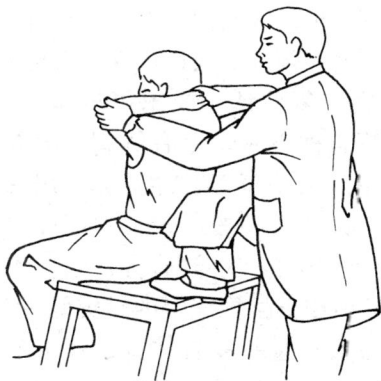

（2）胸椎对抗复位法　受术者取坐位，两手抱于枕后部并交叉扣住，术者立其后方，两手臂自其腋下伸入并握住其两前臂下段，一侧膝部抵顶其病变胸椎棘突处。然后握住前臂的两手用力下压，两前臂则用力上抬，使颈椎前屈并将其脊柱向上向后牵引，而抵顶病变胸椎的膝部也同时向前向下用力，与前臂的上抬形成对抗牵引。持续牵引片刻后，两手、两臂与膝部协同用力，以"巧力寸劲"做一次突发性的、有控制的快速扳动，常可闻及"喀"的弹响声（图5－53）。

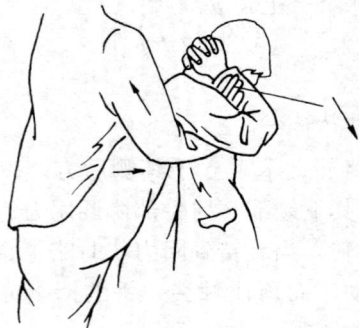

（3）扳肩式胸椎扳法　受术者取俯卧位，全身放松，术者立于其健侧，以一手拉住对侧肩前上部，另一手以掌根按压在病变胸椎的棘突旁。拉肩一手将其肩部拉向后上方，按压胸椎一手同时将其病变处胸椎缓缓地推向健侧，当遇到阻力时，略停顿片刻，随即以"巧力寸劲"做一次快速的、有控制的扳动，常可闻及"喀"的弹响声（图5－54）。

图5－53　胸椎对抗复位法

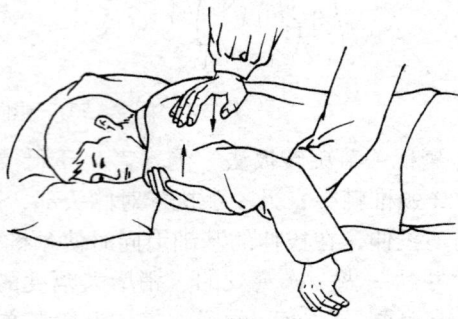

图5－54　扳肩式胸椎扳法

3. 腰部扳法　包括腰部斜扳法、旋转扳法和后伸扳法。

（1）腰部斜扳法　受术者取侧卧位，在上一侧的下肢屈髋屈膝，在下一侧的下肢自然伸直。术者以一肘或手抵住其肩前部，另一肘或手抵于其臀部。两肘或两手协调施力，先做数次腰部小幅度的扭转活动。即按于肩部的肘或手与按于臀部的另一肘或手同时施用较小的力按压肩部向前下方、臀部向后下方，压后即松，使腰部形成连续的小幅度扭转而放松。待腰部完全放松后，再使腰部扭转至有明显阻力位时，略停顿片刻，然后施以"巧力寸劲"，做一次突发的、增大幅度的快速扳动，常可闻及"喀喀"的弹响声（图5－55）。

（2）腰椎旋转复位法　受术者取坐位，腰部放松，两臂自然下垂。以右侧病变向右侧旋转扳动为例。助手位于其左前方，用两下肢夹住其小腿部，两手按压于其左下肢股部以固定，术者半蹲于其后侧右方，以左手拇指端或螺纹面顶按于腰椎偏歪的棘突侧方，右手臂从其右腋下穿过并以右掌按于颈后项部。右掌缓慢下压，并嘱受术者做腰部前屈配合，至术者左拇指下感到棘突活动、棘间

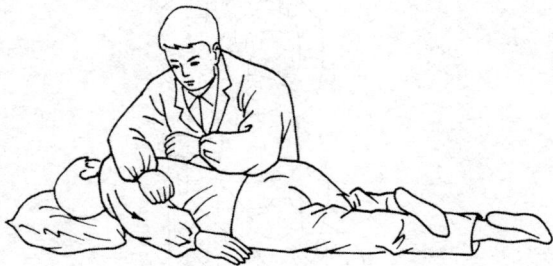

图5－55　腰部斜扳法

隙张开时则其腰椎前屈活动停止并保持这一前屈幅度。然后右手臂缓缓地施力，以左手拇指所顶住腰椎偏歪的棘突为支点，使其腰部向右屈至一定幅度后，再向右旋转至最大限度，略停顿片刻后，右掌下压其项部，右肘部上抬，左手拇指则同时用力向对侧顶推偏歪的棘突，两手协调用力，以"巧力寸劲"做一次增大幅度的快速扳动，常可闻及"喀"的弹响声（图5－56）。

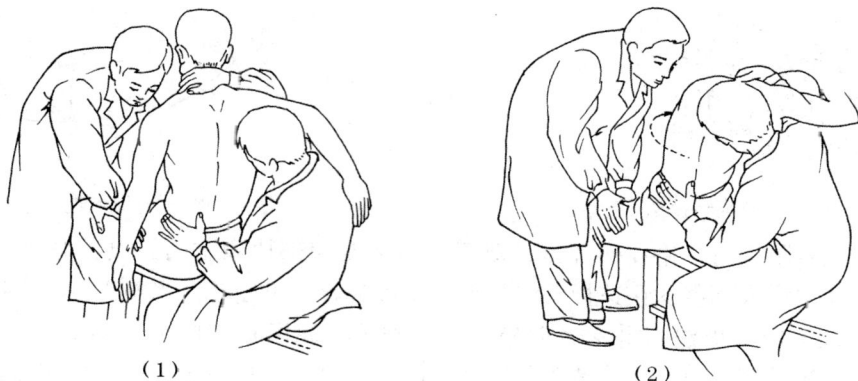

（1）　　　　　　　　　　　　　　　　　　（2）

图5－56　腰椎旋转复位法

（3）**直腰旋转扳法**　受术者取坐位，两足分开，与肩同宽。以向右侧旋转扳动为例。术者与其同向站立，以两下肢夹住其左小腿及股部以固定，左手抵住其左肩后部，右手臂从其右腋下伸入并以右手抵住肩前部。两手协调用力，即以左手前推其左肩后部，右手向后拉其右肩，且右臂同时施以上提之力，如此则使其腰部向右旋转（图5－57）。至有明显阻力时，以"巧力寸劲"，做一次突发的、增大幅度的快速扳动。本法另一操作式为受术者取坐位，两下肢并拢，术者立于其对面，以双下肢夹住其两小腿及股部，以一手抵其肩前，另一手抵其肩后，然后两手协调施力，如上法要领进行扳动。

（4）**腰部后伸扳法**　受术者取俯卧位，两下肢并拢。术者一手按压于其腰部，另一手臂托抱于两下肢膝关节稍上方并缓缓上抬，使其腰部后伸，当后伸至最大限度时，两手协调用力，以"巧力寸劲"做一次增大幅度的、下按腰部与上抬下肢相反方向施力的快速扳动（图5－58）。腰部后伸扳法，另有以下三种操作方法。一是受术者取俯卧位，术者骑坐于其腰部，两手托抱住其两下肢或单侧下肢，先做数次小幅度的下肢上抬动作以使其腰部放松，待其充分放松后，臀部着力下坐，两手臂用力使其下肢上抬至明显阻力位时，按以上要领进行扳动。二是受术者取俯卧位，术者一手按压其腰部，另一手臂托抱住一侧下肢的股前下部，两手协调施力，先缓缓摇运数次，待腰部放松后，下压腰部与上抬下肢并举，至下肢上抬到最大限度时，如以上要领进行扳动。三是受术者取侧卧位，术者一手抵住其腰骶部，另一手握住其足踝部，两手协调施力，向前抵按腰骶部和缓慢向后牵拉足踝部，至最大限度时，如以上要领进行扳动。

4. 肩关节扳法　包括肩关节外展扳法、内收扳法、旋内扳法和上举扳法。

（1）**肩关节外展扳法**　受术者取坐位，术者半蹲于侧。将其手臂外展45°左右，肘关节稍上方置于术者一侧肩上，以两手从前后方将其肩部扣住锁紧。然后术者缓缓立起，使其肩

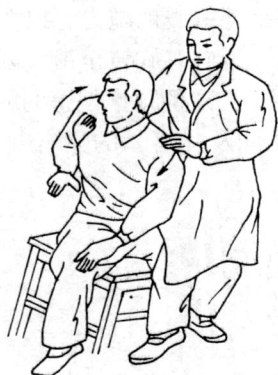

图 5 - 57　直腰旋转扳法

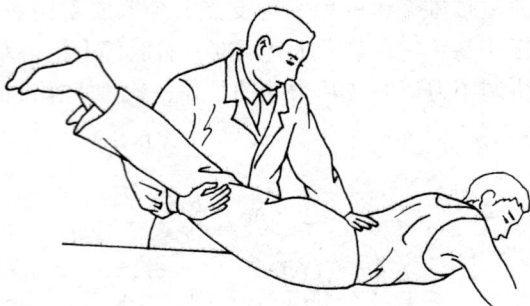

图 5 - 58　腰部后伸扳法

关节外展，至有阻力时，略停顿片刻，双手与身体及肩部协同施力，以"巧力寸劲"做一次肩关节外展位增大幅度的快速扳动，如粘连得以分解，可闻及"嘶嘶"声（图 5 - 59）。

（2）肩关节内收扳法　受术者取坐位，一侧手臂屈肘置于胸前，手搭扶于对侧肩部。术者立于其身体后侧，以一手扶按于其肩部以固定，另一手托握于其肘部并缓慢地向对侧胸前上托，至有阻力时，以"巧力寸劲"做一次增大幅度的、内收位的快速扳动（图 5 - 60）。

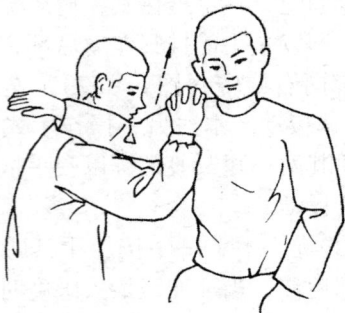

图 5 - 59　肩关节外展扳法

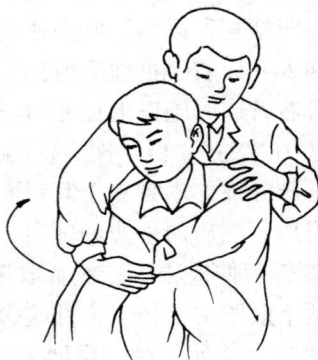

图 5 - 60　肩关节内收扳法

（3）肩关节旋内扳法　受术者取坐位，一侧上肢的手与前臂屈肘置于腰部后侧。术者立于其侧后方，以一手扶按其肩部以固定，另一手握住其腕部将其前臂沿腰背部缓缓上抬，以使其肩关节逐渐内旋，至有阻力时，以"巧力寸劲"做一快速的、有控制的上抬其前臂动作，以对其肩关节施以极度内旋位的扳动，如粘连得以分解，可闻及"嘶嘶"声（图 5 - 61）。本法近年来发展了新的术式。受术者坐式同前，术者立于其对面，身体略下蹲，稳定好重心，一手扶按其对侧肩部以固定，同时将下颔部抵在其同侧肩井部以增强固定，另一手臂托握住其患侧手臂并将其缓缓上抬，如以上要领进行扳动。

（4）肩关节上举扳法　受术者取坐位，两臂自然下垂。术者立于其后方，以一手握住其一侧上肢的上臂下段并自前屈位或外展位缓缓向上抬起，至120°～140°时，以另一手握住其前臂近腕关节处，两手协调施力，向上逐渐拔伸牵引，至有阻力时，以"巧力寸劲"做一次较快速的、有控制的向上拉扳（图5-62）。

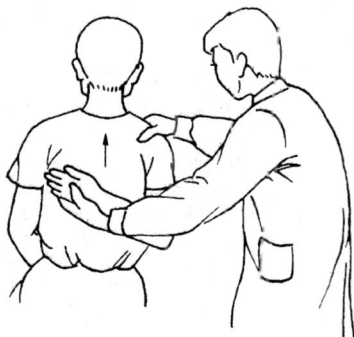

<table>
<tr><td>图5-61　肩关节旋内扳法</td><td>图5-62　肩关节上举扳法</td></tr>
</table>

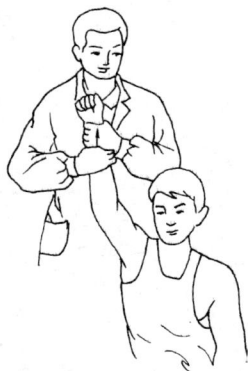

　　肩关节上举扳法还可于卧位情况下操作。即受术者取侧卧位，术者置方凳坐于其头端，令其上侧上肢自前屈位上举，待达到120°～140°时，以一手握其前臂，另一手握其上臂，向头端方向牵引，至有阻力时，如以上要领进行扳动。

　　肩关节扳法于前屈位和后伸位时亦可操作。行肩关节前屈扳法时，令受术者取坐位，一侧肩关节前屈30°～50°，术者半蹲于其前外侧，以两手自前后方向将其肩部扣住、锁紧，使其上臂部置于术者的前臂上，术者手臂部协调施力，将其手臂缓缓上抬，至肩关节前屈有阻力时，如以上要领做前屈位扳动。行肩关节后伸扳法时，坐式同前，术者立于其身后，一手扶按于其肩后部以固定，另一手握住其同侧腕部，将其手臂向后伸位缓缓牵拉，至有阻力时，如以上要领做后伸位的扳动。

　　5. 肘关节扳法　受术者取仰卧位，一侧上肢的上臂平放于床面。术者置方凳坐于其侧，以一手托握其肘关节上部，另一手握住其前臂远端，先使肘关节做缓慢的屈伸活动，然后视其肘关节功能障碍的具体情况来决定扳法的施用（图5-63）。如系肘关节屈曲功能受限，则在其屈伸活动后，将肘关节置于屈曲位，缓慢地施加压力，使其进一步屈曲，向功能位靠近。当遇到明显阻力时，以握前臂一手施加稳定而持续的压力，达到一定时间后，两手协调用力，以"巧力寸劲"做一次短促的、有控制的肘关节屈曲位加压扳动。如为肘关节伸直功能受限，则向反方向依法扳动。

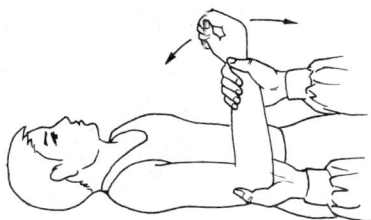

图5-63　肘关节扳法

　　6. 腕关节扳法　主要分为屈腕扳法和伸腕扳法。

　　（1）屈腕扳法　受术者取坐位，术者立于其对面，以一手握住其前臂下端以固定，另一手握住其指掌部，先反复做腕关节的屈伸活动，然后将腕关节置于屈曲位加压，至有阻力时，以"巧力寸劲"做一次突发的、稍增大幅度的扳动，可反复为之（图5-64）。

　　（2）伸腕扳法　受术者取坐位，术者立于其对面，以两手握住其指掌部，两拇指按于腕关节背侧，先做拔伸摇转数次，然后将腕关节置于背伸位，不断加压背伸，至有阻力时，以"巧力寸劲"做一次稍增大幅度的扳动，可反复为之（图5－65）。还可在受术者取坐位情况下，使其上肢上举，肘部伸直，术者一手握其前臂以固定，另一手节律性下压其指掌面进行扳动。

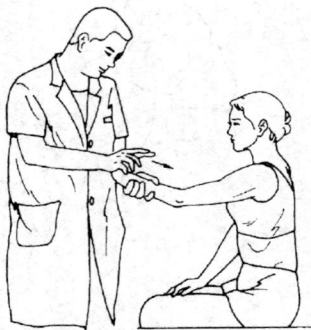

图5－64　腕关节屈腕扳法

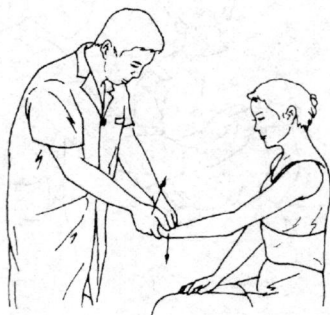

图5－65　腕关节伸腕扳法

7. 髋关节扳法　分为屈髋屈膝扳法、后伸扳法、"4"字扳法、外展扳法和直腿抬高扳法。

（1）屈髋屈膝扳法　受术者取仰卧位，一侧下肢屈髋屈膝，另一侧下肢自然伸直。术者立于其侧，以一手按压伸直侧下肢的膝部以固定，另一手扶按屈曲侧的膝部，前胸部贴近其小腿部以助力。两手臂及身体协调施力，将其屈曲侧下肢向前下方施压，使其股前侧靠近胸腹部，至最大限度时，可略停顿片刻，然后以"巧力寸劲"做一次稍增大幅度的加压扳动（图5－66）。

（2）髋关节后伸扳法　受术者取俯卧位，术者立于其侧，以一手按于其一侧臀部以固定，另一手托住其同侧下肢的膝上部，两手协调用力，使其髋关节尽力过伸，至最大阻力位时，以"巧力寸劲"做一次增大幅度的快速过伸扳动（图5－67）。

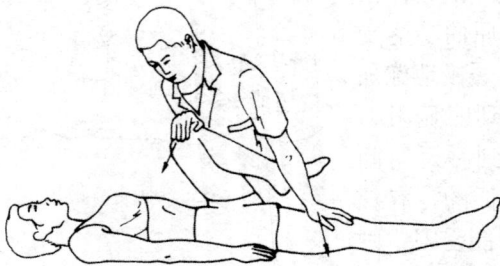

图5－66　屈髋屈膝扳法

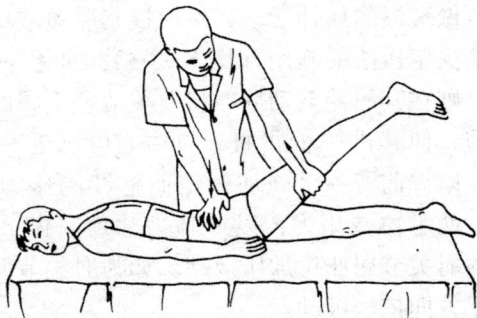

图5－67　髋关节后伸扳法

（3）"4"字扳法　受术者取仰卧位，将其一侧下肢屈膝，外踝稍上方的小腿下段置于对侧下肢的股前部，摆成"4"字形。术者立于其侧，以一手按于屈曲侧的膝部，另一手按于对侧的髂前上棘处，两手协调用力，缓慢下压，至有明显阻力时，以"巧力寸劲"做一次稍增大幅度的、快速的下压扳动（图 5 - 68）。

（4）髋关节外展扳法 受术者取仰卧位，术者立于其侧方，以一手按于其一侧下肢的膝部以固定，另一手握住其另一侧下肢的小腿部或足踝部贴靠在术者外侧下肢的股外侧，两手及身体协调用力，使其下肢外展，至有明显阻力时，以"巧力寸劲"做一次稍增大幅度的快速扳动（图 5 - 69）。

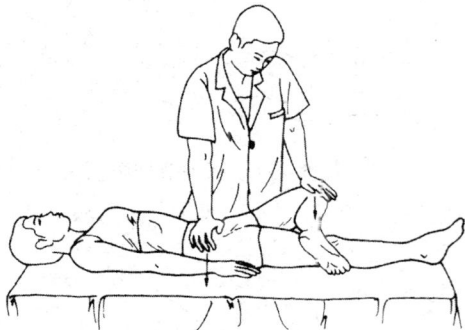

图 5 - 68 "4"字扳法   图 5 - 69 髋关节外展扳法

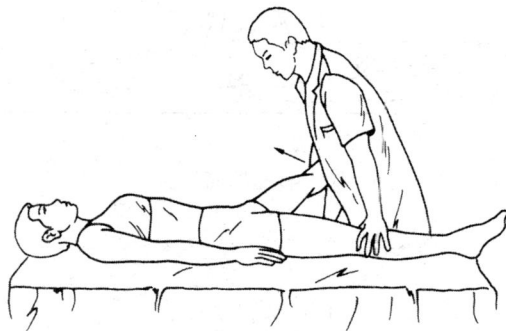

（5）直腿抬高扳法 受术者取仰卧位，双下肢伸直，术者立于其侧方，助手以双手按于其一侧膝部以固定。将其另一侧下肢缓缓抬起，小腿部置于术者近侧的肩上，两手将其膝关节上部锁紧、扣住。肩部与两手臂协调用力，将其逐渐上抬，使其在膝关节伸直位的状态下屈髋，当遇到明显阻力时，略停顿片刻，然后以"巧力寸劲"做一次稍增大幅度的快速扳动（图 5 - 70）。为加强对腰部神经根的牵拉，可在其下肢上抬到最大阻力位时，以一手握足掌前部，突然向下拉扳，使其踝关节尽量背伸。对于患侧下肢直腿抬高受限较轻者，可以一手下拉其前足掌，使踝关节持续背伸，另一手扶按膝部以保证患肢的伸直，然后进行增大幅度的上抬、扛扳。

8. 膝关节扳法 主要分为伸膝扳法和屈膝扳法。

（1）膝关节伸膝扳法 受术者取仰卧位，术者立于其侧方，以双手按于其一侧下肢膝部，缓慢用力下压膝关节，至有阻力时，以"巧力寸劲"做一次稍增大幅度的下压扳动（图 5 - 71）。

（2）膝关节屈膝扳法 受术者取俯卧位，术者立于其侧方，以一手扶于后部以固定，另一手握住其足踝部，使膝关节屈曲，至阻力位时，以"巧力寸劲"做一次增大幅度的快速扳动（图 5 - 72）。膝关节扳法亦可一手抵按膝关节内侧或外侧，另一手拉足踝部，向其内侧或外侧进行扳动。

9. 踝关节扳法 主要分为背伸扳法和跖屈扳法。

（1）踝关节背伸扳法 受术者取仰卧位，两下肢伸直，术者置方凳坐于其足端，以一手托住其足跟部，另一手握住其跖趾部，两手协调用力，尽量使踝关节背伸，至有明显阻力时，以"巧力寸劲"做一次增大幅度的背伸扳动（图 5 - 73）。

（2）踝关节跖屈扳法 受术者取仰卧位，两下肢伸直，术者置方凳坐于其足端，以一手托足跟部，另一手握住其跖趾部，两手协调用力，尽量使踝关节跖屈，至有明显阻力时，以

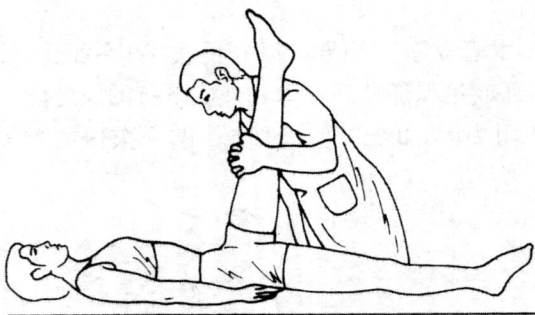

图 5 – 70　直腿抬高扳法

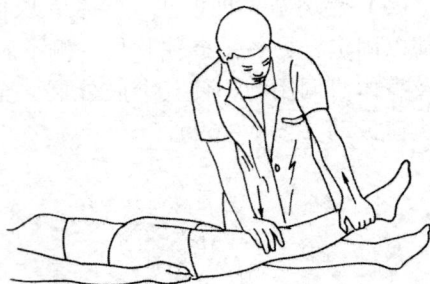

图 5 – 71　膝关节伸膝扳法

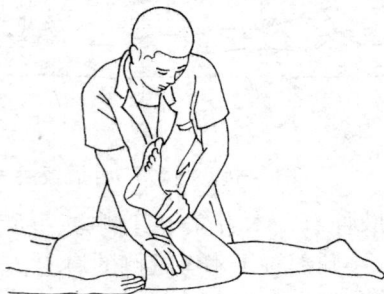

图 5 – 72　膝关节屈膝扳法

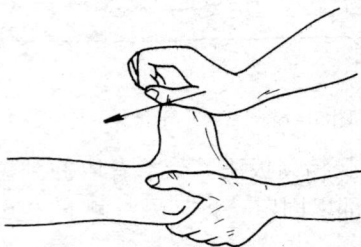

图 5 – 73　踝关节背伸扳法

"巧力寸劲"做一次增大幅度的跖屈扳动（图 5 – 74）。

踝关节扳法还可一手握足跟，另一手握足跗部，进行内翻或外翻扳动。

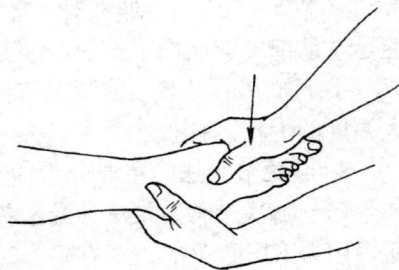

图 5 – 74　踝关节跖屈扳法

（二）适用范围

本法具有舒筋通络、整复错位、松解粘连及滑利关节等作用。适用于颈椎病、肩关节周围炎、腰椎间盘突出症、脊柱小关节紊乱、四肢关节伤筋及外伤后关节功能障碍等病证。

（三）注意事项

1. 要顺应、符合关节的各自生理功能。关节构成的基本要素虽然基本相同，但在结构上有各自的特点，其生理功能有较大差异。所以要把握好各关节的结构特征、活动范围、活动方向及其特点，应顺应、符合各关节的运动规律来实施扳法操作。

2. 扳法操作时宜分阶段进行。第一步是做关节小范围的活动或摇动，使其放松、松弛，第二步是将关节极度地伸展或屈曲、旋转，使其达到明显的阻力位，略停顿片刻后，再实施第三步扳法。

3. 扳法在实施扳动时，所施之力须用"巧力寸劲"。所谓"巧力"，指手法的技巧力，是与重力、浊力相对而言，要经过长期的习练和临床实践才能获得；所谓"寸劲"，指短促之力，谓所施之力比较快速，且能够充分地控制扳动幅度，作用快，消失也迅速，可做到中病即止。

4. 发力的时机要准，用力要适当。如发力时机过早，关节还有松弛的运动余地，则未尽其法；如发力时机过迟，关节会在极度伸展或屈曲、旋转的状态下停留时间过长，变得紧张而不宜操作。用力过小则不易奏效，过大易致不良反应或出现损伤事故。

5. 操作时不可逾越关节运动的生理活动范围。超越关节生理活动范围的扳动，易致肌肉、韧带等软组织损伤，对于脊柱而言，易伤及脊髓、马尾及神经根组织，故颈、胸部扳法操作尤当谨慎。

6. 不可使用暴力和蛮力。

7. 不可强求关节弹响。

8. 诊断不明确的脊柱外伤及伴有脊髓损伤的症状、体征者禁用扳法。

9. 老年人有较严重的骨质增生、骨质疏松者慎用或禁用扳法。对于患有骨关节结核、骨肿瘤者禁用扳法。

10. 时间久、粘连重的肩关节周围炎在实施扳法时不宜一次性分解粘连，以免关节囊撕裂而加重病情。腰椎间盘突出症伴有严重侧隐窝狭窄者，在实施直腿抬高扳法时不可强力操作，以免腰部神经根撕裂。

三、拔伸法

固定关节或肢体的一端，牵拉另一端，应用对抗的力量使关节得到伸展，称为拔伸法。拔伸法为正骨推拿流派的常用手法之一，包括全身各部关节、半关节的拔伸牵引方法。

（一）操作要领

1. 颈椎拔伸法　分为掌托拔伸法和肘托拔伸法。

（1）颈椎掌托拔伸法　受术者取坐位，术者立于其后方，以双手拇指端及螺纹面分别顶抵住其枕骨下方的两风池穴处，两掌分置于两侧下颌部以托挟助力，两前臂置于其两侧肩上部的肩井穴内侧。两手臂部协调用力，即拇指上顶，双掌上托，同时前臂下压，缓慢地向上拔伸1~2分钟（图5-75）。

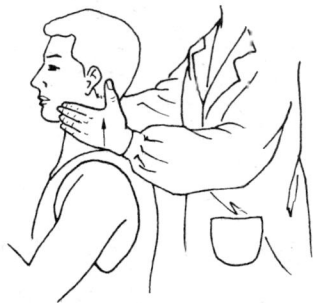

图5-75　颈椎掌托拔伸法

（2）颈椎肘托拔伸法　受术者取坐位，术者立于其后方，以一手扶于枕后部以固定助力，另一侧上肢的肘弯部套住其下颏部，手掌则扶住对侧面颊以加强固定。两手臂协同用力，向上缓慢地拔伸1~2分钟（图5-76）。

颈椎拔伸法亦可在受术者仰卧位情况下操作，术者置方凳坐其头端，一手扶托枕后部，另一手托于下颏部，两手协调施力，水平方向向其头端拔伸。

2. 腰椎拔伸法　受术者取俯卧位，双手抓住床头或助手固定其肩部，术者立于其足端，以双手分别握住其两下肢足踝部，身体宜后倾，逐渐向其足端拔伸（图5-77）。

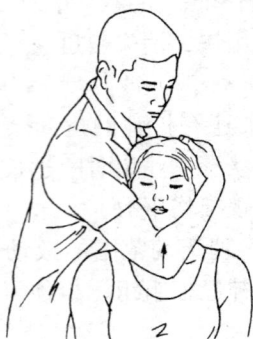

图 5 - 76　颈椎肘托拔伸法

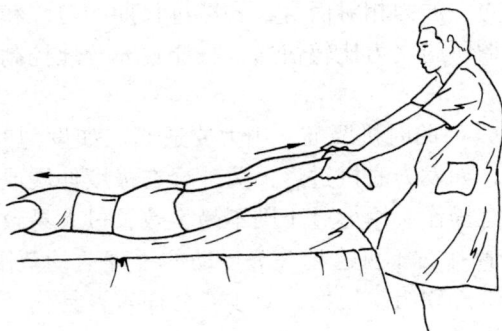

图 5 - 77　腰椎拔伸法

3. 肩关节拔伸法　分为对抗拔伸法和手牵足蹬拔伸法。

（1）肩关节对抗拔伸法　受术者取坐位，术者立于其侧方，以两手分别握住其腕部和前臂上段，于肩关节外展 45°~60° 位逐渐用力牵拉，同时嘱其身体向对侧倾斜或有助手协助固定其身体上半部，以与牵拉之力相对抗，持续拔伸 1~2 分钟（图 5-78）。

（2）肩关节手牵足蹬拔伸法　受术者取仰卧位，术者置方凳坐于其身侧，以近其身侧下肢的足跟部置于其腋窝下，双手分别握住其腕部和前臂部，将其上肢外展 20° 左右，身体后倾，手、足及身体协调施力，使肩关节在外展 20° 位得到持续的对抗牵引，持续一定时间后，再内收、内旋其肩关节（图 5-79）。

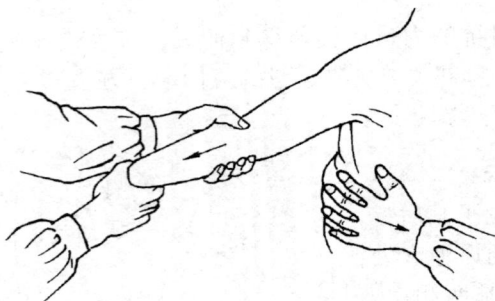

图 5 - 78　肩关节对抗拔伸法

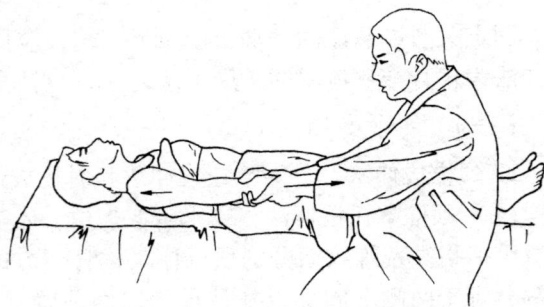

图 5 - 79　肩关节手牵足蹬拔伸法

4. 肘关节拔伸法　受术者取坐位，术者立于其侧方，将其上肢置于外展位，助手两手握住其上臂上段以固定，术者一手握其腕部，另一手握其上臂上段进行拔伸（图 5-80）。

5. 腕关节拔伸法　受术者取坐位，术者立于其侧方，以一手握住其前臂中段，另一手握其手掌部，两手对抗施力进行拔伸（图 5-81）。

6. 髋关节拔伸法　受术者取仰卧位，术者立于其侧方，助手以双手按于其两侧髂前上棘以固定。使其一侧下肢屈髋屈膝，术者以一手扶于其膝部，另一侧上肢屈肘以前臂部托住其腘窝部，胸胁部抵住其小腿。两手臂及身体协调施力，将其髋关节向上拔伸。

7. 膝关节拔伸法　受术者取仰卧位，术者立于其足端，助手以双手合握住其一侧下肢股部中段以固定，术者以两手分别握住其足踝部和小腿下段，身体后倾，向其足端方向拔伸

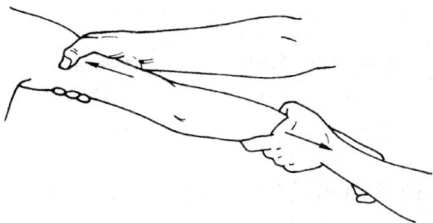

图 5 - 80　肘关节拔伸法

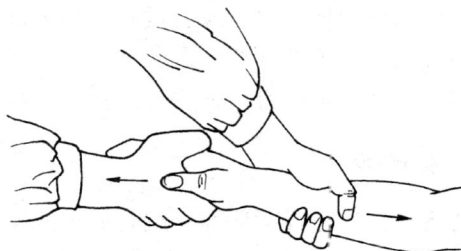

图 5 - 81　腕关节拔伸法

膝关节（图 5 - 82）。

8. 踝关节拔伸法　受术者取仰卧位，术者立于其足端，用一手握其小腿下段，另一手握住其跖趾部，两手对抗用力，持续拔伸踝关节（图 5 - 83）。

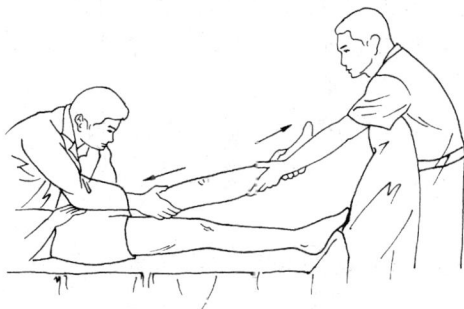

图 5 - 82　膝关节拔伸法

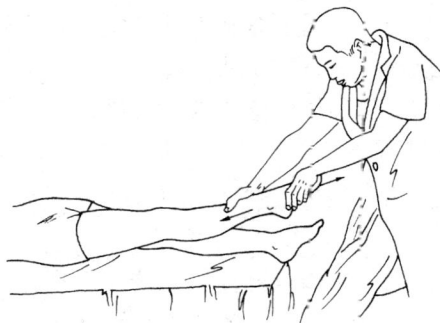

图 5 - 83　踝关节拔伸法

（二）适用范围

本法具有理筋整复、分解粘连、滑利关节、拉宽关节间隙、降低关节内压力、促使关节功能恢复等作用。适用于关节滑膜嵌顿、椎间盘突出症、关节外伤后期功能障碍、关节粘连、脱位、骨折等疾病。

（三）注意事项

1. 在拔伸的开始阶段，用力要由小到大，逐渐加力。当拔伸到一定程度后，则需要一个稳定的持续牵引力。

2. 动作宜稳、用力宜匀，要掌握好拔伸的方向和角度。

3. 不宜暴力进行拔伸，以免造成牵拉损伤。

第七节　复合类手法

复合类手法是指由两种或两种以上手法有机地融合到一起而成的一种新手法，其手法结构成分较单一手法复杂。操作时，有的手法两种手法成分均等，有的是以一种手法为主，而另一种手法成分为辅。由于复合类手法构成成分的复杂性，在实际操作时有一定的难度，必须反复进行练习，才能熟练掌握。

常用的复合类手法有按揉法、点揉法、搓揉法、揉捏法、推摩法、扫散法等。

一、按揉法

按揉法是由按法与揉法互相结合而成的手法，包括拇指按揉法和掌按揉法两种。

（一）操作要领

1. 拇指按揉法是以单手拇指或双手拇指螺纹面置于一定穴位或部位，余四指放于其对侧或相应位置上助力，进行节律性按压揉动。多数情况下应悬腕60°左右进行操作，以便于拇指和前臂发力，同时腕关节容易做小的旋转动作，其余四指易于助力。

2. 掌按揉法是以单掌或双掌并列或重叠置于一定部位，进行节律性按压揉动。单掌按揉法主要发力部位为前臂和上臂，应以肘关节和肩关节为支点，操作时用力不可过大，以免手法产生僵硬。双掌按揉法宜巧借上半身体重，以肩关节为支点，将身体上半部重量节律性地前倾后移，但前倾后移幅度不可过大，手掌部不可离开施术部位。

3. 按揉法在操作时应按、揉两种成分并重，将按法和揉法有机结合，做到按中有揉，揉中有按，刚柔相济，缠绵不断。

（二）适用范围

本法适用于头面、颈项、肩背、腰臀肌、胸腹部疾病，如头痛、胃脘痛、颈椎病、落枕、肩周炎、腰肌劳损、腰三横突综合征、腰椎间盘突出症等。

（三）注意事项

1. 按揉法属于刚柔互济手法，操作时既不可偏重于按，又不可偏重于揉，应使按揉动作融为一体。

2. 注意按揉法的节奏性，既不可过快，又不可过慢。

3. 按揉时，部位要吸定，不可滑动或摩擦，移动要缓慢。

二、点揉法

点揉法是由点法和揉法互相结合而成的手法，包括拇指点揉法、中指点揉法、指节点揉法、肘尖点揉法等。

（一）操作要领

1. 拇指点揉法是用拇指端着力于治疗穴位，腕关节伸直或屈60°～90°，拇指伸直，其余四指握拳，拇指内侧紧贴于食指桡侧并用力捏紧，前臂、拇指主动发力，进行节律性的揉动。

2. 中指点揉法是用中指端着力于治疗穴位，腕关节伸直或屈60°～90°，中指伸直，拇、食、无名指三指分别用力紧抵在其远侧指间关节四周，前臂、中指主动发力，进行节律性的揉动。

3. 指节点揉法是分别用拇指指节、中指指节、食指指节着力于治疗穴位，其余手指握拳，夹紧操作手指指节，前臂主动用力，进行节律性的揉动。

4. 肘尖点揉法是用肘尖部着力，肘关节屈曲至功能位，进行节律性的揉动。

5. 点揉法在操作时应以点法成分为主，揉法成分为辅，属重刺激量手法，点揉操作时间不宜过长。

（二）适用范围

本法适用于腰骶、臀、腿部等肌肉较丰厚处，用于治疗久痹、陈旧伤、顽痛、肢体萎缩、麻木痛胀及劳损病证。

（三）注意事项

1. 操作时间不宜过长，并应注意病人的反应，操作 1~3 分钟即可。

2. 按点的力量较大，但揉动的范围较小，使其作用力重实宛转而集中。

三、搓揉法

搓揉法是由搓法和揉法互相结合而成的手法。

（一）操作要领

1. 双手相对挟持住操作肢体，在来回搓动肢体的同时带动受术部位的皮下组织进行揉动。

2. 操作时双手的挟持力要较搓法的用力大，以使受术部位产生摩擦。

3. 搓揉时，双手用力要求均匀对称，幅度由大到小，频率由快到慢，移动速度应缓慢。

4. 既可直接在皮肤上操作，也可隔薄层内衣操作。

（二）适用范围

本法适用于四肢、胸胁和腰部。常用于治疗上下肢肌肉痉挛、僵硬、酸痛、麻木、发凉、痿软及风寒湿痹、胸胁闷痛、脾胃不和、食积腹胀、腰肌劳损、肾虚腰痛等病证。

（三）注意事项

1. 搓揉的速度较快、移动较慢。

2. 搓揉时要带动皮下组织。

3. 直接在皮肤上操作时，应以皮肤潮红、微热为度，以免使皮肤受到损伤。

四、揉捏法

揉捏法是由揉法和捏法互相结合而成的手法，可单手操作，也可双手操作。

（一）操作要领

1. 单手手掌合拢，以拇指与其余四指指腹或螺纹面对捏于操作部位，指、掌与前臂主动运动，带动腕关节做小幅度旋转运动，使拇指与其余四指对合用力，捏中带揉、揉中有捏，进行节律性的揉捏。

2. 操作中，拇指以揉为主，其余四指以捏为主。揉时其余四指配合，捏时拇指配合。

（二）适用范围

本法适用于四肢部、颈项部、肩背部及胸部。常用于治疗颈椎病、落枕、运动性疲劳及胸闷、胸痛等病证。

（三）注意事项

1. 以拇指和其余四指的指腹或螺纹面为着力面，不可用指端着力。

2. 操作时，腕关节有小幅度的、轻度的旋转运动，如此拇指和其余四指才会产生协调的揉捏复合动作。

五、推摩法

推摩法是由一指禅的偏峰推法和指摩法相结合而成的手法，即在拇指做一指禅偏峰推法的同时其余四指做指摩法。此法操作难度较大。

（一）操作要领

1. 拇指桡侧偏峰着力于体表穴位或经络上，其余四指并拢，四指指腹着力于相应部位，腕关节放松，屈曲25°左右。前臂主动用力，腕关节做旋转运动并同时左右摆动，以带动拇指做一指禅偏峰推法，并使其余四指螺纹面在施术部位上同时做环形的摩动。

2. 拇指以偏峰着力，其余四指要贴于施术部位皮肤摩动，不可悬空。

3. 腕部的活动既有旋转又有摆动，如操作不当，只能形成擦动，只有旋转到一定程度才可形成四指的摩动。

4. 推摩的速度不宜过快，用力不宜过大，以自然压力为主。

（二）适用范围

本法适用于胸胁部、胁肋部和项背部。常用于治疗咳嗽、脘腹胀满、消化不良、月经不调等病证。

（三）注意事项

推摩法操作较难，要注意动作的连贯性、协调性，应加强练习使之熟练。

六、扫散法

扫散法是以拇指偏峰及其余四指指端在颞、枕部进行轻快的推动和擦动，它实际上是一种拇指的推法和其余四指的擦法相结合的复合手法。

（一）操作要领

1. 一手扶住头部固定，另一手用拇指桡侧面及其余四指的指端置于头部颞、枕部。以肘关节为支点，前臂做主动屈伸，带动腕关节摆动，做快速的单向推擦。

2. 拇指操作范围由额角到耳上，其余四指在耳后至乳突范围内运动。

3. 操作时以肘部为支点，腕关节要保持一定的紧张度，即所谓的挺劲，有利于力的传导。

4. 拇指偏峰与其余四指指端要紧贴皮肤，但不可施加压力。

5. 头部左右两侧交替进行．每侧扫散 50 次。动作宜平稳，轻度刺激。

（二）适用范围

本法适用于颞、枕部。常用于辅助治疗高血压、偏头痛、神经衰弱、外感等病证。

（三）注意事项

1. 手法刺激宜轻，形似扫尘。
2. 操作时头部应固定好，以免操作时头部前后晃动，使病人产生头晕等不适。
3. 对于头发较长者，应将手插入发间操作，以免牵拉头发作痛。

第八节　小儿推拿常用手法

小儿推拿手法与成人手法有所不同，由于小儿脏腑娇嫩，形气未充，肌肤柔弱，其手法特别强调轻快柔和，平稳着实，适达病所而止，不可竭力攻伐。因此要很好地进行手法的练习。手法的练习方法较多，但小儿推拿手法练习以进行人体操作为主，部分手法可参考成人推拿的练习方法。

有不少小儿推拿手法和成人推拿手法相似，但有的手法虽然在名称上与成人手法一样，在具体操作要求上却完全不同，如推法、捏法等。有些手法只用于小儿，而不用于成人，如运法等。

小儿推拿手法经常与具体穴位结合在一起，例如补脾经、补肺经（向指根方向直推），清脾经、清肺经（向指尖方向直推），揉一窝风（用揉法于一窝风穴），掐人中（用掐法于人中穴）等。掐、捏等刺激较强的手法，一般应放在最后操作，以免刺激过强，使患儿哭闹，影响之后的操作治疗；同时在手法操作时，常使用一些介质，如滑石粉、薄荷汁、冬青膏等。介质不仅有润滑作用，可防止擦破皮肤，还有助于提高疗效。

一、推法

推法包括直推、分推、旋推和合推 4 种。

（一）操作要领

1. 直推法　用拇指桡侧或指面，或食、中指螺纹面在穴位上做直线推动，称直推法（图 5-84）。操作时宜作直线推动，不宜歪斜，同时配用适量介质；推动时要有节律，频率为 200~300 次/分；用力均匀，始终如一。

2. 分推法　用两手拇指桡侧或指面，或食、中指指面自穴位向两旁做分向推动；或做"∧"形推动，称分推法（图 5-85）。作分向推动时，两手用力一般要均匀一致，勿忽大忽小；应从穴位中间作分向或"∧"形操作；频率为 200~300 次/分。

3. 旋推法　以拇指指面在穴位上做顺时针方向旋转推动（图 5-86）。旋推法操作速度较运法快，用力较指揉法轻。主要用于手指螺纹面等部位的穴位，如旋推肺经、旋推一窝风等。频率为 200~300 次/分。

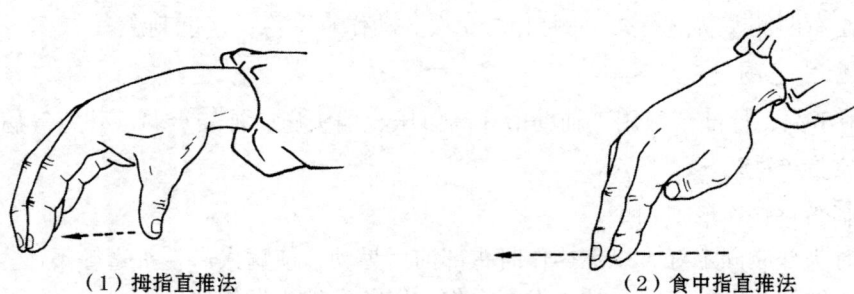

（1）拇指直推法　　　　　　　（2）食中指直推法

图 5 - 84　直推法

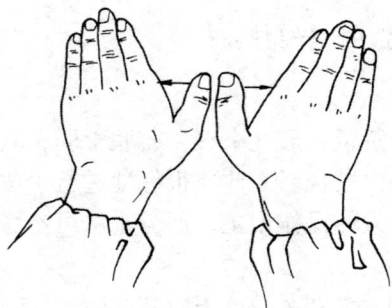

图 5 - 85　分推法

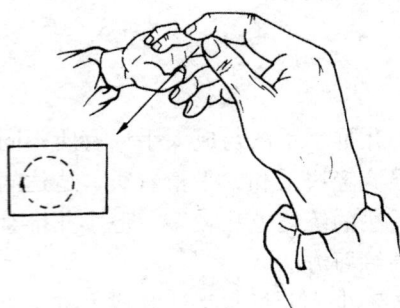

图 5 - 86　旋推法

4. 合推法　以两拇指螺纹面自穴位两旁向穴中推动合拢，称合推法（图 5 - 87）。操作时两腕关节与两拇指指间关节要放松，两肘关节放松、两前臂主动内收，做由外向内的直线推动，频率为 200 次／分。

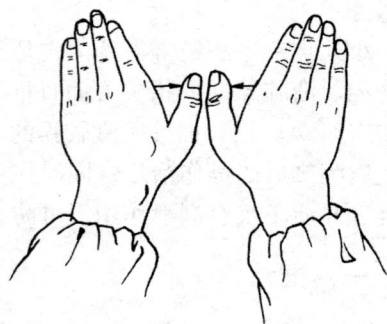

图 5 - 87　合推法

（二）适用范围

1. 直推法主要用于线状穴、面状穴等小儿特定穴的操作，如推三关、推六腑、推大肠、推脾经、推肺经、推脊等，有和脏腑、理脾胃、清热解表等作用。在某些穴位上推动的方向与补泻有关，应根据不同部位和穴位而定。

2. 分推法多用于线状穴及面状穴的操作，如分推大横纹、分推腹阴阳、分推膻中、分推坎宫、分推肩胛骨等，具有调阴阳、和脾胃、宣肺止咳、解表祛邪等作用。

3. 旋推法用于手指螺纹面等部位的穴位，如旋推肺经等，有调理脏腑之作用。

4. 合推法多用于线状穴，如合推大横纹等，有行痰散结之作用。

（三）注意事项

1. 运用小儿直推手法时，无论做上下或左右推动，必似线行，不得斜曲。

2. 操作时，应在患儿穴位的皮肤处配用适量的介质，手法自始至终要轻快柔和，勿用力过大而推破皮肤，以免加重病情或引起局部感染。

3. 穴位、患处有皮肤病或皮肤损伤或骨折脱位时，局部不宜施术。

二、揉法

以中指或拇指指端，或大鱼际，或掌根吸定于一定部位或穴位上，做顺时针或逆时针方向旋转揉动，称揉法。亦可分别称之为指揉法（图 5 - 88）、大鱼际揉法、掌根揉法。

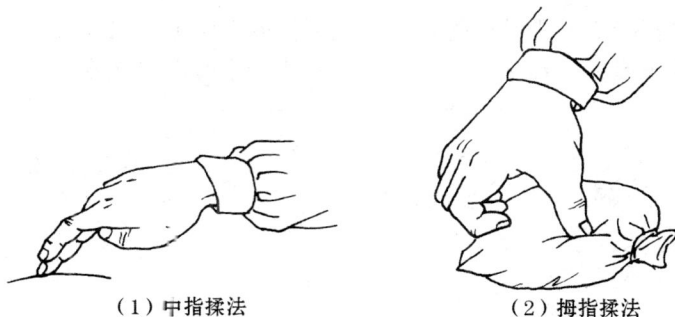

（1）中指揉法　　　　　　　　　　（2）拇指揉法

图 5 - 88　指揉法

（一）操作要领

操作时压力轻柔而均匀，手指不要离开接触的皮肤，以肘为支点带动指掌运动，使该处的皮下组织随手指的揉动而滑动，频率大约为 200 次/分。

（二）适用范围

本法具有活血消肿止痛、祛风散热、调和气血、理气消积等作用。指揉法常用于点状穴，根据病情需要，可二指齐揉或三指同揉，如揉二扇门以发汗解表，揉天枢以调理大肠。大鱼际揉法和掌根揉法适用于面状穴或体表阿是穴等。

（三）注意事项

1. 操作时压力要轻柔灵活，宜由轻渐重，勿用蛮力。
2. 本法不同于摩法和运法，不要在皮肤上摩擦，着力面用力较前两者宜大些。

三、按法

以拇指或中指或掌根在一定的穴位或部位上，逐渐向下用力按压，称按法。可分为指按法与掌按法。

（一）操作要领

1. 指按时，手握空拳，拇指或中指端自然伸直，以指端着力于穴位上逐渐用力按压。
2. 掌按时，腕关节略背曲，蓄力于掌，以掌根着力于穴位或部位上逐渐用力按压。

（二）适用范围

本法具有通经活络、祛寒止痛等作用，适用于小儿各种痛证及寒证。指按法多用于点状穴，掌按法多用于面状穴。为了提高按法的治疗效果，临床上常与揉法并用，组成按揉法，在治疗急痛证时，可于相应的脏腑俞穴持续用按法按压 1～2 分钟以上。

（三）注意事项

本法用力必须缓和渐进，由轻渐重，切忌粗暴，按压部位或穴位不宜过久，以免损伤小儿肢体或加重病情。

四、摩法

以食、中、无名指指面或手掌面附着于一定部位或穴位上，以腕关节连同前臂做顺时针或逆时针方向环形移动摩擦，称摩法。可分为指摩法和掌摩法（图5－89）。

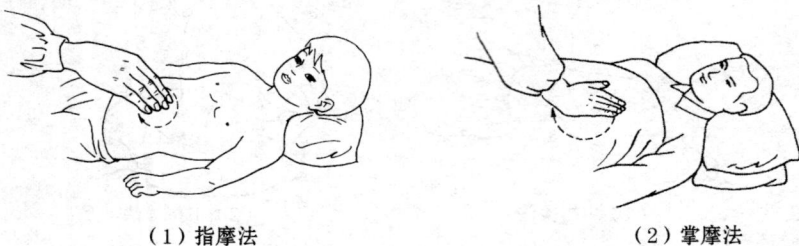

（1）指摩法　　　　　　　　　　（2）掌摩法

图5－89　摩法

（一）操作要领

1. 肩臂放松，肘关节微屈，以肘为支点，指掌着力部分随腕关节环绕作环转摩擦运动。
2. 指、掌作环转抚摩时，不宜带动皮下组织。
3. 操作时速度应均匀协调，每分钟120～160次。

（二）适用范围

本法具有理气活血、消肿退热、消积导滞、温中健脾等作用。适用于头面部、胸腹部及胁肋部面状穴，如摩中脘、摩腹以治疗肠胃疾患，其摩腹的方向与补泻有关，一般而言，顺时针摩腹为泻法，逆时针摩腹为补法。对于急性扭挫伤，可用摩法消肿。

（三）注意事项

摩法在施术时宜轻而不浮，用力不宜过大，它与旋推法和运法动作相似，但较旋推法为轻，较运法为重，且接触面积较大，不要带动皮下组织。

五、掐法

用拇指甲重刺穴位称掐法（图5－90）。

（一）操作要领

1. 施术时手握空拳，拇指伸直，拇指腹紧贴于食指桡侧。
2. 以拇指甲对准穴位，垂直逐渐用力掐之，达深透为止，掐后轻揉局部，以缓解不适之感。
3. 每穴以掐3～5次为宜，若急救时则至掐醒为止。

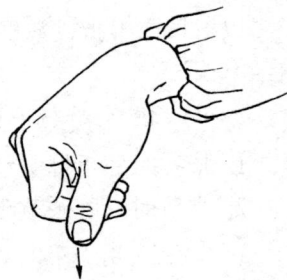

图5－90　掐法

（二）适用范围

1. 本法具有定惊醒神、通关开窍之作用。适用于头面部、手足部点状穴位，以救治小儿急性惊证，如掐人中、掐十王等。

2. 掐法是强刺激手法，可以指代针，操作时一般不用润滑剂，除治疗急惊风外，还常用于治疗慢脾风，如掐揉五指节等。

3. 临床上掐法常与揉法配合应用，组成掐揉法，如掐揉二扇门、掐揉二马等。

（三）注意事项

1. 施术本法急救时不要掐破皮肤，不要使用暴力，醒后即停止治疗。

2. 用于治疗慢脾风时，用力要轻柔灵活。

六、运法

以拇指或中指指端在一定穴位上由此往彼做弧形或环形推动，称运法（图 5 - 91）。

（一）操作要领

1. 运法宜轻不宜重，宜缓不宜急，应在体表旋绕摩擦推动，不要带动深层肌肉组织。

2. 频率一般以每分钟 80 ~ 120 次为宜。

（二）适用范围

本法具有理气和血、舒筋活络、调理脏腑功能的作用，是小儿推拿手法中最轻的一种，常用于面状穴、线状穴，如运内八卦、运水入土、运土入水、运板门、运内劳等。在某些穴位上运法的方向与补泻有关，使用时应根据不同部位与穴位而定。

（三）注意事项

1. 本法施术时，需配用适量介质，如滑石粉、冬青膏、薄荷汁等。

2. 施术力要轻柔，切勿擦破皮肤。

七、捣法

用食指端或中指端，或食、中指屈曲的指间关节，有节奏地叩击穴位的方法，称捣法（图 5 - 92）。

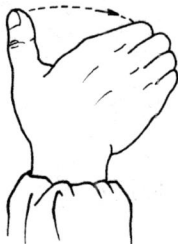

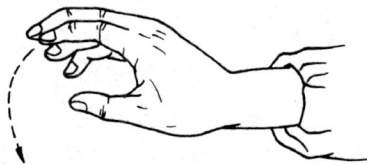

图 5 - 91　运法　　　　　　　　　图 5 - 92　捣法

（一）操作要领

操作时指间关节要自然放松，以腕关节屈伸为主动，捣击时位置要准确，用力要有弹性，捣击后腕与指端立即抬起；每穴捣击 5~20 次。

（二）适用范围

本法具有镇惊、安神、宁志等作用，适用于点状穴，如捣小天心等，常与清肝经、掐揉五指节、开天门、猿猴摘果等配合使用。

（三）注意事项

捣击时用力定位宜准确，不要使用蛮力。

八、刮法

以拇指桡侧缘或食指、中指螺纹面，或食指第二指节背侧尺侧缘着力，或手握汤匙、铜钱等器具，用其光滑的边缘着力，蘸清水、麻油、药水等液体润滑剂后，直接在患儿一定部位或穴位的皮肤上，适当用力做由上向下或由内向外的直线、单方向的快速刮动（图5-93）。

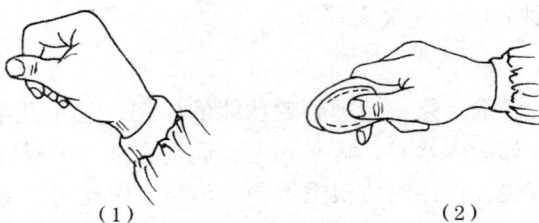

（1）　　　　（2）

图5-93　刮法

（一）操作要领

1. 着力部分要紧贴皮肤，压力要轻重适宜，宜使用介质。
2. 操作时，要以肘关节为支点，腕关节的活动要放松灵活，节奏要轻快，用力要均匀。
3. 以皮肤出现紫红色斑点为度。

（二）适用范围

本法适用于眉心、颈项、胸背、肘膝凹侧等部位。

（三）注意事项

1. 不可刮破皮肤，如使用器具必须注意是否整洁、光滑、圆钝。
2. 不可过度用力，要以患儿能忍受为度。
3. 皮肤损害处或有出血性疾病、急性传染性肝炎等，不宜使用本法。

九、摇法

术者一手托握住患儿需摇动关节的肢体近端，另一手握住患儿需摇动关节的肢体远端，做缓和的、顺时针或逆时针方向的环形旋转运动，称摇法。

（一）操作要领

术者两手要协调配合，动作宜缓不宜急，宜轻不宜重，用力要稳。

（二）适用范围

本法适用于颈椎、肩、肘、腕、掌指关节及膝、踝关节等。

（三）注意事项

不宜使用暴力；摇动的速度不可过快；幅度要由小渐大；在关节的生理范围内进行；不宜突然用力，以免加重病情。

十、捏脊法

用拇指桡侧缘顶住皮肤，食、中指前按，三指同时用力提拿皮肤，双手交替捻动向前；或食指屈曲，用食指中节桡侧顶住皮肤，拇指前按，两指同时用力提拿皮肤，双手交替捻动向前，称捏脊法（图5–94）。

（一）操作要领

操作时捏起皮肤多少及提拿用力大小要适当，而且不可拧转。如捏得太紧，不容易向前捻动推进；如捏得太少，则不易提起皮肤。捻动向前时，需作直线前进，不可歪斜。

（二）适用范围

本法具有调和阴阳、健脾和胃、疏通经络、行气活血作用。适用于脊背线状部位，因为用

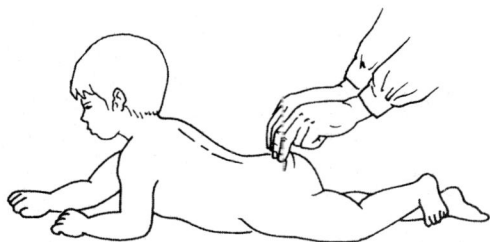

图5–94 捏脊法

于脊背部可治疗疳积等，故称为"捏脊疗法"，治疗小儿积滞、疳积、厌食、腹泻、呕吐等症有特效。操作时，可捏三下提拿一下，称为"捏三提一法"。根据病情需要，在捏脊过程中，可以一一提拿膀胱经的有关俞穴，常能取得更为满意的疗效。

（三）注意事项

1. 双手拇、食两指将皮肤捏起，随捏、随提、随放，随着向前推进，这时皮肤一起一伏好像后浪推前浪似的。捏起皮肤的多少要适中。

2. 一般捏脊前，先蘸少许滑石粉于患儿脊背部，轻轻按揉几遍，然后从龟尾捏至大椎，由下而上往返3～5遍。

下篇 治疗

第六章

治疗总论

针灸推拿治疗是在熟悉和掌握经络、腧穴基本知识和刺灸推拿方法的基础上，进一步阐述针灸推拿治疗疾病的基本规律，是理、法、方、穴、技等知识和技能的综合运用。治疗总论将重点阐述针灸推拿的治疗作用与原则、临床诊治特点、处方配穴方法以及特定穴的临床应用等内容，掌握这些知识对于临床具体病证的针灸推拿治疗具有重要的指导意义。

第一节 针灸推拿治疗作用与原则

一、针灸推拿治疗作用

历代医家通过长期的医疗实践，总结出针灸推拿具有疏通经络、调和阴阳、扶正祛邪和理筋整复的作用。

（一）疏通经络

疏通经络是指通过针灸推拿治疗，使瘀阻的经络通畅而发挥正常的生理功能。运行气血是经络的主要生理功能之一。经络功能正常，则气血运行通畅，各脏腑器官、四肢百骸得以濡养而发挥其正常的生理功能。若经络功能失常，气血运行受阻，则会影响人体正常的功能活动，引起疾病。正如《素问·调经论》所言："血气不和，百病乃变化而生。"

经络不通，气血运行受阻，其临床常表现为疼痛、麻木、肿胀、瘀斑等症状。针灸推拿的疏通经络作用，主要是通过选择相应的经络、腧穴或特定部位和针灸推拿手法，使经络通畅，气血运行正常，达到治疗疾病的目的。

（二）调和阴阳

调和阴阳是指通过针灸推拿治疗，使机体从阴阳失衡状态向平衡状态转化，是针灸推拿治疗最终要达到的根本目的。疾病的发生，其本质是机体阴阳失去相对平衡，出现"阴胜则阳病、阳胜则阴病"的偏盛偏衰现象。针对人体疾病的这一主要病理变化，运用针灸推拿方法"损其有余，补其不足"，可以使机体恢复"阴平阳秘"的状态，从而达到治愈疾病的目的。

　　针灸推拿调和阴阳的作用，主要是通过经络的阴阳属性、腧穴配伍和相应的针灸推拿方法来实现的。如中风后出现的足内翻，根据经络辨证，为阳（经）缓而阴（经）急，治疗时可采用补阳经泻阴经的方法平衡阴阳。又如，肝阳上亢引起的头痛、眩晕，可取足厥阴肝经的太冲穴以泻肝阳，同时配伍足少阴肾经的太溪、照海穴以滋肾阴，使阴阳平衡，从而消除症状。

（三）扶正祛邪

　　扶正祛邪是指针灸推拿可扶助机体正气及祛除病邪。疾病的发生、发展及其转归过程，实质上是正邪相争的过程。正胜邪退则病情缓解，正虚邪胜则病情加重。因此扶正祛邪是疾病向良性方向转归的基本保证，也是针灸推拿治疗疾病的作用过程。

　　《素问·刺法论》说："正气存内，邪不可干。"《素问·评热病论》说："邪之所凑，其气必虚。"因此，针灸推拿治病必须坚持扶正祛邪的原则。其扶正祛邪作用的发挥，主要是通过补虚泻实的方法来实现的。

（四）理筋整复

　　理筋整复是指对筋伤和骨缝错位、紊乱等病变，运用以推拿为主的手法，纠正解剖位置的异常，使各种组织各守其位，从而促进软组织痉挛的缓解和关节功能的恢复。

　　肌肉、肌腱、韧带完全断裂者，须用手术缝合才能重建，但部分断裂者可使用适当的手法理筋，将断裂的组织抚顺理直，然后加以固定，以减轻疼痛和有利于断端生长吻合。而肌腱滑脱、关节内软骨板损伤、腰椎间盘突出、脊柱后关节紊乱、骶髂关节半脱位伴滑膜嵌顿者均须以适当手法理筋整复，使筋顺而骨正。"顺"则通，通则不痛，以达气血流畅、功能恢复之目的。

　　推拿理筋整复的作用是通过以下3个环节来实现的：一是手法可舒筋活血、祛瘀消肿；二是运动关节类手法可松解粘连；三是扳法、弹拨法等手法可纠正筋出槽、关节脱位等。

二、针灸推拿治疗原则

　　针灸推拿治疗原则是运用针灸推拿治疗疾病所遵循的基本法则，是确立治疗方法的基础，它对于针灸推拿处方选穴及操作方法的运用等均具有重要的指导意义。在应用针灸推拿治疗疾病时，具体的治疗方法多种多样，但从总体上把握其治疗原则具有化繁就简的重要意义。针灸推拿的治疗原则可概括为补虚泻实、清热温寒、三因制宜和标本缓急。

（一）补虚泻实

　　补虚就是扶助正气，泻实就是祛除邪气，这是针对虚证和实证而制定的治疗原则。《素问·通评虚实论》说："邪气盛则实，精气夺则虚。"因此，"虚"指正气不足，"实"指邪气盛。虚则补、实则泻，属于中医正治法则，正如《灵枢·经脉》所言："盛则泻之，虚则补之。"

　　1. 虚则补之　即虚证采用补法治疗。针灸推拿治疗虚证，一方面是通过针灸推拿手法中的补法来实现，如针刺采用提插补法、捻转补法；推拿以摆动、摩擦类手法为主，轻柔、长时、弱刺激，均可起到扶助正气的作用。另一方面通过腧穴的选择和配伍，如应用具有偏补性能的关元、气海、命门、肾俞等穴，并采用适宜的手法，可起到补益正气的作用。

此外，对于气虚下陷证，常以灸治为主，即"陷下则灸之"。如久泄、久痢、崩漏、脱肛、子宫脱垂及其他内脏下垂等，多灸百会、气海、关元、脾俞、足三里等穴以补中益气、升阳举陷。

2. 实则泻之　即实证采用泻法治疗。针灸推拿治疗实证，一方面是通过针灸推拿手法中的泻法来实现，如针刺采用提插泻法、捻转泻法，或用三棱针放血，或用皮肤针重叩出血；推拿一般用摆动、摩擦、挤压类手法，力量稍重，操作方法与补法相反。另一方面通过腧穴的选择和配伍，如应用具有偏泻性能的水沟、十宣、十二井穴、素髎等穴，可达到泻实祛邪的目的。

此外，对络脉瘀阻而引起的病证，应以三棱针点刺出血，即"菀陈则除之'。例如，由于闪挫扭伤、毒虫咬伤、丹毒等引起的红肿热痛、青紫肿胀，即可选用局部络脉或瘀血部位施行三棱针点刺出血法，以活血化瘀、消肿止痛。

3. 补泻兼施　即对虚实夹杂的病证，治疗上应补泻并用。例如，肝郁脾虚证，临床常见胁肋胀痛、善太息等肝郁症状，同时兼见食少、腹胀、便溏等脾虚症状。治疗时应泻足厥阴肝经和足少阳胆经，同时补足太阴脾经。补泻兼施为临床所常用，除补虚与泻实并重外，还应根据虚实程度及轻重缓急决定补泻的多少、先后。

《灵枢·禁服》篇中又有"不盛不虚，以经取之"的治则，是指在脏腑、经络的虚实表现不甚明显的情况下，治疗时多按本经取穴，针刺手法宜平补平泻，推拿力量中度。

（二）清热温寒

清热是指热证治疗用清法，温寒是指寒证治疗用温法，这是针对热性病证和寒性病证而制定的治疗原则。

1. 热者清之　这是治疗热性病证的主要法则。针刺治疗热性病证应遵循《灵枢·经脉》篇"热则疾之"的原则，采取浅刺疾出或点刺出血的方法，手法宜轻而快，不留针或短留针，针用泻法。例如，风热感冒者，常取大椎、曲池、合谷、外关等穴浅刺疾出，即可达到清热解表的目的。伴有咽喉肿痛者，可用三棱针在少商穴点刺出血，以加强泻热、消肿、止痛的作用。推拿治疗热性病时手法应刚中有柔，常用摩擦类、挤压类手法。

但热病的症状极其复杂，治疗时还应辨其表里虚实、卫气营血等，然后根据不同情况，选用相应的腧穴配伍和方法。如气分实热者，逆经轻推督脉，针刺或掐柔合谷、外关等，以清热泻火；血分实热者，逆经重推督脉、退六腑等，以清热凉血；阴亏虚热者，轻擦腰部、清天河水等，以养阴清火。

2. 寒者温之　这是治疗寒性病证的主要法则。针刺治疗寒性病证应遵循"寒则留之"的原则，深刺而久留针，因寒性凝滞而主收引，故应留针候气，以达温经散寒的目的。治疗寒性病证多用灸法，可助阳祛寒。推拿治疗寒性病证多用摆动、摩擦、挤压类手法，治疗时手法多缓慢、柔和、作用时间较长，患者有较深沉的温热等刺激感，可起到温散寒邪、补益阳气的作用。临床上可用摩揉丹田，擦肾俞、命门等温补肾阳；或推三关等治疗虚寒证。

（三）三因制宜

三因制宜，是指因时、因地、因人制宜。即根据季节（包括时辰）、地理环境和治疗对象的不同情况而制定适宜的治疗方法。

1. 因时制宜　是指根据不同季节、时辰的特点，制定适宜的治疗方法。四时气候的变化对人体的生理功能、病理变化均可产生一定的影响。春夏之季，阳气升发，人体气血趋向体表，肌肤腠理疏松，病邪伤人多浅表，针刺宜浅，推拿手法力度应稍轻，推拿介质可用薄荷水等；秋冬之季，阴气渐盛，人体气血潜藏于内，肌肤腠理致密，病邪伤人多在深部，针刺宜深，推拿手法力度要稍强，介质多用葱姜水、麻油等。

人体气血流注盛衰还呈现出与每天不同时辰相应的变化规律，历代医家据此创立了子午流注针法、灵龟八法、飞腾八法。此外，因时制宜还包括针对某些疾病发作或加重的规律性，选择有效的治疗时机。如精神疾病多在春季发作，故应在春季之前进行治疗；痛经治疗也应在经前1周开始。

2. 因地制宜　是指根据不同的地理环境特点制定适宜的治疗方法。由于地理环境、气候条件和生活习惯的不同，人体的生理活动和病理特点也不同，治疗方法亦有差异。如在寒冷的地区，治疗多用温灸，而且施灸壮数较多、灸量较重；在温热地区，灸法则较少应用，如需施灸，壮数宜少，灸量宜轻。

3. 因人制宜　是指根据患者的性别、年龄、体质等的不同特点制定适宜的治疗方法。如男女生理有别，妇人有经、带、胎、产之特点，以血为用，故在治疗妇人病时要多考虑调理冲脉（血海）、任脉等。患者的年龄、体质差异更是决定针灸推拿治疗方法的重要因素，如体质虚弱、肌肤薄嫩、对针刺推拿敏感者及小儿，针刺推拿手法宜轻；体质强壮、肌肤厚实、对针刺推拿敏感性差者，针刺推拿手法宜重。

（四）治病求本

标与本是一个相对的概念，表示事物的现象与本质、原因与结果以及病变过程中矛盾双方的主次、先后关系。标本的含义很广，从邪正关系来看，正气为本，邪气为标；从疾病发生来看，病因为本，症状为标；从病变部位来看，内脏为本，体表为标；从发病先后来看，先病为本，后病为标。治病求本，就是针对疾病发生的根本原因进行治疗，是中医临床辨证论治所遵循的基本准则。疾病的临床表现错综复杂，只有在中医理论指导下，综合分析疾病的各方面信息，由表及里，由现象到本质，找出疾病发生的本质所在，归纳为某一证型，然后针对这一证型进行立法处方，这样才能达到治病求本的目的。如头痛可由外感、血虚、血瘀、痰浊、肝阳上亢等多种因素引起，必须针对其根本原因施治，才能获得良效。在临床具体运用中，要学会从复杂多变的病证中分辨标本缓急，抓住主要矛盾，以确定治疗上的先后主次。

1. 急则治标　急则治标是指在标病紧急，如不及时处理可危及生命，或影响本病的治疗时，应首先治疗标病。这是在特殊情况下所采取的一种权宜之法，从而为治"本"创造有利条件。例如，不论任何原因所引起的抽搐，都应当首先针刺或掐拿水沟、大椎、合谷、太冲等穴，以息风止痉；任何原因所引起的昏迷，都应先针刺或掐水沟，以醒脑开窍。

2. 缓则治本　在大多数情况下，治疗疾病都要坚持治病求本的原则，尤其对于慢性病和急性病的恢复期具有重要的指导意义。正虚者固其本，邪盛者祛其邪；治其病因，症状可解；治其先病，后病可除。如脾肾阳虚引起的五更泻，泄泻是其症状为标，脾肾阳虚为其本，应温阳止泻，治宜灸或摩揉关元、肾俞、脾俞、命门，推上七节骨等，阳气足而泻自止。

3. 标本兼治　标本兼治是标病与本病并重时的治疗原则。在标本俱急，单治标或单治本均不能适应病证的治疗要求的情况下，就必须标本并治。如体虚感冒，如果一味解表祛邪治标则易伤正，而单纯扶正治本又易恋邪，因此应当益气（治本）解表（治标），治宜补足三里、关元，泻合谷、风池、列缺等。

总之，病有标本缓急，治病求本是治疗的基本法则。急则治标、缓则治本、标本兼治则是根据具体病情制定的具体原则。

第二节　针灸推拿临床诊治特点

针灸推拿临床诊治与中医学的其他学科相似，包括辨证与施治两个重要环节。在针灸推拿临床诊治过程中，又具有辨证与辨经结合、辨证与辨病结合、调神与调气并重的诊治特点。

一、辨证与辨经结合

辨证，即运用中医理论，将四诊所搜集到的有关疾病的各种症状和体征，加以分析、综合，判断为某种性质的"证候"，亦即"证"。辨经，即运用经络理论，根据患者的各种症状和体征来辨别其病变经络脏腑归属，从而选择相应的经络腧穴进行治疗。辨证是中医诊治的最基本特征，而经络理论又是指导针灸推拿临床应用的核心理论，由于经络的联系沟通，人体内脏发生病变，往往会在其相关的经脉循行部位或腧穴上出现异常反应，针灸推拿治病就是直接作用于这些部位或腧穴，通过经络的传导和调节，以达到治病的目的，因此针灸推拿临床诊治必须在八纲辨证、脏腑辨证的基础上，进一步明确辨经。

《灵枢·经脉》将不同的病候按十二经脉系统予以分类，成为历代针灸推拿临床辨证归经的依据。窦汉卿在《针经指南·标幽赋》中说："论脏腑虚实，须向经寻。"明代张三锡的《经络考》载："脏腑阴阳各有其经，四肢筋骨各有其主，明其部以定经。"根据经络的循行部位和脏腑联系进行辨证，复杂的证候即有所归属，从而有的放矢地指导循经取穴。如肝气郁结型的乳痈，因厥阴之脉布于胸胁，达于乳部，本病由肝郁化火，循经上乳，结聚成痈所致，辨经当归肝经，故可循经选取行间、期门等穴进行治疗。

临床应用上，辨证与辨经并不矛盾。辨证本身就涵盖了经络辨证，辨经使病位更加明晰，然后根据辨证与辨经的结果，进行相应的配穴处方，依方施术。在针灸推拿临床，针对不同的疾病，如内脏或运动系统疾病，可分别采用以脏腑辨证为主或辨经为主的诊治方法。

二、辨证与辨病结合

辨病在这里是指西医学对疾病的诊断及其相应鉴别诊断。如果说辨证是中医临诊的关键，那么辨病则是西医临诊的核心。针灸推拿临床在辨证和辨经的基础上，逐步将辨病结合应用于疾病的诊治过程。借助先进的诊断方法以及西医的解剖、生理、病理知识，既有利于选择更适宜的治疗方案，又有助于判断治疗效果和预后。如胃痛，中医辨证可分为实寒、气滞、食积、虚寒等证，分别采用散寒、理气、消食、温中等方法，但由于引起胃痛的原因众多，如胃炎、胃下垂、消化道溃疡、胃肿瘤及肝胆病、胰腺炎等均可致胃痛，因此其治疗方案当有所别，只有在中医辨证的原则下，针对不同病因选择治疗时机，加减配穴，考虑相应的操作方法和其他辅助疗法，方能发挥针灸推拿的最佳疗效。同时不同疾病引起的胃痛其预后、疗程长短及医嘱均有不同，需要辨证与辨病的紧密结合。

三、调神与调气并重

调神又称治神、守神。《素问·宝命全形论》说："凡刺之真，必先治神。"所谓调神，一是指在针灸推拿施治前注重调治患者的精神状态；二是指在针灸推拿操作过程中，医者专一其神，意守神气，患者神情安定，意守感传。调神贯穿于针灸推拿治病的全过程之中。所谓调气就是采用补虚泻实等针刺推拿手法使经气调和。《灵枢·刺节真邪》说："用针之类，在于调气。"《灵枢·终始》说："凡刺之道，气调而止。补阴泻阳，音气益彰，耳目聪明，反此者，血气不行。"针灸推拿治病就是通过采用各种刺灸方法或推拿手法，刺激一定的腧穴以激发经气，调节气血运行，从而使偏盛偏衰的脏腑功能趋于和谐平衡，这就是"调气"。

《素问·针解》说："制其神，令气易行。"《灵枢·官能》指出："工之用针也，明于调气。"又说："用针之要，无忘其神。"说明调气和调神是密不可分、相互促进的。其中气的活动以神为主导，神动则气行，患者心定神凝，精神内守，医者神志专一，以助于得气和气至病所。医者通过"治神"、"守神"，细心体察患者的气血盛衰，洞察气机变化，把握补泻时机，以保证调气的正确实施。调气又有助于"神守志一"，从而进一步改善患者的功能状态。重视调神，强调调气，是针灸推拿有别于中医其他学科的诊治特色，针灸推拿的治疗作用都是建立在调神调气基础上的。

第三节　针灸推拿处方

针灸推拿处方是以中医理论尤其是经络学说为指导，在辨证立法的基础上，选取腧穴并进行配伍，进而确立刺灸推拿方法而形成的治疗方案。

一、选穴原则

选穴原则是针灸推拿处方选穴应遵循的基本法则，包括近部选穴、远部选穴、辨证选穴和对症选穴，四者在运用时可分可合。近部选穴和远部选穴是针对病变部位而确定腧穴的选穴原则，辨证选穴和对症选穴是针对疾病表现出的证候或症状而选取穴位的原则。

（一）近部选穴

近部选穴是指选取病变局部或邻近部位的腧穴，又称局部选穴。这是根据一切腧穴都能治疗病变局部和邻近部位病证这一共同主治特点而提出的，是腧穴近治作用的体现，即"腧穴所在，主治所在"。多用于局部症状比较明显的病证，如鼻病取迎香，胃痛取中脘、梁门，牙痛取颊车、下关等。"以痛为输"，取阿是穴，皆属近部选穴。

（二）远部选穴

远部选穴是指在病变部位所属和相关的经络上，距病位较远的部位选取腧穴，又称远端选穴。这是根据十四经腧穴，尤其是十二经中位于四肢肘、膝关节以下的腧穴具有循经远治作用这一基本规律提出来的，是"经络所过，主治所及"治疗规律的体现。应用时可取本经腧穴，也可取表里经或其他有关经脉的腧穴。如肺病咳喘取太渊、孔最，胃痛取足三里、公孙，牙痛取合谷、内庭等。《四总穴歌》所说的"肚腹三里留，腰背委中求，头项寻列缺，面口合谷收"，都是远部选穴法的具体应用。

（三）辨证选穴

辨证选穴是指根据疾病的证候特点，针对病因病机而选取腧穴的方法。如因风邪所致的感冒、咳嗽取风池、风门，水湿痰疾取阴陵泉、丰隆，胃痛属肝郁气滞者取期门、太冲，属脾胃虚寒者取气海、关元、脾俞、胃俞等。八会穴中，气病胸闷、气逆取膻中，血虚、血瘀取膈俞等，均是辨证选穴的应用。根据其病因病机选取穴位也是治病求本原则的体现。

临床上对于发热、多汗、盗汗、失眠、虚脱、昏迷等无明显局限的病变部位而呈现的全身症状，当审证求因，辨证选穴。如外感发热，取大椎、合谷、曲池以清热解表；阴虚发热、盗汗，取阴郄、复溜以滋阴清热止汗；心肾不交引起的失眠，选心俞、神门、太溪以水火相济，宁心安神等。

（四）对症选穴

对症选穴是指针对疾病的某些突出症状而选取腧穴的方法，是腧穴的特殊治疗作用及临床经验在针灸推拿处方中的具体运用，又称经验选穴。如哮喘选定喘穴，小儿疳积选四缝，腰痛选腰痛点等，这是大部分奇穴的主治特点。

二、配穴方法

配穴方法是在选穴原则的指导下，根据不同病证需要，选择具有相辅相成、协同作用的若干腧穴进行配伍应用的方法。临床常用配穴方法总体可归纳为按部配穴和按经配穴两大类。

（一）按部配穴

按部配穴是根据腧穴在人体上分布的部位进行穴位配伍的方法，主要包括远近配穴法、上下配穴法、前后配穴法、左右配穴法。

1. 远近配穴法 是以病变部位为依据，在病变局部和远部同时选穴配伍组方的方法，临床应用最为广泛。如面瘫以局部的颊车、地仓配远道的合谷、太冲，癃闭以局部的中极、关元配远道的三阴交、阴陵泉等。

2. 上下配穴法 是指将人体上肢、腰以上腧穴和下肢、腰以下腧穴配合应用的方法，临床上应用较为广泛。如胁痛可上取支沟、下取阳陵泉，头项强痛可上取天柱、下取昆仑，脱肛可上取百会、下取长强。八脉交会穴的配对应用也属上下配穴法，具体内容将在特定穴的临床应用中介绍。

3. 前后配穴法　是指将人体前部和后部的腧穴配合应用的方法，"前"为胸腹属阴，"后"为背腰属阳，故又称"腹背阴阳配穴法"，《内经》称之为"偶刺"。本法常用于治疗脏腑病。如肺病咳喘，前取中府，后取肺俞；胃病痛胀呕吐，前取中脘、梁门，后取胃俞或胃仓；心病疼痛惊悸，前取巨阙，后取心俞。俞募配穴属于本配穴法的典型实例，是最为常用的前后配穴法。

4. 左右配穴法　是指将人体左侧和右侧的腧穴配合应用的方法。本法是基于人体十二经脉左右对称分布和部分经脉左右交叉的特点总结而成的。临床上为了加强腧穴的协同作用，常左右双穴同取，如胃痛选双侧足三里、内关、胃俞；郁证取双侧神门、内关、太冲等。或不局限于选双侧同一腧穴，如左侧偏头痛可选同侧的太阳、头维和对侧的外关、足临泣，左侧面瘫可选同侧的地仓、颊车、阳白和对侧的合谷。左病取右、右病取左的取穴法，古称"巨刺"，也是左右配穴的一种方法。

（二）按经配穴

按经配穴是根据经脉理论及其相互之间的联系进行配穴的方法，主要包括本经配穴法、表里经配穴法、同名经配穴法和子母经配穴法。

1. 本经配穴法　是指某一脏腑、经脉发生病变时，即选该脏腑、经脉的腧穴配成处方。如肺病咳嗽，既可近取中府，又可远取肺经的尺泽、太渊；肝郁气滞导致的胁痛，可在足厥阴肝经上近取期门，远取该经的原穴太冲。

2. 表里经配穴法　是以脏腑、经脉的阴阳表里配合关系为依据的配穴方法。当某一脏腑、经脉发生疾病时，取该经及与其相表里经脉上的腧穴配合成方。如胃痛呕吐，常选胃经的足三里配脾经的公孙。《灵枢·五邪》载："邪在肾，则病骨痛，阴痹……取之涌泉、昆仑。"另外，原络配穴法是表里经配穴法在临床上的具体应用。

3. 同名经配穴法　是将手足同名经的腧穴相互配合的方法。本法基于同名经"同气相通"，即名称相同的经络相互沟通、交会的理论。如少阳头痛、胁痛可取手少阳经的中渚、外关配足少阳经的侠溪、阳陵泉。

4. 子母经配穴法　是根据脏腑、经脉的五行属性，基于"虚则补其母，实则泻其子"的理论而选取穴位的配穴方法。如肺虚咳嗽，除取肺经穴和肺俞等以外，可同时配用脾经的太白和胃经的足三里，以培土生金。

以上介绍的选穴原则和配穴方法提供了针灸推拿处方选穴的基本思路，在临床应用时要灵活掌握，一个针灸推拿处方的组成常是几种选穴原则和多种配穴方法的综合运用。

三、方法选择

（一）针灸推拿疗法的选择

针灸推拿疗法的选择是指针对患者的病情和具体情况而选择适宜的治疗手段。毫针刺法、灸法、拔罐法、耳针疗法、推拿疗法等，其作用各有所长，临床应用时应根据具体病情和病人，在确定腧穴后，酌情选择治疗方法，考虑是用针、用灸或针灸并用，还是用推拿法或针推并举，或兼以拔罐法、皮肤针法、耳针法等。只有选用正确的刺灸、推拿疗法，才能取得应有的效果。

（二）操作方法的选择

针灸推拿操作方法与处方的作用密切相关。当疗法确立之后，必须对疗法的具体操作进行说明，如毫针刺法是用补法还是泻法，针刺深浅、方向有无特殊要求，留针与否以及方式（动留法或静留法）；艾灸用艾条灸、艾炷灸还是温针灸等；推拿手法是一指禅推法还是揉法、按法等。

四、治疗时机

一般来说，针灸推拿治疗疾病没有特殊、严格的时间要求，但对某些疾病在治疗时机的选择上有其重要意义。如痛经在月经来潮前几日开始治疗，直到月经过去为止；女性不孕症，宜在排卵前后几天连续施治；失眠宜选择在下午或晚间治疗等均有助于提高疗效。

此外，针灸推拿治疗疾病可每日 1 次或隔日 1 次，间隔时间及疗程等应根据疾病的具体情况而定。

第四节　特定穴的内容和应用

特定穴是指十四经穴中具有特殊治疗作用，并按特定称号归类的腧穴，是临床常用穴、重点穴。不同类别的特定穴其分布、特性和作用不同，故在临床上具有特殊的应用方法。

一、五输穴的内容和应用

五输穴是十二经分布于肘膝关节以下的井、荥、输、经、合五类腧穴。每经 5 穴，十二经共有 60 个。五输穴不仅有经脉归属，而且具有自身的五行属性，按照"阴井木"、"阳井金"的规律，十二经脉的五输穴及其五行属性见表 6 - 1、表 6 - 2 所示。

表 6 - 1　　　　　　　　　阴经五输穴表

经脉名称	井（木）	荥（火）	输（土）	经（金）	合（水）
手太阴肺经	少商	鱼际	太渊	经渠	尺泽
手厥阴心包经	中冲	劳宫	大陵	间使	曲泽
手少阴心经	少冲	少府	神门	灵道	少海
足太阴脾经	隐白	大都	太白	商丘	阴陵泉
足厥阴肝经	大敦	行间	太冲	中封	曲泉
足少阴肾经	涌泉	然谷	太溪	复溜	阴谷

表 6-2　　　　　　　　　　　　　阳经五输穴表

经脉名称	井（金）	荥（水）	输（木）	经（火）	合（土）
手阳明大肠经	商阳	二间	三间	阳溪	曲池
手少阳三焦经	关冲	液门	中渚	支沟	天井
手太阳小肠经	少泽	前谷	后溪	阳谷	小海
足阳明胃经	厉兑	内庭	陷谷	解溪	足三里
足少阳胆经	足窍阴	侠溪	足临泣	阳辅	阳陵泉
足太阳膀胱经	至阴	足通谷	束骨	昆仑	委中

根据古代文献和临床实际，五输穴的应用可归纳为以下三方面。

1. 按五输穴主病特点选用　《灵枢·顺气一日分为四时》云："病在藏者，取之井；病变于色者，取之荥；病时间时甚者，取之输；病变于音者，取之经；经满而血者，病在胃及以饮食不节得病者，取之合。"其后《难经·六十八难》又作了补充："井主心下满，荥主身热，输主体重节痛，经主喘咳寒热，合主逆气而泄。"

综合临床的应用情况，井穴多用于急救，如十二井穴点刺出血，可抢救中风、中暑等昏迷；荥穴主要用于治疗热证，如胃火上炎取内庭，心肝火旺取少府、行间，肺热咳嗽取鱼际，均能清泻本经及所属脏腑的热邪。

2. 按五行生克关系选用　这是根据五输穴的五行属性，按"生我者为母，我生者为子"，定出各经五输穴中的母穴和子穴，遵循《难经·六十九难》"虚者补其母，实者泻其子"的原则，虚证用母穴，实证用子穴。这一取穴法亦称为子母补泻法。

具体运用时，分本经子母补泻法和他经子母补泻法。如肝属木，用本经子母补泻法，肝经实证应泻本经子穴，因"木生火"，"火"为"木"之子，故选本经属"火"的荥穴行间；肝经的虚证应补本经母穴，"水生木"，"水"为"木"之母，故选本经五输穴中属"水"的合穴曲泉。若用他经子母补泻法，肝经实证应泻子经子穴，即泻心经（火）荥穴少府（火）；肝经虚证应补母经母穴，即补肾经（水）合穴阴谷（水）。各经五输穴子母补泻取穴详见表 6-3。

表 6-3　　　　　　　　　　　　　子母补泻取穴表

		脏						腑					
		金	水	木	火	相火	土	金	水	木	火	相火	土
本经子母穴	经脉	肺经	肾经	肝经	心经	心包经	脾经	大肠经	膀胱经	胆经	小肠经	三焦经	胃经
	母穴	太渊	复溜	曲泉	少冲	中冲	大都	曲池	至阴	侠溪	后溪	中渚	解溪
	子穴	尺泽	涌泉	行间	神门	大陵	商丘	二间	束骨	阳辅	小海	天井	厉兑
他经子母穴	母经	脾经	肺经	肾经	肝经	肝经	心经	胃经	大肠经	膀胱经	胆经	胆经	小肠经
	母穴	太白	经渠	阴谷	大敦	大敦	少府	足三里	商阳	足通谷	足临泣	足临泣	阳谷
	子经	肾经	肝经	心经	脾经	脾经	肺经	膀胱经	胆经	小肠经	胃经	胃经	大肠经
	子穴	阴谷	大敦	少府	太白	太白	经渠	足通谷	足临泣	阳谷	足三里	足三里	商阳

3. 按时选用　天人相应是中医整体观念的重要内容，经脉的气血运行和流注与季节及时辰有密切关系。《难经·七十四难》云："春刺井，夏刺荥，季夏刺输，秋刺经，冬刺合。"

春夏之季，阳气在上，人体气血浮行于表，故应浅刺井、荥；秋冬之季，阳气在下，人体气血沉伏于里，故宜深刺经、合。另外，子午流注针法则是根据一日之中十二经脉气血盛衰开合的时辰选用不同的五输穴。

二、原穴、络穴的内容和应用

原穴是脏腑之原气输注、经过和留止部位的腧穴。十二经各有一个原穴，称为"十二原"。络穴是十五络脉从经脉别出部位的腧穴，也是表里两经联络之处，共计15穴。十二经脉原穴与络穴见表6-4。

表6-4　　　　　　　　　　　十二经脉原穴与络穴表

经　脉	原　穴	络　穴	经　脉	原　穴	络　穴
手太阴肺经	太渊	列缺	手阳明大肠经	合谷	偏历
手厥阴心包经	大陵	内关	手少阳三焦经	阳池	外关
手少阴心经	神门	通里	手太阳小肠经	腕骨	支正
足太阴脾经	太白	公孙	足阳明胃经	冲阳	丰隆
足厥阴肝经	太冲	蠡沟	足少阳胆经	丘墟	光明
足少阴肾经	太溪	大钟	足太阳膀胱经	京骨	飞扬

注：十五络穴，除十二经脉的络穴外，还有任脉络穴鸠尾，督脉络穴长强，脾之大络大包穴。

原穴和络穴既可单独应用，也可相互配合使用。

1. 单独应用　原穴与所属脏腑关系密切，主要用于诊断和治疗相关脏腑疾病。《灵枢·九针十二原》说："五脏有疾也，应出十二原。十二原各有所出，明知其原，睹其应，而知五脏之害矣。"五脏发生病变时，常在相应的原穴上出现异常反应（压痛、敏感、电阻改变、温度改变等），诊察原穴的反应变化，结合其他临床体征，可协助诊断相关脏腑疾病。《难经·六十六难》说："三焦者，原气之别使也，主通行原气，历经于五脏六腑。"原气通过三焦布散于原穴，针灸推拿原穴能通达三焦原气，调整五脏六腑的功能，主治所属脏腑疾病。所以当脏腑发生病变时，常选其相应的原穴。正如《灵枢·九针十二原》所云："五脏六腑之有疾者，皆取其原也。"

络穴既可治疗其络脉病证，又能治疗表里两经的病证。如手太阴肺经之络穴列缺，一方面能治其络脉病，即实则手部腕侧锐骨和掌中发热，虚则呵欠频作、小便失禁或频数；另一方面又能疏调表里两经的经气，既可治咳嗽、哮喘、咽喉肿痛等肺经病证，又能疗头痛项强、齿痛等大肠经病证。

2. 配合应用　临床上常把先病经脉的原穴和后病的相表里的经脉络穴相配合，称为"原络配穴法"或"主客原络配穴法"，属表里经配穴法。如肺经先病，大肠经后病，则先取肺经原穴太渊为主，再取大肠经络穴偏历为客。反之，大肠经先病，肺经后病，则先取大肠经原穴合谷为主，后取肺经络穴列缺为客。

三、俞穴、募穴的内容和应用

俞穴是脏腑之气输注于背腰部的腧穴，又称背俞穴。募穴是脏腑之气汇聚于胸腹部的腧穴，又称腹募穴。每一脏腑均有各自的俞穴和募穴，见表 6 - 5。

表 6 - 5　　　　　　　　　　六脏六腑背俞穴与募穴表

六脏	背俞穴	募穴	六腑	背俞穴	募穴
肺	肺俞	中府	大肠	大肠俞	天枢
心包	厥阴俞	膻中	三焦	三焦俞	石门
心	心俞	巨阙	小肠	小肠俞	关元
脾	脾俞	章门	胃	胃俞	中脘
肝	肝俞	期门	胆	胆俞	日月
肾	肾俞	京门	膀胱	膀胱俞	中极

由于背俞穴和募穴都是脏腑之气输注和汇聚的部位，其分布部位接近于所属脏腑，因此在临床上主要用于诊断和治疗相关脏腑及组织器官疾病。

1. 辅助诊断　脏腑发生病变时，常在背俞穴、募穴上出现阳性反应，如压痛、敏感等。因此诊察按压背俞穴、募穴，结合其他症状可判断脏腑疾患。《灵枢·背俞》说："欲得而验之，按其处，应在中而痛解，乃其俞也。"《难经本义·六十七难》曰："阴阳经络，气相交贯，脏腑腹背，气相通应。"说明俞募二穴可相互诊察疾病，即审募而察俞，察俞而诊募。

2. 治疗脏腑及相关组织器官疾病

（1）主治脏腑疾病　根据《难经·六十七难》"阴病行阳，阳病行阴，故令募在阴，俞在阳"及《素问·阴阳应象大论》"从阴引阳，从阳引阴"等论述，脏病（阴病）多与背俞穴（阳部）相关，腑病（阳病）多与募穴（阴部）联系。故临床上一般脏病多选其背俞穴，腑病多选其募穴。如肺病咳喘常选肺俞；大肠病泄泻或便秘多选天枢等。俞募穴可单独使用，也可相互配合应用，即俞募配穴法，属前后配穴法的范畴。如心病怔忡用心俞配巨阙；胃病疼痛选胃俞配中脘等。由于俞、募穴均与脏腑之气密切联系，因此二者配用能发挥其协同作用。

（2）背俞穴治疗相关组织器官疾病　背俞穴不仅可治疗相应的脏腑病证，还能治疗与脏腑相关的五官九窍、皮肉筋骨等病证。如肝开窍于目，主筋，故目疾、筋脉挛急等病可选肝俞；肾开窍于耳，主骨，故耳疾、骨病可选肾俞。

四、郄穴的内容和应用

郄穴是各经经气深聚的部位，十二经脉、阴维脉、阳维脉、阴跷脉、阳跷脉各有一个郄穴，共计 16 穴，其穴名详见表 6 - 6。

表 6 - 6　　　　　　　　　　十六经脉郄穴表

经脉	郄穴	经脉	郄穴
手太阴肺经	孔最	手阳明大肠经	温溜
手厥阴心包经	郄门	手少阳三焦经	会宗
手少阴心经	阴郄	手太阳小肠经	养老

（续表）

经 脉	郄 穴	经 脉	郄 穴
足太阴脾经	地机	足阳明胃经	梁丘
足厥阴肝经	中都	足少阳胆经	外丘
足少阴肾经	水泉	足太阳膀胱经	金门
阴维脉	筑宾	阳维脉	阳交
阴跷脉	交信	阳跷脉	跗阳

郄穴是治疗本经和相应脏腑病证的重要穴位，尤其在治疗急症方面有独特的疗效。一般来说，阴经郄穴多治疗血证，阳经郄穴多治疗痛证。如急性胃脘痛，常取胃经郄穴梁丘；肺病咳血，多用肺经郄穴孔最等。郄穴除单独使用外，常与八会穴配合使用，故有"郄会配穴"之称，如孔最配血会膈俞治疗肺病咳血效果更佳。脏腑疾患也可在相应的郄穴上出现疼痛或压痛，有助于诊断。

五、下合穴的内容和应用

下合穴是指六腑之气下合于下肢足三阳经的 6 个腧穴，又称"六腑下合穴"，其具体内容见表6－7。

表6－7　　　　　　　　　　六腑下合穴表

	小肠	三焦	大肠	膀胱	胆	胃
下合穴	下巨虚	委阳	上巨虚	委中	阳陵泉	足三里

下合穴主治六腑病，《灵枢·邪气脏腑病形》指出："合治内腑"，概括了下合穴的主治特点。临床上六腑相关的疾病常选其相应的下合穴治疗，如胃病取足三里，胆病取阳陵泉，肠病泻痢选上巨虚、下巨虚。另外，下合穴也可协助诊断。

六、八会穴的内容和应用

八会穴是指人体脏、腑、气、血、筋、脉、骨、髓等精气聚会处的 8 个腧穴。八会穴与有关脏腑组织的对应关系详见表6－8。

表6－8　　　　　　　　　　八会穴表

脏会	腑会	气会	血会	筋会	脉会	骨会	髓会
章门	中脘	膻中	膈俞	阳陵泉	太渊	大杼	绝骨

八会穴主治相关组织、脏腑的病证。如膻中主治气病，能调气理气；膈俞主治血病，可止血活血；阳陵泉主治挛急痿瘫等筋病，能舒筋强筋；太渊主治脉病，以调畅血脉等。

七、八脉交会穴的内容和应用

八脉交会穴是十二经脉与奇经八脉相通的 8 个腧穴，是古人根据腧穴的主治特点总结而成的。其单独应用，具有治疗各自所通的奇经八脉病证的作用。如后溪通督脉，可治腰脊强痛等督脉病；公孙通冲脉，可治胸腹气逆等冲脉病。同时，临床上常根据两两相合的关系配合应用，治疗两脉相合部位的疾病，如公孙配内关，主治心、胸、胃疾病；列缺配照海，主治肺、咽喉、胸膈疾病。这属于上下配穴法的范畴。八脉交会穴配伍及主治病证见表 6-9。

表 6-9　　　　　　　　　　　　　　八脉交会穴配伍及主治表

穴　名	主　治	相配合主治
公孙	冲脉病证	心、胸、胃疾病
内关	阴维脉病证	
后溪	督脉疾病	目内眦、颈项、耳、肩部疾病
申脉	阳跷脉病证	
足临泣	带脉病证	目锐眦、耳后、颊、颈、肩部疾病
外关	阳维脉病证	
列缺	任脉病证	肺系、咽喉、胸膈疾病
照海	阴跷脉病证	

[附]　八脉交会八穴歌

公孙冲脉胃心胸，内关阴维下总同。临泣胆经连带脉，阳维目锐外关逢。
后溪督脉内眦颈，申脉阳跷络亦通。列缺任脉行肺系，阴跷照海膈喉咙。

八、交会穴的内容和应用

交会穴是两经或数经相交会合的腧穴，其主治特点是既可治本经病，又可治所交会经脉的疾病。如三阴交为脾经腧穴，又是足三阴经的交会穴，因此，它不仅治疗脾经病证，也可治疗足少阴肾经和足厥阴肝经的病证。又如关元、中极是任脉与足三阴经的交会穴，故不仅能治疗任脉病证，也可治疗足三阴经病证。交会穴的内容多出自《针灸甲乙经》，现根据该书所载，列经脉交会穴于表 6-10。

表 6-10　　　　　　　　　　　　　　经脉交会穴表

	足太阴经	手太阴经	足厥阴经	手厥阴经	足少阴经	手少阴经	足太阳经	手太阳经	足少阳经	手少阳经	足阳明经	手阳明经	任脉	冲脉	督脉	带脉	阴维脉	阳维脉	阴跷脉	阳跷脉	备　注
承浆											√	√	○		√						《针灸大成》
廉泉													○				√				
天突													○				√				
上脘								√			√		○								
中脘								√		√	√		○								手太阳、少阳，足阳明所生
下脘	√												○								
阴交													○	√							
关元	√		√		√								○								
中极	√		√		√								○								
曲骨			√										○								

（续表）

穴名	足太阴经	手太阴经	足厥阴经	手厥阴经	足少阴经	手少阴经	足太阳经	手太阳经	足少阳经	手少阳经	足阳明经	手阳明经	任脉	冲脉	督脉	带脉	阴维脉	阳维脉	阴跷脉	阳跷脉	备注
会阴													○	√	√						
三阴交	○		√		√																
冲门	○		√																		
府舍	○		√														√				
大横	○																√				
腹哀	○																√				
中府	√	○																			
章门			○						√												
期门	√		○														√				
天池				○					√												
横骨					○									√							
大赫					○									√							
气穴					○									√							
四满					○									√							
中注					○									√							
肓俞					○									√							
商曲					○									√							
石关					○									√							
阴都					○									√							
腹通谷					○									√							
幽门					○									√							
照海					○														√		阴跷脉所生
交信					○														√		
筑宾					○												√				
神庭							√				√				○						
水沟											√	√			○						
百会							√								○						
脑户							√								○						
风府															○			√			
哑门															○			√			
大椎							√		√						○						
陶道							√								○						《铜人》
长强			√						√						○						《铜人》
睛明							○	√			√								√	√	《素问·气府论》
大杼							○	√													
风门							○								√						
附分							○	√													
跗阳							○													√	

（续表）

	足太阴经	手太阴经	足厥阴经	手厥阴经	足少阴经	手少阴经	足太阳经	手太阳经	足少阳经	手少阳经	足阳明经	手阳明经	任脉	冲脉	督脉	带脉	阴维脉	阳维脉	阴跷脉	阳跷脉	备注
申脉							○													√	阳跷脉所生
仆参							○													√	
金门							○											√			
臑俞								○										√		√	
秉风								○	√	√		√									
颧髎								○		√											
听宫								○	√	√											
瞳子髎								√	○	√											
上关									○	√	√										
颔厌									○	√	√										
听会									○	√											手少阳脉气所发
悬厘									○	√	√										
曲鬓								√	○												
天冲								√	○												
率谷								√	○												
浮白								√	○												
头窍阴								√	○												
完骨								√	○												
本神									○									√			
阳白									○									√			
头临泣								√	○									√			
目窗									○									√			
正营									○									√			
承灵									○									√			
脑空									○									√			
风池									○									√			
肩井									○	√								√			
日月	√								○									√			
环跳								√	○												
带脉									○							√					
五枢									○							√					
维道									○							√					
居髎									○											√	
阳交									○									√			
臑会										○	√										手阳明之络
丝竹空									√	○											足少阳脉气所发
天髎										○								√			
翳风									√	○											

（续表）

	足太阴经	手太阴经	足厥阴经	手厥阴经	足少阴经	手少阴经	足太阳经	手太阳经	足少阳经	手少阳经	足阳明经	手阳明经	任脉	冲脉	督脉	带脉	阴维脉	阳维脉	阴跷脉	阳跷脉	备 注
角孙									√	○		√									
耳和髎								√	√	○											《铜人》
承泣											○		√							√	
巨髎											○									√	
地仓											○	√								√	
下关									√		○										
头维									√		○							√			
气冲											○			√							冲脉所起
臂臑												○									手阳明络之会
肩髃												○								√	
巨骨												○								√	
迎香											√	○									

注：○为所属经，√为交会经。

第五节　针灸推拿常用检查方法

诊断是治疗疾病的前提，只有明确诊断，才能制订相应的治疗方案。临床诊察疾病强调以中医基础理论为指导，结合现代医学基本知识，运用望、闻、问、切等诊法及必要的物理、实验室检查等手段获取资料，对疾病进行综合分析，以得出正确的诊断。

一、头颈部检查

（一）头面部检查

1. 望诊　头面部望诊主要观察神色和头面部的形态变化。头为诸阳之会，精明之府，内藏脑髓，与脏腑气血关系密切。因此通过头面部望诊可了解机体内部的变化。

（1）望神色　神是人体生命活动的总称，是对人体生命现象的高度概括。神具体表现于人的目光、色泽（以面部为主）、神情、体态诸方面。通过望神，可知精气盛衰，病情轻重，预后善恶。望色，主要是望面部的颜色和光泽。面部的色泽，是脏腑气血的外荣。察面部的色泽，对诊断疾病的轻重和推断病势的进退有重要的意义。如创伤患者，通过观察患者面部表情，可初步推知病情之轻重：轻伤者神志清楚，言语如常；重伤者面色苍白，表情淡漠或神志昏迷。

（2）望形态　主要观察头面部的形状、对称性、大小和有无异常活动。如额骨及颞骨双侧凸出，顶部扁平，呈方形，多见于佝偻病患儿（图6–1）。一侧面部表情肌瘫痪，患侧额纹消失，眼不能闭合，鼻唇沟变浅，口角下垂，多为面神经麻痹；中枢性面瘫主要表现为颜面下半部瘫痪（图6-2）。头部不自主震颤，可见于震颤麻痹。

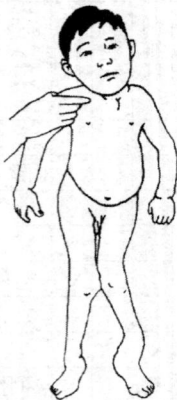

图6-1　佝偻病患儿

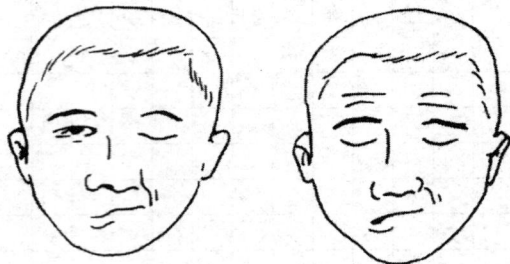

图6-2　面瘫（右侧瘫痪）

外伤患者应注意鼻部有无血肿及瘀斑，鼻骨是否歪斜或塌陷，呼吸道是否堵塞（鼻骨骨折时，局部压痛明显，可触到下陷鼻骨），两眼有无充血，眶周有无瘀斑及肿胀，视物是否清楚，瞳孔有无扩大、缩小或变形，两侧是否对称，对光反射是否存在。耳漏、鼻漏或咽喉血肿常提示有颅底骨骨折发生。下颌关节脱位的病人，口呈半开状，咬合困难（图6-3）。

2. 触诊　检查者用手触摸病人体表的一定部位，分辨其寒、温、润、燥、肿胀、疼痛，并观察病人对按压的反应。

（1）婴儿囟门检查　两手掌分别放在左右颞部，拇指按在额部，用中指和食指检查囟门。正常前囟门可触及与脉搏一致的跳动，囟门与颅骨平齐，稍有紧张感。如前囟隆起，除在小儿哭叫时出现，多见于高热、颅内出血等颅内压增高的疾病。前囟门应在出生后12～18个月闭合，如迟闭，见于佝偻病等。如前囟凹陷，多见于吐泻后津液大伤的患儿。

（2）张口度测定　张口时，上下颌牙齿之间的距离，相当于自己中、食、无名指三指并拢时末节的宽度。如下颌关节强直，则宽度减小或牙关紧闭。

（3）外伤患者检查　对头部外伤患者，重点要摸清颅骨有无塌陷，特别要注意有皮下血肿者深层是否有骨折存在，有无头皮开放创口或头皮撕脱伤，有无头皮出血或皮下血肿，其颅骨有无凹陷畸形等。下颌关节脱位时，关节窝空虚，其前方可触到隆起的髁状突（图6-4）。

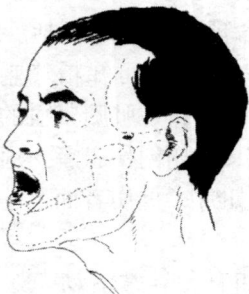

图6-3　双侧下颌关节前脱位畸形

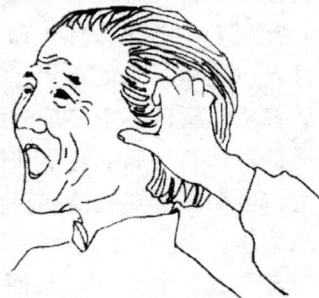

图6-4　下颌关节脱位检查

(二) 颈部检查

1. 望诊 患者取坐位，解开内衣，露出颈部、肩部及上肢，两肩放平，两臂下垂，双目前视。

（1）颈部皮肤、软组织有无瘢痕、窦道、寒性脓肿（寒性脓肿多为颈椎结核）；高位者应注意观察咽后壁有无脓肿，低位病变则脓肿多在颈部出现；颈部两侧软组织有无局限性肿胀或隆起。

（2）颈椎的生理前凸是否正常，有无平直或局限性后凸、侧弯、扭转等畸形，如颈椎结核、骨折患者常出现角状后凸畸形；颈部肌肉有无痉挛或短缩。

（3）颈部有无畸形，颜面是否对称，患者头部向一侧偏斜称为斜颈，见于颈肌外伤、瘢痕收缩、先天性肌性斜颈（图6-5）；颈部运动受限并伴有疼痛，可见于软组织炎症、颈肌扭伤、肥大性脊柱炎、颈椎结核或肿瘤等。

2. 触诊

（1）触诊方法 患者颈部前屈约30°，检查者用左手扶住其前额固定头部，自枕外粗隆开始向下逐个棘突依次进行触摸，触摸棘突、棘突间隙及两侧肌肉。其中第2、6、7颈椎棘突较大，易触摸到。

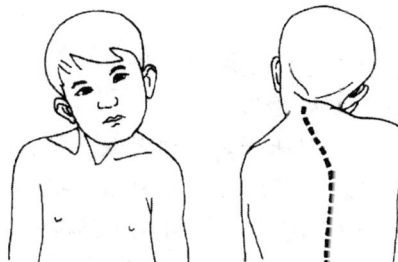

图6-5 先天性肌性斜颈

（2）主要检查内容 棘突是否偏歪，压痛是在棘突的中央区还是在两侧，并由轻而重地测定压痛点是位于浅层还是深部，一般浅层压痛多系棘间韧带、棘上韧带或皮下筋膜之疾患。若压痛点在颈椎的横突部位，则表示关节突关节可能有炎症或损伤，如关节突关节紊乱。若在下颈椎棘突旁以及肩胛骨内上角处有压痛，同时向一侧上肢有放射性疼痛，多为颈椎病。在棘间韧带或项肌有压痛，可能为扭伤或"落枕"（图6-6）。

若在锁骨上方，颈外侧三角区有压痛，则说明可能有颈肌筋膜炎。落枕、颈椎病患者，常可在颈项部触摸到肌肉强硬痉挛。对于颈椎后凸畸形的病例，触摸时不宜用力过重，如怀疑为颈椎结核时，应检查咽后壁，以观察有无咽后壁脓肿形成。颈椎棘突连线上若触摸到硬结或条索状物，可能为项韧带钙化。

3. 动诊 颈部运动检查时，嘱患者取坐位，头正直，固定双肩，使躯干不参与颈椎的运动，然后再做各方向活动。颈部正常运动范围见图6-7。

重点观察运动是否自如，有无运动障

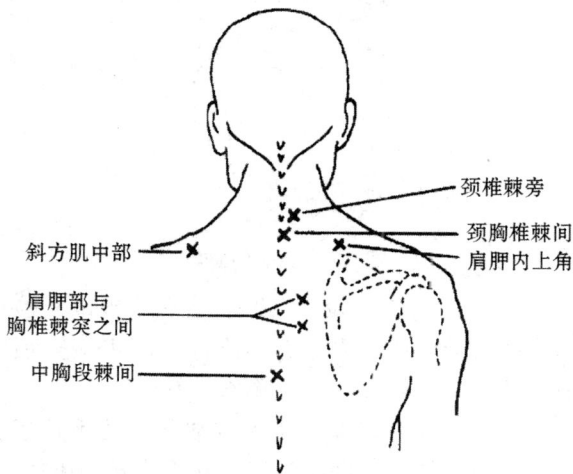

图6-6 颈背部常见压痛点

(1)伸屈　　　　(2)旋转　　　　(3)侧屈

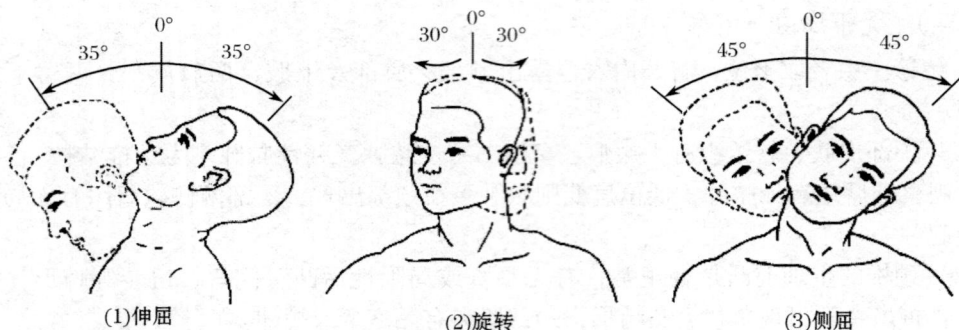

图6-7　颈部正常运动范围

碍，要排除代偿动作。对颈椎骨折脱位者，不做运动检查，以防造成脊髓损伤。

4. 特殊检查

（1）挤压试验　患者取坐位，检查者双手交叠置于其头顶，并控制颈椎处于不同的角度（如使头部后伸并向患侧倾斜），然后进行按压（图6-8）。如出现颈部疼痛或上肢放射痛，即为阳性反应，可见于颈椎病及颈椎间盘突出症。

（2）分离试验　患者取正坐位，检查者两手分别托住患者下颌和枕部，向上牵拉。如患者能感到颈部和上肢疼痛减轻，即为阳性，可见于颈椎病及颈椎间盘突出症。

（3）臂丛神经牵拉试验　患者取坐位，头微屈，检查者立于患侧，一手置患侧头部，另一手握患腕做反向牵引（图6-9）。若患肢出现疼痛或麻木，则为阳性，提示臂丛神经受压，多见于神经根型颈椎病。

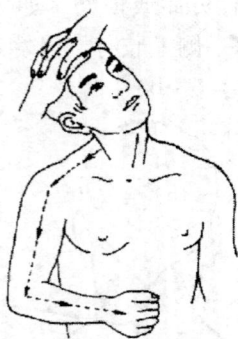

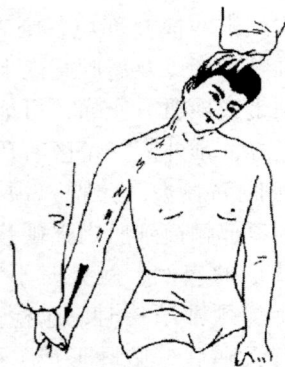

图6-8　挤压试验　　　　图6-9　臂丛神经牵拉试验

（4）超外展试验　患者取站立或坐位，检查者将患肢从侧方外展高举过肩过头，若桡动脉脉搏减弱或消失，即为阳性，用于检查锁骨下动脉是否被喙突及胸小肌压迫，如有压迫，即为超外展综合征（图6-10）。

（5）深呼吸试验　患者取端坐，两手置于膝部，先比较两侧桡动脉搏动力量，然后让患者尽力后伸颈部做深吸气，并将头转向患侧，同时下压肩部，再比较两侧脉搏或血压，往往患侧脉搏减弱或消失、疼痛加重；相反，抬高肩部，头面转向前方，则脉搏恢复，疼痛缓解。主要用于检查有无颈肋和前斜角肌综合征。

二、胸腹部检查

(一)胸部检查

1. 望诊

(1)皮肤及软组织 胸部望诊,应注意胸部皮肤有无红肿、包块及皮下青筋暴露。如乳腺炎患者,其乳房红肿变硬,压痛明显,多伴发热。

(2)胸廓形态 桶状胸多见于肺气肿患者,表现为胸廓前后径扩大,外形象桶状(图6-

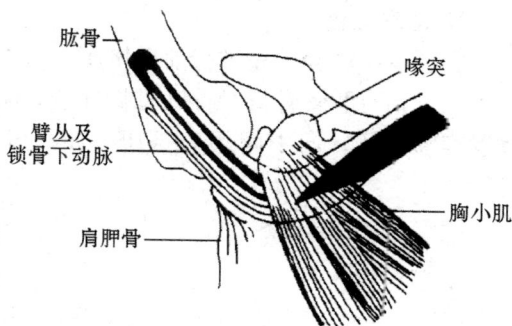

图6-10 超外展综合征

11)。鸡胸见于佝偻病,表现为胸骨(尤其是下部)显著前凸,胸廓的前后径略长于左右径(图6-12)。脊柱畸形可引起胸廓变化,如脊柱结核等疾患造成的脊柱后凸,可使胸部变短,肋骨互相接近或重叠,胸廓向内牵拉;或由于发育畸形、脊柱的某些疾患或脊柱旁一侧肌肉麻痹,使脊柱侧凸,脊柱突起的一侧胸廓膨隆,肋间隙加宽,而另一侧胸廓变平,肋骨互相接近或重叠,两肩不等高(图6-13)。在肋软骨部,如有局限性高凸,皮色不变,质硬无移动,多是肋软骨炎;如发生在胸壁浅层,质软有波动,则为胸壁结核或局限性脓肿。

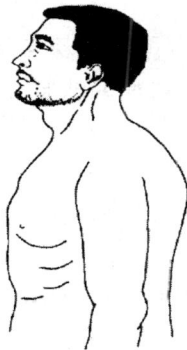
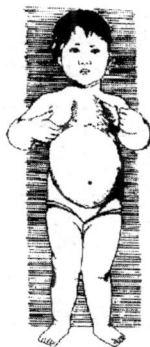
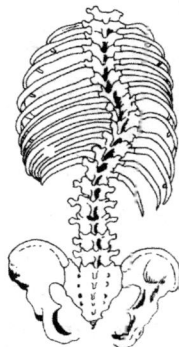

图6-11 桶状胸　　　　图6-12 鸡胸　　　　图6-13 脊柱侧凸导致的胸廓畸形

(3)外伤患者检查 应注意观察胸式呼吸是否存在,胸部创伤的患者多采用腹式呼吸,以减轻疼痛。此外,多发性双侧肋骨骨折患者,胸部可明显塌陷,形成椎枷胸而出现反常呼吸。

2. 触诊

(1)压痛点 一般情况下,内脏病变按照该脏器的解剖位置,在体表的相应部位有疼痛反应及压痛。

(2)外伤患者检查 胸壁有皮下气肿时,用手按压可有握雪感或捻发音,多由于胸部外伤后,致肺或气管破裂,气体逸至皮下所致。检查肋骨骨折时,检查者用食指和中指分别置于肋骨两侧,沿着肋骨的走行方向,从后向前下方滑移并仔细触摸,骨折如有移位,能触及骨折断端和压痛,骨折移位不明显时,则可能仅有压痛。

3. 特殊检查

胸廓挤压试验　先进行前后挤压，检查者一手按住患者背部正中，另一手按住胸骨，轻轻对压，如有肋骨骨折时，则骨折部位有明显疼痛，可伴骨擦音；再行侧方挤压，两手分别放置胸廓两侧，向中间用力挤压，如有骨折或胸肋关节脱位，则在损伤处出现疼痛反应（图6－14）。

（二）腹部检查

1. 望诊

（1）腹部疾病　站立时如见上腹部凹陷，而脐部及下腹部隆起，多为胃下垂患者。正常人腹部一般不能看到蠕动波，除非腹壁较薄的老年人、经产妇或极度消瘦者。胃肠道发生梗阻时，则出现明显的胃或肠蠕动波，且常伴有胃型或肠型。腹部青筋暴露（静脉曲张），伴有腹水、脾肿大者，多为肝病所致

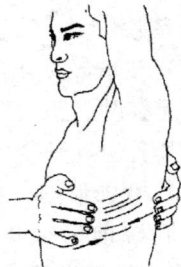

图6－14　胸廓挤压试验

的门脉高压症；小儿骨瘦如柴，腹大如鼓，并见青筋暴露，多为疳积。

（2）外伤患者检查　对有外伤史的患者，应重点观察腹部有无膨隆，有无局限性包块，腹式呼吸是否存在，局部有无瘀血。此外还要区分损伤在上腹部还是下腹部，骨盆骨折时常出现下腹部血肿和瘀斑。

2. 触诊

（1）压痛点　阑尾炎压痛点，即麦氏（McBurney）点，在右髂前上棘与脐连线的中、外1/3交界处；阑尾炎发作时，阑尾穴（足三里直下2寸）常有压痛或酸胀感，以右侧较明显。胆囊炎压痛点（胆囊点），在右季肋缘与腹直肌右缘的交角处。检查时用四指或拇指压住胆囊点，嘱患者深吸气，当胆囊下移碰到手指时感到剧痛而突然屏气，即为胆囊压痛试验阳性。胆道蛔虫患者，在剑突下二指，再向右旁开二指处有明显压痛，此为胆总管压痛点。胃溃疡压痛区在上腹部正中或偏左，范围较广；十二指肠溃疡压痛区在上腹部偏右，常有明显的局限压痛。腹膜炎患者常有腹肌紧张、全腹压痛及反跳痛，称腹膜刺激征。触诊时，腹肌紧张程度往往呈"木板样"，称为板状腹。

（2）外伤患者检查　腹部触诊重点应注意脏器损伤，无论是肝脾损伤或是空腔脏器损伤，均有明显的腹肌紧张。先触摸肝区、脾区有无压痛；肝浊音界是否消失；有无移动性浊音；肠鸣音是否存在，以及有无亢进或减弱。其他部位触痛应注意有无膀胱损伤、尿道损伤、肾实质损伤等。结合全身情况尽早判断有无活动性出血。如触及腹腔肿物，除创伤血肿外，临床与骨伤科有关的以腰椎结核寒性脓肿和椎体肿瘤最为常见。触诊时还要摸清肿物大小、边界软硬程度、表面光滑度、有无波动、移动度、触痛反应敏感程度等，以便判断损伤性质。

3. 特殊检查

腹壁反射　患者仰卧，下肢屈曲，放松腹肌，检查者用钝尖物沿肋缘下、平脐和腹股沟上的平行方向，由外向内轻划腹壁皮肤，正常时该侧腹肌收缩。上腹壁反射中心在胸髓7～8；中腹壁反射中心在胸髓9～10；下腹壁反射中心在胸髓11～12。一侧腹壁反射消失见于锥体束损伤，某一水平的腹壁反射消失提示相应的周围神经和脊髓损伤。

三、腰背、骨盆部检查

（一）腰背部检查

1. 望诊

（1）骨性标志及生理弯曲（图6-15） 患者裸露上身，下部显露出两侧髂嵴，直立，头胸部挺直，目向前视，两手下垂，双足并拢。全面观察患者体形、生理力线和生理曲线。检查者首先从后面观察腰背部骨性标志：正常时两肩平行对称，两肩胛骨内角与第3胸椎棘突同一水平；两肩胛骨下角与第7胸椎棘突同一水平；所有胸、腰椎棘突都在背部正中线上，即自枕骨结节至第1骶椎棘突连线上；两髂嵴连线与第4腰椎棘突同一水平。然后从侧面观察腰背部生理弯曲。胸椎正常向后生理弯曲度和腰椎向前弯曲度是否存在，一般青年人胸椎生理后曲较小，而腰椎生理前曲较大；老年人则胸椎生理后曲较大，而腰椎生理前曲较小。

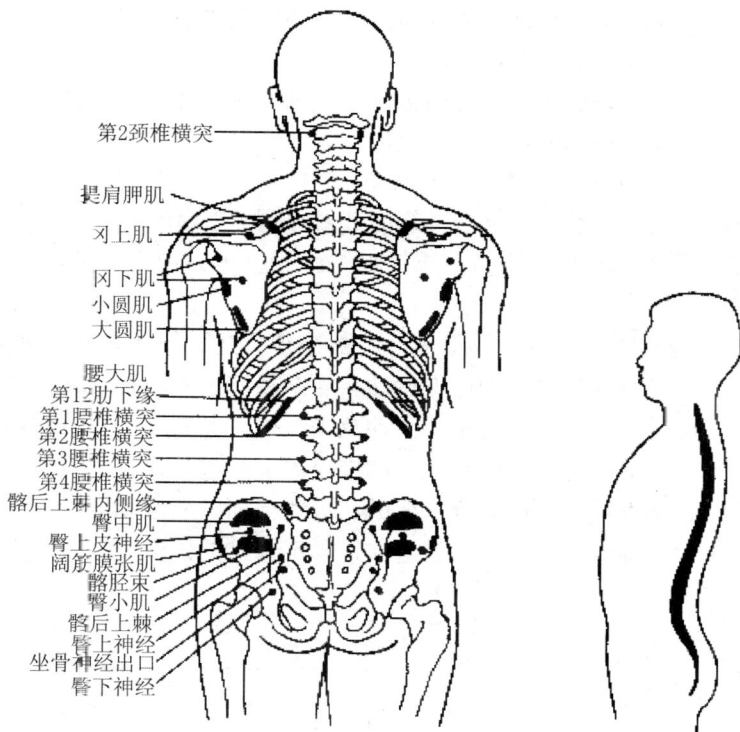

图6-15 骨性标志及脊柱生理弯曲

（2）异常弯曲

①脊柱后凸：也称为驼背，多发生于胸段脊柱。可见于佝偻病、结核病、强直性脊柱炎、脊椎退行性变、脊椎压缩性骨折、青年性椎软骨病。

②脊柱前凸：多发生于腰椎部位，表现为腹部明显向前突出，臀部明显向后突出，可见于水平骶椎、下腰椎向前滑脱、髋关节结核、先天性髋关节后脱位（图6-16）、晚期妊娠、

大量腹水、腹腔巨大肿瘤等。

③脊柱侧凸（图6-17）：根据发生部位分为胸段侧凸、腰段侧凸、胸腰段联合侧凸；也可根据侧凸的性状分为姿势性和器质性两种。

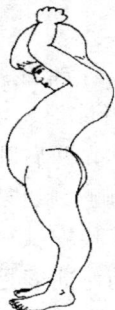

图6-16　先天性髋关节后脱位　　　　　图6-17　脊柱侧弯畸形

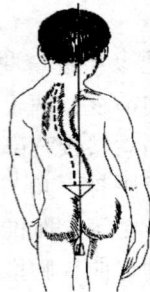

姿势性侧凸无脊柱结构的异常，改变体位，如卧位或向前弯腰时侧凸可消失，见于姿势不良、下肢不等长、腰椎间盘突出症、小儿麻痹后遗症等。

器质性侧凸的特点是改变体位不能纠正侧凸，见于先天性脊柱发育不全、肌肉麻痹、营养不良、慢性胸腔病变、肩部畸形、胸廓畸形等。

（3）皮肤色泽　腰背部望诊还要注意皮肤颜色、汗毛和局部软组织肿胀情况。如腰背部不同形状的咖啡色斑点，反映了神经纤维瘤或纤维异样增殖症的存在；腰骶部汗毛过长、皮肤色浓，多有先天性骶椎裂；腰部中线软组织肿胀，多为硬脊膜膨出；一侧腰三角区肿胀，多为流注脓肿。

2. 动诊　脊柱运动的个体性差异很大，一般来说，运动范围随着年龄增长而减小。不同职业的人，运动范围也不相同，如体操运动员、杂技演员等脊椎活动范围较普通人大，故此类患者在活动轻度受限时，往往在正常活动范围，须注意鉴别。在脊柱不同节段，活动度也有差异，主要与小关节的排列方向有关，胸椎小关节突过长，且为冠状位关节面，同时又受肋骨的影响，故活动度最小，而腰椎近似矢状位关节面，故活动度较大。胸腰段脊椎运动有前屈、后伸、侧弯和旋转4种类型，在直立、固定骨盆的情况下，正常人活动范围参考值见表6-11。

表6-11　　　　　　　　　　　　胸腰椎活动范围

	前屈	后伸	侧弯	旋转
胸椎	30°	20°	20°	35°
腰椎	80°~90°	30°	35°	30°

腰椎病变活动受限时，可使行走步态失去正常姿势，同时双上肢前后摆动也不自然，通过对各种不正常步态的观察，可判断腰椎病变及性质。

3. 触诊　腰背部触诊主要是触摸、叩击腰背部，通过寻找、分析压痛点来判断病变。

（1）触摸棘突　检查者将中指置于棘突尖上，食指、无名指放于棘突两侧，自上而下滑行触摸，注意棘突有无异常隆起或凹陷，棘突间隙是否相等，棘突、棘上韧带及棘间韧带有无增厚、肿胀及压痛，棘突的排列是否在一条直线上，有无侧弯或棘突偏歪。

（2）寻找压痛点　自上而下依序按压棘突、棘间韧带、腰骶关节、关节突关节、横突、椎旁肌、骶髂关节等寻找压痛点（图 6－18）。浅表压痛说明是浅部病变，多为棘上韧带、棘间韧带、筋膜、肌肉的损伤；深压痛表明为深部病变，可能系椎体或附件有病变或损伤，如横突骨折或横突间韧带撕裂伤的患者，多在骶棘肌外缘局部有深压痛。笫 3 腰椎横突综合征，在横突尖部有明显的深压痛，并有时沿臀上皮神经向臀部放散。腰 4、5 椎间盘突出的患者，腰 4、5 椎板间线部位有明显的深在压痛并向患侧下肢放射可至足。中线部位有深在压痛，可能为椎体结核或椎体骨折。

（3）肌肉痉挛　患者取俯卧位，放松全身肌肉。检查者触摸其椎旁肌肉有无痉挛。肌肉痉挛者往往提示局部软组织损伤或有骨折、脱位等，但亦可继发于他处病损而出现保护性肌痉挛。

（4）叩击检查　用手指或叩诊锤，从第 7 颈椎至骶椎依次垂直叩击各棘突。叩击痛阳性见于脊柱结核、脊椎骨折及椎间盘突出症等。叩痛部位多为病变部位。

4. 特殊检查

（1）拾物试验　置一物于地面，嘱患者拾起。腰椎正常时，应直立弯腰伸手拾起。如患者一手扶膝、下蹲、腰部板直，用另一手拾起该物，此为拾物试验阳性（图 6－19）。多见于腰椎病变如腰椎间盘突出症、腰肌外伤及炎症。

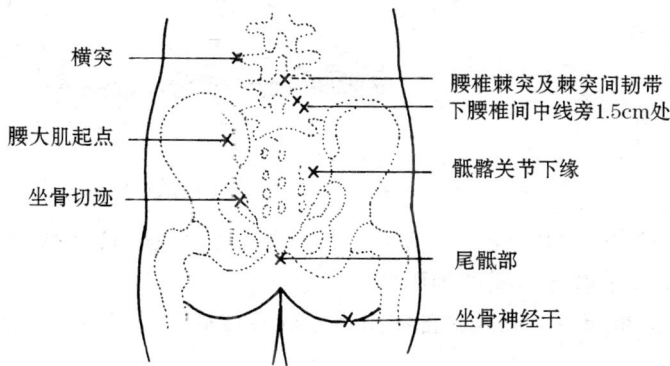

图 6－13　腰部常见压痛点

横突
腰大肌起点
坐骨切迹
腰椎棘突及棘突间韧带
下腰椎间中线旁1.5cm处
骶髂关节下缘
尾骶部
坐骨神经干

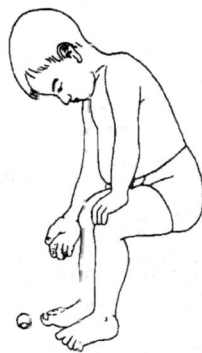

图 6－19　拾物试验阳性

（2）俯卧背伸试验　用于检查婴幼儿脊柱是否有保护性僵硬或脊柱病变。患儿俯卧，两下肢伸直并拢，检查者提起其双足，使腰部过伸。正常脊柱呈弧形后伸状态；有病变者则大腿和骨盆与腹壁同时离开床面，脊柱呈强直状态（图 6－20）。

（3）腰骶关节试验（骨盆回旋试验）　患者仰卧，双腿并拢，令其尽量屈膝、屈髋，检查者双手扶住膝部用力按压，使大腿贴近腹壁，这时腰骶部呈被动屈曲状态（图 6－21）。腰骶部出现疼痛反应即为阳性，多见于腰骶部病变。

（4）直腿抬高试验及加强试验　患者仰卧，检查者一手握患者足部，另一手保持膝关节在伸直位，将两下肢分别做直腿抬高动作（图 6－22）。正常时，两下肢同样能抬高 80° 以上，除腘窝部有紧张感外，并无疼痛或其他不适。若抬高不足 70°，同时伴有下肢后侧的放

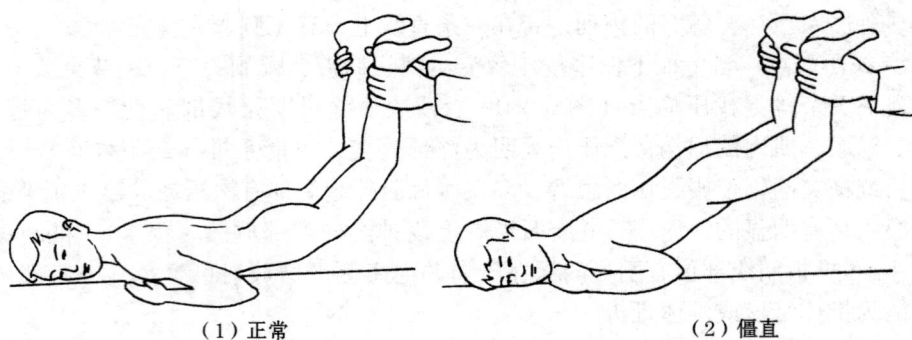

（1）正常 　　　　　　　　　　　　　　（2）僵直

图 6-20　俯卧背伸试验

射性疼痛，则为直腿抬高试验阳性，见于腰椎间盘突出症、单纯性坐骨神经痛。直腿抬高到最大限度的角度时将足踝背伸，如引起患肢放射性疼痛加剧，即为加强试验阳性。借此可以区别由于髂胫束、腘绳肌或膝关节后关节囊紧张所造成的直腿抬高受限，因为背伸踝关节只加剧坐骨神经及小腿腓肠肌的紧张，对小腿以上的肌膜无影响。

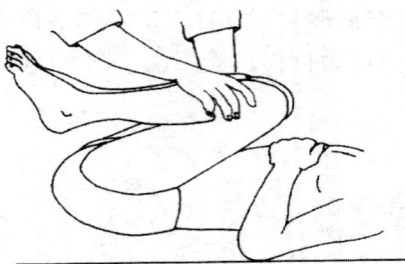

图 6-21　腰骶关节试验

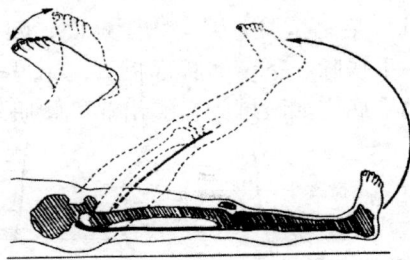

图 6-22　直腿抬高及加强试验

（5）坐位屈颈试验　患者取坐位，两腿伸直，使坐骨神经处于紧张状态，然后被动或自动向前屈颈（图 6-23）。如出现下肢放射痛即为阳性。

股神经由腰 2、3、4 神经根汇集而成，因此腰部疾患也常导致该神经受损，临床常用下列几项特殊检查：

①股神经牵拉试验：患者俯卧，检查者一手固定患者骨盆，另一手握患肢小腿下端，将大腿强力后伸（图 6-24）。如大腿前方出现放射痛为阳性，可见于高位腰椎间盘突出症患者。

②屈膝试验：患者俯卧，两下肢伸直，检查者一手按住其骶髂部，另一手握患侧踝部，并将小腿抬起使膝关节逐渐屈曲，足跟接近臀部（图 6-25）。若出现腰部和大腿前侧放射性痛即为阳性，提示股神经损害，可根据疼痛的起始位置判断其受损的部位。

（二）骨盆部检查

1. 望诊　患者取立位，先从前面观察两侧髂前上棘是否在同一水平线上（图 6-26），有无骨盆倾斜，腰椎侧弯、骨盆骨折移位（陈旧性）、髋关节疼痛以及双下肢不等长等均可造成骨盆倾斜。此外，骨盆环骨折还可出现严重血肿和瘀斑。望后面时，应注意两髂后上棘

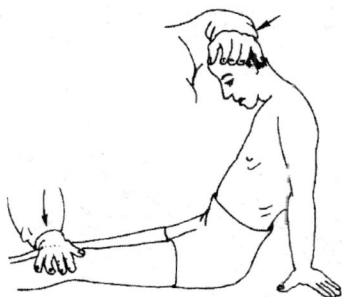

图 6 – 23 坐位屈颈试验

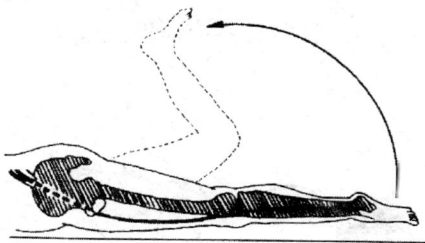

图 6 – 24 股神经牵拉试验

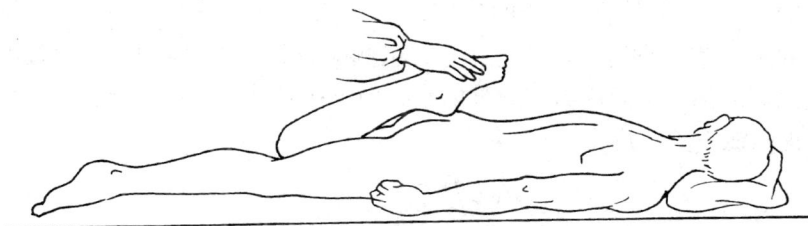

图 6 – 25 屈膝试验

是否在同一高度，如果向上移位或向后突出，则多是骶髂关节错位。

2. 触诊

（1）骨性标志 临床多采取卧位检查，先触及两侧髂前上棘，用来作为触摸其他部位的骨性标志。

（2）压痛及意义 耻骨部位有压痛，如是外伤患者则多有骨折存在，否则应注意骨肿瘤等骨病的存在；耻骨联合部压痛，且间隙增宽，如是外伤后则可能为耻骨联合分离；若无外伤史，见于耻骨联合软骨炎、后耻骨联合结核；髂嵴外缘压痛，多数

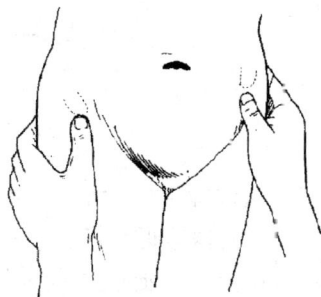

图 6 – 26 站立位检查两髂前上棘的高低

是臀筋膜炎或臀上皮神经痛；如骶骨背面有广泛压痛，多为骶棘肌起始部筋膜损伤；骶髂关节部压痛，临床多见于骶髂关节炎，骶髂关节扭伤、结核、松动症或早期类风湿；在臀大肌触到纤维条索，则是臀大肌纤维挛缩，或是臀筋膜炎；坐骨结节部压痛常是坐骨结节滑囊炎或坐骨结节结核；骶尾关节部压痛，则是骶尾部挫伤，骶骨下端骨折或尾骨骨折、脱位。上述各压痛点须结合临床病史分析判断。

3. 特殊检查

（1）骨盆挤压试验 用于诊断骨盆骨折和骶髂关节病变。患者仰卧位，检查者两手分别放于髂骨翼两侧，两手同时向中线挤压，如有骨折则会发生疼痛，称骨盆挤压试验阳性。或嘱患者采取侧卧位，检查者将手放于上侧髂骨部，向下按压，后法多用于检查骶髂关节病变（图 6 – 27）。

（2）骨盆分离试验 多用于检查骨盆骨折及骶髂关节病变。患者仰卧，检查者两手分

别置于两侧髂前上棘部，两手同时向外推按髂骨翼，使之向两侧分开，发生疼痛反应为阳性（图6－28），提示骨盆骨折或骶髂关节病变。

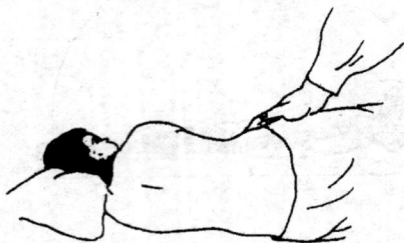

图6－27　骨盆挤压试验（侧卧位）　　图6－28　骨盆分离试验（仰卧位）

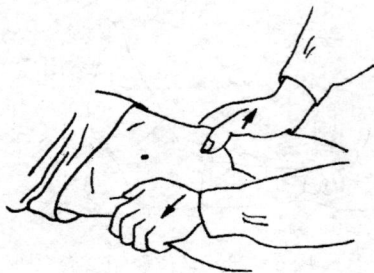

（3）斜扳试验　患者仰卧，健侧腿伸直，患侧腿屈髋、屈膝各90°，检查者一手扶住膝部，一手按住同侧肩部，然后用力使大腿内收，向下按在膝部，如骶髂关节发生疼痛为阳性（图6－29），提示骶髂关节病变。

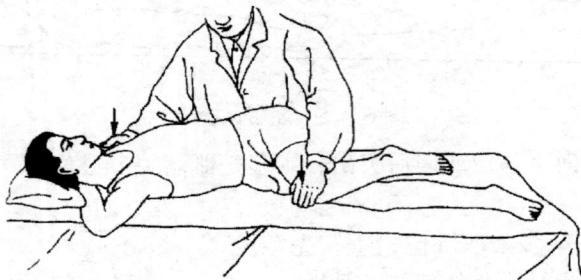

图6－29　斜扳试验

（4）床边试验　患者平卧，患侧臀部置于床边，健侧腿尽量屈膝、屈髋，检查者用手按住膝部，使大腿靠近腹壁，另一手将患腿移至床边外，用力向下按压使之过度后伸，使骨盆沿着横轴旋转，如骶髂关节发生疼痛则为阳性（图6－30），提示骶髂关节病变。

（5）单髋后伸试验　患者取俯卧位，两下肢并拢伸直，检查者一手按住骶骨中央部，另一手肘部托住患侧大腿下部，用力向上抬起患肢，使之过度后伸，如骶髂关节疼痛则为阳性（图6－31），提示骶髂关节病变。

四、上肢部检查

（一）肩部检查

由于神经反射的原因，临床上某些内脏出现病变时，体表相应区域可发生牵涉痛，因此遇到肩部疼痛的病人，首先要排除内脏疾病。如左肩疼痛要排除心脏疾病；右肩疼痛要排除肝、胆疾病。另外有些肩痛是由于颈椎病而引起的，称之为"颈肩综合征"。所以对肩部疼痛应进行整体检查。

1. 望诊　肩部望诊时，应双肩裸露，对比双肩部是否对称、是否在同一水平，要注意

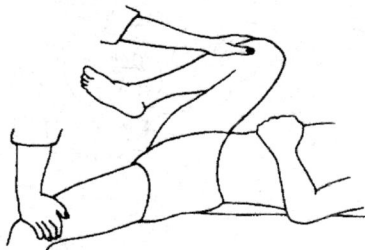

图 6-30 床边试验

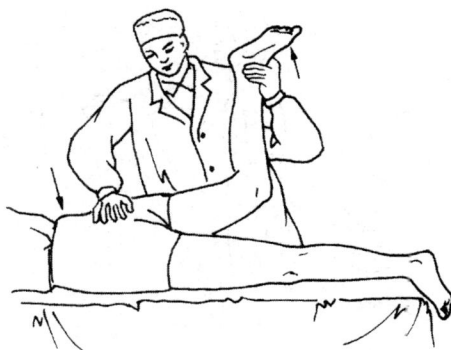

图 6-31 单髋后伸试验

其皮肤颜色情况，肩部有无窦道、肿块及静脉怒张，对比两侧三角肌的形态及锁骨上、下窝是否对称，肌肉有无萎缩；然后检查背面，对比两侧肩胛骨高低是否一致，肩胛骨内缘与中线的距离是否相等，肩胛冈的上下肌肉有无萎缩。还要借助肩关节主动或被动运动来观察其肌肉及关节的形态和功能状况，如发现两侧不对称，则应进一步检查。三角肌膨隆消失成"方肩"多为肩关节脱位（图 6-32）。"先天性高位肩胛症"可出现肩胛高耸（图 6-33），如为双侧则出现颈部短缩畸形。前锯肌麻痹可致肩胛胸壁关节松动，肩胛骨向后凸起，如累及双侧则称为"翼状肩胛"，但要注意与脊柱侧弯而引起的肩胛骨后凸畸形相鉴别。任何一种较严重的肩部外伤，均可能引起不同程度的肩部肿胀，如挫伤、牵拉伤，腱袖破裂等筋腱损伤；肩部骨折脱位时，肿胀更为严重。

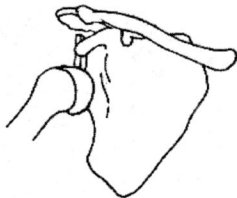

病理解剖示意图

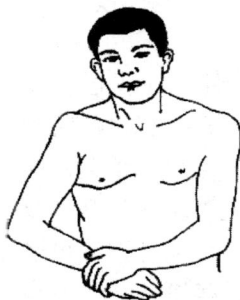

图 6-32 方肩畸形（右肩关节前脱位）

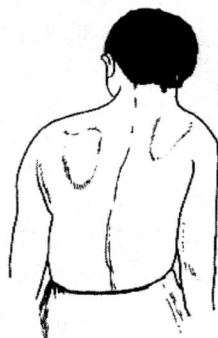

图 6-33 高位肩胛症

2. 动诊 肩部动诊检查时应固定肩胛骨下角，避免肩胛骨一起参与活动而造成假象。肩关节的正常运动范围见图 6-34。

（1）骨性标志 肩部触诊要重点触摸其骨性标志，肩峰、大结节、喙突三点组成三角形，称肩三角。肩峰在肩外侧最高点骨性突出处；其下方的骨性高突处为肱骨大结节；肩峰前方为锁骨外侧端；锁骨外、中 1/3 交界处的下方一横指、肱骨头内上方为喙突。

（2）压痛点 肩关节周围不同部位的压痛点，对于鉴别诊断很有意义。如肩关节周围炎，其压痛点多在肱骨大、小结节间沟，喙突和冈上窝部，后期形成广泛性粘连而发生功能障碍。肱骨结节间的压痛见于肱二头肌长头肌腱炎；肱二头肌短头肌腱炎，压痛点多局限于

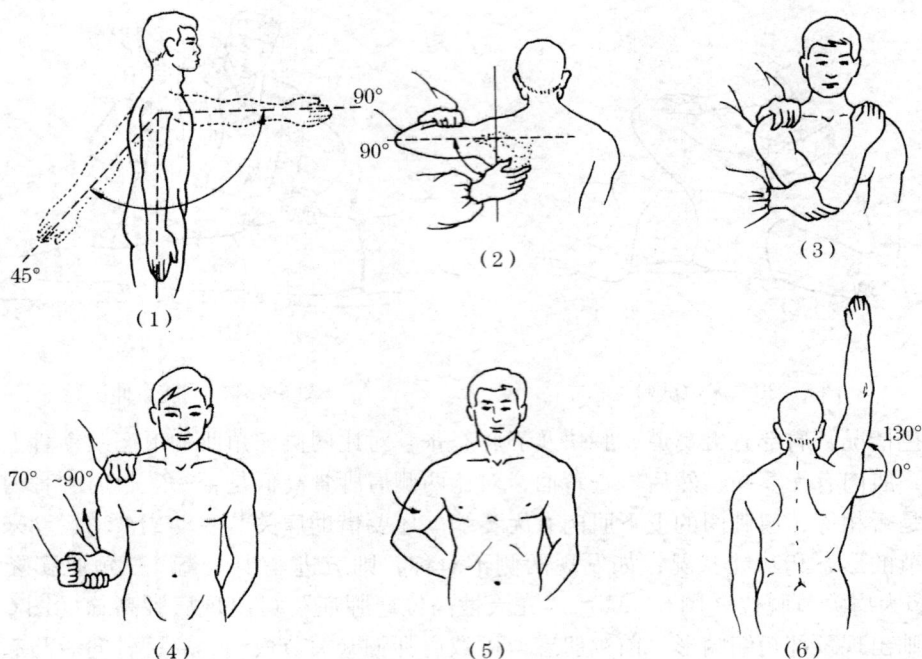

图 6-34　肩关节的正常运动范围

喙突（图 6-35）；三角肌下滑囊炎，则压痛广泛，但主要位于三角肌区；冈上肌腱炎或冈上肌腱断裂，压痛位于肱骨大结节尖顶部；肩背部肌膜炎，可在背部肩胛骨周围触及多个压痛点和结节。

（3）外伤患者检查　触诊尚可用于骨折或脱位的诊断。如锁骨位于皮下，骨折后容易触知，骨折有移位时尚能触及骨擦音和异常活动。肩关节脱位时，肩三角关系改变，并可在肩峰下方触到明显凹陷和空虚感，在腋窝部或肩前方能触到肱骨头。肩锁关节脱位时，在锁骨外端可触到突起的骨端，向下按压时，有琴键样弹跳感，并有明显压痛。

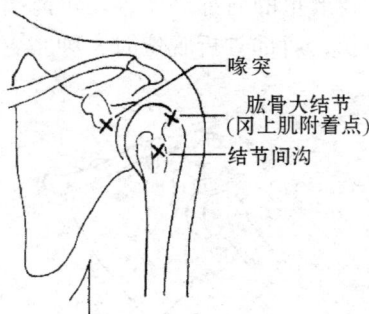

图 6-35　肩部常见压痛点

3. 特殊检查

（1）搭肩试验（杜加征，Dugas 征）　患者屈肘，如手在搭到对侧肩部的同时，肘部能贴近胸壁为正常，若患者不能完成上述动作，或仅能完成两动作之一者为阳性，提示有肩肱关节或肩锁骨关节脱位的可能（图 6-36）。

（2）落臂试验　患者站立，先将患肢被动外展 90°，然后令其缓慢地向下放，如果不能慢慢放下，出现突然直落到体侧则为阳性，说明有肩袖破裂存在。

（3）肱二头肌抗阻力试验　亦称叶加森（Yergason）试验。患者屈肘 90°，检查者一手扶其肘部，一手扶其腕部，嘱患者用力做屈肘及前臂旋后动作，检查者给予阻力，如出现肱

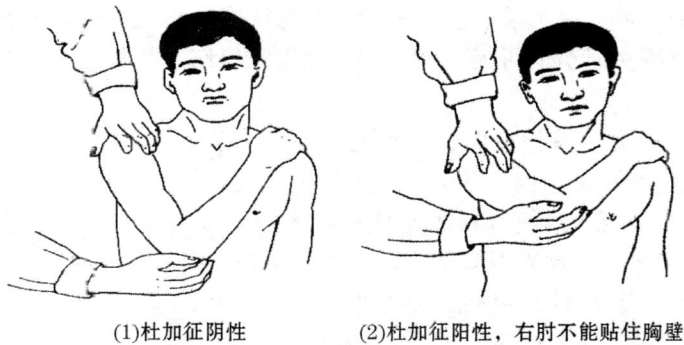

(1)杜加征阴性　　　　　　(2)杜加征阳性，右肘不能贴住胸壁

图 6 - 36　搭肩试验

二头肌腱滑出，或结节间沟处产生疼痛则为阳性，前者为肱二头肌长头腱滑脱，后者为肱二头肌长头肌腱炎。

（4）直尺试验　正常人肩峰位于肱骨外上髁与肱骨大结节连线之内侧。检查者用直尺边缘贴于患者上臂外侧，一端贴肱骨外上髁，另一端能与肩峰接触则为阳性，说明肩关节脱位。

（5）疼痛弧试验　患者肩外展到60°～120°范围时，冈上肌腱在肩峰下摩擦，肩部出现疼痛则为阳性，这一区域的外展痛称疼痛弧（图6 - 37）。

（6）冈上肌腱断裂试验　患者肩外展，当外展到30°～60°时可以看到患侧三角肌用力收缩，但不能外展上举上肢，越用力越耸肩。若患肢被动外展超过60°，则患者又能主动上举上肢。这一特定区外展障碍为阳性体征，说明有冈上肌腱的断裂或撕裂（图6 - 38）。

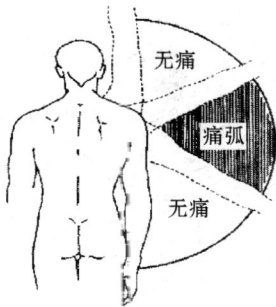

图 6 - 37　疼痛弧试验

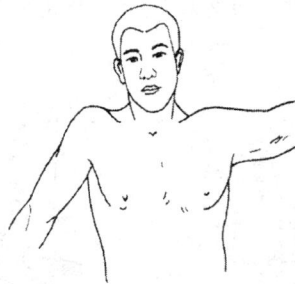

图 6 - 38　冈上肌腱断裂试验

（二）肘部检查

1. 望诊　肘部望诊需将两肘暴露，对比检查两侧，观察肘关节的轮廓有无肿胀和变形。

（1）肘部肿胀　对肘关节有明显肿胀外观的患者，检查时必须认真区分是关节内肿胀还是关节外肿胀，是全关节肿胀还是局限性肿胀。对肿胀性质也必须仔细分析，是外伤性肿胀抑或是病理性（化脓感染、结核等）肿胀。关节内有积液时，关节肿胀明显，且呈半屈曲状态（因此姿势关节内容积最大）。对关节内积液者，应进一步检查，明确其性质。

外伤患者如出现局限性肿胀，常提示某一局部的损伤。如以肘内侧肿胀为著，可能为肱骨内上髁骨折；以肘外侧肿胀为著，则有肱骨外上髁或桡骨小头骨折的可能；如以肘后方肿胀为著，则有尺骨鹰嘴突骨折的可能。此外局部软组织挫伤、肿胀也较局限。

（2）肘部畸形

①肘外翻：正常的肘关节伸直时，上臂与前臂之间形成一生理性外偏角（即携带角），男性5°~10°，女性10°~15°。携带角大于15°即为肘外翻畸形（图6-39），常见于先天性发育异常、肱骨下端骨折对位欠佳，或肱骨下端骨骺损伤，而在生长发育中逐渐形成畸形。肘外翻的病人，由于尺神经经常受到牵拉或磨损，晚期常发生尺神经炎，甚至出现神经麻痹。

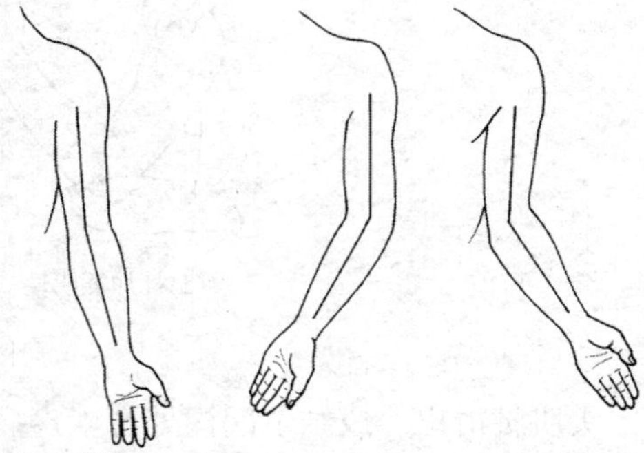
（1）携带角
（正常，5°~15°）
（2）肘内翻
（3）肘外翻

图6-39 携带角及肘内、外翻

②肘内翻：携带角小于5°者称为肘内翻（图6-39）。临床最常见的原因是尺偏型肱骨上髁骨折，因复位不良或骨骺损伤造成生长发育障碍所致。

③肘反张（楗枷肘）：肘关节过伸超过10°以上称为肘反张，多由于肱骨下端骨折复位不良，髁干角过小所致。

④靴形肘：临床见于肘关节脱位或伸直型肱骨髁上骨折，于侧面观察肘部时，状如靴形，故称“靴形畸形”（图6-40）。

⑤矿工肘：尺骨鹰嘴突滑囊炎患者，其肘后形成像乒乓球样的囊性肿物，因多发于矿工，故而得名。

2. 动诊 肘关节运动检查（图6-41）：

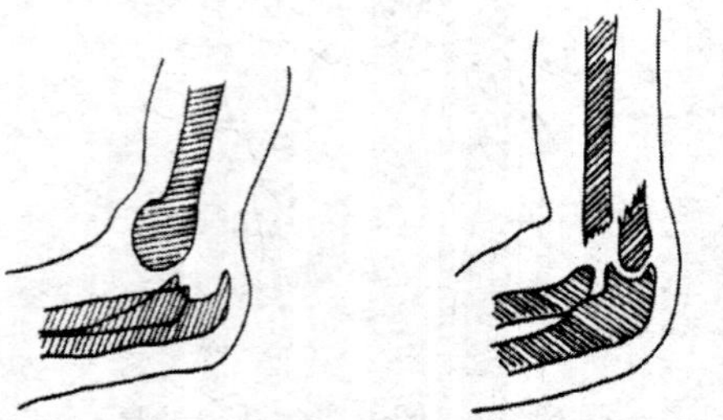
（1）肘后脱位
（2）伸直型肱骨髁上骨折

图6-40 肘部靴形畸形

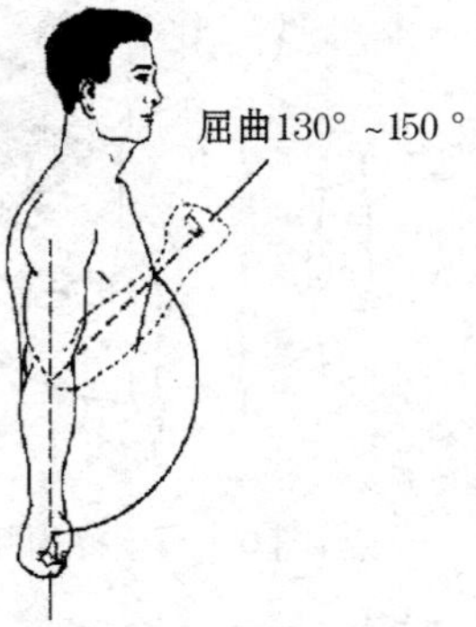
屈曲130° ~150 °

图6-41 肘关节运动检查

（1）屈肘运动 肘关节正常屈曲可达到140°，主要屈肘肌肉是肱二头肌，嘱患者做屈肘动作，手能摸到同侧肩部为正常，先做主动运动检查，然后进行被动检查。引起屈肘运动障碍的常见疾病有化脓性关节炎、风湿性关节炎、关节滑膜结核、靠近关节的骨折和脱位、骨化性肌炎等。

（2）伸肘运动 肘关节正常伸直为0°~5°，主要伸肘肌肉是肱三头肌，检查时嘱患者做最大限度的屈肘，然后再伸直，观察能否达到正常范围。影响肘关节伸直的疾病最常见于肱骨髁间骨折、尺骨鹰嘴骨折或肘关节长期屈肘固定，致鹰嘴窝被纤维组织充填而阻碍肘关节伸直；或肘前有肌腱挛缩、瘢痕形成、骨性阻挡等，也影响肘关节伸直。

（3）旋转运动　前臂的旋转运动主要是由上下尺桡关节来完成，肱桡关节次之。当前臂发生旋转时，主要是桡骨围绕尺骨转。正常时前臂旋后可达80°～90°，主要旋后肌肉是旋后肌和肱二头肌。检查时，患者端坐或站立，屈肘90°，两上臂紧靠胸壁侧面，拇指向上，然后嘱患者做旋后动作，对比检查两侧，判断前臂是否有旋后功能障碍。应当防止患者以肘部内收动作代替前臂旋后运动。旋前运动主要由旋前圆肌和旋前方肌完成，正常时前臂旋前可达90°。检查时体位同前。在前臂中立位做旋前运动，掌心向下为正常。检查时务必防止患者用上臂外展来代替旋前运动。发生旋转功能障碍的原因多为前臂骨折畸形愈合、下尺桡关节脱位或桡骨小头骨折脱位等。

3. 触诊

（1）肘后三角触诊及临床意义　肘关节屈曲90°时，肱骨外上髁、内上髁和尺骨鹰嘴突三点连线构成的等腰三角形，称肘后三角。当肘关节伸直时，则三点在一条直线上（图6-42）。临床通过检查三点关系的变化来判断肘部骨折或脱位，肱骨髁上骨折时，三点关系保持正常；而肘关节脱位时，则此三角关系破坏，可以此鉴别肱骨髁上骨折和肘关节脱位。此外尺骨鹰嘴骨折，近端被肱三头肌拉向上方，肱骨内、外髁骨折移位，肘后三角亦会发生改变。故触摸肘后三角时，先触到尺骨鹰嘴突，然后再摸肱骨内、外髁，对此三点进行仔细观察，可判断肘部的骨折和脱位。

（2）肘部常见压痛及临床意义　肱骨外上髁为前臂伸肌群的起点，容易造成牵拉性损伤（或劳损）而形成肱骨外上髁炎，网球运动员多发本病，故有"网球肘"之称。而肱骨内上髁压痛则为肱骨内上髁炎，但临床较少见（图6-43）。小儿桡骨头半脱位时，压痛点在桡骨小头前方；成人桡骨小头骨折，压痛点在肘前外侧。此外，肱骨内外髁撕脱骨折、尺骨喙突和鹰嘴突骨折，压痛点多在骨折的局部。在肘后部触摸到囊性包块，常见于尺骨鹰嘴突滑囊炎；若在鹰嘴突两侧触到黄豆大小的硬性包块，可在关节内移动，多是关节内游离体（或称关节鼠）。损伤后期，如在肘前方触及边界不清、硬度较大肿块，多为骨化性肌炎。

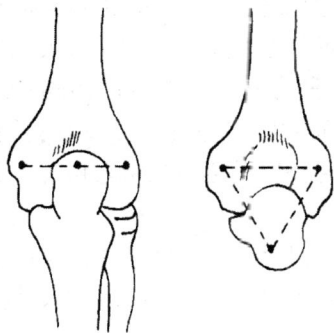

图6-42　肘后三角

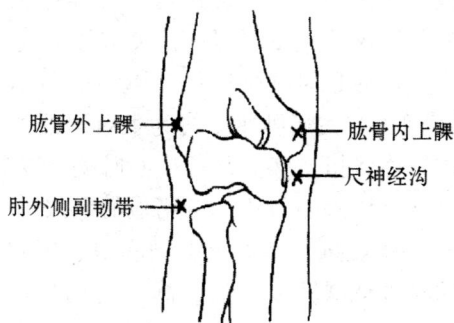

图6-43　肘部常见压痛点

肱骨外上髁——×
肘外侧副韧带——×
肱骨内上髁——×
尺神经沟——×

4. 特殊检查

（1）网球肘试验（Mill征）　患者前臂稍弯曲，手呈半握拳，腕关节尽量屈曲，然后将前臂完全旋前，再将肘伸直。如在肘伸直时，肱桡关节的外侧发生疼痛，即为阳性。

（2）腕伸、屈肌紧张（抗阻力）试验　患者握拳、屈腕，检查者按压患肢手背，患者抗阻力伸腕，如肘外侧疼痛则为阳性，提示肱骨外上髁有炎性病灶；反之如令患者伸手指和背伸腕关节，检查者以手按压患者手掌，患者抗阻力屈腕，肘内侧疼痛为阳性，提示肱骨内上髁炎或病变。

（3）前臂（收展）试验　本试验用于判断是否有肘关节侧副韧带损伤。患者坐在检查者对面，上肢向前伸直，检查者一手握住其肘部，一手握住其腕部并使其前臂内收，握肘部的手推肘关节向外，如有外侧副韧带断裂，则前臂可出现内收运动。若握腕部的手使前臂外展，而拉肘关节向内，前臂出现外展运动，则为内侧副韧带损伤。

（三）腕和手部检查

1. 望诊　手的自然休息姿势是：腕轻度背伸（约15°），拇指靠近食指旁边，其余四指屈曲，从第2～5指各指的屈曲度逐渐增大，而诸指尖端指向舟状骨（图6－44）。手的功能位是准备握物的位置：腕背伸（约30°），并向尺侧倾斜10°，拇指在外展对掌屈曲位，其余各指屈曲，犹如握茶杯姿势（图6－44）。在这个位置上能快速地握拳和完全伸开手指，表明手的功能正常。

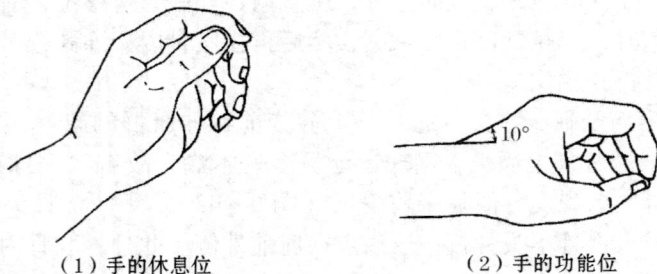

（1）手的休息位　　　　　　　　（2）手的功能位

图6－44　手的休息位和功能位

（1）腕和手部肿胀　全腕关节出现肿胀，多表明有关节内损伤或关节内病变，如腕部骨折、脱位或韧带、关节囊撕裂。急性化脓性腕关节炎较少发生，一旦发生则全腕肿胀显著。腕关节结核肿胀发展缓慢，关节梭形变，不红不热。而风湿性关节炎肿胀发展迅速，时肿时消，且往往是对称性肿胀。腕舟骨骨折时鼻咽窝部肿胀明显，正常生理凹陷消失。第2～5指指间关节梭形肿胀，多为类风湿性关节炎。沿肌腱的肿胀多为腱鞘炎或肌腱周围炎。整个手指呈杵状指，多为肺源性心脏病、支气管扩张或发绀型先天性心脏病等疾患。腱鞘囊肿多为孤立、局限的包块，有明显的界限。

（2）手指震颤　多见于震颤麻痹、甲状腺功能亢进、慢性酒精中毒等。震颤性麻痹患者，运动时震颤减轻或消失，静止时出现。如震颤轻微，可令患者紧闭双目，双手向前平举，在其双手背上放一张纸，可见到纸的抖动。

（3）腕和手部畸形

①餐叉样畸形：见于伸直型桡骨远端典型移位骨折（图6－45）。

②爪形手：畸形若由前臂缺血性肌挛缩形成，表现为手的掌指关节过伸，而近位指间关

节屈曲，形似鸟爪（图6-46）。若由尺神经损伤或臂丛神经损伤形成，则表现为指间关节半屈、掌指关节过伸，第4、5指不能向中间靠拢，且小鱼际肌萎缩（图6-47）。因烧伤所致爪形手，则有明显瘢痕和并指畸形。

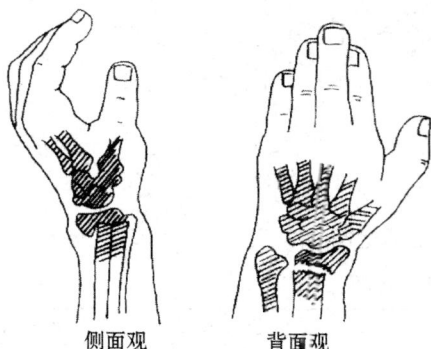

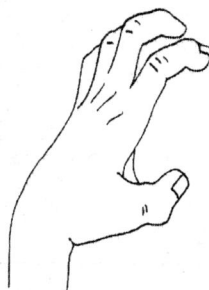

图6-45　餐叉样畸形　　　　　　　图6-46　前臂缺血性肌挛缩手部畸形

③猿手（扁平手、铲形手）：由正中神经和尺神经同时损伤所致，表现为大、小鱼际肌萎缩，掌部的两个横弓消失，使掌心变为扁平，形如猿手（图6-48）。大鱼际肌萎缩，临床多由正中神经损伤的肌麻痹形成，或腕管综合征正中神经长期受压引起；小鱼际肌萎缩，由尺神经损伤、肘管综合征或尺神经炎所引起；骨间肌萎缩，常由尺神经麻痹、损伤或受压引起，掌侧骨间肌萎缩由于解剖位置深在，临床表现不明显，而背侧骨间肌因位于手背的掌骨间，萎缩时能够清楚地看到，其中第1、2背侧骨间肌最容易显露。

④腕垂症：由桡神经损伤所引起。此外，前臂伸腕肌腱外伤性断裂，亦可形成"垂腕"畸形（图6-49）。

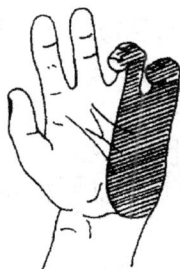

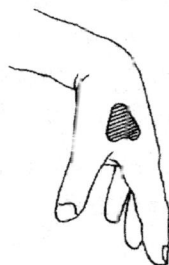

图6-47　尺神经损伤后手部畸形　　　图6-48　猿手　　　图6-49　垂腕畸形

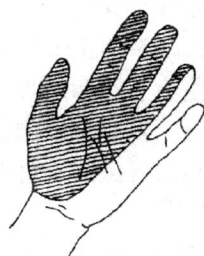

⑤锤状指：因手指末节伸肌腱断裂引起末节指间关节屈曲，不能主动背伸，形似小锤状。

⑥尺骨小头变位：尺骨小头向背侧移位，临床常见于下尺桡关节分离移位、三角软骨损伤等。上述变位往往在前臂旋前位更明显。

2. 动诊

（1）腕关节的正常运动范围（图6-50）

（2）指关节的正常运动范围（表6-12）

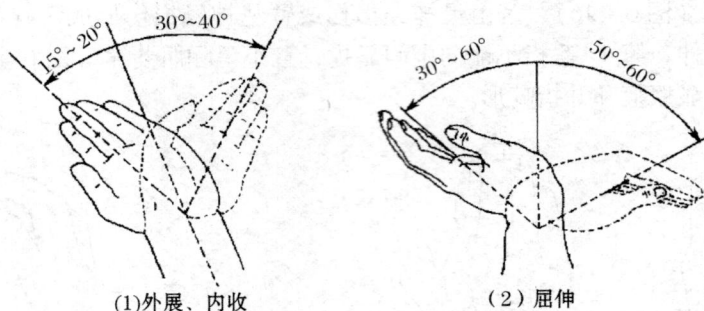

(1)外展、内收　　（2）屈伸

图 6 - 50　腕关节的正常运动范围

表 6 - 12　　　　　　　　　指关节的正常运动范围

关节	背伸	掌屈	内收（桡侧）	外展（尺侧）
掌指	0°	60°～90°		
近端指间	0°	90°		
远端指间	0°	60°～90°		
掌拇关节		20°～50°	可并拢桡侧食指	40°
拇指指间关节		90°	可横越手掌	

3. 触诊

（1）腕和手部肿块　月骨脱位时，在腕掌侧中央部能触到向前移位的骨块。腕背侧触及形状大小不一、边界清楚的孤立性囊性肿物多为腱鞘囊肿。桡骨茎突狭窄性腱鞘炎急性炎症期，可触及局部明显高凸。内生软骨瘤发生在指骨者最多，骨体向外肿大变粗，呈梭形，触之质硬，无移动，边界不清。

（2）腕和手部压痛　桡骨茎突部压痛多系拇长伸肌腱、拇短伸肌腱腱鞘炎；腕部损伤，若鼻咽窝部压痛，多为腕舟骨骨折；腕掌侧正中压痛，可能是月骨脱位或骨折；腕背侧正中压痛，多是伸指肌腱腱鞘炎；下尺桡关节间和尺骨小头下方压痛，多是腕三角软骨损伤、下尺桡关节脱位；腕管综合征的压痛点，多在腕掌侧横纹正中部大、小鱼际之间，且多伴有手指放射痛和麻木感；若掌指关节掌侧面有压痛（即掌骨头部），多是屈指肌腱腱鞘炎。

4. 特殊检查

（1）腕三角软骨挤压试验　患者屈肘 90°，掌心向下，检查者一手握住前下端，另一手握住手掌部，使患手向尺侧被动偏斜，然后伸屈腕关节，使尺腕关节部发生挤压和研磨，如有明显疼痛加重即为阳性（图 6 - 51），提示三角软骨损伤。

（2）握拳试验（Finkel - Stein 试验）　患者屈肘 90°，前臂中立位握拳，并将拇指握在掌心中，检查者一手握住前臂下端，另一手握住患者手部，同时使腕关节向尺侧屈腕，如在桡骨茎突部出现剧烈疼痛，则为阳性（图 6 - 52），提示桡骨茎突狭窄性腱鞘炎。

（3）弹手指征　亦称霍夫曼（Hoffmann）征。快速弹压被夹住的患者中指指甲，引起诸手指的掌屈反应为阳性，提示中枢神经损害。

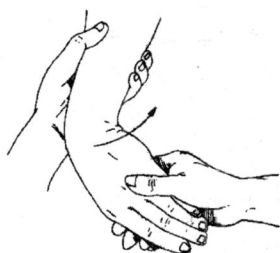

图 6-51 腕三角软骨挤压试验

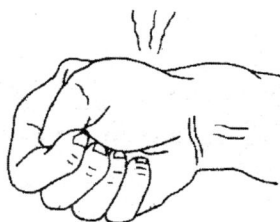

图 6-52 握拳试验

五、下肢部检查

（一）髋部检查

1. 望诊

（1）前面观察 两侧髂前上棘是否在同一水平线上，即骨盆是否倾斜。腹股沟区是否对称，有无高凸饱满或空虚，前者多系髋关节肿胀，后者往往提示股骨头有严重破坏。

（2）侧面观察 如有腰椎生理前凸加大，臀部明显后凸，髋部呈现屈曲位，则是髋关节后脱位（陈旧性）；或系小儿先天性髋脱位和髋关节屈曲性强直（图 6-53）。

（3）后面观察 应注意有无臀大肌萎缩，慢性髋关节疾病由于长期负重量减少和运动障碍，可出现废用性肌萎缩；小儿麻痹后遗症，则有神经性肌萎缩。对比观察两侧臀横纹是否对称，如有单侧横纹皱褶增多，而且加深，并有升高，为单侧先天性髋关节脱位；若有两侧股骨大转子向外突出，会阴部增宽，为双侧先天性髋关节脱位。单侧髋内翻畸形，临床多有患肢短缩。髋外翻外旋畸形表现为患肢外展，不能内收，比健肢稍长。

2. 动诊 髋关节有屈曲、后伸、外展、内收、外旋、内旋等运动功能。其正常运动范围见图 6-54。

3. 触诊 先从前面检查，以两侧髂前上棘为骨性标志。触摸腹股沟部时，注意淋巴结是否有肿大，局部有无

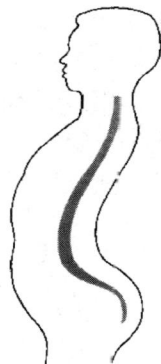

图 6-53 双髋先天性脱位
（臀部后凸，腰椎代偿性前凸）

饱满肿胀、压痛等。急性化脓性关节炎、髋关节结核、髋部骨折等，腹股沟部均有肿胀和压痛。髋关节侧面触诊主要是触摸大转子，注意两侧大转子顶部，观察是否有大转子向上移位。大转子向上移位多见于股骨颈骨折、粗隆间骨折、髋关节后上方脱位等（图 6-55）。大转子部滑囊炎，在局部可触到较大的囊性肿物，质软可移动。"弹响髋"的表现是当髋关节屈伸活动时，可触到在大转子上来回滑动的髂胫束。在髋关节后方触诊时，注意臀大肌肌张力和臀部压痛点，梨状肌下缘是坐骨神经出口处，此体表投影部位如有压痛则多涉及坐骨神经的病变。

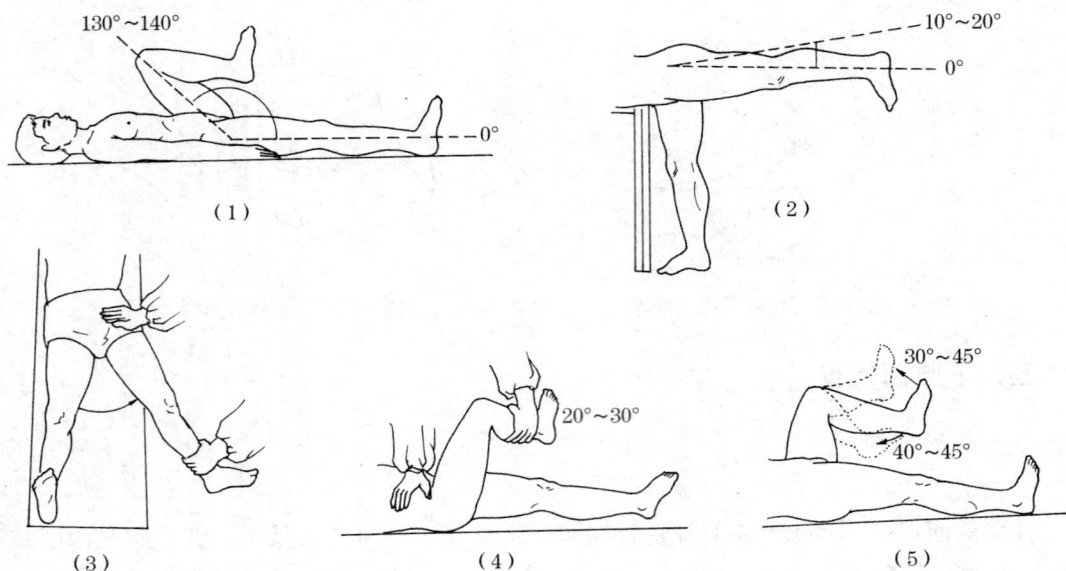

图 6 - 54　髋关节正常运动范围

4. 特殊检查

（1）髋关节承重机能试验（川德伦伯征，Trendelenburg 征）　用于检查有无臀中肌麻痹和髋关节的稳定程度。检查时患者取直立位，背向医者，先将患腿屈膝抬起，用健侧单腿站立，然后再用患侧单腿站立，注意观察站立时骨盆的升降变化。正常时单腿站立后对侧骨盆上升，患侧单腿站立时，则对侧骨盆下降低落。常用于诊断小儿麻痹后遗症、小儿先天性髋关节脱位、成人陈旧性髋脱位、股骨颈骨折后遗症髋内翻畸形、股骨头坏死等（图6 - 56）。

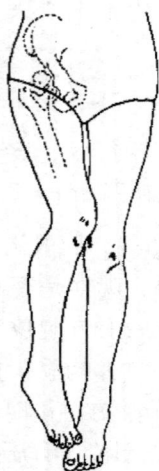

图 6 - 55　髋关节后脱位，大转子向上移位

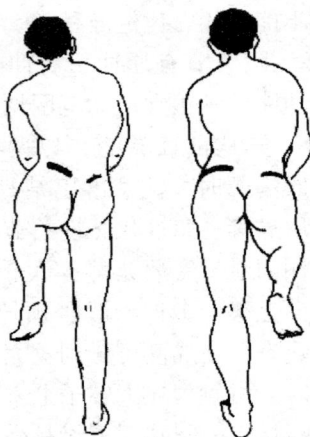

图 6 - 56　髋关节承重机能试验

（2）髋关节屈曲挛缩试验（托马斯征，Thomas 征） 用于检查髋关节有无屈曲挛缩畸形。患者仰卧，腰部放平，先将健侧腿伸直，然后再将患腿伸直，达到一定角度时，腰部离开床面，向上挺起，则为阳性；当患肢完全伸直后，再将健肢屈髋、屈膝，使大腿贴近腹壁，腰部也下降贴近床面，此时患腿自动离开床面，向上抬起，亦为阳性（图 6 – 57）。阳性者说明髋关节有屈曲挛缩，常用于检查髋关节结核、髋关节炎或强直、类风湿性关节炎、髂腰肌炎等。

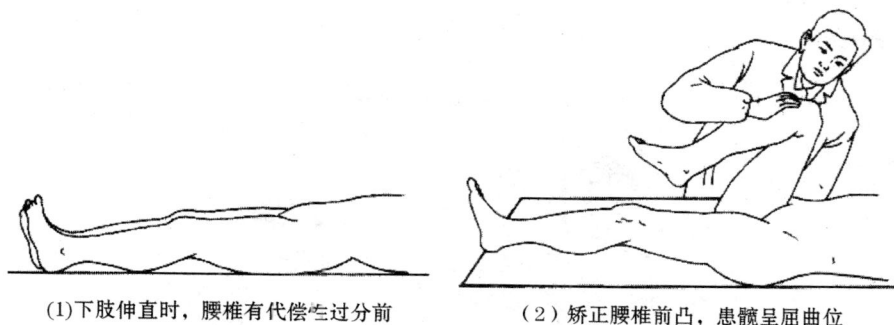

(1)下肢伸直时，腰椎有代偿性过分前　　　（2）矫正腰椎前凸，患髋呈屈曲位

图 5 – 57　髋关节屈曲挛缩试验

（3）下肢短缩试验（艾利斯征，Allis 征） 患者取仰卧位，两腿并拢屈髋、屈膝，两足并齐，如患腿低落为阳性，说明有肢体短缩。临床常见于股骨颈骨折，髋关节后脱位，股骨、胫骨缩短（图 6 – 58）。

（4）望远镜试验（套叠征） 用于检查婴幼儿先天性髋关节脱位。患儿取仰卧位，两下肢放平伸直，医者一手固定骨盆，另一手握住膝部将大腿抬高 30°，并上下推拉股骨干，如出现松动感或抽动感，即为阳性。可双侧对照检查。

（5）髋关节过伸试验（腰大肌挛缩试验） 患者取俯卧位，患膝屈曲 90°，医者一手握踝部将下肢提起，使患髋过伸，若骨盆亦随之抬起，即为阳性，说明髋关节不能过伸（图 6 – 59）。可见于腰大肌脓肿、髋关节早期结核、髋关节强直等。

（6）髂胫束挛缩试验 患者取侧卧位，健肢在下，医者立于患者背后，一手固定骨盆，另一手握住患肢踝部，使患膝屈曲 90°，患髋先屈曲、外展，再后伸。最后放松握踝的手，让患肢自然落下，正常时落在健肢的后方，若落在健肢的前方或保持上举外展的姿势，则为阳性，说明髂胫束挛缩或阔筋膜张肌挛缩（图 6 – 60）。

（7）蛙式试验 多用于幼儿，患儿仰卧，使双膝双髋屈曲 90°，医者使患儿双髋做外展外旋至蛙式位，双侧肢体平落在床面为正常，若一侧或双侧肢体不能平落于床面，即为阳性，说明髋关节外展外旋受限，临床可考虑为先天性髋关节脱位（图 6 – 61）。

（8）股骨大转子位置的测量

①髂坐连线（Nelaton 线）。患者取仰卧位，髋部稍屈曲（45°～60°），由髂前上棘至坐骨结节画一连线，正常时股骨大转子顶点恰在该连线上，若大转子超过此线以上，说明有大转子上移（图 6 – 62）。

②布瑞安（Bryant）三角：患者仰卧，自髂前上棘至床面作一垂线，自大转子顶点与身

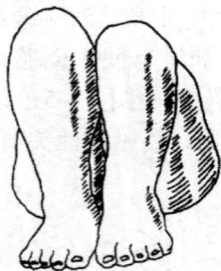

图 6－58　下肢短缩试验

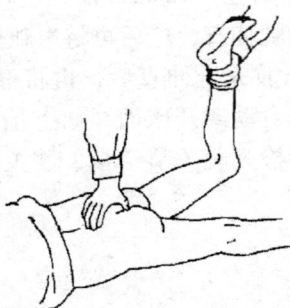

图 6－59　髋关节过伸试验

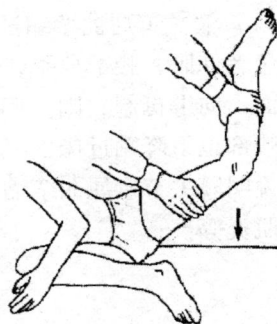

图 6－60　髂胫束挛缩试验

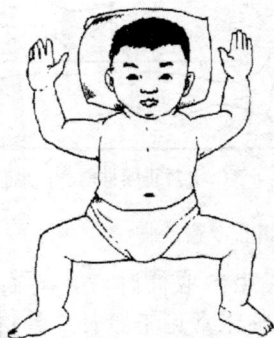

（1）阴性

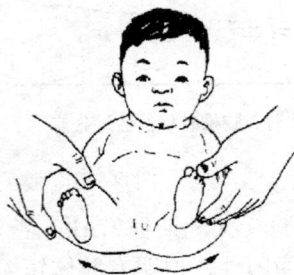

（2）阳性

图 6－61　蛙式试验

体平行画一线与上线垂直，即构成一直角三角形，称为布瑞安三角（图 6－63）。医者对比两侧三角形的底边，如一侧底边变短，说明该侧大转子向上移位。

③休梅克（Sheoemaker）线：患者仰卧，两下肢伸直取中立位，两侧髂前上棘在同一平面，检查者从两侧髂前上棘与股骨大转子顶点分别连一直线，正常时两连线之延长线相交于脐或脐上中线，若一侧大转子上移，则延长线交于健侧脐下，且偏离中线（图 6－63）。

（二）膝部检查

1. 望诊

（1）膝关节肿胀　膝关节轻度肿胀时，表现为两侧膝眼消失，肿胀严重则波及髌上囊甚至整个膝周肿大。肿胀最常见原因是外伤，如膝部扭挫伤、髌骨骨折、胫骨内外髁骨折、髁间棘骨折等。如为急性化脓感染者，则关节肿胀伴有局部皮肤焮红、灼热而剧痛。此外，膝关节滑膜炎，风湿性关节炎、膝关节结核、肿瘤等均可出现肿胀。

（2）膝部周围局限性肿块　髌上滑囊炎、膝关节结核和肿瘤等均可出现局限性肿胀。胫骨结节骨骺炎，在胫骨结节处有明显的高凸畸形。膝关节后侧有圆形肿块者，一般为腘窝囊肿。囊性肿物、骨软骨瘤，在股骨下端或胫骨上端的内、外侧均可发生，局部可见隆突。

（3）股四头肌萎缩　多见于膝关节半月板损伤、腰椎间盘突出症及下肢骨折长期固定后等。检查时根据肌肉萎缩程度结合病史进行分析。

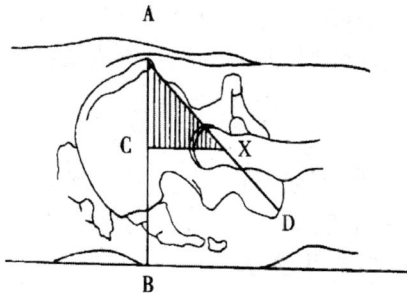

图6-62　髂坐连线及布瑞安三角

A为髂前上棘；AB线垂直于床面；
CX线垂直于AB线

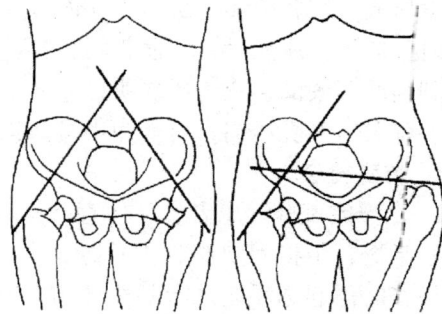

正常　　　不正常（左侧股骨颈
骨折，大转子升高，
两线在右侧交叉）

图6-63　休梅克线

（4）膝关节畸形　正常的膝关节有 5°～10° 的生理外翻角。超过 15°，为膝外翻畸形；反之若正常生理外翻角消失，则形成小腿内翻畸形；正常的膝关节伸直有 0°～5° 的过伸，如过伸超过 15°，则称为膝反张畸形（图 6-64）。上述畸形常见于佝偻病、骨折畸形愈合、骨骺发育异常、小儿麻痹后遗症等。

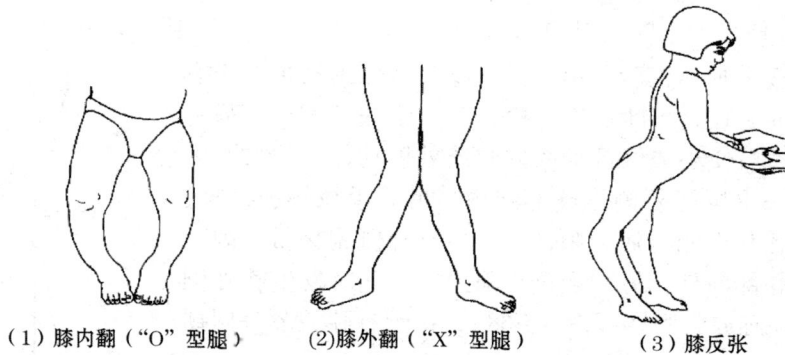

（1）膝内翻（"O"型腿）　　（2）膝外翻（"X"型腿）　　（3）膝反张

图 6-64　膝关节畸形

2. 动诊　膝关节有伸展、屈曲功能，膝关节的正常运动范围见图 6-65。

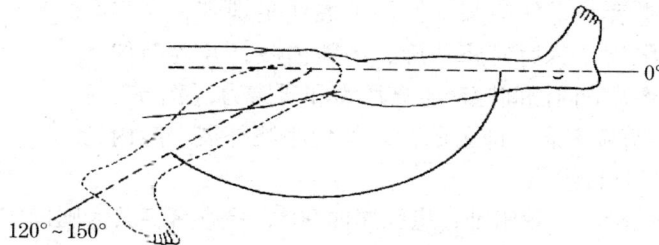

图 6-65　膝关节正常运动范围

3. 触诊　患者仰卧，两腿伸直，髌上滑囊炎时，在髌骨上方能触到囊性肿块，有波动和轻度压痛。髌骨横形骨折时，在髌骨前面能触到裂隙和明显沟状凹陷，压痛敏感。髌骨软化症时，向下按压髌骨，使髌骨轻轻移动，可出现明显的疼痛反应。胫骨结节骨骺炎，局部能触到高凸坚硬的包块，压痛明显。髌下脂肪垫肥厚，在髌韧带两侧可触到饱满柔韧的硬性包块。膝关节间隙压痛，可能为半月板损伤。膝部常见压痛点见图6-66。

4. 特殊检查

（1）浮髌试验　患者患腿伸直，检查者一手将髌上囊内液体向下挤入关节腔内，然后用另一手拇、中指固定髌骨内外缘，食指按压髌骨，这时可感到髌骨有漂浮感，重压时下沉，松指时浮起称浮髌试验阳性（图6-67），提示关节腔内积液。

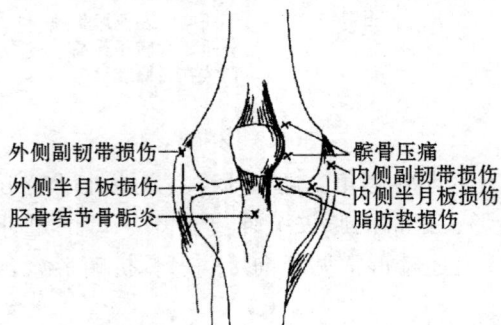

图6-66　膝部常见压痛点

外侧副韧带损伤
外侧半月板损伤
胫骨结节骨骺炎
髌骨压痛
内侧副韧带损伤
内侧半月板损伤
脂肪垫损伤

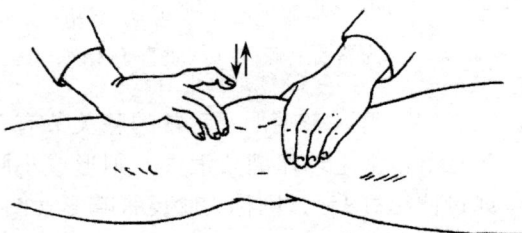

图6-67　浮髌试验

（2）侧副韧带损伤试验　用于检查膝关节侧副韧带是否有断裂。患者取仰卧位，患腿伸直，检查者一手扶膝侧面，另一手握住踝部，然后使小腿做被动的内收或外展动作。如检查内侧副韧带，则一手置膝外侧推膝部向内，另一手拉小腿外展，这时产生松动感和内侧疼痛为阳性；若检查外侧副韧带，则一手置膝内侧推膝部向外，另一手拉小腿内收，此时发生膝外侧疼痛和产生松动感亦为阳性（图6-68），提示有膝关节侧副韧带断裂或损伤。

（3）回旋挤压试验（麦氏征试验）　是临床诊断半月板损伤最常用的试验方法。患者取仰卧位，双下肢伸直，如检查内侧半月板损伤，检查者一手扶患膝，另一手握住足踝部，先将膝关节屈曲到最大限度，然后使膝外旋、小腿内收，并逐渐伸直膝关节，这样使膝关节内侧间隙产生挤压力和研磨力（图6-69）。如发生弹响和明显疼痛，即为阳性。如使小腿外展、膝内旋，可以检查外侧半月板损伤。

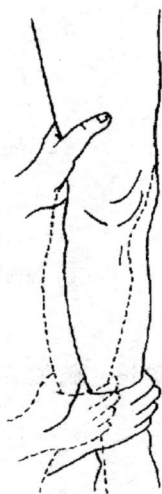

图6-68　侧副韧带损伤试验

（4）研磨提拉试验　患者俯卧，患膝屈曲90°，检查者将其大腿固定，用双手握住患肢踝部提起小腿，使膝离开床面，做外展、外旋或内收、内旋活动，若出现膝外或内侧疼痛，则为研磨提拉试验阳性，说明有内侧或外侧副韧带损伤。若检查者双手握足踝部，使膝关节在不同角度被动研磨加压，同时做外展外旋或内收内旋活动，如出现膝关节疼痛和弹响为阳

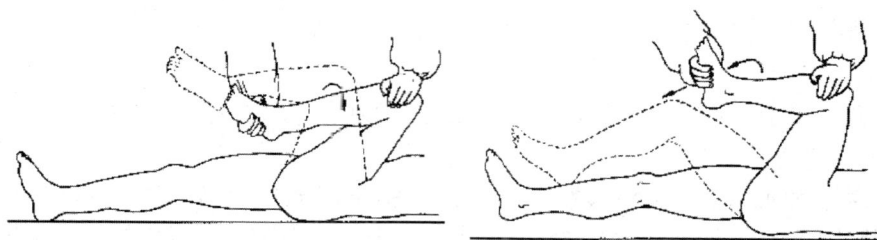

图 6 - 69　回旋挤压试验

性，说明有内侧或外侧半月板损伤。由于该试验有两种临床意义，故研磨和提拉检查又用于鉴别膝关节半月板和侧副韧带损伤（图6 - 70）。

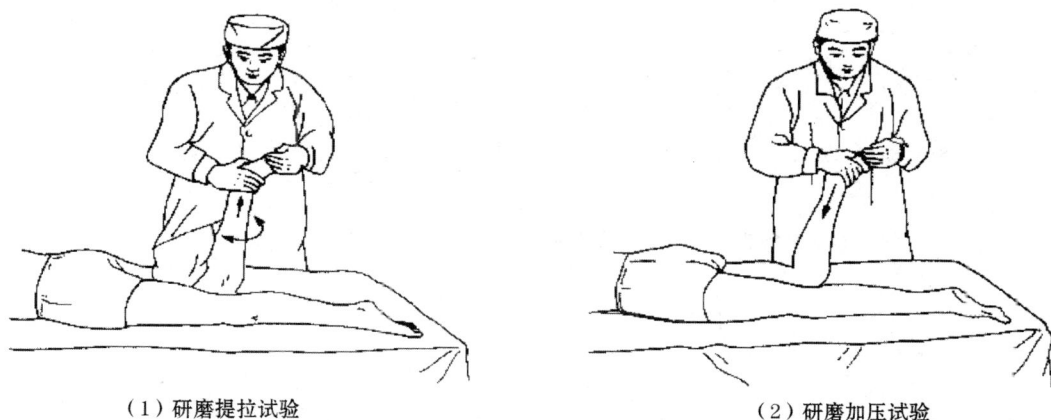

（1）研磨提拉试验　　　　　　　　　　　（2）研磨加压试验

图 6 - 70　研磨试验

（5）抽屉试验　患者取坐位或仰卧位，双膝屈曲90°，用双手按住大腿下段，检查者双手握住小腿上段，用大腿夹患肢的足部以防止移动，同时做小腿前后推拉动作，如过度向前移动，则说明是膝关节前十字韧带断裂，若过度向后移动，则说明后十字韧带有断裂。注意在检查移动时必须以解剖位置为活动起点，否则容易发生判断错误。如后十字韧带断裂时，小腿上端自然向后移位，检查时可以拉向前移动，这是恢复解剖位置的移动，不要误认为是胫骨向前移动，再向后推出现的移动才是异常活动（图6 - 71）。

（6）交锁征　患者取坐位或仰卧位，嘱患者做患肢膝关节屈伸活动数次，若关节突然出现疼痛，不能屈伸为阳性，说明膝关节被破裂的半月板交锁，但慢慢旋膝以后，可解开交锁，又能恢复主动屈伸。凡此试验阳性者，平日上、下楼或上、下坡时有膝关节交锁史。

（7）挺髌试验　患膝伸直，用拇、食二指将髌骨向远端推压，嘱患者用力收缩股四头肌，若引发髌骨部疼痛者为阳性，多提示髌骨劳损（髌骨软化症）。

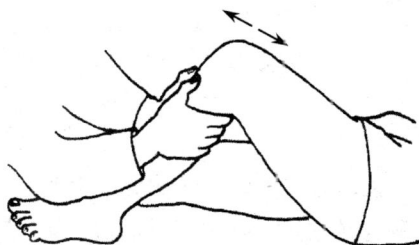

图 6 - 71　抽屉试验

（三）踝与足部检查

1. 望诊

（1）足踝部畸形　如垂足（马蹄足）、跟足（仰趾足）、内翻足、外翻足、扁平足和高弓足等（图6-72）。

（2）踝关节肿胀　常见于踝部外伤，其中以踝部筋伤多见，如有内外踝骨折或胫骨下端骨折，则肿胀更为显著。若为踝关节结核或关节炎等，则肿胀形成缓慢。踝下凹陷消失，跟骨增宽，跟腱止点处疼痛，可能为跟骨骨折；内、外踝下方及跟腱两侧的正常凹陷消失，兼有波动感，可能为关节内积液或者血肿；肿胀局限于一侧，多见于侧副韧带损伤；足后部肿胀多属跟腱炎、滑囊炎、骨质增生等。

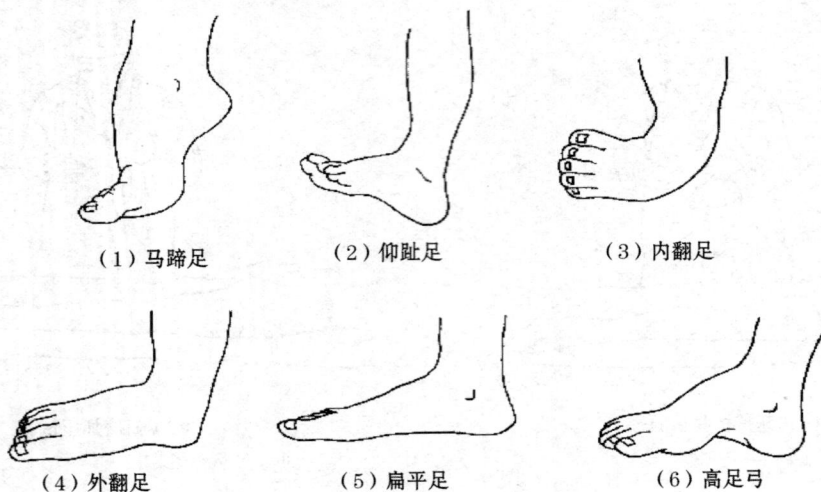

（1）马蹄足　　　　（2）仰趾足　　　　（3）内翻足

（4）外翻足　　　　（5）扁平足　　　　（6）高足弓

图6-72　足踝部畸形

2. 运动检查　踝关节与足的正常活动范围见图6-73。

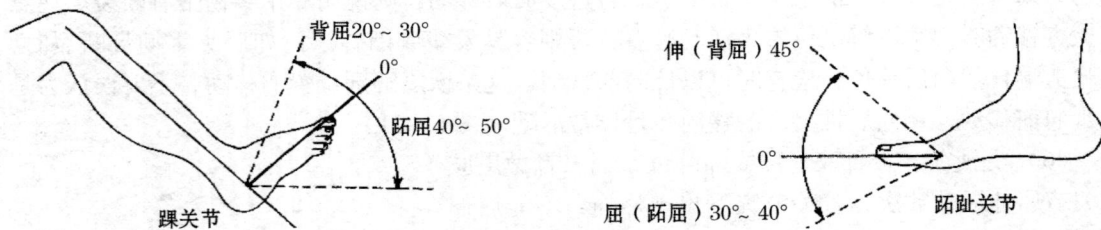

背屈20°~30°

0°

跖屈40°~50°

踝关节

伸（背屈）45°

0°

屈（跖屈）30°~40°

跖趾关节

图6-73　踝关节与足的正常活动范围

3. 触诊　踝关节全关节肿胀多为关节内严重骨折、脱位、结核、肿瘤。当有积液时，可触之有波动感，关节周围压痛。足踝部局限性肿胀，多见于筋伤、关节外骨折；如拇长伸肌腱腱鞘炎时，在足背部呈长条状肿胀，并有明显触痛；跖骨骨折时，可顺跖骨轴线肿胀，并能触到骨折端及压痛；第2跖骨头无菌性坏死，压痛在第2跖趾关节近端。当内踝发生骨折时则压痛点在内踝前下方，内踝尖端部；舟骨内侧向内凸出，可能是副舟骨畸形或胫后肌止点骨质无菌性坏死；上述二者均有压痛。跟距关节间隙压痛可能为跟距关节炎；第 1 跖骨头内侧皮下囊性肿块，压痛明显，常为滑囊炎；外踝骨折时，局部肿胀明显，压痛在外踝部；外侧副韧带损伤，肿胀和压痛都在外踝前下方；第 5 跖骨基底部骨折，压痛和肿胀在足外侧第 5 跖骨近端；足跟触痛伴肿胀多见于跟骨骨折、跟骨结核、跟骨骨髓炎等；无肿胀的跟骨周围痛，若在跟骨结节部，则为跟腱炎；跟骨底部痛，不能行走负重，往往是跟骨脂肪垫肥厚、跟骨刺或跟底滑囊炎；青少年如有跟后部痛，多见于跟骨骨骺炎。

4. 特殊检查

（1）跟轴线测量　患者站立位时，跟骨纵轴线与跟腱纵轴线垂叠为正常，当足出现内翻或外翻畸形时，则跟腱轴线向内、外侧偏斜，应记录其偏斜角度（图 6 - 74）。

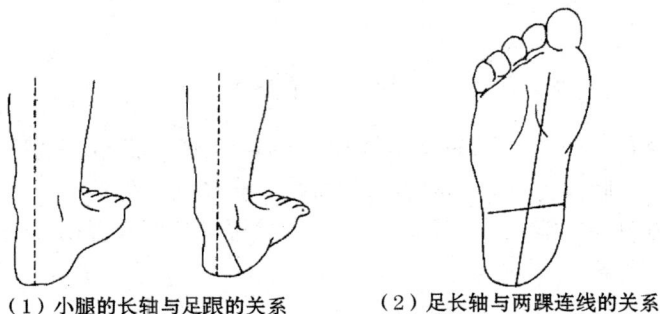

（1）小腿的长轴与足跟的关系　　（2）足长轴与两踝连线的关系

图 6 - 74　跟轴线测量

（2）跟腱挛缩试验　跟腱挛缩，常由比目鱼肌和腓肠肌挛缩引起，该试验可进行两者鉴别。患者取坐位，使小腿自然下垂，若膝关节屈曲，踝关节下垂，腱屈畸形为比目鱼肌挛缩。如膝关节伸直位，踝关节屈而不能背伸，则为腓肠肌挛缩。如膝伸直或屈曲位均出现跖屈，则为双肌挛缩。

（3）踝阵挛　检查者一手托住腘窝，一手握足，突然使足背屈并维持之，可以产生踝关节连续交替的伸屈运动，则视为阳性，见于锥体束损害。

（4）划跖试验（巴宾斯基征，Babinski 征）　阳性反应为轻划足底外侧，引起拇趾背屈，余趾呈扇形分开，提示锥体束受损（图 6 - 75）。

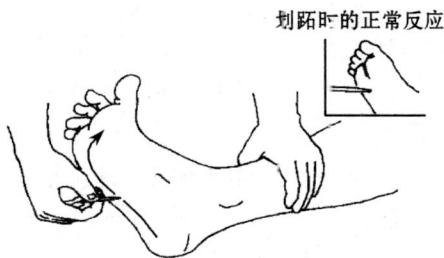

划跖时的正常反应

图 6 - 75　巴宾斯基征

第七章

治疗各论

第一节　内科疾病

感　冒

感冒是由于感受触冒风邪，邪犯肺卫而出现的以鼻塞、流涕、喷嚏、咳嗽、头痛、恶寒、发热、全身不适、脉浮为主要临床表现的疾病。全年均可发病，尤以冬春季多见。主要由于正气不足，机体卫外功能低下，风寒、风热、暑湿等外邪乘虚由皮毛、口鼻而入，引起营卫失调、肺气失宣所致。

西医学的上呼吸道感染属于本病的范畴。

【辨证】

本病以恶寒发热、鼻塞、流涕、头痛、咳嗽、脉浮为主要症状，临床根据感受外邪的性质不同分为风寒感冒、风热感冒和暑湿感冒。

风寒感冒　恶寒重，发热轻，或不发热，无汗，鼻塞，流清涕，咳嗽，咯痰液清稀，肢体酸楚，苔薄白，脉浮紧。

风热感冒　微恶风寒，发热重，有汗，鼻塞，流浊涕，咯痰稠或黄，咽喉肿痛，口渴，苔薄黄，脉浮数。

暑湿感冒　身热不扬，汗出不畅，肢体酸重，头痛如裹，胸闷纳呆，口渴不欲饮，苔白腻，脉濡。

【治疗】

1. 针灸治疗

治则　祛风解表。以手太阴、手阳明经及督脉穴位为主。

主穴　列缺、合谷、大椎、太阳、风池。

配穴　风寒感冒者，加风门、肺俞；风热感冒者，加曲池、尺泽、鱼际；暑湿感冒者，加阴陵泉。体虚者，加足三里；鼻塞流清涕者，加迎香；咽喉疼痛者，加少商；全身酸楚者，加身柱；高热惊厥者，三棱针点刺水沟、十宣。

操作　主穴用毫针泻法。风寒感冒，大椎行灸法；风热感冒，大椎行刺络拔罐。配穴中足三里用补法或平补平泻法，少商、委中用点刺出血法，余穴用泻法。

方义　感冒为外邪侵犯肺卫所致，太阴、阳明互为表里，故取手太阴、手阳明经穴列缺、合谷以祛邪解表。督脉主一身之阳气，温灸大椎可通阳散寒，刺络出血可清泻热邪。风池为足少阳经与阳维脉的交会穴，"阳维为病苦寒热"，故风池既可疏散风邪，又可与太阳穴相配而清利头目。

2. 推拿治疗

治则　祛风解表。以手太阴、手阳明、足太阳经及督脉穴位为主。

取穴　印堂、攒竹、太阳、百会、迎香、大椎、曲池、合谷、风池、肩井等。

手法　一指禅推法、抹法、按揉法、拿法、扫散法。

操作　患者坐位，沿两眼眶呈"∞"字形在印堂、攒竹、太阳等穴施以一指禅推法；印堂至神庭、印堂至太阳、迎香至鼻根施以抹法（分推法）；百会、迎香、大椎穴施以按揉法；曲池、合谷、风池、肩井穴施以拿法；患者俯卧位，于背部督脉、两侧膀胱经施以擦法，透热为度。

风寒感冒者，加两侧头颞部施以扫散法；风热感冒者，加太阳、外关穴施以按揉法；暑湿感冒者，加脾俞、胃俞、内关、足三里穴施以按揉法。

3. 其他治疗

（1）拔罐　选大椎、身柱、大杼、肺俞，拔罐后留罐15分钟起罐，或用闪罐法。本法适用于风寒感冒。风热感冒者可用刺络拔罐法。

（2）耳针　选肺、内鼻、屏尖、额，用中、强刺激。咽痛加咽喉、扁桃体，毫针刺。

【按语】

1. 针灸推拿治疗有一定的疗效。感冒与某些传染病早期症状相似，临床应加以鉴别，尤其是儿童患者。

2. 在感冒多发季节或体虚患者，艾灸足三里、风门穴，每日1次，连续7天；或自我按摩迎香至鼻根处并按揉合谷穴，每日1次，每次5分钟，有一定的预防作用。

3. 治疗期间应注意充足的休息，进食清淡食物，多饮开水，进行适当的体育锻炼。

4. 现代研究表明，针刺大椎、合谷穴可提高机体的免疫力，增加患者白细胞数量和吞噬能力，使发热患者体温下降。

咳　嗽

咳嗽是肺系疾病的主要症状之一。"咳"指有声无痰，"嗽"指有痰无声。临床一般声、痰并见，故统称咳嗽。根据病因可分为外感咳嗽和内伤咳嗽两大类。外感咳嗽是外感风寒、风热之邪，使肺失宣降，肺气上逆而致。内伤咳嗽多为脏腑功能失调所致，如肺阴亏损，失于清润；或脾虚失运，聚湿生痰，上渍于肺，肺气不宣；或肝气郁结，气郁化火，火盛灼肺，阻碍清肃；或肾失摄纳，肺气上逆，均可导致咳嗽。

西医学的上呼吸道感染、急慢性支气管炎、支气管扩张、肺炎、肺结核等的咳嗽症状属于本病范畴。

【辨证】

本病以咳嗽为主要症状，临床根据病因的不同分为外感咳嗽和内伤咳嗽。

1. 外感咳嗽　咳嗽病程较短，起病急骤，多兼有表证。

外感风寒　咳嗽声重，咽喉作痒，咯痰色白、稀薄，头痛发热，鼻塞流涕，形寒无汗，肢体酸楚，苔薄白，脉浮紧。

外感风热　咳嗽气粗，咯痰黏稠、色黄，咽痛，或声音嘶哑，身热头痛，汗出恶风，舌尖红，苔薄黄，脉浮数。

2. 内伤咳嗽　咳嗽起病缓慢，病程较长，可兼脏腑功能失调症状。

痰湿侵肺　咳嗽痰多色白，呈泡沫状，易于咯出，脘腹胀闷，神疲纳差，舌淡苔白腻，脉濡滑。

肝火灼肺　气逆咳嗽，阵阵而作，面赤咽干，目赤口苦，痰少而黏，不易咯吐，引胁作痛，舌边尖红，苔薄黄少津，脉弦数。

肺阴亏损　干咳，咳声短促，以午后黄昏为剧，少痰，或痰中带血，潮热盗汗，形体消瘦，两颊红赤，神疲乏力，舌红少苔，脉细数。

【治疗】

1. 针灸治疗

（1）外感咳嗽

治则　疏风解表，宣肺止咳。以手太阴经穴为主。

主穴　肺俞、中府、列缺。

配穴　外感风寒者，加风门、合谷；外感风热者，加大椎。

操作　毫针泻法，风热可疾刺，风寒留针或针灸并用，或针后在背部腧穴拔罐。中府、风门、肺俞等背部穴不可深刺，以免伤及内脏。

方义　咳嗽病变在肺，按俞募配穴法取肺俞、中府以理肺止咳、宣肺化痰；列缺为肺之络穴，可散风祛邪，宣肺解表。

（2）内伤咳嗽

治则　肃肺理气，止咳化痰。以手、足太阴经穴为主。

主穴　肺俞、太渊、三阴交、天突。

配穴　痰湿侵肺者，加丰隆、阴陵泉；肝火灼肺者，加行间；肺阴亏虚者，加膏肓。

操作　主穴用平补平泻法，可配用灸法。

方义　内伤咳嗽易耗伤气阴，使肺失清肃，故取肺俞调理肺气；太渊为肺经原穴，可肃肺、理气、化痰；三阴交可疏肝健脾，化痰止咳；天突为局部选穴，可疏导咽部经气，降气止咳。四穴合用，共奏肃肺理气、止咳化痰之功。

2. 推拿治疗

治则　外感咳嗽祛邪利肺；内伤咳嗽祛邪止咳，扶正补虚。以手太阴、足太阳经穴位为主。

取穴　天突、膻中、中府、身柱、大杼、风门、肺俞、尺泽、外关、列缺、合谷、太渊等。

手法　一指禅推法、揉法、按法。

操作　患者取仰卧位，医者以中指揉天突、膻中、中府，每穴 1 分钟；再以两拇指由胸骨剑突沿肋弓分推两胁肋部 5~10 遍。患者取俯卧位，用一指禅推法推身柱、大杼、风门、肺俞，每穴 1 分钟。坐位，医者先用一指禅推法推尺泽、太渊穴 2~3 分钟，然后按揉列缺、外关、合谷穴各 1~2 分钟。

外感者，加按揉太阳和拿风池。内伤者，加膀胱经肺俞至脾俞诸穴连线的擦法，以透热为度。

3. 其他治疗

（1）穴位注射　选定喘、大杼、风门、肺俞，用维生素 B_1 注射液或胎盘注射液，每次取 1~2 穴，每穴注入药液 0.5ml，选穴由上而下依次轮换，隔日 1 次。本法用于慢性咳嗽。

（2）穴位贴敷　选肺俞、定喘、风门、膻中、丰隆，用白附子（16%）、洋金花（48%）、川椒（33%）、樟脑（3%）制成粉末。将药粉少许置穴位上，用胶布贴敷，每3~4 天更换 1 次，最好在三伏天应用。亦可用白芥子、甘遂、细辛、丁香、苍术、川芎等量研成细粉，加入基质，调成糊状，制或直径 1cm 圆饼，贴在穴位上，用胶布固定，每 3 天更换 1 次，5 次为 1 疗程。

【按语】

1. 针灸推拿对缓解咳嗽有一定的疗效，临证必须明确诊断，必要时配合药物治疗。

2. 临床实践表明，天突穴在缓解咳嗽方面有很好的疗效，民间常用提捏天突或在该穴上刮痧、艾灸来缓解咳嗽。

3. 平时注意保暖、避风寒。调适饮食，忌生冷、刺激之品。嗜烟酒者，应戒绝，适当参加体育锻炼，增强体质，提高抗病能力。

4. 现代研究表明，针灸可调整机体免疫功能，增强机体的防御能力；可以改善肺通气功能，降低气道阻力，缓解支气管痉挛和支气管黏膜水肿；还可通过神经系统的作用，调节和抑制因炎性刺激产生黏膜水肿、渗出导致的咳喘等。

哮　喘

哮喘是一种常见的反复发作性疾患。哮与喘均有呼吸急促的表现，但症状略有不同，哮以呼吸急促，喉间有哮鸣音为特征；喘以呼吸困难，甚则张口抬肩为特征。临床上二者常同时并见，其病因病机亦大致相同，故合并叙述。本病一年四季均可发病，尤以寒冷季节和气候急剧变化时发病较多。偏嗜咸味、肥腻或进食虾蟹鱼腥，脾失健运，聚湿生痰，痰饮阻塞气道，而发为痰鸣哮喘。其基本病因为痰饮内伏。

西医学的支气管哮喘、慢性喘息性支气管炎、肺炎、肺气肿、心源性哮喘等属于本病的范畴。

【辨证】

本病以突然起病、呼吸急促、喉间哮鸣，甚则张口抬肩、不能平卧为主要症状，根据临床表现的性质不同分为实证和虚证两大类。

1. 实证　病程短，或当哮喘发作期，哮喘声高气粗，呼吸深长，呼出为快，体质较强，脉象有力。

风寒外袭 咳嗽喘息，遇寒触发，咯痰稀薄，形寒无汗，头痛，口不渴，苔薄白，脉浮紧。

痰热阻肺 咳喘，痰黏，咯痰不爽，胸中烦闷，胸胁作痛，或见身热口渴，纳呆，便秘，苔黄腻，脉滑数。

2. 虚证 病程长，反复发作或当哮喘间歇期，哮喘声低气怯，气息短促，体质虚弱，脉象无力。

肺气不足 喘促气短，动则加剧，喉中痰鸣，神疲，语言无力，痰液稀薄，动则汗出，舌质淡苔薄白，脉细数。

肺肾气虚 久病气息短促，呼多吸少，不得接续，动则喘甚，汗出肢冷，畏寒，舌淡苔薄白，脉沉细。

【治疗】

1. 针灸治疗

（1）实证

治则 祛邪肃肺，化痰平喘。以手太阴经穴及相应背俞穴为主。

主穴 列缺、膻中、尺泽、肺俞、定喘。

配穴 风寒者，加风门；痰热阻肺者，加丰隆；喘甚者，加天突。

操作 毫针泻法。风寒者可合用灸法，定喘穴刺络拔罐。

方义 列缺为肺经络穴，可宣肺散邪；膻中为气会穴，可宽胸理气，调畅气机；尺泽为肺经合穴，可肃肺化痰，降逆平喘；肺俞为肺之背俞穴，可宣肺祛痰；定喘为平喘之效穴。

（2）虚证

治则 补益肺肾，止哮平喘。以相应背俞穴及手太阴、足少阴经穴为主。

主穴 肺俞、膏肓、肾俞、定喘、太渊、太溪、足三里。

配穴 肺气虚者，加气海；肺肾气虚者，加阴谷、关元、命门。喘甚者，加天突。

操作 定喘用刺络拔罐法，余穴用毫针补法。可酌用灸法或拔火罐法。

方义 肺俞、膏肓针灸并用，可补益肺气；补肾俞以补肾纳气；肺经原穴太渊配肾经原穴太溪，可充肺肾真原之气；足三里可调和胃气，以资生化之源，使水谷精微上归于肺，肺气充则自能卫外；定喘为平喘之经验效穴，取"急则治其标"之意。

2. 推拿治疗

治则 宽胸理气。以手太阴、足太阳及足阳明经穴位为主。

取穴 风池、肩井、桥弓、天突、膻中、天枢、定喘、大椎、肺俞、脾俞、肾俞、足三里、丰隆等。

手法 推法、扫散法、拿法、按法、揉法、一指禅推法、擦法。

操作 患者仰卧，一指禅推法从天突穴推至神阙穴，并重点按揉天突、膻中、中脘、天枢穴；沿锁骨下缘开始到第12肋横擦前胸部，往返2～3遍。患者俯卧，于定喘、大椎、肺俞、脾俞、肾俞等穴施以按揉法；从肩背至腰骶施以横擦法，大椎至腰阳关施以直擦法。患者取坐位，自额至下颌沿左右两侧施以分推法，往返2～3遍；于头颞侧胆经循行区域，自前上方向后下方施以扫散法10余次；头顶部至枕部施以五指拿法，颈项部转为三指拿法，重复 3~4 遍。

实证者，加拿风池、肩井穴，加按揉曲池、合谷、足三里、丰隆穴，以酸胀"得气"为度。虚证者，加横向擦肾俞、命门穴，以及纵向擦八髎穴。

3. 其他治疗

（1）耳针　选平喘、下屏尖、肺、神门、皮质下。每次取 2~3 穴，捻转法用中、强刺激，适用于哮喘发作期。

（2）穴位贴敷　选肺俞、膏肓、膻中、定喘。白芥子 30g，甘遂 15g，细辛 15g 共为细末，用生姜汁调药粉成糊状，制成药饼如蚕豆大，上放少许丁桂散，敷于穴位上，用胶布固定。贴 3 小时左右取掉，或以局部有红晕微痛为度。若起泡，消毒后挑破，涂甲紫。亦可采用斑蝥膏贴敷发泡。

（3）穴位埋线　选膻中、定喘、肺俞。常规消毒后，局部浸润麻醉，用三角缝合针将"0"号羊肠线埋于穴下肌肉层，每 10~15 天更换 1 次。

（4）穴位割治　选膻中穴，常规消毒后，局部浸润麻醉，切开穴位 1cm，割去皮下脂肪，缝合后，外用消毒敷料固定即可。每 10~15 天 1 次，一般治疗 1~2 次。

【按语】

1. 针灸推拿对缓解支气管哮喘发作症状有一定疗效，对于发作严重或哮喘持续不解者，应配合药物治疗。

2. 季节交替，气候变化时应注意保暖，进行适当的户外活动。属过敏体质者，注意避免接触致敏源，忌烟酒和油腻、辛辣等刺激性食物及过敏食物。

3. 现代研究表明，针灸能调节自主神经功能，抑制迷走神经的兴奋，缓解支气管平滑肌痉挛，使患者肺通气功能得到明显改善；通过针灸提高机体免疫力和改善局部血液循环状态，减少渗出，清除水肿，有利于炎症消除，缓解各种代谢产物对支气管的刺激，从而缓解哮喘的发作。

头　痛

头痛是以自觉头痛为主要症状的一种常见疾病。临床上根据病因不同分为外感头痛和内伤头痛，外感头痛多由于六淫之邪外袭，上犯巅顶，邪气稽留，阻抑清阳所致；内伤头痛多由内伤诸疾，导致气血逆乱，瘀阻经络，脑失所养所致。

西医学颅内病变（脑肿瘤、脑出血、脑膜炎等），功能性或精神性疾病（如紧张性头痛），全身性疾病（如发热、癫痫大发作后、鼻窦炎、弱视和屈光不正）等所引起的头痛，均属于本病的范畴。

【辨证】

本病临床以自觉头痛为主要症状，根据病因不同，分为外感头痛和内伤头痛。

1. 外感头痛　一般发病较急，病程短，根据感受邪气的性质不同分为风寒、风热、风湿头痛。

风寒头痛　头痛时作，痛连项背，恶风畏寒，遇风尤剧，常喜裹头，口不渴，苔薄白，脉浮等。

风热头痛　头痛而胀，甚则头痛如裂，发热恶风，面红目赤，口渴欲饮，便秘溲黄，舌质红，苔黄，脉浮数。

风湿头痛　头痛如裹，肢体困重，纳呆胸闷，小溲不利，大便或溏，苔白腻，脉濡。

2. 内伤头痛　一般发病较缓，病程较长，根据病机不同分为肝阳头痛、肾虚头痛、血虚头痛、痰浊头痛、瘀血头痛。

肝阳头痛　头痛而眩，心烦易怒，睡眠不宁，面红目赤，口苦舌红，苔薄黄，脉弦有力。

肾虚头痛　头痛且空，每兼眩晕，腰膝酸软，神疲乏力，遗精带下，耳鸣失眠，舌红少苔，脉细无力。

血虚头痛　头痛头晕，遇劳则甚，神疲乏力，心悸怔忡，食欲不振，面色㿠白，舌淡苔薄白，脉细弱无力。

痰浊头痛　头痛昏蒙，胸脘满闷，呕恶痰涎，舌苔白腻，脉滑或弦滑。

瘀血头痛　头痛经久不愈，痛处固定不移，痛如锥刺，或有头部外伤史，舌质紫，脉细或细涩。

【治疗】

1. 针灸治疗

（1）外感头痛

治则　祛风通络。以足阳明、足少阳经穴为主。

主穴　头维、太阳、风池。

配穴　风寒头痛加列缺；风热头痛加大椎、外关；风湿头痛加中脘、丰隆。

操作　头维平刺可透至率谷，太阳向后斜刺捻转泻法，风池捻转泻法；大椎穴常规消毒后用三棱针点刺3～5点，用大号罐闪火法拔之；其他穴用泻法。

方义　头维为足阳明与足少阳经的交会穴，有升清降浊之功；太阳为经外奇穴、止头痛之效穴；风池为足少阳经与阳维脉之交会穴，可散风解表镇痛。

（2）内伤头痛

治则　平肝潜阳，滋阴补肾，补益气血，燥湿化痰。以督脉及足阳明、足少阳经穴为主。

主穴　百会、印堂、太阳、头维。

配穴　肝阳头痛加太冲、风池；肾虚头痛加肾俞、命门、太溪；血虚头痛加足三里、血海；痰浊头痛加丰隆、阴陵泉、中脘；瘀血头痛加阿是穴、合谷、三阴交。

操作　百会平刺，印堂向鼻尖方向斜刺，头维平刺，肾俞、命门可直刺1寸左右，阿是穴出针后不按孔穴，任其流出恶血。

方义　百会配印堂善于宣发清阳，通络止痛；头维、太阳善治偏正头痛。太冲为肝经原穴，配足少阳与阳维之会风池，有平肝潜阳清头目之效；肾俞、命门、太溪为补肾要穴，可补肾填精以治肾虚头痛；足三里、血海可健脾益气养血，髓海得养则头痛可蠲；阴陵泉配胃经之络穴丰隆、胃之募穴中脘，可健脾利湿，清化痰浊；以痛为输取阿是穴，同时补合谷以行气，泻三阴交以活血可发挥祛瘀定痛之效。

2. 推拿治疗

治则 疏经通络，行气活血，镇静止痛。风寒头痛者，治以祛风散寒；风热头痛者，治以疏风清热；风湿头痛者，治以祛风除湿；肝阳头痛者，治以平肝潜阳；血虚头痛者，治以养血调血；痰浊头痛者，治以化痰降逆；肾虚头痛者，治以养阴补肾；瘀血头痛者，治以活血化瘀。

取穴 印堂、头维、太阳、鱼腰、阳白、百会、风池等。

手法 一指禅推法、分推法、按揉法、拿法、提捏法、拍法、扫散法。

操作 患者取坐位，从印堂穴开始向上沿发际至头维、太阳穴施以一指禅推法，从印堂开始经鱼腰、太阳至耳前施以分推法，于印堂、鱼腰、阳白、太阳、百会穴施以按揉法，从前额至风池穴施以五指拿法，从风池穴至大椎两侧沿膀胱经施以三指拿法。

风寒头痛，加项背部擦法，肺俞、风门穴按揉法，两侧肩井穴拿法。风热头痛，加大椎、肺俞、风门穴按揉法，肩井、曲池、合谷穴拿法。风湿头痛，加印堂及项部皮肤提捏法，以皮肤透红为度，背部膀胱经施以拍法，以皮肤微热为度。肝阳头痛，加桥弓穴从上而下（左右交替进行）推法，头颞侧扫散法。血虚头痛，加以中脘、气海、关元为重点的腹部摩法，背部督脉膀胱经直擦法，脾俞、胃俞、心俞、膈俞、足三里、三阴交按揉法。痰浊头痛，加中脘、天枢穴一指禅推法，足三里、丰隆穴按揉法，腹部摩法。肾虚头痛，加肾俞、命门、腰阳关穴按揉法，腰骶部擦法以及涌泉穴擦法，以透热为度。瘀血头痛，前额部位及穴位的分推法、按揉法时间增加，加前额部擦法，以透热为度。

3. 其他治疗

（1）皮肤针 皮肤针重叩太阳、印堂及头痛处出血，加拔火罐。本法适用于风邪袭络、肝阳亢逆引起之头痛。

（2）耳针 选枕、额、叉质下、神门。每次取一侧或双侧，强刺激留针 20～30 分钟，间隔 5 分钟捻转一次。或埋针 3～7 天。顽固性头痛，可取耳背静脉放血。

（3）水针 采用普鲁卡因和咖啡因混合液（0.25% 普鲁卡因 3.5ml，咖啡因 0.5ml）注入风池，每穴 0.5～1ml，或在压痛点内注入 0.1ml。本法适用于顽固性头痛。

【按语】

1. 针灸推拿治疗头痛有较好疗效。古代医家对头痛的针灸治疗经验丰富，多取头部、阳经腧穴为主。

2. 头痛患者在治疗期间，应禁烟酒，适当参加体育锻炼，避免过劳和精神刺激，注意休息。

3. 现代研究表明，针灸对头痛患者脑组织的缺血、缺氧有明显改善作用。

眩　晕

眩是指眼花或眼前发黑，晕是指头晕或感觉自身或外界景物旋转。二者常同时并见，故统称为"眩晕"。轻者闭目即止，重者如坐车船，旋转不定，不能站立，或伴有恶心、呕吐、汗出，甚则昏倒等症状。本病多因阴虚则肝风内动，血少则脑失濡养，精亏则髓海不足，或痰浊壅遏、上蒙清窍所致。

西医学的耳源性眩晕以及高血压、贫血、神经官能症、颈椎病等引起的眩晕症状均属本病范畴。

【辨证】

本病以头晕、眼花为主要症状，临床根据病因不同分为肝阳上亢、气血亏虚、肾精不足以及痰浊中阻型眩晕。

肝阳上亢　眩晕耳鸣，头痛且胀，每因烦劳或恼怒而头晕、头痛剧增，面时潮红，急躁易怒，少寐多梦，口苦，舌质红，苔黄，脉弦。

气血亏虚　眩晕动则加剧，劳累继发，伴面色苍白，唇甲不华，心悸失眠，神疲懒言，食欲不振，舌质淡，脉细弱。

肾精不足　眩晕伴神疲健忘，腰膝酸软，遗精耳鸣。偏于阴虚者，五心烦热，舌质红，脉弦细。偏于阳虚者，四肢不温，舌质淡，脉沉细。

痰浊中阻　眩晕而见头重如蒙，胸闷恶心，少食多寐，舌苔白腻，脉濡滑。

【治疗】

1. 针灸治疗

治则　平肝潜阳，补益气血，滋阴补肾，化痰息风。以督脉、足少阳经穴位为主。

主穴　百会、风池、太阳、印堂。

配穴　肝阳上亢加肝俞、肾俞、三阴交、太冲；气血亏虚加脾俞、足三里；肾精不足加肾俞、太溪、三阴交、绝骨；痰浊中阻加足三里、丰隆、太白。

操作　毫针刺，按虚补实泻进行操作。

方义　百会通督安神；风池清泻肝胆，潜阳止眩；太阳祛风止眩；印堂止眩宁神。

2. 推拿治疗

治则　虚补实泻，调整阴阳。以足太阳、足少阳经穴位为主。

取穴　百会、太阳、印堂、鱼腰、风池、肩井等。

手法　一指禅推法、按揉法、拿法、推法、摩法、擦法、拔伸法等。

操作　患者取坐位，从印堂穴开始向上沿发际至头维、太阳穴施以一指禅推法，于印堂、鱼腰、阳白、太阳、百会穴施以按揉法，从前额至风池穴施以五指拿法，从风池穴至大椎两侧膀胱经施以一指禅推法和拿法，两侧肩井穴施以拿法。

肝阳上亢，加桥弓穴推法，颞侧扫散法，期门、章门、肝俞、胆俞穴按揉法。气血亏虚，加背部督脉、膀胱经擦法，腹部摩法，脾俞、胃俞、足三里穴按揉法。肾精不足，加肾俞、命门穴按揉法，腰骶部和涌泉穴擦法，以透热为度。痰浊中阻，加中脘、天枢穴按揉法，腹部摩法。颈椎病者，加颈椎拔伸法等推拿微调手法。

3. 其他治疗

（1）头针　眩晕伴耳鸣、听力减退者，取晕听区。取坐位或仰卧位，局部常规消毒后，用消毒之 28～32 号 2.5 寸长的不锈钢毫针，与头皮呈 30°左右夹角，用夹持进针法刺入帽状腱膜下，达到该区的应用长度后，用食指桡侧面与拇指掌侧面夹持针柄，以食指掌指关节连续屈伸，使针身左右旋转，每分钟捻转200次左右，捻转2~3分钟，留针5~10分钟，每日或间日针1次。

（2）耳针 选神门、枕、内耳，用中、强刺激，每日1次，每次留针20~30分钟。

【按语】

1. 针灸推拿治疗眩晕有较好疗效。如配合西医学检测方法查明原因，则有利于治疗。

2. 眩晕患者可以自我揉太阳穴30次，两手弯曲，用四指沿鬓角退至风池穴（如梳头状）30次，长期坚持有良好疗效。

3. 现代研究表明，针刺风池可使患者椎－基底动脉血供明显改善，针刺百会可改善脑循环等，这些作用都有利于眩晕的改善。

4. 颈源性眩晕者使用颈椎拔伸法等推拿微调手法治疗，有良好的临床效果。

5. 患者以清淡食物为主，禁食膏粱、油腻厚味及动物内脏食品，以免滋湿生痰化浊，酿热生风。眩晕发作时，嘱患者闭目或平卧，保持安静，如伴呕吐应防止呕吐物误入气管。

中 风

中风是以突然昏仆，不省人事，口眼㖞斜，半身不遂或轻者不经昏仆，仅以口眼㖞斜、半身不遂、语言塞涩为主症的一种疾病。本病多由心、肝、脾、肾等脏阴阳失调，加以忧思恼怒，或饮酒饱食，或房事劳累，或外邪侵袭等诱因，以致气血运行受阻，肌肤筋脉失于濡养；或阴亏于下，肝阳暴张，阳化风动，血随气逆，挟痰挟火，横窜经隧，蒙蔽清窍，而形成上实下虚，阴阳互不维系所致。

西医学的急性脑血管疾病，如脑出血、脑梗死、脑栓塞等多属于本病的范畴。

【辨证】

本病以突然昏仆、不省人事、半身不遂，或半身不遂、口角㖞斜、语言塞涩为主要症状。根据病位浅深、病情轻重，可分为中经络与中脏腑两大类。中经络者，病位较浅，病情较轻，无神志改变，仅见半身不遂、口角㖞斜、语言塞涩等症；中脏腑者，病位较深、病情较重，伴见神志不清、㖞僻不遂。

1. 中经络 病在经络，病情较轻。症见半身不遂，口角㖞斜，舌强语塞，肌肤不仁，吞咽障碍，脉弦滑等。中经络可因络脉空虚、风邪入中或肝肾阴虚、风阳上扰引起。

络脉空虚 手足麻木，肌肤不仁，或突然口角㖞斜、语言不利、口角流涎，甚则半身不遂，或兼见恶寒发热、肢体拘急、关节酸痛等症，舌苔薄白，脉浮弦或弦细。

肝肾阴虚 平素头晕头痛，耳鸣目眩，腰酸腿软，突然发生口角㖞斜，舌强语塞，半身不遂，舌质红或苔黄，脉弦细而数或弦滑。

2. 中脏腑 病在脏腑，病情急重。症见突然昏仆，神志迷糊，半身瘫痪，口㖞流涎，舌强失语。根据病因病机不同，又可分为闭证和脱证。

闭证 多因气火冲逆，血菀于上，肝风鸱张，痰浊壅盛所致。症见神志不清，牙关紧闭，两手握固，面赤气粗，喉中痰鸣，二便闭塞，脉滑数或弦数。

脱证 由于真气衰微、元阳暴脱所致。症见昏沉不醒，目合口张，手撒遗尿，鼻鼾息微，四肢逆冷，脉细弱或沉伏。如见冷汗如油，面赤如妆，脉微欲绝或浮大无根，是真阳外越之危候。

【治疗】

1. 针灸治疗

（1）中经络

治则　疏通经络，镇肝息风。取手、足阳明经穴位为主，辅以太阳、少阳经穴位。

主穴　肩髃、曲池、合谷、环跳、风市、阳陵泉、足三里、百会、地仓、颊车。

配穴　络脉空虚，风邪入中者加关元、气海、风池；肝肾阴虚、风阳上扰者加三阴交、太冲、肝俞、肾俞；语言謇涩加哑门、廉泉。

操作　毫针刺，平补平泻。

方义　阳主动，肢体运动障碍，其病在阳，故本方取手、足三阳经穴位为主。阳明为多气多血之经，阳明经气血通畅，正气旺盛，则运动功能易于恢复，故在三阳经中又以阳明为主。口角㖞斜为经脉瘀滞，筋肉失养所致，故近取地仓、颊车直达病所以疏筋活络。

（2）中脏腑

闭证

治则　启闭开窍，取督脉、十二井穴为主，辅以手足厥阴、足阳明经穴位。

主穴　十二井、水沟、太冲、劳宫、丰隆。

配穴　神志不清加四神聪；二便闭塞加天枢、足三里；牙关紧闭加下关（双侧）。

操作　十二井穴点刺出血，余穴可用泻法。

方义　闭证由肝阳化风，心火暴盛，血随气升，上犯脑髓而致痰浊瘀血壅闭精髓，蒙蔽神明。十二井穴放血，可接通经气、决壅开窍；督脉连贯脑髓，水沟为督脉要穴，有启闭开窍之功效；泻肝经原穴太冲，可镇肝降逆，潜阳息风；泻心包经荥穴劳宫，可清心火而安神；丰隆为足阳明经络穴，有振奋脾胃气机、蠲浊化痰之功。

脱证

治则　回阳固脱。取任脉经穴。

主穴　关元、神阙。

操作　用灸法。

方义　元阳外脱，必从阴以救阳。关元为任脉与足三阴的会穴，为三焦元气所出，联系命门真阳，是阴中有阳的穴位；脐为生命之根蒂，神阙位于脐中，为真气所系，故重灸二穴，以回阳固脱。

2. 推拿治疗

治则　疏通经脉，调和气血，促进功能恢复。取手、足阳明经穴位为主，辅以太阳、少阳经穴位。

取穴　肩髃、曲池、手三里、合谷、环跳、委中、阳陵泉、承山、伏兔、风市、足三里等。

手法　㨰法、按揉法、捻法、拔伸法、四肢关节被动活动。

操作　患者取仰卧位，患侧上肢内外侧施以㨰法，并配合患肢肩、肘、腕关节的被动活动；于肩髃、曲池、手三里、合谷穴施以按揉法；患侧手指及其指间关节施以拔伸法和捻法；自肩部至腕部施以拿法。患肢下肢内外侧施以擦法，并配合患肢髋、膝、踝关节的被动活动；于髀关、风市、伏兔、血海、梁丘、内膝眼、足三里、阳陵泉、三阴交穴施以按揉法；踝关节及足趾施以拔伸法和捻法；大腿和小腿施以拿法。患者取俯卧位（或患侧在上的侧卧位），背部、腰骶部、臀部及下肢施以擦法，并配合腰后伸、髋后伸及膝屈伸等被动活动；肾俞、大肠俞、环跳、承扶、委中、承山等膀胱经穴施以按揉法。

3. 其他治疗

（1）头针　取病变对侧运动区为主，可配足运感区，失语用语言区。快速捻转，持续2~3分钟，反复3~4次。

（2）电针　取穴同体针，一般选2~3对穴，采用疏波或断续波，每次20~30分钟，每日1次。

（3）眼针　治中风偏瘫取上、下焦区穴针刺。

（4）水针　取夹脊穴5~14、足三里、阳陵泉、悬钟、承山、风市、解溪等穴，每次选1~3穴，用5%防风注射液，或5%人参注射液，或654-2，每穴注入0.3~0.5ml，隔日治疗1次，15次为1疗程。

（5）穴位埋线　取手三里、足三里、阳陵泉、承山、三阴交等穴，每次选1~3穴，埋羊肠线，每月1次。本法主要用于治疗中风后遗症偏瘫患者。

【按语】

1. 针灸推拿疗法对中风有明显疗效。急性期采用中西医结合治疗，恢复期以针灸推拿治疗为主，并应配合功能康复训练。

2. 现代研究表明，针刺和推拿可改善中风患者的脑循环，提高肌力，协调肢体的运动功能，改善吞咽运动等。动物实验证明，针刺可促进脑梗死模型动物脑侧支循环的建立，改善脑血管的自律运动，减轻钙离子内流和兴奋性氨基酸的毒性损伤，提高超氧化物歧化酶的活性，使梗死面积缩小等，可促进脑出血模型动物的血肿吸收，这些作用都有利于中风的康复。

3. 平素年高形盛气虚，或肝阳亢逆而自觉头晕、肢体麻木者，宜注意饮食起居，避免情绪波动，可针风市、足三里等穴以预防中风。

面　瘫

面瘫是以口眼㖞斜为主要症状的一种疾病。多由络脉空虚，感受风邪，使面部经筋失养，肌肉纵缓不收所致。

西医学的周围性面神经炎属于本病范畴。

【辨证】

本病以口眼㖞斜为主要症状。起病突然，多在睡眠醒后，发现一侧面部麻木、松弛、示齿时口角歪向健侧，患侧露睛流泪、额纹消失、鼻唇沟变浅。部分患者伴有耳后、耳下乳突部位疼痛，少数患者可出现患侧耳道疱疹、舌前2/3味觉减退或消失及听觉过敏等症。病程日久，可因患侧肌肉挛缩，口角歪向病侧，出现"倒错"现象。根据发病原因不同可分为风寒证和风热证。

风寒证　多有面部受凉因素，如迎风睡眠，电风扇对着一侧面部吹风过久等。

风热证　多继发于感冒发热之后，常伴有外耳道疱疹、口渴、舌苔黄、脉数等症。

【治疗】

1. 针灸治疗

治则　疏风通络、濡养经脉，取手足少阳、阳明经穴位。

主穴　风池、翳风、地仓、颊车、阳白、合谷。

配穴　风寒加风门、外关；风热加尺泽、曲池。

操作　急性期用平补平泻法，恢复期用补法，面部穴可用透刺法，如地仓透颊车，阳白透鱼腰等。

方义　本病为风邪侵袭面部阳明、少阳脉络，故取风池、翳风以疏风散邪；地仓、颊车、阳白等穴以疏通阳明、少阳经气，调和气血；"面口合谷收"，合谷善治头面诸疾。

2. 推拿治疗

治则　祛风活血通络，以局部取穴为主。

取穴　印堂、阳白、太阳、四白、迎香、地仓、颊车、下关、承浆、风池、合谷等。

手法　一指禅推法、抹法、揉法、拿法等。

操作　患者取仰卧位，于患侧印堂、攒竹、阳白、太阳、四白、睛明、迎香、地仓、颧髎、下关、颊车穴施以一指禅推法，印堂至神庭、印堂至两侧太阳穴分别施以双手分抹法，前额及面颊部施以大鱼际揉法。患者取坐位，拿风池、肩井穴，按揉合谷穴。

3. 其他治疗

（1）水针　选翳风、牵正等穴，用维生素 B_1 或 B_{12} 注射液，每穴注射0.5～1ml，每日或隔日1次。

（2）皮肤针　用皮肤针叩刺阳白、太阳、四白、牵正等穴，使轻微出血，用小罐吸拔5～10分钟，隔日1次。本法适用于发病初期，或面部有板滞感觉等面瘫后遗症。

（3）电针　选地仓、颊车、阳白、合谷等穴。接通电针仪治疗5～10分钟，刺激强度以患者感到舒适、面部肌肉微见跳动为宜。本法适用于病程较长者。

【按语】

1. 本病针灸推拿治疗效果良好。急性期宜中西医结合治疗。面瘫早期治疗以浅刺、轻刺、透刺为主，不宜使用电针，针刺量不宜过强。

2. 现代研究表明，针灸治疗面瘫疗效确切，但面神经损伤平面不同，治疗效果也不同。周围性面瘫的预后与面神经损伤程度有密切关系，肌电图可作为判定面神经损伤程度的辅助检查。

3. 注意面部保暖，避免受寒冷刺激；预防眼部感染，可涂眼药膏；同时要指导配合自我面部运动。

面　痛

面痛是指以眼、面颊部抽掣疼痛为主要症状的一种疾病。多由于风邪侵袭，阳明火盛、肝阳亢逆、气血运行失畅所致。

西医学的三叉神经痛属于本病范畴。

【辨证】

本病以眼、面颊阵发性抽掣疼痛为主要症状，根据病因不同分为风寒、风热、瘀血面痛。

风寒外袭　疼痛为阵发性抽掣样痛，痛势剧烈，面色苍白，遇冷加重，得热则舒，多有面部受寒因素，舌淡苔白，脉浮紧。

风热浸淫　疼痛阵作，为烧灼性或刀割性剧痛，痛时颜面红赤，汗出，目赤，口渴，遇热更剧，得寒较舒，发热或着急时发作或加重，舌质红，舌苔黄，脉数。

瘀血阻络　面痛反复发作，多年不愈，发作时疼痛如锥刺难忍，面色晦滞，少气懒言，语声低微，舌质紫黯，苔薄，脉细涩。

【治疗】

1. 针灸治疗

治则　疏通经脉，活血止痛。以手、足阳明经穴位为主。

主穴　百会、阳白、攒竹、四白、迎香、下关、颊车、合谷。

配穴　风寒外袭加风门、风池、外关；风热浸淫加大椎、关冲、曲池；瘀血阻络加太冲、血海。

操作　毫针刺，用泻法。

方义　本方以近部取穴为主，远部取穴为辅，旨在疏通面部筋脉气血，散寒清热，活血通络止痛。

2. 推拿治疗

治则　疏通经络，调和气血，解痉止痛。以手、足阳明经穴位为主。

取穴　阿是穴、百会、太阳、阳白、攒竹、四白、颧髎、迎香、下关、颊车、合谷等。

手法　一指禅推法、按揉法、扫散法、揉法、点按法、拿法。

操作　患者取仰卧位，从太阳至头维、太阳至下关、沿两眼眶呈"∞"字形，依次施以一指禅推法，往返5~6遍；于阿是穴、阳白、四白、颧髎、下关穴施以按揉法；于头颞部施以扫散法；于前额及面部施以大鱼际揉法；于合谷穴施以点按法。

3. 其他治疗

（1）耳针　选面颊、上颌、下颌、额、神门等穴，每次取2~3穴，毫针刺，强刺激，留针20~30分钟，约隔5分钟行针1次；或用埋针法。

（2）水针　用维生素 B_{12} 或 B_1 注射液，或用2%利多卡因注射液，注射压痛点，每次取1~2点，每点注入0.5ml，隔2~3天注射1次。

【按语】

1. 针刺推拿治疗本病有一定的疗效。

2. 少数面痛患者，因痛程较久，遭受长期的剧烈疼痛折磨，饮食睡眠减少，精神紧张，而呈现消瘦、多汗、短气等虚弱证候，针刺时应采用"静以久留"的补法，以扶正祛邪。"以痛为输"，推拿轻柔手法可缓解疼痛。

3. 西医学对三叉神经痛发病机制的认识目前尚不清楚。有学者认为，桥小脑角血管对三叉神经的搏动性压迫可引起三叉神经痛；少数三叉神经痛可找到肿瘤、多发性血管硬化等病因。

4. 患者应慎起居，避免精神紧张和情绪过激，忌食生冷辛辣等刺激性食物。

心　悸

心悸是指患者自觉心中悸动，惊慌不安，甚则不能自主的一种病证。本病可在多种疾病中出现，常与失眠、健忘、眩晕、耳鸣等并存。本证的发生多因久病体虚、忧思惊恐、劳倦、汗出受邪等，使心失所养，或邪扰心神，致心跳异常，悸动不安。

西医学的某些器质性或功能性疾病如冠心病、风湿性心脏病、高血压性心脏病、肺源性心脏病、各种心律失常，以及贫血、低钾血症、心脏神经官能症等出现心悸属于本病的范畴。

【辨证】

本病以自觉心跳心慌，时作时息，并有善惊易恐，坐卧不安，甚则不能自主为主要症状。根据临床表现不同分为心虚胆怯、心脾两虚、阴虚火旺、心脉瘀阻和水气凌心型。

心虚胆怯　惊悸不安，因惊恐而发，气短自汗，神疲乏力，少寐多梦，舌淡苔薄，脉细数。

心脾两虚　心悸不安，头晕目眩，易出汗，纳差乏力，面色淡，失眠健忘，多梦，舌淡苔薄白，脉细弱。

阴虚火旺　心烦少寐，头晕目眩，耳鸣腰酸，遗精盗汗，口干，舌红苔薄白，脉细数。

心脉瘀阻　胸闷心痛阵发，气短乏力，舌紫黯或有瘀斑，脉沉细或结代。

水气凌心　胸闷气喘，不能平卧，咯吐大量泡沫痰涎，形寒肢冷，面浮肢肿，舌淡苔白滑，脉沉细。

【治疗】

1. 针灸治疗

治则　调理心气，安神定悸。以手厥阴、手少阴经穴位为主。

主穴　内关、郄门、神门、巨阙、心俞。

配穴　心虚胆怯者，加胆俞、通里；心脾两虚者，加脾俞、足三里；阴虚火旺者，加肾俞、太溪；心脉瘀阻者，加膻中、膈俞；水气凌心者，加膻中、神阙、气海。

操作　内关、郄门、神门用泻法或平补平泻法；心俞、巨阙用补法。

方义　内关系心包经络穴，配郄穴郄门可调理心气，疏导气血；心经原穴神门，可宁心安神定悸；心之募穴巨阙，可益心气，宁心神，理心气；心俞可补益心气，调理气机，镇惊宁神。

2. 推拿治疗

治则　养心、安神、定悸。以督脉、足太阳、手厥阴及手少阴经穴位为主。

取穴　膻中、中府、云门、内关、心俞、肺俞、膈俞、肾俞、神门等。

手法　一指禅推法、摩法、按揉法、拿法、擦法。

操作　患者取仰卧位，于膻中穴施以一指禅推法（或按揉法）；于中府、云门穴施以指摩法；于内关穴施以按揉法。患者取侧卧位，于心俞、肺俞、膈俞穴施以一指禅推法。

心虚胆怯，加拿风池和按揉神门；心脾两虚，加按揉血海、足三里；阴虚火旺，加分推印堂至太阳；心脉瘀阻，加心俞至膈俞穴一线擦法；水气凌心，加心俞至肾俞穴一线擦法。

3. 其他治疗

（1）穴位注射　选穴参照体针治疗，用维生素 B_1 或 B_{12} 注射液，每穴注射 0.5ml，隔日 1 次。

（2）耳针　选交感、神门、心、脾、肝、胆、肾等，毫针刺，轻刺激。亦可用揿针埋藏或用王不留行贴压。

【按语】

1. 针灸推拿对心悸有较好的疗效。平时应注意调节情志，防止喜怒等七情过极。治疗期间适当注意休息，少房事，少进含动物脂肪多的食物及咸、辣、炙煿之品，戒烟酒。

2. 针刺治疗心悸主要以心包经、心经穴位为主，如内关、郄门、神门等穴，尤其是内关穴常为必选穴。推拿手法操作时可考虑"以指代针"，如指按、指揉法，注意轻重适宜。

3. 现代研究表明，针刺可通过自主神经途径对心率及心功能发挥调整作用，针刺可提高急性心肌缺血早期室颤阈（VFT），使缺血心肌细胞的静息电位、动作电位缩短，提示针刺具有一定的抗心律失常作用。

不　寐

不寐又称"失眠"、"不得卧"等，是以经常不能获得正常睡眠，或入睡困难，或睡眠时间不足，或睡眠不深，严重者彻夜不眠为特征的病证。本证多因思虑劳倦，内伤心脾，生血之源不足，心神失养所致；或因惊恐、房劳伤肾，以致心火独盛，心肾不交，神志不宁；或因体质素弱，心胆虚怯，情志抑郁，肝阳扰动，以及饮食不节，脾胃不和所致。

西医学的神经官能症、围绝经期综合征、慢性消化不良、贫血、动脉粥样硬化症等以不寐为主要临床表现时属于本病范畴。

【辨证】

本病以经常不易入睡，或寐而易醒，甚则彻夜不眠为主要症状。根据病因的不同分为心脾两虚、心胆气虚、心肾不交、肝阳上扰和脾胃不和型。

心脾两虚　多梦易醒，心悸健忘，头晕目眩，面色无华，纳差倦怠，易汗出，舌淡苔白，脉细弱。

心胆气虚　心悸胆怯，多梦易醒，善惊多恐，多疑善虑，舌淡，脉弦细。

心肾不交　心烦不寐，或时寐时醒，头晕耳鸣，心悸健忘，遗精盗汗，口干舌红，脉细数。

肝阳上扰　心烦，不能入寐，急躁易怒，头晕头痛，胸胁胀满，面红口苦，舌红苔黄，脉弦数。

脾胃不和　睡眠不安，脘闷嗳气，嗳腐吞酸，心烦，口苦痰多，舌红苔厚腻，脉滑数。

【治疗】

1. 针灸治疗

治则　宁心安神，清热除烦。以八脉交会穴、手少阴经穴为主。

主穴　照海、申脉、神门、安眠、四神聪。

配穴　心脾两虚者，加心俞、脾俞、三阴交；心胆气虚者，加丘墟、心俞、胆俞；心肾不交者，加太溪、涌泉、心俞；肝阳上扰者，加行间、侠溪；脾胃不和者，加太白、公孙、足三里。

操作　毫针刺，照海用补法，申脉用泻法。神门、安眠、四神聪，用平补平泻法；对于较重的不寐患者，四神聪可留针 1~2 小时；配穴按虚补实泻法操作。

方义　照海、申脉为八脉交会穴，分别与阴跷脉、阳跷脉相通，可以调理阴阳，改善睡眠，若阳跷脉功能亢盛则失眠，故补阴泻阳使阴、阳跷脉功能协调，不眠自愈。心藏神，心经原穴神门，心包经络穴内关可以宁心安神；安眠、四神聪穴可以健脑益髓、镇静安神。

2. 推拿治疗

治则　调理脏腑，镇静安神。以足太阳经、督脉及任脉穴位为主。

取穴　印堂、神庭、太阳、睛明、攒竹、百会、风池、肩井、心俞、脾俞、肾俞、命门等。

手法　一指禅推法、抹法、按揉法、扫散法、拿法、摩法、擦法。

操作　患者取仰卧位，从印堂至神庭、印堂至太阳、沿两眼眶呈"∞"字形，依次施以一指禅推法，往返 5~6 遍，再依次施以双手抹法，往返 5~6 遍；于印堂、攒竹、睛明、太阳、神庭、百会穴施以按揉法。患者取坐位，于头颞侧施以扫散法；前额至风池（包括风池穴）以及肩井穴施以拿法。

心脾两虚或心胆气虚，加心俞、脾俞、内关、足三里、三阴交穴按揉法，心俞至脾俞一线擦法；心肾不交，加肾俞至命门一线以及涌泉穴擦法；肝阳上扰，加桥弓穴推法；脾胃不和，加腹部摩法。

3. 其他治疗

（1）耳针　选皮质下、心、肾、肝、神门。毫针刺，或揿针埋藏，或王不留行贴压。

（2）皮肤针　自项至腰部督脉和足太阳经背部第 1 侧线，用梅花针自上而下叩刺，叩至皮肤潮红为度，每日 1 次。

（3）拔罐　自项至腰部足太阳经背部侧线，用火罐自上而下行走罐，以背部潮红为度。

（4）电针　选四神聪、太阳，接通电针仪，用较低频率，每次刺激 30 分钟。

【按语】

1. 针灸推拿治疗不寐效果良好，尤其是在下午或晚间甚佳。

2. 本病与情绪变化有关，应消除紧张情绪和疑虑，起居要有规律。睡觉前不宜喝茶、咖啡、酒等，并适当加强体育锻炼。其他疾病引起不寐者，应同时治疗原发病。

3. 现代研究表明，针刺能调整心率和呼吸频率，有利于平息患者的焦虑不安和烦躁心情；针刺可通过外周神经、血管的调节作用影响中枢神经的活动和某些化学物质如5-羟色胺、多巴胺等，从而起到镇静安神、增强大脑皮质抑制功能的作用。

胸 痹

胸痹是指以胸部闷痛，甚则胸痛彻背，喘息不得卧为主症的一种疾病，轻者仅感胸闷如窒，呼吸欠畅，重者则有胸痛，严重者心痛彻背、背痛彻心，并有短气、喘息等症。胸痹多由年老心肺气虚，或恣食肥甘生冷，或思虑过度，致脾虚生湿，湿痰内蕴，胸阳不展，气机阻滞而引起。以上诸因素均可致心脉阻滞，气血运行不畅，不通则痛而发为胸痹。

西医学的冠状动脉粥样硬化性心脏病、慢性气管炎、肺气肿等发生的胸痛均属于本病范畴。

【辨证】

本病以胸部闷痛，甚则胸痛彻背，短气、喘息为主要症状。根据病因分为虚寒证、痰浊证、瘀血证三型。

虚寒证 胸痛彻背，心悸，胸闷短气，恶寒，肢冷，受寒则甚，舌苔白滑或腻，脉沉迟。

痰浊证 胸部闷痛，或痛引背部，气短喘促，咳嗽，痰多黏腻色白，舌苔白腻，脉缓。

瘀血证 胸痛如刺，或绞痛阵发，痛彻肩背，胸闷短气，心悸，唇紫，舌质黯，脉细涩或结代。

【治疗】

1. 针灸治疗

治则 活血通络，宽胸理气。取俞募穴和手少阴、厥阴经穴位。

主穴 心俞、内关、阴郄、膻中。

配穴 虚寒者，加灸肺俞、风门、气海或关元；痰浊者，加太渊、丰隆；瘀血者，加膈俞。

操作 毫针平补平泻法，内关行捻转泻法1~3分钟。

方义 心俞为心的募穴，可缓解心痛；内关是心包经络穴，能活血通络而止痛；阴郄为心经郄穴，可缓急止痛；膻中为心包经募穴，又为气会，可疏调气机，治心胸疾患。

2. 推拿治疗

治则 宽胸，理气，止痛。取俞募穴和手厥阴经穴位。

取穴 阿是穴、心俞、厥阴俞、膈俞、膻中、内关。

手法 按揉法、摩法、擦法。

操作 患者取侧卧位，于背部阿是穴、心俞、厥阴俞、膈俞穴先施以按揉法，再施以擦法，以透热为度。患者取仰卧位，于膻中穴施以按揉法；于中府、云门穴施以指摩法；于内关穴施以按揉法。

3. 其他治疗

耳针 取心、小肠、交感、皮质下为主，辅以脑点、肺、肝、胸、枕。每次选 3～5 穴，毫针刺，强刺激，留针 1 小时，隔日 1 次。

【按语】

1. 针灸推拿治疗胸痹对于缓解症状有一定的效果。临床上如出现心痛剧烈，手足青至节，汗出肢冷，脉沉细者，多见于心绞痛、急性心肌梗死等疾患，应采取综合治疗。

2. 有报道针刺膻中、阴郄、内关治疗心绞痛获得良好疗效。有资料显示针刺或指压膈俞可有效改善心肌缺血，缓解心绞痛。

3. 现代研究表明，针刺可以明显扩张冠状动脉，改善心脏的血液供应。尤其内关穴是治疗心绞痛最有效的穴位，可双向调节心率，改善心功能，促进冠状动脉血供，明显缓解心脏的缺血缺氧状态。

郁　证

郁证是以心情抑郁、情绪不宁、胸部满闷、胁肋胀满，或易怒易哭，或咽中如有异物哽塞等为主要临床表现的一类病证。本病主要是因情志内伤，肝失疏泄，脾失健运，心神失养，脏腑阴阳气血失调所致。

西医学的神经官能症、癔病、焦虑症及围绝经期综合征等均属于本病范畴。

【辨证】

本病以精神抑郁善忧，情绪不宁或易怒易哭为主要症状。根据病因可分为肝气郁结、气郁化火、痰气郁结、心神惑乱、心脾两虚和肝肾亏虚型。

肝气郁结 胸胁胀满，脘闷嗳气，不思饮食，大便不调，脉弦。

气郁化火 性情急躁易怒，口苦而干，或头痛、目赤、耳鸣，或嘈杂吐酸，大便秘结，舌红，苔黄，脉弦数。

痰气郁结 咽中如有物哽塞，吞之不下，咯之不出，苔白腻，脉弦滑。

心神惑乱 精神恍惚，心神不宁，多疑易惊，悲忧善哭，喜怒无常，或手舞足蹈等，舌淡，脉弦。

心脾两虚 多思善疑，头晕神疲，心悸胆怯，失眠健忘，纳差，面色不华，舌淡，脉细。

肝肾亏虚 眩晕耳鸣，目干畏光，心悸不安，五心烦热，盗汗，口咽干燥，舌干少津，脉细数。

【治疗】

1. 针灸治疗

治则 调神理气，疏肝解郁。以督脉及手足厥阴、手少阴经穴位为主。

主穴 水沟、内关、神门、太冲。

配穴 肝气郁结者，加曲泉、膻中、期门；气郁化火者，加行间、侠溪、外关；痰气郁结者，加丰隆、阴陵泉、天突、廉泉；心神惑乱者，加通里、心俞、三阴交、太溪；心脾两虚者，加心俞、脾俞、足三里、三阴交；肝肾亏虚者，加太溪、三阴交、肝俞、肾俞。

操作 水沟、太冲用泻法，内关、神门用平补平泻法。配穴按虚补实泻法操作。

方义 脑为元神之府，督脉入络脑，水沟可醒脑调神；心藏神，神门为心经原穴，内关为心包经络穴，二穴可调理心神而安神定志；内关又可宽胸理气，太冲可疏肝解郁。

2. 推拿治疗

治则 理气安神解郁。以督脉及膀胱经穴位为主。

取穴 心俞、厥阴俞、肝俞、脾俞、印堂、太阳、百会、膻中、章门、期门等。

手法 滚法、一指禅推法、按揉法、分推法、抹法、拿法、擦法等。

操作 患者取俯卧位，于背部脊柱两侧膀胱经施以滚法；于心俞、厥阴俞、肝俞、脾俞施以一指禅推法；再沿心俞至脾俞一线施以擦法，以透热为度。患者取仰卧位，于膻中、章门、期门穴施以按揉法；沿膻中至两胁施以分推法。患者取坐位，于印堂至神庭、印堂至太阳、沿两眼眶呈"∞"字形，依次施以一指禅推法，再依次施以双手抹法，各往返 5～6 遍；于印堂、太阳、百会穴施以按揉法。头顶至风池及肩井施以拿法。

3. 其他治疗

（1）耳针 选神门、心、交感、肝、脾。毫针刺，留针 15 分钟，或揿针埋藏，或王不留行贴压。

（2）穴位注射 选心俞、膻中。用丹参注射液，每穴每次 0.3～0.5ml，每日 1 次。

【按语】

1. 针灸推拿治疗郁证有良好的疗效。

2. 有学者以"脑神失调，肝失疏泄"为郁证的基本病机，创立了"调神疏肝"针刺法，以百会、风府、水沟、印堂、四神聪、太冲、肝俞为主穴，治疗郁证获得良好疗效。

3. 对患者进行精神鼓励，使其能正确对待疾病，增强战胜疾病的信心；治疗期间应加强体育锻炼。

4. 现代研究表明，针刺对郁证患者血中 5-羟色胺、皮质醇、促肾上腺皮质激素及细胞免疫功能均有良性调节作用，这些均有利于郁证的恢复。

癫 狂

癫狂是以精神错乱、言行失常为主要症状的一种疾病。癫证以沉默痴呆、语无伦次、忧郁苦闷、静而多喜为特征；狂证以喧扰不宁、躁妄打骂、哭笑无常、动而多怒为特征。癫属阴、狂属阳，两者病情可相互转化，故统称癫狂。癫狂主要是由于七情内伤、痰气上扰、气血凝滞，使机体阴阳平衡失调，不能互相维系，以致阴盛于下，阳亢于上，心神被扰，神明逆乱所致。

西医学的精神分裂症、狂躁性精神病、抑郁性精神病、反应性精神病、围绝经期精神病等均属本病范畴。

【辨证】

本病以精神错乱、言行失常为主要症状。根据表现症状不同分为癫证和狂证。癫证属阴多呆静，狂证属阳多躁动。

癫证　沉默痴呆，精神抑郁，表情淡漠，或喃喃自语，语无伦次，或时悲时喜，哭笑无常，不知秽洁，不知饮食，舌苔薄腻，脉弦细或弦滑。

狂证　始则性情急躁，头痛失眠，面红目赤，两目怒视等症；继则妄言责骂，不分亲疏，或毁物伤人，力过寻常，虽数日不食，仍精神不倦，舌质红绛，苔黄腻，脉弦滑。

【治疗】

1. 针灸治疗

（1）癫证

治则　涤痰开窍，宁心安神。取背俞穴为主，佐以手少阴、足阳明经穴位。

主穴　肝俞、脾俞、心俞、神门、丰隆。

配穴　痰气郁结加膻中、太冲；心脾两虚加三阴交、大陵；不思饮食加足三里、中脘；心悸易惊加内关。

操作　毫针刺，痰气郁结可用泻法，心脾两虚用补法。

方义　病因痰气郁结、蒙蔽心窍所致，故取肝俞以疏肝解郁，脾俞以健脾化痰，心俞以宁心开窍，神门以醒神宁心，丰隆以涤痰化浊，痰气消散，癫证自愈。

（2）狂证

治则　清心豁痰。以任脉、督脉、手厥阴和足少阴经穴位为主。

主穴　大椎、风府、内关、丰隆、印堂、水沟。

配穴　痰火上扰加劳宫；火盛伤阴加大钟。

操作　毫针刺，用泻法。

方义　本病由痰火扰心所致，取大椎、水沟能清热醒神，风府、印堂醒脑宁神，内关、丰隆祛痰开窍、宁心安神。

2. 推拿治疗

治则　理气化痰，宁心安神。取背俞穴为主。适用于稳定期患者，应有家属陪同，并配合心理及语言治疗。

取穴　心俞、厥阴俞、肝俞、脾俞、印堂、太阳、百会、膻中、内关、章门、期门等。

手法　㨰法、一指禅推法、按揉法、分推法、抹法、拿法、擦法等。

操作　患者取俯卧位，于背部脊柱两侧膀胱经施以㨰法；于心俞、厥阴俞、肝俞、脾俞施以一指禅推法；再沿心俞至脾俞一线施以擦法，以透热为度。患者取仰卧位，于膻中、章门、期门穴施以按揉法；沿膻中至两胁施以分推法。患者取坐位，于印堂至神庭、印堂至太阳、沿两眼眶呈"∞"字形，依次施以一指禅推法，再依次施以双手抹法，各往返5~6遍；于印堂、太阳、百会穴施以按揉法。头顶至风池、颈项、肩井及双上肢分别施以拿法；于内关、合谷穴施以按揉法。

3. 其他治疗

（1）水针　选心俞、巨阙、间使、足三里、三阴交穴，每次选用1～2穴，用25～50mg氯丙嗪注射液，每日注射1次，各穴交替使用。本法适用于狂证。热重加大椎、百会，狂怒加太冲、支沟。

（2）耳针　选心、皮质下、肾、枕、额、神门。毫针刺，每次选用3～4穴，留针30分钟。癫证用轻刺激，狂证用强刺激。

（3）头针　选运动区、感觉区、足运感区。用1.5寸毫针沿皮刺入，左右捻转1分钟，留针20～30分钟。

（4）电针　水沟、百会、大椎、风府透哑门。每次选用一组穴，针后接通电针仪治疗15～20分钟。

【按语】

1. 针灸推拿治疗本病有一定效果，但需要家属陪同。必要时配合中西药物治疗。

2. 本病应配合心理治疗，对病人要进行必要的安慰、开导，要耐心细致地做好思想工作，照顾好生活起居。

痴 呆

痴呆是以呆傻愚笨为主要症状的一种神志疾病。其轻者可见神情淡漠、少言寡语、善忘、迟钝等症，重者常表现为终日不语，或闭门独居，或口中喃喃自语，或言辞倒错，或哭笑无常，或不欲饮、数日不知饥饿等。本病主要由禀赋不足，肾精亏损，髓海空虚，或脾虚湿盛，痰湿上犯，或气血虚弱，脑失所养所致。

西医学的先天性痴呆或精神病之后出现的痴呆、脑血管性痴呆、阿尔茨海默病等属于本病范畴。

【辨证】

本病以呆傻愚笨为主要症状，根据病因不同分为禀赋不足、肾精亏损、痰浊阻窍、气血虚弱型。

禀赋不足　自幼年起病，多有发育畸形，如头颅偏小，囟门迟闭，眼裂较窄，嘴向外凸，舌体肥大，吐词不清等；成年后神情呆板，反应迟钝，虽能言语，但常词不达意，记忆力差，智力明显低于常人。其重者，神情呆滞，日常生活不能自理。舌体淡胖，舌质多偏暗，舌苔薄白或白腻，脉细滑或细缓。

肾精亏损　年老表情呆滞，行动迟缓，记忆力明显减退，言语迟钝，说话颠倒，行动幼稚，喜独居，时哭时笑，可伴头晕眼花，听力减退，腰膝酸软，发落齿摇，气短无力，心悸等，舌质暗淡，苔薄白，脉细弱无力。

痰浊阻窍　精神抑郁，表情呆钝，智力衰退，遇事善忘，言语不清，卷怠乏力，静而少言，或终日不语，呆若木鸡，或哭笑无常，或喃喃自语，伴胸闷脘痞，头重如裹，口多痰涎，舌质淡，苔白腻，脉滑。

气血虚弱　神情呆滞，智力不聪，在小儿多见发迟、语迟，面色苍白，食欲不振，唇淡，舌淡苔白，甚或无苔，小儿指纹色淡，或脉细弱。

【治疗】

1. 针灸治疗

治则 补肾益精，化痰通络。

主穴 四神聪、神庭、上星、本神、合谷、悬钟。

配穴 禀赋不足加命门、涌泉；肾精亏损加肾俞、太溪；痰浊阻窍加公孙、丰隆、中脘；气血虚弱加足三里。

操作 毫针刺，行平补平泻手法。

方义 脑为元神之府，本方主要选用局部腧穴四神聪、神庭、上星、本神，重在醒神开窍，方用合谷以疏通阳明之气血，用髓之会悬钟以补髓养脑。

2. 推拿治疗

治则 醒脑开窍，补髓养脑。以头面部取穴为主。应有家属陪同。

取穴 印堂、太阳、神庭、上星、囟会、前顶、百会、四神聪等。

手法 一指禅推法、抹法、按揉法、叩击法、拍打法、拿法等。

操作 患者取仰卧位，于印堂至神庭、印堂至太阳，依次施以一指禅推法，再依次施以双手抹法，各往返5~6遍。患者取坐位，头顶部（上星、囟会、前顶、百会）施以指端叩击法或手掌拍打法；前额至风池施以五指拿法，颈项部及肩井穴施以拿法。

3. 其他治疗

（1）头针 选顶中线、顶颞前斜线、顶颞后斜线。将2寸长毫针刺入帽状腱膜下，快速行针，使局部有热感，或用电针刺激，留针50分钟，隔日1次，30次为1疗程。

（2）耳针 选神门、皮质下、肾、脑点、交感、心、枕等穴。用0.5寸毫针，每次选用2~3穴（双侧取穴），每日1次，20次为1疗程。或将王不留行用胶布固定在相应穴位上，每日按压数次。

（3）刺血 取中冲、涌泉、劳宫。用三棱针直刺皮下1分深，放出4~5滴血，隔日放血1次。适用于智能发育不全者。

【按语】

1. 针灸推拿治疗老年痴呆症近年来有较多的实践。针灸推拿对本症有一定效果，可以减轻症状，减少西药用量，增强体质，减慢病程。

2. 针灸治疗痴呆主要选用督脉头部穴位及心包经、心经、肾经穴位。有报道以内关、水沟、风池、太冲、三阴交为主穴，治疗痴呆获得较好疗效；有学者针刺神庭、百会、风池、神门、大钟治疗血管性痴呆，获一定疗效。推拿治疗易被患者及家属所接受。

3. 现代研究表明，针灸有激发中枢5-羟色胺能神经元功能，可改善大脑皮层功能，改善血液循环，增强神经元能量代谢，增加乙酰胆碱酯酶活性等。

4. 注意情志调节，防止头部外伤。轻症进行耐心训练和教育，合理安排生活和工作。重症要注意生活护理，防止跌倒、迷路、褥疮及感染等异常情况的发生。

痫 证

痫证是以突然仆倒、昏不知人、四肢抽搐、醒后如常人等为主要症状的反复发作性神志异常的一种疾病。主要由于七情失调，痰浊阻滞，气机逆乱，阳升风动所致。

西医学的癫痫属于本病范畴。

【辨证】

本病以突然意识丧失，发则仆倒，不省人事，强直抽搐，口吐涎沫，两目上视或口中怪叫，移时苏醒，醒后如常为主要症状。发作前可伴眩晕、胸闷等先兆，发作后常有疲乏无力等症状。临床根据病因不同及病有虚实分为肝风痰浊、肝风痰热、肝肾阴虚、脾胃虚弱之痫证。

肝风痰浊　在发作前常有眩晕、胸闷、乏力等症，发则突然跌倒，神志不清，抽搐吐涎，或有尖叫与二便失禁等。也可仅有短暂神志不清，或精神恍惚而无抽搐，舌苔白腻，脉多弦滑。

肝火痰热　发作时昏仆抽搐吐痰，或有叫吼。平日情绪急躁，心烦失眠，咳痰不爽，口苦而干，便秘，舌红苔黄腻，脉弦滑数。

肝肾阴虚　痫证发作日久，记忆力差，腰酸头晕，或大便干燥，舌质红苔少，脉细数。

脾胃虚弱　痫证发作日久，神疲乏力，眩晕时作，食欲不佳，面色不华，大便溏薄，或有恶心呕吐，舌质淡，脉濡弱。

【治疗】

1. 针灸治疗

治则　镇肝息风，豁痰开窍，滋补脾肾。以督脉穴位为主。

主穴　发作时：水沟、风府、大椎、内关、后溪、申脉、涌泉。
　　　间歇期：鸠尾、长强、大椎、腰奇、间使、行间、丰隆。

配穴　肝风痰浊加大陵、肝俞；肝火痰热加劳宫；肝肾阴虚加神门、太溪；脾胃虚弱加脾俞、足三里、中脘。

操作　发作时用泻法，水沟施雀啄法，大椎、后溪、申脉、涌泉用捻转提插泻法，间歇期补泻结合。

方义　水沟为督脉手足阳明之会，主一身之阳气，可调节督脉，统领阳气，驾驭神机，开窍定痫；风府、大椎清泻风阳，宁神开窍；后溪通于督脉，为治痫要穴；涌泉为足少阴肾经之井穴，能滋水潜阳。间歇期取任脉络穴鸠尾，配诸阳脉交会穴大椎，有平调阴阳逆乱的功能；长强、鸠尾意在交通任督二脉，为治痫要穴；间使疏通心包经气，其与腰奇穴同为治痫证之经验穴；行间、丰隆祛风化痰。

2. 推拿治疗

治则　镇肝息风，豁痰开窍，滋补脾肾，安神解乏。以督脉、足太阳经穴位为主。

取穴　水沟、内关、神门、丰隆、三阴交、风池、肩井等。

手法　掐法、拿法、按揉法等。

操作　发作时令患者取仰卧位，以拇指指端或指甲于水沟穴施以掐法，点按内关、神门穴，反复数次，直至患者苏醒或症状稳定。

患者苏醒后或间歇期取仰卧位，两侧上肢和下肢分别自上而下施以拿法，往返数次。患者取俯卧位，背部夹脊穴或背俞穴自上而下施以按揉法。患者取坐位，风池、颈项和肩井施以拿法。

肝风痰浊或肝火痰热者，加丰隆穴按揉法，肝俞、胆俞穴及两胁部擦法；肝肾阴虚者，加三阴交、太溪穴按揉法；脾胃虚弱者，加足三里穴按揉法，脾俞、胃俞穴擦法。

3. 其他治疗

水针　选足三里、内关、大椎、风池。采用维生素 B_1 或 B_{12} 注射液 $0.5 \sim 1ml$，每次 $2 \sim 3$ 穴。

【按语】

1. 针灸治疗癫痫临床效果较好。继发性癫痫要重视原发病的治疗，发作中伴高热、缺氧症状严重者必须采取综合疗法。

2. 针灸治疗癫痫，选穴多以督脉穴位为主，如百会、长强、大椎等，以调理督脉，宁神开窍。推拿治疗癫痫发作及其间歇期简便实用，有一定疗效。

3. 现代研究表明，电针可以激活海马内阿片受体而抑制癫痫发作，降低脑内 Ach 含量，升高脑内 5 - 羟色胺水平，抑制海马癫痫脑电的振幅等。

4. 患者应避免精神紧张、情绪激动、过度劳累、睡眠不足、过饱等，戒烟酒，忌食辛辣之品，不宜参加带有危险性的工作和活动，以免发生意外。

胃　脘　痛

胃脘痛是指以上腹胃脘部疼痛为主要症状的病证。由于疼痛部位近心窝部，古人又称"心痛"、"胃心痛"、"心腹痛"、"心下痛"等。本病多由外感邪气、内伤饮食或情志、脏腑功能失调等导致气机郁滞、胃失所养而引起。

西医学的急性胃炎、慢性胃炎、胃溃疡、十二指肠溃疡、功能性消化不良、胃黏膜脱垂等病以上腹部疼痛为主要症状者，属于本病范畴。

【辨证】

本病以上腹胃脘部疼痛为主要症状。根据发病原因不同可分为寒邪犯胃、饮食停滞、肝气犯胃、气滞血瘀、脾胃虚寒、胃阴不足等证型。

寒邪犯胃　疼痛较剧，得温痛减，遇寒痛增，口不渴，喜热饮，苔薄白，脉弦紧。

饮食停滞　疼痛胀满，嗳腐吞酸，呕吐或矢气后痛减，大便不爽，苔厚腻，脉滑。

肝气犯胃　疼痛胀满，痛连胁肋，嗳气吞酸喜叹息，每因情志因素诱发，苔薄白，脉弦。

气滞血瘀　胃痛拒按，痛有定处，食后痛甚，舌紫黯或有瘀斑，脉细涩。

脾胃虚寒　疼痛缠绵，时轻时重，神疲乏力，纳呆便溏，或泛吐清水，舌淡苔薄，脉虚弱或迟缓。

胃阴不足　隐痛灼热，饥不欲食，咽干口燥，大便干结，舌红少津，脉弦细或细数。

【治疗】

1. 针灸治疗

治则　和胃止痛。以足阳明、手厥阴经穴位及相应募穴为主。

主穴　中脘、内关、足三里、梁丘。

配穴　寒邪犯胃者加胃俞；饮食停滞者加下脘、梁门；肝气犯胃者加太冲；气滞血瘀者加膈俞；脾胃虚寒者加气海、关元、脾俞、胃俞；胃阴不足者加三阴交、内庭。

操作　毫针刺，实证用泻法，虚证用补法。脾胃虚寒者，可针灸并用。

方义　中脘为胃之募穴，足三里为足阳明经合穴、下合穴，两穴合用能和胃止痛。内关是八脉交会穴，通于阴维脉，主治胃痛、恶心。梁丘为足阳明胃经郄穴，善治胃痛。

2. 推拿治疗

治则　和胃止痛。以任脉、足阳明经穴位及相应背俞穴为主。急性胃炎、消化性溃疡出血期及胃肿瘤禁用推拿疗法。

取穴　中脘、上脘、足三里、脾俞、胃俞、八髎等。

手法　一指禅推法、按揉法、摩法、擦法。

操作　患者取仰卧位，于上脘、中脘、气海穴施以一指禅推法；于足三里穴施以按揉法；于上腹部施以摩法。

寒邪犯胃者，加脾俞、胃俞按揉法及擦法；饮食停滞者，加全腹顺时针摩法；肝气犯胃者，加膻中、期门、章门穴按揉，加两胁擦法；脾胃虚寒或胃阴不足者，加气海、关元按揉法，加背部脾俞至骶部八髎穴擦法。

3. 其他治疗

（1）耳针　选脾、胃、肝、交感、神门、皮质下。毫针刺，中等强度，或用埋针法或贴压法。

（2）穴位注射　选中脘、足三里、肝俞、胃俞、脾俞，每次取 2 穴，以黄芪、丹参或当归注射液，每穴注入 1ml，每日或隔日 1 次。

【按语】

1. 针灸推拿治疗胃脘痛具有良好的镇痛效果，如坚持治疗，亦能取得较好的远期疗效。另外，临床应注意某些药物可导致胃出血（如甾体类、激素类药物等）。

2. 据报道，取中脘、梁门、气海、足三里、内关施用温针，或在后心（第 6~8 胸椎棘突旁开 0.5 寸）、前心（剑突下两旁，上脘和中脘）、内关、足三里穴施用垂直点按及摩法，反复操作，至有温热感，治疗胃脘痛有较好的疗效。

3. 现代研究表明，针刺可有效调节胃肠的蠕动功能，尤其是具有双向良性调节作用，可使胃肠黏膜细胞的抗损伤功能增强，促进胃肠黏膜细胞的代谢更新，使损伤部分尽快修复。

4. 平时注意饮食规律，忌食刺激性食物。若为溃疡病出血、穿孔等重症，应及时采取措施或外科治疗。

呃　逆

呃逆是以患者自觉胸膈气逆，喉间呃呃连声，声短而频，不能自主为主要症状的一种病证。呃逆古称"哕"、"哕逆"。呃逆可单独发生，其症轻微，多持续数分钟至数小时后自愈；亦可继发于其他急慢性疾病的过程中，其症多重，可昼夜不停，或间歇发作，迁延数日至数月不愈。凡饮食不当，情志不遂或正气亏虚均可使胃失和降，气逆动膈而为呃逆。

西医学的单纯性膈肌痉挛及其他疾病如胃肠神经官能症、胃炎、胃扩张、胃癌、肝硬化晚期、脑血管病、尿毒症以及胃食管手术后等引起的膈肌痉挛属于本病范畴。

【辨证】

自觉气逆上冲，喉间呃呃连声，声短而频，不能自止。呃声或高或低，或疏或密，间歇时间不定。根据临床表现不同可将本病分为胃中寒冷、胃火上逆、肝气犯胃、脾胃阳虚、胃阴不足等证型。

胃中寒冷　呃声沉缓有力，胸膈及胃脘不舒，得热则减，遇寒更甚，口淡纳呆，苔薄白，脉迟缓。

胃火上逆　呃声洪亮有力，冲逆而出，口臭烦渴，喜冷饮，脘腹胀闷，便秘尿黄，舌红，苔黄燥，脉滑数。

肝气犯胃　呃逆连声，常因情志不畅而诱发或加重，胸闷胁胀，脘腹痞满，嗳气纳呆，肠鸣矢气，苔薄白，脉弦。

脾胃阳虚　呃声低长无力，气不得续，腹中冷痛，泛吐清水，脘腹不舒，喜温喜按，手足不温，食少乏力，便溏，舌质淡，苔薄白，脉细弱。

胃阴不足　呃逆短促而不得续，口干咽燥，烦躁不安，不思饮食或食后饱胀，大便干结，舌质红，苔少而干，脉细数。

【治疗】

1. 针灸治疗

治则　和胃降逆止呃。以任脉、足阳明和手厥阴经穴位为主。

主穴　中脘、足三里、内关、膈俞。

配穴　胃寒者，加梁门；胃热者，加陷谷；肝气犯胃者，加期门、太冲；阳虚者，加气海、关元；阴虚者，加太溪。

操作　中脘、足三里穴按证型选用补泻法，内关、膈俞穴用平补平泻法。配穴按虚补实泻法操作。寒证可配艾灸。

方义　中脘为胃募穴，足三里为胃经合穴、下合穴，两穴同用，泻之能清热降气，补之能益气温中；膈俞利膈镇逆，内关和中解郁。

2. 推拿治疗

治则　和胃降气平呃。以任脉及相应背俞穴为主。

取穴　缺盆、膻中、中脘、膈俞、胃俞、胃仓。

手法　按揉法、摩法、一指禅推法、抹法。

操作　患者取仰卧位，于第 4 颈椎脊旁阿是穴、缺盆穴和内关穴分别施以指按法和指揉法（交替进行操作），以局部有明显酸胀感为度；于膻中、上脘、中脘穴施以一指禅推法，于上腹部施以顺时针摩法。患者取俯卧位，于脾俞、胃俞、膈俞、肝俞、胆俞穴施以按揉法及擦法。

胃寒者，延长摩腹时间；胃热者，加足三里按揉法；肝气犯胃者，加期门、章门按揉法和两胁擦法；阳虚者，加背部督脉和膀胱经以及八髎穴擦法；阴虚者，加足三里、三阴交、血海穴按揉法。

3. 其他治疗

耳针　选膈、交感、胃、肝、脾。毫针刺，强刺激。顽固性呃逆可用埋针法。

【按语】

1. 针灸推拿治疗呃逆有较好的效果。如呃逆见于危重病后期，正气虚败，呃逆不止，饮食不进，出现虚脱倾向者，预后不良。

2. 据报道，单取耳膈穴施以毫针刺法，或选第 4 颈椎旁开 1 寸两侧的膈神经走行起始部位施以点按法，有良好的止呃效果。

3. 西医学认为，呃逆主要是由于膈神经受到某些因素的刺激，致使膈肌产生不自主的、间歇的、强烈的收缩而引起。

4. 患者要保持精神舒畅，避免外邪侵袭，饮食宜清淡，发作时应进易消化食物。

呕　吐

呕吐是指胃失和降，气逆于上，迫使胃中之物从口中吐出的一种病证。有声有物谓之呕，有物无声谓之吐，有声无物谓之干呕，临床上呕和吐常同时出现，故称呕吐。呕吐既可单独为患，亦可见于多种疾病。本病可由外感、内伤之邪，侵犯胃腑，致使胃失和降，胃气上逆所致。

西医学的急慢性胃炎、胃扩张、贲门痉挛、幽门痉挛、功能性消化不良、胃神经官能症、胆囊炎、胰腺炎、耳源性眩晕、晕动症等引起的呕吐属于本病范畴。

【辨证】

本病以呕吐食物、痰饮、水液，或干呕无物，一日数次，持续或反复发作为主要症状。临床常见有感受外邪、痰饮内阻、肝气犯胃和脾胃虚弱等型。

感受外邪　寒邪客胃见呕吐清水或痰涎，食久乃吐，大便溏薄，头身疼痛，胸脘痞闷，喜暖畏寒，苔白，脉迟；热邪内蕴则食入即吐，呕吐酸苦热臭，大便燥结，口干而渴，喜寒恶热，苔黄，脉数。

痰饮内阻　呕吐清水痰涎，脘闷纳差，头眩心悸，苔白腻，脉滑。

肝气犯胃　呕吐每因情志不畅时发作，频频嗳气，平时多烦善怒，吞酸，苔薄白，脉数。

脾胃虚弱　饮食稍有不慎，呕吐即易发作，时作时止，呕而无力，纳差便溏，面色不华，倦怠乏力，舌淡苔薄，脉弱无力。

【治疗】

1. 针灸治疗

治则　和胃降逆，行气止呕。以足阳明、手厥阴经穴位及相应募穴为主。

主穴　内关、足三里、中脘。

配穴　寒邪客胃者加上脘、胃俞；热邪内蕴者加合谷，并可用金津、玉液点刺出血；痰饮内阻者加膻中、丰隆；肝气犯胃者加阳陵泉、太冲；脾胃虚弱者加脾俞、胃俞。腹胀者加天枢；肠鸣者加脾俞、大肠俞；泛酸欲呕者加公孙；食滞者加梁门、天枢。

操作　毫针刺，平补平泻法。配穴按虚补实泻法操作；虚寒者，可加用艾灸。呕吐发作时，可在内关穴行强刺激并持续运针 1～3 分钟。

方义　内关为手厥阴经络穴，宽胸理气，降逆止呕；足三里为足阳明经合穴，疏理胃肠气机，通降胃气；中脘乃胃之募穴，理气和胃止呕。

2. 推拿治疗

治则　和胃降逆止呕。以足阳明胃经穴位及相应背俞穴为主。

取穴　中脘、天枢、脾俞、胃俞、内关、足三里等。

手法　按揉法、摩法、擦法等。

操作　患者取仰卧位，于中脘、天枢穴施以按揉法和摩法；于内关、足三里穴施以按揉法，以酸胀为度。患者取俯卧位，于脾俞、胃俞穴施以按揉法和擦法。

肝气犯胃者，加期门、章门穴按揉法和擦法；脾胃虚寒者，加关元、气海穴按揉法和腰骶部擦法。

3. 其他治疗

（1）耳针　选胃、交感、肝、皮质下、神门，每次 2～3 穴，毫针刺，留针 20～30 分钟，或用埋针法，或贴压法。

（2）穴位注射　选穴参照针灸治疗主穴。用维生素 B_1 或 B_{12} 注射液，每穴注射 0.5～1ml，每日或隔日 1 次。

【按语】

1. 针灸推拿治疗呕吐有一定的疗效。对于上消化道严重梗阻、肿瘤引起的呕吐以及脑源性呕吐，有时只能作对症处理，应重视原发病的治疗。

2. 呕吐是常见的一种症状，临床治疗不但要重视治其症，更应注意治其本。

3. 现代研究表明，针刺可通过调节自主神经系统，改善胃肠功能，而达到治疗呕吐的目的。

4. 平时注意饮食调理，保持情绪稳定，忌暴饮暴食，少食肥甘、生冷、辛辣食物。

腹　痛

腹痛指胃脘以下、耻骨毛际以上部位发生以疼痛为主要症状的一种疾病。可见于多种脏腑疾患，如痢疾、泄泻、肠痈、妇科经带病证等。腹部内有肝、胆、脾、肾、大肠、小肠、膀胱等脏腑，体表为足阳明、足少阳、足三阴经及冲、任、带脉所过，若外邪侵袭，或内有所伤，以致气血受阻，或气血不足以温养，使腑气不通即导致腹痛。

西医学的急慢性胰腺炎、胃肠痉挛、不完全性肠梗阻、腹型过敏性紫癜、肠道激惹综合征等属于本病的范畴。

【辨证】

胃脘以下、耻骨毛际以上疼痛。急性腹痛一般发病急骤，痛势剧烈，多为实证。慢性腹痛病程较长，腹痛缠绵，多为虚证，或虚实夹杂。临床多见有寒邪内积、湿热壅滞、气滞血瘀和脾阳不振等型。

寒邪内积　腹痛暴急，喜温怕冷，腹胀肠鸣，多因感寒而发作，四肢欠温，口不渴，小便清长，舌淡苔白，脉沉紧。

湿热壅滞　腹痛拒按，胀满不舒，大便秘结或涩滞不爽，烦渴引饮，汗出，小便短赤，舌红苔黄腻，脉滑数。

气滞血瘀　脘腹胀闷或痛，攻窜作痛，痛引少腹，得嗳气或矢气则痛减，遇恼怒则加剧，舌紫暗，或有瘀点，脉弦涩。

脾阳不振　腹痛缠绵，时作时止，饥饿劳累后加剧，痛时喜按，大便溏薄，神疲怯冷，舌淡苔薄白，脉沉细。

【治疗】

1. 针灸治疗

治则　通调腑气，缓急止痛。以任脉及足阳明、足太阴、足厥阴经穴位为主。

主穴　足三里、中脘、天枢、三阴交。

配穴　寒邪内积者加神阙、关元；湿热壅滞者加阴陵泉、内庭；气滞血瘀者加曲泉、血海；脾阳不振者加脾俞、胃俞、章门。

操作　中脘用泻法，其余主穴用平补平泻法。配穴按虚补实泻法操作；寒证可用艾灸。腹痛发作时，足三里穴持续强刺激1～3分钟，直到痛止或缓解。

方义　"肚腹三里留"，足三里为胃之合穴、下合穴，中脘为腑之会、胃之募穴，二者均善治胃肠疾患；天枢为大肠募穴，可通调腑气；三阴交调理足三阴经之气血，通调气机，通则不痛。

2. 推拿治疗

治则　通腑止痛。以足阳明经穴位及相应背俞穴为主。

取穴　天枢、大横、气海、脾俞、胃俞、足三里、上巨虚等。

手法　一指禅推法、按揉法、弹拨法。

操作　患者取仰卧位，于天枢、大横、气海穴施以一指禅推法、按揉法和摩法；足三里、上巨虚穴施以按揉法，以酸痛为度。患者取俯卧位，于脾俞、胃俞、肾俞、大肠俞施以按揉法，以酸痛为度。

寒邪内积或湿热壅滞者，顺时针摩腹时间延长；脾阳不振者，加脾俞至大肠俞连线擦法和背部督脉擦法，以透热为度。

3. 其他治疗

（1）耳针　选大肠、小肠、脾、胃、神门、交感。每次取 2～3 穴，疼痛时用中强刺激捻转，亦可用埋针法或贴压法。

（2）穴位注射　选天枢、足三里。用异丙嗪和阿托品各 50mg 混合，每穴注入 0.5ml，每日 1 次。

【按语】

1. 针灸推拿治疗腹痛有较好的止痛效果。但对外科、妇科等急腹症者，应密切观察其病情变化，必要时采取紧急诊疗措施。

2. 据报道，针刺天枢、气海、足三里、上巨虚等穴治疗痢疾性腹痛获得良好效果；腹部摩法和腰背部擦法对慢性腹痛（虚寒者）有良好疗效。

3. 现代研究表明，针刺治疗腹痛与调节自主神经、缓解肠道痉挛，促进内源性脑啡肽生成、提高神经末梢对疼痛感受的痛阈等机理有关。

4. 患者要注意保温，保持心情舒畅，节制饮食，忌食肥甘厚腻、醇酒辛辣。

胁　痛

胁痛是指一侧或双侧胁肋部疼痛的病证，古称季胁痛。所谓胁，乃指侧胸部从腋下始至第 12 肋骨部之统称。肝胆位于胁部，其脉分布两胁，气滞、瘀血、湿热等实邪闭阻胁肋部经脉，或精血亏损，胁肋部脉络失养，均可导致胁痛。

西医学的急慢性肝炎、肝硬化、肝癌、急慢性胆囊炎、胆石症、胆道蛔虫症、肋间神经痛、胸胁部扭挫伤等属于本病范畴。

【辨证】

一侧或双侧胁肋部疼痛，疼痛性质可为刺痛、窜痛、胀痛或隐痛，常反复发作。

肝气郁结　胁肋胀痛，走窜不定，疼痛每因情志变化而增减，胸闷，喜叹息，得嗳气或矢气则舒，纳呆食少，脘腹胀满，苔薄白，脉弦。

瘀血阻络　胁肋刺痛，固定不移，入夜尤甚，舌质紫黯，脉沉涩。

湿热蕴结　胁肋胀痛，触痛明显，拒按，口干苦，胸闷纳呆，恶心呕吐，小便黄赤，或有黄疸，苔黄腻，脉弦滑而数。

肝阴不足　胁肋隐痛，绵绵不休，遇劳加重，口干咽燥，头晕目眩，两目干涩，舌红少苔，脉弦细或细数。

【治疗】

1. 针灸治疗

治则　疏肝利胆，行气止痛。以足厥阴、足少阳经穴位为主。

主穴　期门、阳陵泉、支沟、足三里。

配穴　肝气郁结者加行间、太冲；瘀血阻络者加膈俞、期门、阿是穴；湿热蕴结者加中脘、三阴交；肝阴不足者加肝俞、肾俞。

操作　主穴毫针刺，用泻法。期门、膈俞、肝俞等穴不宜直刺、深刺，以免伤及内脏；

瘀血阻络者，可用三棱针点刺膈俞、期门、阿是穴出血或再加拔火罐。

方义　肝胆经布于胁肋，故近取肝经期门、远取胆经阳陵泉疏利肝胆气机，行气止痛；取支沟以疏通三焦之气，配足三里和胃消痞，取"见肝之病，当先实脾"之意。

2. 推拿治疗

治则　疏肝利胆，行气止痛。以足厥阴经穴位及相应背俞穴为主。

取穴　阿是穴、胆囊穴、章门、期门、肝俞、胆俞。

手法　按揉法、摩法。

操作　患者取俯卧位，于胆囊穴、阿是穴、肝俞、胆俞施以按揉法，以酸胀为度，并施以擦法，以透热为度。患者取仰卧位，于章门、期门施以按揉法和擦法。

肝气郁结者，加膻中、关元穴按揉法和两胁搓法；湿热蕴结者，加中脘按揉法和上腹部摩法。

3. 其他治疗

（1）耳针　选肝、胆、胸、神门，毫针浅刺，留针 30 分钟，也可用贴压法。

（2）皮肤针　用皮肤针叩胸胁疼痛部位，加拔火罐。本法适用于劳伤胁痛。

（3）穴位注射　用 10% 葡萄糖注射液 10ml，或加维生素 B_{12} 注射液 0.1mg，注入相应部位的夹脊穴，每穴注射 0.5～1ml。适用于肋间神经痛。

【按语】

1. 针灸推拿治疗胁痛效果较好，对于继发性胁痛要重视原发病的治疗。推拿适用于慢性胆囊炎、胆石症、肋间神经痛、胸胁部扭挫伤等病证。

2. 有报道用右侧日月、阳陵泉穴治疗胆石症，可明显缓解胁痛，并可促进结石的排出；或先用手掌推法由胸骨沿肋间向侧后方施术，然后在患侧取支沟、内关、阳陵泉、蠡沟穴施以掌揉法。

3. 现代研究表明，肝或胆在患病时，出现的痛觉过敏区的皮神经所属脊髓节段，与肝或胆的植物神经支配所属脊髓节段一致，即在胸 8～10 脊髓节段上。这些过敏区是针灸推拿选穴的依据。

4. 患者应保持身心愉悦，避免情志刺激，平时要劳逸结合，注意休息。饮食清淡，忌刺激性食物。

泄　泻

泄泻亦称"腹泻"，是指排便次数增多，粪便稀薄，或泻出如水样。古人将大便溏薄者称为"泄"，大便如水注者称为"泻"。由于感受外邪、饮食不节、情志所伤及脏腑虚弱等，使脾胃运化功能失调，肠道分清泌浊、传导功能失司所致。可按其发病缓急分为急性泄泻和慢性泄泻两类。

西医学的急慢性肠炎、肠结核、肠道激惹综合征、吸收不良综合征等属于本病的范畴。

【辨证】

1. 急性泄泻

主症　发病势急，病程短，大便次数多，小便减少。

感受寒湿　大便清稀，甚如水样，腹痛肠鸣，脘闷食少，舌淡，苔白腻，脉濡缓。

感受湿热　泄泻腹痛，泻下急迫，或泻而不爽，粪色黄褐，气味臭秽，肛门灼热，烦热口渴，小便短黄，舌红，苔黄腻，脉濡数。

食滞肠胃　腹痛肠鸣，臭腐如败卵，泻后痛减，伴有未消化的食物，嗳腐吞酸，不思饮食，苔垢浊或厚腻，脉滑。

2. 慢性泄泻

主症　起病缓，病程长，泻下势缓，泻出量少，常有反复发作的趋势。

脾胃虚弱　大便时溏时泻，迁延反复，完谷不化，饮食减少，食后脘闷不舒，稍进油腻食物，则大便次数明显增加，面色萎黄，神疲倦怠，舌淡苔白，脉细弱。

肝气乘脾　素有胸胁胀闷，嗳气食少，每因抑郁恼怒或情绪紧张时发生腹痛泄泻，腹中雷鸣，矢气频作，舌淡红，脉弦。

肾阳虚衰　黎明之前脐腹作痛，肠鸣即泻，泻下完谷，泻后则安，形寒肢冷，腰膝酸软，舌淡苔白，脉沉细。

【治疗】

1. 针灸治疗

（1）急性泄泻

治则　除湿导滞，通调腑气。以足阳明、足太阴经穴位为主。

主穴　天枢、上巨虚、阴陵泉、水分。

配穴　感受寒湿者加神阙；感受湿热者加内庭；饮食停滞者加中脘。

操作　毫针刺，用泻法。神阙用隔姜灸法。

方义　天枢为大肠募穴，可调理肠胃气机；上巨虚为大肠下合穴，可运化湿滞，取"合治内腑"之意；阴陵泉可健脾化湿；水分可利小便而实大便。

（2）慢性泄泻

治则　健脾温肾，固本止泻。以任脉及足阳明、足太阴经穴位为主。

主穴　神阙、天枢、足三里、公孙。

配穴　脾气虚弱者加脾俞、太白；肝气郁结者加太冲；肾阳不足者加肾俞、命门。

操作　神阙用灸法；天枢用平补平泻法；足三里、公孙用补法。配穴按虚补实泻法操作。

方义　灸神阙可温补元阳，固本止泻；天枢为大肠募穴，能调理肠胃气机；足三里、公孙可健脾益胃。

2. 推拿治疗

治则　调理肠胃，健脾止泻。以任脉及足阳明经穴位为主。

取穴　中脘、天枢、气海、关元、脾俞、胃俞、肾俞、大肠俞、足三里、上巨虚、内关等。

手法 一指禅推法、摩法、按揉法、擦法等。

操作 患者取仰卧位，于中脘、天枢、气海、关元穴施以一指禅推法，往返10遍，于全腹施以逆时针全掌摩法。患者取俯卧位，于脾俞、胃俞、肾俞、大肠俞施以按揉法和擦法。

脾虚或肾虚者，加气海、关元穴按揉法，以及背部、腰骶部擦法（包括脾俞至大肠俞连线、背部督脉、肾俞命门志室连线、八髎穴）；肝气郁结者，加章门、期门按揉法和两胁擦法。

3. 其他治疗

（1）耳针 选大肠、小肠、脾、胃、肝、肾、交感，每次取3~4穴，毫针刺，中等刺激。亦可埋耳针或用贴压法。

（2）穴位注射 选天枢、上巨虚，用黄连素注射液，或用维生素 B_1 或 B_{12} 注射液，每穴注射0.5~1ml，每日或隔日1次。

【按语】

1. 针灸推拿治疗慢性泄泻效果较好。若泄泻频繁有失水征象者，应注意水、电解质平衡。

2. 有报道针刺脐中四边穴（在脐之上下左右各1寸处），有较好的止泻效果。腹部穴位按揉法和摩法，肾俞、足三里按揉法，八髎穴擦法，治疗慢性泄泻（脾肾阳虚型）效果良好。

3. 现代研究表明，针灸可调整胃肠功能，促进食物的消化、吸收，这些作用都有利于治疗泄泻。

4. 泄泻期间须控制饮食，如难消化和易润肠食物等应忌食。

便 秘

便秘是指大便秘结不通，粪便干燥艰涩难解，常常数日一行，甚至非用泻药、栓剂或灌肠不能排便的一种病证。多由大肠积热，或气滞，或寒凝，或阴阳气血亏虚，使大肠的传导功能失常，糟粕不行，凝结肠道而致。

西医学的习惯性便秘、全身衰弱致排便动力减弱引起的便秘，以及肠神经官能症、肠道炎症恢复期肠蠕动减弱引起的便秘，肛裂、痔疮、直肠炎等肛门直肠疾患引起的便秘，以及药物引起的便秘等属于本病的范畴。

【辨证】

大便秘结不通，排便艰涩难解，常常数日一行。根据临床表现不同可分为热秘、气秘、虚秘、寒秘等证型。

热秘 大便干结，腹胀腹痛，面红身热，口干心烦，口臭，喜冷饮，小便短赤，舌红，苔黄或黄燥，脉滑数。

气秘 欲便不得，嗳气频作，腹中胀痛，遇情志不畅则便秘加重，纳食减少，胸胁痞满，口苦，苔薄腻，脉弦。

虚秘　气虚见大便秘结，临厕努挣，挣则汗出气短，便后疲乏，大便并不干硬，神疲气怯，舌淡嫩，苔薄，脉虚细；血虚见面色无华，头晕心悸，唇舌色淡，脉细。

寒秘　大便艰涩，排出困难，小便清长，腹中冷痛，四肢不温，畏寒喜暖，舌淡苔白，脉沉迟。

【治疗】

1. 针灸治疗

治则　调理肠胃，行滞通便。以足阳明、手少阳经穴位为主。

主穴　天枢、支沟、水道、归来、丰隆。

配穴　热秘者加合谷、内庭；气秘者加太冲、中脘；气虚者加脾俞、气海；血虚者加足三里、三阴交；寒秘者加神阙、关元。

操作　主穴用毫针泻法。配穴按虚补实泻法操作；神阙、关元用灸法。

方义　天枢为大肠募穴，可疏通大肠腑气，腑气通则大肠传导功能正常；支沟可宣通三焦气机，三焦之气通畅则腑气通调；水道、归来、丰隆可调理肠胃、行滞通腑。

2. 推拿治疗

治则　调理肠胃，行滞通便。以任脉和膀胱经穴位为主。

取穴　中脘、天枢、大横、气海、关元、肝俞、脾俞、肾俞、大肠俞、八髎等。

手法　一指禅推法、摩法、按揉法、擦法等。

操作　患者取仰卧位，于中脘、天枢、大横、气海、关元穴施以一指禅推法，往返10遍，于全腹施以顺时针全掌摩法（肠蠕动而肠鸣者佳）。患者取俯卧位，于肝俞、胆俞、脾俞、胃俞、肾俞、大肠俞施以按揉法和擦法。

实证者，加足三里、支沟、曲池、合谷穴按揉法，加章门、期门按揉法及两胁擦法；虚证者，加背部督脉、腰骶部擦法。

3. 其他治疗

（1）耳针　选大肠、直肠、交感、皮质下，毫针刺，中等强度或弱刺激，或用贴压法。

（2）穴位注射　选穴参照针灸治疗主穴，用生理盐水，或维生素 B_1 或 B_{12} 注射液，每穴注射 0.5~1ml，每日或隔日 1 次。

【按语】

1. 针灸推拿治疗本病有较好效果，如便秘伴腹胀、腹痛、便血等症状时应查明原因。

2. 有报道，以天枢、支沟、照海为主穴针刺治疗便秘获得良好效果；腹部摩法（手掌推摩法、全掌顺时针方向摩法）治疗便秘亦有良好效果。

3. 现代研究表明，针刺可调节排便中枢的协调活动，增强胃肠（包括小肠、直肠）平滑肌的蠕动，改善血液循环，增加胃液、胆汁、胰液等消化液的分泌，促进消化功能，从而治疗便秘。

4. 患者平时应坚持体育锻炼，多食粗粮蔬菜，多饮水，养成定时排便习惯。

消 渴

消渴是以多饮、多食、多尿、形体消瘦，或尿有甜味为特征的病证。本病主要由禀赋不足、饮食不节、情志不调和劳欲过度所致，其病机特点是以阴津虚为本、燥热盛为标，两者互为因果，阴愈虚而燥热愈盛，燥热愈盛则阴津愈虚。病变脏腑主要在肺、胃、肾，又以肾为关键。临床上根据患者的症状不同，病变轻重程度不同，可分为上、中、下三消，上消属肺燥，中消属胃热，下消属肾虚，亦可肺燥、胃热、肾虚三者同病。

西医学的糖尿病属本病的范畴。尿崩症因具有多尿、烦渴的临床特点，与消渴病有某些相似之处，亦可参照治疗。

【辨证】

本病以多饮、多尿、多食、形体消瘦，或尿有甜味为主要症状。根据临床表现不同可分为肺热津伤、胃热炽盛、肾阴亏虚、阴阳两虚等证型。

肺热津伤（上消） 烦渴多饮，口干舌燥，尿频量多，舌边尖红，苔薄黄，脉洪数。

胃热炽盛（中消） 多食易饥，口渴，尿多，形体消瘦，大便干结，苔黄，脉滑实有力。

肾阴亏虚（下消） 尿频量多，混浊如脂膏或尿甜，腰膝酸软，乏力，头晕耳鸣，口干唇燥，皮肤干燥，舌红苔少，脉细数。

阴阳两虚 腰膝酸软，四肢欠温，畏寒怕冷，小便频数，混浊如膏，阳痿或月经不调，甚至饮一溲一，面容憔悴，耳轮干枯，舌淡苔白而干，脉沉细无力。

【治疗】

1. 针灸治疗

治则 清热润燥，养阴生津。以相应背俞穴及足少阴、足太阴经穴位为主。

主穴 胰俞、肺俞、脾俞、肾俞、太溪、三阴交。

配穴 上消口渴多饮者加太渊、少府；中消多饥者加内庭、地机；下消多尿口干者加复溜、太冲；阴阳两虚者加关元、命门。

操作 主穴用毫针补法或平补平泻法。配穴按虚补实泻法操作。

方义 胰俞为奇穴，位于第8胸椎棘突下旁开1.5寸，是治疗本病的经验效穴；肺俞培补肺阴；脾俞健脾而促进津液的化生；肾俞、太溪滋补肾阴；三阴交滋补肝肾。

2. 推拿治疗

治则 清热润燥，养阴生津。以膀胱经背部俞穴为主。

取穴 肺俞、脾俞、膈俞、三焦俞、肾俞、膀胱俞、三阴交、足三里等。

手法 按揉法、擦法等。

操作 患者取俯卧位，于背部膀胱经俞穴（重点选肺俞、脾俞、胰俞、三焦俞、肾俞、膀胱俞）施以按揉法，于背部膀胱经、督脉施以擦法。患者取仰卧位，于三阴交、足三里穴施以按揉法。

3. 其他治疗

（1）耳针　选胰胆、内分泌、肾、三焦、耳迷根、神门、心、肝、肺、屏尖、胃等穴。每次取3~4穴，用毫针轻刺激，或用埋针法或贴压法。

（2）穴位注射　选心俞、肺俞、脾俞、胃俞、肾俞、三焦俞，或相应夹脊穴、曲池、足三里、三阴交、关元、太溪等。每次取2~4穴，以当归注射液，或黄芪注射液，或等渗盐水，或小剂量的胰岛素进行穴位注射，每穴注射药液0.5~2ml。

【按语】

1. 针灸推拿可以作为消渴的辅助疗法，配合药物进行治疗，有较好的效果。针灸治疗本病所引起的并发症，也有较好的效果。

2. 针刺治疗消渴主要选用相关的背俞穴（尤其是胰俞）及任脉、足三阴经穴。有报道针刺胰俞、三阴交、膈穴，有良好的降糖作用；或在背部用擦法，重点以左侧背部及督脉用直擦法，两侧肾俞用斜擦法，亦效果良好。

3. 现代研究表明，针刺有一定的降血糖作用，可促进胰岛素的释放，改善糖代谢。

4. 因糖尿病患者的皮肤容易发生化脓感染，用穴要少而精，注意严格消毒。患者应控制饮食，多食粗粮和蔬菜，节制肥甘厚味和面食，严禁烟酒。进行精神调养，节制性欲，避免过度劳累。注意保暖，防止感冒，并适当参加体育锻炼。

痹　证

痹证是指由于风、寒、湿、热等外邪侵袭人体，闭阻经络，气血运行不能畅通所导致的肌肉、筋骨、关节发生酸痛、麻木、重着、屈伸不利，甚或关节肿大灼热等主要临床表现的病证。"痹"有闭阻不通之意。素体虚弱，正气不足，腠理不密，卫外不固，是引起痹证的内在因素；感受外邪，易使肌肉、关节、经络痹阻而形成痹证。

西医学的风湿性关节炎、风湿热、类风湿性关节炎、骨性关节炎、纤维组织炎和神经痛等疾病均属于本病范畴。

【辨证】

本病以关节肌肉疼痛，屈伸不利为主要症状。根据病邪偏胜和症状特点，可分为行痹、痛痹、着痹、热痹。

行痹　疼痛游走，痛无定处，时见恶风发热，舌淡苔薄白，脉浮。

痛痹　疼痛较剧，痛有定处，遇寒痛增，得热痛减，局部无红肿热胀，苔薄白，脉弦紧。

着痹　肢体关节酸痛，重着不移，或肿胀，肌肤麻木不仁，阴雨天加重或发作，苔白腻，脉濡缓。

热痹　关节疼痛，局部灼热红肿，痛不可触，关节活动不利，可涉及单个关节或多个关节，并兼有发热恶风，口渴烦闷，苔黄燥，脉滑数等。

【治疗】

1. 针灸治疗

治则 通痹止痛。以局部经穴和阿是穴为主。

主穴 阿是穴 局部经穴

配穴 行痹者，加膈俞、血海；痛痹者，加肾俞、关元；着痹者，加阴陵泉、足三里；热痹者，加大椎、曲池。

操作 毫针刺，用泻法或平补平泻法。痛痹、着痹可加灸法。痛甚加电针，着痹可加用皮肤针叩刺，并加拔火罐，热痹可疾刺疾出。大椎、曲池可点刺放血。局部穴位可加拔罐法。

方义 疼痛局部循经取穴，旨在疏通局部经络气血，使营卫调和而风寒湿热等邪无所依附，痹痛遂解。风邪偏盛为行痹，取膈俞、血海以活血养血，遵"治风先治血，血行风自灭"之意；寒邪偏盛为痛痹，取肾俞、关元以益火之源，振奋阳气而祛寒邪；湿邪偏盛为着痹，取阴陵泉、足三里以健脾利湿；热痹取大椎、曲池可泻热疏风、利气消肿。

2. 推拿治疗

治则 疏通经络，活血止痛。以局部取穴为主。

取穴 病变部位阿是穴及周围穴位。

手法 按揉法、㨰法、擦法、摇法、捻法、拿法等。

操作 脊背痹痛者：患者取俯卧位，于背部、腰骶部施以㨰法；于脊柱及骶髂关节两侧沿膀胱经俞穴施以按揉法；于背部督脉、膀胱经和腰骶部施以擦法，以透热为度。四肢痹痛者：患者取坐位，于病变部位痛点及其周围施以按揉法，并配合关节被动运动；于四肢关节施以渐进式生理活动范围内的摇法；患肢肌肉施以拿法；于病变部位施以擦法，以透热为度。

3. 其他治疗

（1）拔罐 用皮肤针重叩背脊两侧和关节病痛部位，使出血少许，加拔火罐。

（2）电针 选穴同体针，进针得气后加脉冲电刺激，先用连续波刺激 5～10 分钟，以患者能耐受为度，后改用疏密波，通电时间为 20～30 分钟，每日或隔日 1 次，10 次为 1 疗程。本法更适用于痹痛发作时。

（3）穴位注射 用当归注射液或威灵仙注射液，必要时可用 1% 利多卡因加病痛部位取穴，每穴每次注射 0.5～1ml，注意勿注入关节腔。每隔 1～3 日注射 1 次，10 次为 1 疗程。每次选穴不宜过多，可交替应用。

【按语】

1. 针刺治疗痹证有较好的疗效。

2. 患者平时应注意关节的保暖，避免风寒湿邪的侵袭。

3. 现代研究表明，针灸可抑制类风湿性关节炎患者的体液免疫水平，并改善患处的炎性渗出，促进有害物质的清除及排泄，起到治疗作用。

痿　证

痿证是指肢体痿软无力，肌肉萎缩，甚至运动功能丧失而成瘫痪之类的病证，又称"痿躄"。主要由于正气不足，感受湿热毒邪，或高热不退，或病后余热燔灼，伤津耗气，使肺热叶焦，不能输布津液；或坐卧湿地，冒雨涉水，湿邪浸淫，郁久化热，湿热阻闭经络；或饮食不节，脾胃所伤，湿从内生，蕴湿积热，浸淫筋脉，使筋脉肌肉弛纵不收；或久病体虚，劳伤过度，精损难复，肝肾亏虚，精血亏损，筋脉失养所致。

西医学的感染性多发性神经根炎、多发性末梢神经炎、运动神经元病、重症肌无力、肌营养不良及周围神经损伤等引起的肢体瘫痪均属于本病的范畴。

【辨证】

本病以肢体软弱无力，筋脉弛缓，甚则肌肉萎缩或瘫痪为主要症状。临床根据兼症不同可分为肺热津伤、湿热浸淫、脾胃虚弱、肝肾亏虚等证型。

肺热津伤　兼见发热多汗，热退后突然出现肢体软弱无力，心烦口渴，小便短黄，舌红，苔黄，脉细数。

湿热浸淫　肢体逐渐痿软无力，下肢为重，微肿而麻木不仁，或足胫热感，小便赤涩，舌红，苔黄腻，脉濡数。

脾胃虚弱　肢体痿软无力日久，食少纳呆，腹胀便溏，面色少华，舌淡，苔白，脉细缓。

肝肾亏虚　病久肢体痿软不用，肌肉萎缩，形瘦骨立，腰膝酸软，头晕耳鸣，舌红绛，少苔，脉细数。

【治疗】

1. 针灸治疗

治则　祛邪通络，濡养筋脉。以手、足阳明经穴位和夹脊穴为主。

主穴　上肢：肩髃、曲池、合谷、颈胸部夹脊穴。

下肢：髀关、风市、足三里、阳陵泉、三阴交、腰部夹脊穴。

配穴　肺热津伤者，配尺泽、肺俞；湿热浸淫者，配阴陵泉、大椎；脾胃虚弱者，配脾俞、胃俞、中脘；肝肾亏虚者，配肝俞、肾俞。

操作　毫针刺，按虚补实泻法操作。

方义　治痿证重在调理阳明，补益气血，疏筋通络。根据《素问·痿论》"治痿独取阳明"的治疗原则，以上、下肢阳明经穴位为主，阳明经多气多血，可疏通经络，调理气血，又"主润宗筋"，宗筋可约束骨骼，利于关节运动。夹脊穴为督脉之旁络，通于足太阳经第1侧线之脏腑背俞，可调脏腑，行气血。

2. 推拿治疗

治则　益气生津，强筋壮骨。以督脉、阳明经和足太阳经穴位为主。

取穴　肩髃、曲池、合谷、伏兔、足三里、阳陵泉、委中、承山、肺俞、肝俞、胆俞、脾俞、肾俞、命门、中脘、气海、关元等。

手法 按揉法、滚法、拿法、摩法、擦法。

操作 患者取俯卧位，于背部自上而下沿督脉、足太阳经施以滚法，反复3次；重点于肺俞、肝俞、胆俞、脾俞、胃俞、肾俞、命门等穴位施以按揉法；沿督脉、足太阳经施以擦法，以透热为度；下肢施以按揉法和拿法，重点按揉委中、承山等穴位。患者取仰卧位，于肩部施以滚法，并配合上肢关节被动活动；沿肩髃、曲池、手三里、合谷一线施以按揉法和拿法；于肩及上肢施以擦法；于大腿前外侧、小腿外侧施以滚法，重点按揉伏兔、足三里、阳陵泉等穴位；下肢施以擦法。

脾胃虚弱者，加中脘、气海、关元穴按揉法和腹部摩法。

3. 其他治疗

（1）电针 在瘫痪肌肉处选取穴位，针刺得气后加脉冲电刺激，采用断续波，以患者能耐受为度，每日1次，每次留针30分钟，10次为1疗程。

（2）穴位注射 选穴参照体针穴位，用维生素B_1（或B_2，或B_{12}）注射液，每次取2~4穴，每穴注射0.5~1ml，隔日1次。

（3）皮肤针 叩刺上述穴位，病变部位腧穴须反复叩刺，以局部微热或充血为度，隔日1次。

【按语】

1. 针灸推拿治疗痿证有较好的疗效。但因本证疗程较长，常需要较长时间的治疗。可配合药物等其他疗法，以提高疗效和生活质量。

2. 卧床患者应保持四肢功能体位，以免造成足下垂或内翻，还要注意预防褥疮。治疗期间应配合主动及被动的肢体功能锻炼，以延续治疗效果。

3. 现代研究表明，针灸通过神经系统、内分泌系统的作用，可以改善血管舒缩功能和患肢血液循环状况，使损伤的组织细胞及神经得以修复、再生，使失于营养的肌肉重新得以滋养，恢复其应有的运动功能。

颤 证

颤证是以头部或肢体、手足摇动、颤抖等为主要症状的一种病证。轻者头摇或手足微颤，重者头部、四肢、手足震摇大动，甚者痉挛，四肢拘急。主要由于邪扰风动，筋脉失养或气血虚损，不荣于脑所致。

西医学的锥体外系疾病，如震颤麻痹、手足徐动症、舞蹈症等属于本病范畴。

【辨证】

本病以头部或肢体、手足摇动、颤抖为主要症状，根据兼症不同可分为肝肾不足、气血亏虚、痰热动风等证型。

肝肾不足 头及四肢颤动，筋脉拘急，动作笨拙，头目眩晕，耳鸣，多梦失眠，腰膝酸软，舌体偏瘦，舌质黯红，少苔，脉弦细或沉细。

气血亏虚 肢体震颤，四肢乏力，神情倦怠，头晕眼花，面色无华，舌淡，脉细弱。

痰热动风 肢体颤动，发热口干，头晕体倦，咳痰色黄，胸脘痞闷，苔腻，脉滑。

【治疗】

1. 针灸治疗

治则　平肝息风，活血通络。以督脉、手足阳明经穴位为主。

主穴　前顶、悬颅、风池、风府、曲池、合谷、足三里、三阴交、太冲。

配穴　肝肾不足加肾俞、肝俞、太溪；气血亏虚加气海、血海、太白；痰热动风加丰隆、脾俞、中脘。

操作　毫针刺，用平补平泻法。

方义　本病因风而起，故治以祛风为主，头颈部取前顶、悬颅、风池、风府以疏风止颤，四肢取合谷、足三里通阳明经气血，活血祛风，配三阴交、太冲以滋阴平肝息风。

2. 其他治疗

（1）头针　选舞蹈震颤控制区。一侧病变针对侧，两侧病变针双侧，快速捻转，每分钟200次，每次行针1~2分钟，间歇10分钟，共行针3次。

（2）电针　头部和上肢穴位针刺后，选2~3对穴位加用电针，用疏波强刺激20~30分钟。

【按语】

1. 针灸治疗本病仅可改善症状。

2. 应早期诊断、及时治疗，以望获取较好的预后。

3. 应培养豁达开朗的性格，保持饱满的心情和愉快的情绪，避免忧思郁怒等不良的精神刺激；注意劳逸结合，生活起居有节，减少房事；饮食宜清淡，常食低脂食物、蔬菜、水果；适当参加一些力所能及的体育活动，如气功、太极拳、体操、散步等。

癃　闭

癃闭是以排尿困难、尿量减少，甚至小便闭塞不通为主要表现的一种病证。"癃"是指小便不利，点滴而下，病势较缓；"闭"是指小便不通，欲溲不下，病势较急。癃与闭常合称癃闭。多见于产后妇女、手术后患者及老年男性。由于外邪侵袭、饮食不节、情志内伤、体虚久病、外伤等引起肾和膀胱气化失司所导致。

西医学的膀胱、尿道器质性和功能性病变及前列腺疾患等所造成的排尿困难和尿潴留均属本病范畴。

【辨证】

本病起病可突然发作，或逐渐形成。证见小便不通，少腹胀大，少腹急痛，烦躁不安等。病情严重时，还可见头晕、头痛、恶心、呕吐、胸闷、喘促、水肿，甚至神昏等。根据其临床表现可分为湿热内蕴、肝郁气滞、瘀浊闭阻和脾肾亏虚型。

湿热内蕴　小便闭塞不通，努责无效，小腹胀急而痛，烦躁口渴，或口渴不欲饮，或大便不畅，舌质红，苔黄腻。

肝郁气滞　小便不通或通而不畅，多烦善怒，胁腹胀满疼痛，舌红，苔黄，脉弦。

瘀浊闭阻　多有外伤或手术损伤病史。小便不通或通而不畅，小腹满痛，舌紫黯或有瘀点，脉涩。

脾肾亏虚　小便淋沥不爽，排出无力，甚至点滴不通，精神疲惫，气短纳差，大便不坚，小腹坠胀，腰膝酸软，畏寒乏力，舌质淡，脉沉细。

【治疗】

1. 针灸治疗

治则　调理膀胱，行气通闭。以任脉、足太阳及足太阴经穴位为主。

主穴　秩边、三阴交、关元、中极、膀胱俞、三焦俞、肾俞。

配穴　湿热内蕴者，加委阳、尺泽；肝郁气滞者，加太冲、大敦；瘀血阻滞者，加曲骨、次髎、血海；中气不足者，加气海、脾俞、足三里；肾气亏虚者，加太溪、复溜。

操作　毫针刺，实证用泻法，虚证用补法。

方义　秩边为膀胱经穴，可调理膀胱；三阴交可通调足三阴经气血，消除瘀滞；关元为任脉与足三阴经交会穴，中极为膀胱募穴，中极配膀胱之背俞穴，俞募相配，关元透中极，均能起到鼓舞膀胱气化功能的作用；三焦俞通调三焦，配肾俞可促进膀胱气化功能。

2. 推拿治疗

治则　调理膀胱，行气通闭。以任脉、足太阳及足太阴经穴位为主。

取穴　膀胱俞、次髎、气海、关元、中极、曲骨、阴陵泉、三阴交、阴谷、委阳、太溪等穴。

手法　按揉法、摩法、擦法、拿法、颤法等。

操作　患者取仰卧位，于小腹部施以摩法；于中极、气海、关元、三阴交穴施以按揉法（可重点刺激，手法由轻渐重，以有酸胀或热感为度）。患者取俯卧位，于腰部督脉、膀胱经施以擦法，以透热为度。

湿热内蕴者，加膀胱俞和八髎穴横向擦法；肝郁气滞者，加章门、期门按揉法和两胁部擦法；瘀血阻滞者，加两侧三焦俞和志室连线擦法；脾肾气虚者，加脾俞、胃俞、肾俞、命门、足三里按揉法和擦法。

3. 其他治疗

（1）耳针　选肾、膀胱、肺、肝、脾、三焦、交感、神门、皮质下、腰骶椎。每次选3~5穴，用毫针中强刺激，或用揿针埋藏，或用王不留行贴压。

（2）穴位敷贴　选神阙穴。用葱白、冰片、田螺或鲜青蒿、甘草、甘遂各适量，混合捣烂后敷于脐部，外用纱布固定，加热敷。

（3）取嚏或探吐　用消毒棉签，向鼻中取嚏或喉中探吐；也有用皂角粉末0.3~0.6g吹鼻取嚏。

（4）电针　取双侧维道，沿皮刺，针尖向曲骨透刺2~3寸，通脉冲电15~30分钟。

【按语】

1. 针灸推拿治疗癃闭有一定疗效，特别是对功能性病变所引起的癃闭效果较好。

2. 每日可治疗1~3次。治前宜先行膀胱叩诊而测知其充盈程度。若膀胱充盈过度，经针灸推拿治疗1小时后仍不能排尿者，或遇急危重症病人如中风急性期、昏迷、外伤、脊髓完全性横贯损伤等,应及时采取导尿措施。

3. 癃闭患者往往精神紧张,在针灸推拿治疗同时,可令患者有意识地反复做腹肌收缩、松弛活动,以解除精神紧张。

腰 痛

腰痛又称"腰脊痛",是以自觉腰部疼痛为主要症状的一种常见病证。疼痛可表现为一侧或双侧或在腰脊正中。其病因复杂,或因感受外邪,或因跌仆挫闪等导致腰部脉络气血运行不畅,不通则痛;或因年老、内伤等导致肾气受损,腰府失于温煦濡养,不荣则痛。

西医学的腰肌纤维炎、强直性脊柱炎、腰椎骨质增生、腰椎间盘病变、腰肌劳损等腰部病变以及某些内脏疾病所引起的腰痛属于本病范畴。

【辨证】

本病以腰部疼痛为主要症状,可表现为刺痛、酸痛、重痛、隐痛、牵扯痛、急痛、缓痛等。临床上根据引起腰痛的原因和表现不同,常分为寒湿痹阻、湿热阻滞、瘀血阻滞和肾气亏虚等证型。

寒湿痹阻 腰部冷痛重着,转侧不利,静卧病痛不减,寒冷和阴雨天加重,活动后减轻,舌质淡,苔白腻,脉沉而迟缓。

湿热阻滞 腰部疼痛,痛处伴有热感,热天、雨天疼痛加重,小便短赤,苔黄腻,脉濡数或弦数。

瘀血阻滞 腰痛如刺,或触之僵硬有牵制感,痛有定处,劳累、晨起、久坐加重,日轻夜重,轻者俯仰不便,重则不能转侧,舌质紫黯,或有瘀斑,脉涩。

肾气亏虚 腰部隐隐作痛,酸软无力,缠绵不愈。兼见局部发凉,喜温喜按,遇劳更甚,卧则减轻,面色㿠白,肢冷畏寒,舌质淡,脉沉细无力者为肾阳虚;兼见心烦少寐,口燥咽干,面色潮红,手足心热,舌红少苔,脉弦细数者为肾阴虚。

【治疗】

1. 针灸治疗

治则 壮腰固肾,通经止痛。以阿是穴及足太阳经穴位为主。

主穴 肾俞、腰眼、委中、阿是穴、大肠俞。

配穴 寒湿痹阻者,加腰阳关;湿热阻滞者,加大椎;瘀血阻滞偏于脊柱正中疼痛者加水沟,偏于腰外侧疼痛者加后溪;肾气亏虚者,加志室、命门。

操作 寒湿痹阻、湿热阻滞、瘀血阻滞均采用泻法;肾气亏虚证用补法。寒湿证、肾阳虚证加灸法,瘀血证在委中点刺放血。

方义 腰眼、阿是穴、大肠俞可疏通局部经脉、络脉及经筋之气血,通经止痛;"腰为肾之府",肾俞可壮腰益肾,使肾精得以温煦、濡养腰府;"腰背委中求",委中为足太阳经合穴,可疏调腰背部膀胱经脉之气血,达到通经止痛的效果。

2. 推拿治疗

治则 壮腰固肾,通经止痛。以足太阳经穴位为主。

取穴 肾俞、大肠俞、八髎、秩边、委中等穴。

手法 擦法、按揉法、擦法等。

操作 患者取俯卧位，于腰部两侧膀胱经由上往下施以擦法和按揉法，反复操作 3 遍；重点于阿是穴、委中穴施以按揉法；于腰背部两侧膀胱经和腰骶部施以擦法，以透热为度。寒湿痹阻或湿热阻滞者，加两侧肾俞穴连线横擦法；瘀血阻滞者，加痛点及其周围指拨法；肾气亏虚者，加腰阳关至命门连线擦运。

3. 其他治疗

（1）皮肤针 选择腰脊疼痛部位，用梅花针叩刺出血，加拔火罐。适用于寒湿痹阻、湿热阻滞和瘀血腰痛。

（2）耳针 取患侧腰骶椎、肾、神门，毫针刺后嘱患者活动腰部；或用揿针埋藏或用王不留行贴压。

（3）穴位注射 用地塞米松 5ml 和普鲁卡因 2ml 混合液，在痛点严格消毒后刺入，无回血后推药液，每穴注射 0.5 ~ 1ml，每日或隔日 1 次。

【按语】

1. 针灸推拿治疗腰痛具有显著疗效。但对内脏疾患引起的腰痛要以治疗原发病为主，因脊柱的结核、肿瘤等引起的腰痛者，则不属针灸推拿治疗范围。

2. 腰痛在临床上选用推拿疗法，经常按急性腰扭伤（包括腰椎小关节紊乱）、慢性腰肌劳损、腰椎骨关节炎、腰椎间盘突出症等具体病证进行推拿治疗。腰痛往往引起坐骨神经痛（腰腿痛），应注意有根性、干性坐骨神经痛之区别。

3. 临床研究发现腰背痛最常见的是瘀血阻滞型，其次是肾虚型和寒湿痹阻型，有 65% 的病人同时有 2 种以上的证候；常用膀胱经和胆经的穴位，最常用的是肾俞，其次是华佗夹脊的最下面 2 个穴。

4. 平时常用两手掌根部揉擦腰部，可减轻或防止腰痛。以肉桂、吴茱萸、葱头、花椒共 4 味捣匀、炒热，以绢帕裹包熨痛处，冷则再炒熨之，可提高治疗效果。

肥 胖

肥胖是以体内脂肪增多为主要表现的一种病证。目前衡量肥胖的主要指标有：体重指数（BMI）[体重（kg）/身高的平方（m^2）]、腰围（WC）和腰臀比（WHR）。我国专家在 2001 年提出：体重指数在 18.5 ~ 23.9 为正常体重，大于或等于 24 为超重，大于或等于 28 为肥胖，大于 30 为中度肥胖，大于 35 为重度肥胖。另外，正常成年男性腰围应小于 85cm，腰臀比小于 0.90，正常成年女性腰围应小于 80cm，腰臀比小于 0.85，超过上述指标者，标志腹部脂肪堆积，称为腹部型肥胖。肥胖可见于任何年龄，尤以女性多见。其发病与人种、饮食、环境等因素有关，主要由于先天禀赋因素、过食肥甘、久卧久坐等引起脾胃肾三脏功能失调，痰湿浊脂瘀滞体内而致。

西医学按发病因素将肥胖分为单纯性肥胖、继发性肥胖和药物引起的肥胖。单纯性肥胖占肥胖者的 95% 以上，是针灸减肥的主要适应证。也有按发病年龄和脂肪组织病理把肥胖分为体质性肥胖和获得性肥胖两类。

【辨证】

本病以脂肪增多为主要症状，轻度肥胖常无明显伴随症状，重度肥胖多伴有疲乏无力，动则气促、汗出，行动迟缓；或脘痞痰多，倦怠恶热；或少气懒言，怕冷，甚至面浮肢肿等。根据其临床表现可分为脾胃郁热、脾胃虚弱和真元不足3个证型。

脾胃郁热   体质肥胖，上下匀称，肌肉坚实，食欲亢进，面色红润，多汗畏热，腹胀便秘，舌质正常或偏红，苔薄黄，脉滑有力。

脾胃虚弱   体胖而以面、颈部为甚，肌肉松弛，面色苍白或浮肿，神疲困倦，懒言少气，形寒怕冷，皮肤干燥，纳呆腹胀，大便溏薄，舌淡，苔薄白，脉细弱。

真元不足   肥胖以臀、大腿为明显，肌肉松弛，神疲而面色㿠白，喜静恶动，纳谷正常或稍少，易恶寒，或伴尿少浮肿，头晕腰酸，月经不调或阳痿早泄，舌质淡，边有齿痕，苔薄白，脉沉细迟缓。

【治疗】

1. 针灸治疗

治则   调理脾胃，除痰化浊，通经活络。以足太阴、足阳明经穴位和肥胖部位局部穴位为主。

主穴   脾俞、胃俞、中脘、天枢、大横、上巨虚、丰隆、阴陵泉、支沟。

配穴   脾胃郁热者，加合谷、内庭、曲池；脾胃虚弱者，加足三里、气海、关元；真元不足者，加命门、肾俞、太溪。

操作   主穴以毫针刺为主，强刺激泻法。对于配穴，实证用泻法，虚证用补法，命门、肾俞可加灸。

方义   脾俞、胃俞分别为脾胃之背俞穴，可调理脾胃之受纳及运化功能；中脘为胃之募穴、腑之会穴，天枢为大肠募穴，上巨虚为大肠下合穴，大横为脾经穴位，善健脾助运，以上穴位同用可收调理脾胃、通利肠腑、降浊消脂之功；丰隆为足阳明胃经穴，功善除湿化痰，配阴陵泉可蠲化痰浊；支沟疏调三焦。诸穴合用，则达健脾胃、利肠腑、化痰浊、通经络之功。

2. 推拿治疗

治则   调理脾胃，除痰化浊，通经活络。以足太阴、足阳明经穴位和肥胖部位局部穴位为主。

取穴   神阙、天枢、中脘、气海、梁门、曲泽、曲池、太渊、大陵、髀关、阳陵泉、丰隆、环跳等穴。

手法   摩法、拿捏法、平推法、捏脊等。

操作   患者取仰卧位，于腹部施以顺时针方向摩法，以腹部有热感为度；再施以全腹部拿捏法（拿捏时面积稍大而力量稍沉，捏而提起时稍加捻压，提起和放下时动作宜缓慢），反复操作，以腹部酸胀有微痛为度；双手掌自两胁向中、下腹部施以平推法。患者取俯卧位或侧卧位，背部沿膀胱经、督脉分别施以捏脊疗法，以背部酸胀有微痛为度。

3. 其他治疗

（1）耳针 以内分泌、三焦、胃、大肠、小肠、脾、肾、神门、饥点（外鼻）、渴点（屏间）、三角区为主，根据具体情况再随证加选肝、肺。每次5~7穴，采用耳穴埋针或压丸法，3~5天1次，两耳交替使用。

（2）梅花针 在脊柱两侧、上下腹部及小腿前部和内侧，行重度叩刺。

（3）电针 按针灸主方及加减选穴，针刺得气后接电针仪，用疏密波强刺激30~40分钟，2日1次。

（4）灸法 主穴为阳池、三焦俞。配穴为地机、命门、三阴交、大椎。每次选主、配穴各1穴，行隔姜灸法，每次5~7壮。

【按语】

1. 针灸推拿对单纯性肥胖症疗效较好，对继发性肥胖和药物性肥胖疗效较差；耳针、体针合用者疗效优于单纯耳针运用者。

2. 视肥胖程度及取穴部位不同，针刺深度可比常规深0.5~1.5寸。手法上以泻为主，刺激量应稍大，得气后应反复轻插重提，大幅度快捻转，电针后，以针刺处有发热舒适感为宜。按摩操作时可适当选用一些按摩膏剂。

3. 针灸减肥是通过全身的神经、体液调节系统的综合作用而获得减肥效应。肥胖患者空腹血糖、甘油三酯、胆固醇含量及唾液淀粉酶活性等明显高于正常人，而肾上腺素皮质醇、血浆环磷酸腺苷含量低于正常水平，植物神经平衡指数低于正常人，植物神经外周去甲肾上腺素、多巴胺递质含量亦低于正常值，血浆5-羟色胺、组胺含量增高，通过针灸治疗，以上指数均得以相应良性调整。

4. 在治疗时应减少糖类、脂肪的摄入量，配合体育锻炼，增加运动量，方可取得较好疗效。在取得疗效后应巩固治疗1~2个疗程，以防反弹。

第二节 妇、男科疾病

月 经 不 调

月经不调，是指月经的周期、经色、经量、经质出现异常改变，并伴有其他症状的疾病。它包括月经先期、月经后期、月经先后无定期。月经先期，主要是由于素体阳盛，过食辛辣；或肝郁化火；或久病阴亏，阴虚内热，热扰冲任；或饮食不节，劳倦过度，思虑伤脾，因而统摄无权，冲任不固。月经后期，主要是由于外感寒邪，血为寒凝；或久病伤阳，影响血运；或久病体虚，阴血亏损；或饮食劳倦，思虑伤脾，化源不足。月经先后无定期，主要是由于情志抑郁，疏泄失常；或肝气不疏，血为气滞；或肾气亏虚，失其封藏，冲任失调，以致血海溢蓄失常。

西医学的部分功能失调性子宫出血，以及生殖器炎症或肿瘤引起的阴道异常出血等属于本病范畴。

【辨证】

本病以月经周期提前 1 周以上，甚至 1 月 2 次或月经周期推迟 1 周以上，或者 3 月才 2 次，或月经提前或错后 1~2 周，连续 2 个月经周期以上为主要症状。临床根据月经周期的改变不同，分为月经先期、月经后期、月经先后不定期。

月经先期　月经周期提前 7 日以上，甚至 10 余日一行。月经量多，色深红或紫，质黏稠，伴面红口干，心胸烦热，小便短黄，大便干燥，舌红苔黄，脉数者，为实热证；月经量少或量多、色红、质稠，两颧潮红，手足心热，舌红苔少，脉细数者，为虚热证；月经量多、色淡、质稀，神疲肢倦，心悸气短，纳少便溏，舌淡，脉细弱者，为气虚证。

月经后期　月经推迟 7 日以上，甚至 40~50 日一潮。量少色黯有血块，小腹冷痛，得热则减，畏寒肢冷，苔薄白，脉沉紧者，为实寒证；经期延后，月经色淡红而质稀，量少，小腹隐隐作痛，喜热喜按，舌淡苔白，脉沉迟者，为虚寒证。

月经先后无定期　月经或提前或错后 7~13 日，连续 2 个月经周期以上。经量或多或少，色紫黯有块，经行不畅，胸胁乳房作胀，少腹胀痛，时常叹息，嗳气不舒，苔薄白，脉弦者，为气滞；经来先后不定，量少色淡，腰骶酸痛，头晕耳鸣，舌淡苔白，脉沉弱者，为肾虚证。

【治疗】

1. 针灸治疗

（1）月经先期

治则　清热调经。以任脉、足太阴经穴位为主。

主穴　关元、三阴交、血海。

配穴　实热证者，加太冲或行间、期门；虚热证者，加三阴交、太溪；气虚证者，加足三里、脾俞、气海；月经量多者，加隐白；心烦配神门。

操作　毫针刺，实证用泻法，虚证用补法，气虚者针后加灸或用温针灸。

方义　关元属任脉，为足三阴经之交会穴，是调理冲任要穴；三阴交为足太阴经穴，与足少阴、足厥阴交会，是调理肝脾肾、调经之要穴；血海调理血分，清血分之热。三穴相配，冲任调和，经血按时而行。

（2）月经后期

治则　温经散寒，和血调经。以任脉、足太阴经穴位为主。

主穴　气海、三阴交。

配穴　实寒证者，加子宫、天枢、地机；虚寒证者；加命门、腰阳关、关元、归来；小腹冷痛，加灸关元、归来；少腹胀痛、经血有块，加血海；气郁者，加太冲。

操作　毫针刺，寒证、虚证针后加灸，或用温针灸；气滞者，针刺平补平泻法。

方义　气海为任脉经穴，可益气温阳，调一身之气，加灸温经散寒；三阴交为足太阴脾经经穴，且与肝经、肾经交会，可调理三阴经而和血调经。

（3）月经先后无定期

治则　调补肝肾，养血调经。以任脉、足太阴经穴位为主。

主穴 关元、三阴交。

配穴 肝郁者，加肝俞、太冲、期门；肾虚者，加肾俞、太溪；胸胁胀痛者，加支沟、阳陵泉、内关；腰骶疼痛者，加次髎、腰眼。

操作 毫针刺，主穴用补法，配穴按虚实之证，虚证用补法，气郁用平补平泻法。

方义 关元补肾培元，通调冲任；三阴交为足太阴脾经穴，又是足三阴经之交会穴，能补脾胃、益肝肾、调气血。二穴共用可调理经血。

2. 推拿治疗

治则 调理冲任。以任脉穴位及背俞穴为主。

取穴 气海、关元、膈俞、心俞、肺俞、肝俞、脾俞、胃俞、肾俞、气海俞、关元俞、八髎等。

手法 按揉法、摩法、擦法、擦法等。

操作 患者取仰卧位，于气海、关元穴施以按揉法；于小腹部施以摩法。患者取俯卧位，于背部两侧膀胱经施以擦法，于肺俞、膈俞、肝俞、脾俞、胃俞、肾俞、气海俞、关元俞穴施以按揉法，以酸胀感为度；于八髎穴施以擦法，以透热为度。

肝郁者，加按揉章门、期门穴，擦两胁；肾虚者，加两侧肾俞穴连线横擦法，腰阳关至命门直擦法，以透热为度；气虚或血虚者，加两侧膈俞穴连线至两侧胃俞穴连线横擦法，以透热为度，按揉足三里、三阴交穴，以酸胀感为度；寒凝者，加两侧膀胱经和督脉擦法。

3. 其他治疗

（1）耳针 选内生殖器、内分泌、肾、肝、脾。每次取 2~4 穴，毫针刺，中等强度刺激。也可用揿针埋藏或用王不留行贴压。

（2）皮肤针 选脊柱两侧、下腹部、带脉区、小腿内侧、关元等处。用中等强度叩击，经期暂停。

（3）穴位注射 选脾俞、肾俞、三阴交、血海、肝俞、足三里、关元。每次 2~3 穴，用 5% 当归注射液或 10% 丹参注射液，每穴注射 0.5ml。

【按语】

1. 针灸推拿治疗月经不调可获良好效果。月经先期应注意与经间期出血相鉴别，月经后期应注意与经闭、早孕相鉴别，月经先后不定期应注意与绝经前后诸证相鉴别。

2. 针灸推拿治疗一般多在经前 5~7 天开始，连续 5~7 次，下次月经来潮前再进行。

3. 现代研究表明，针灸通过对下丘脑－垂体－卵巢轴自身功能的调节，使失调的生殖内分泌功能恢复到正常的生理状态，从而对月经周期的整个过程进行良性调节，使其卵泡期和黄体期两个阶段恢复到正常的生理变化过程，月经不调随之得到调整和治疗。

4. 注意摄养情志和经期卫生，忌食生冷和刺激性饮食，避免精神刺激。

痛 经

痛经是指妇女在行经期间或行经前后，以周期性小腹或腰骶部疼痛或胀痛，甚则剧痛难忍为主要症状的一种妇科常见病。以青年妇女较为多见。主要是由于经期受寒饮冷，坐卧湿地，冒雨涉水，寒邪客于冲任；或肝郁气滞，经血滞于胞宫；或脾胃素弱，化源不足；或大病久病，气血亏虚，以致冲任气虚血少，胞脉失养；或禀赋素弱，肝肾不足，精血亏损，加之行经之后精血更虚，以致冲任不足，胞脉失养而发。

西医学的原发性痛经（生殖器官无器质性病变）和继发性痛经（常见于子宫内膜异位症、急慢性盆腔器官炎症或子宫颈狭窄阻塞、子宫内膜增厚、子宫前倾或后倾等）属于本病范畴。

【辨证】

本病以经期或经行前后小腹疼痛，短者数小时，甚者 2~3 天，或伴有恶心呕吐、便溏尿频、头痛头昏等为主要症状。临床可根据发病原因、痛势、腹诊等辨别虚实。

实证　腹痛多在经前或经期，疼痛剧烈，拒按，经色紫红而夹有血块，血下痛缓，脉沉涩，为血瘀；经前胸胁乳房胀痛，甚则痛连两胁，胸闷泛恶，脉弦，为气滞；小腹冷痛，拒按，得热痛减，月经量少，色紫黯有块，畏寒肢冷，脉沉紧，为寒湿凝滞。

虚证　腹痛多在经期或经后，痛势绵绵不休，喜揉喜按，经量少且淡，伴有神疲肢倦，面色苍白或萎黄，头晕心悸，舌淡脉细，为气血虚弱；伴腰膝酸软，失眠多梦，头晕耳鸣，舌红少苔，脉细或细数，为肝肾不足。

【治疗】

1. 针灸治疗

（1）实证

治则　行气活血，散寒止痛。以任脉、足太阴经穴位为主。

主穴　三阴交、中极、次髎、地机。

配穴　气滞血瘀者，加太冲；寒湿凝滞者，加归来；腹胀痛者，加天枢；胁痛者，加阳陵泉；胸闷者，加内关。

操作　毫针刺，用泻法，寒邪甚者可艾灸。

方义　三阴交为足三阴经交会穴，可通经止痛；中极为任脉经穴，可通调冲任之气，散寒行气；次髎为治疗痛经之经验穴；地机乃脾经郄穴，可疏调脾经经气而止痛。四穴合用，以行气活血散瘀，温经散寒止痛。

（2）虚证

治则　调补气血，温养冲任。以任脉、足太阴及足阳明经穴位为主。

主穴　关元、足三里、三阴交。

配穴　气血虚弱者，加气海、脾俞、胃俞；肝肾不足者，加肝俞、肾俞、太溪、太冲；失眠多梦者，加神门；头晕耳鸣者，加太溪。

操作　毫针刺，用补法，可温灸。

方义　关元为任脉经穴，又是全身强壮要穴，有暖下焦、温养冲任之功效；三阴交为肝、脾、肾三经之交会，可调理三经气血；足三里为阳明经之合穴，补益气血。三穴合用，使气血充足，胞脉得养，冲任自调。

2. 推拿治疗

治则　通调气血。以任脉、足太阳经穴位为主。

取穴 气海、关元、肝俞、脾俞、肾俞、八髎。

手法 按揉法、摩法、擦法等。

操作 患者取仰卧位，于气海、关元穴施以按揉法；于小腹部施以摩法。患者取俯卧位，于八髎穴施以擦法，以透热为度。

气滞血瘀者，加按揉章门、期门、肝俞、膈俞；寒湿凝滞者，加按揉血海、三阴交，擦肾俞、命门；气血虚弱者，加按揉脾俞、胃俞、足三里；肝肾不足者，加肝俞至肾俞、命门至腰阳关按揉法和擦法，以酸胀、透热为度。

3. 其他疗法

（1）耳针 选内生殖器、内分泌、交感、子宫、肝、脾、肾、神门，毫针中等度刺激。亦可用揿针埋藏或王不留行贴压。

（2）皮肤针 选第 2 腰椎以下夹脊穴，下腹部任脉、脾经、肾经，中等强度叩刺，以皮肤潮红为度。隔日 1 次，每次 10 ~ 15 分钟。

（3）穴位注射 选中极、关元、上髎、次髎、地机、三阴交，每次 2 ~ 3 穴，用 5% 当归注射液或 10% 红花注射液或 1% 普鲁卡因注射液，每穴注射 0.5 ~ 1ml，隔日 1 次。

【按语】

1. 针灸推拿治疗痛经有很好的疗效，尤其是对原发性痛经，不仅有显著的镇痛作用，还能改善全身症状，调整内分泌功能及月经周期。对于继发性痛经在缓解疼痛的同时应积极治疗原发病。导致痛经的原因较多，应注意与其他原因引起的腹痛相鉴别，必要时作妇科检查，以明确诊断。

2. 治疗应选择在月经前 1 ~ 2 周开始，一般连续治疗 2 ~ 4 个月经周期。

3. 现代研究表明，痛经常与生殖器局部病变、精神因素和神经、内分泌因素有关。针灸推拿可以调整大脑皮质的兴奋状态，缓解精神紧张因素；可以通过激活内源性镇痛系统而发挥止痛作用；还可以通过对下丘脑 – 垂体轴的影响，调节相关激素的水平，调节内分泌系统，改善卵巢功能，抑制前列腺素的分泌，缓解子宫内血管痉挛，而起到治疗作用。

4. 注意经期卫生和营养，防止受凉或忌食生冷，避免过度劳累和精神刺激。

经　闭

经闭是指发育正常女子年龄超过 18 岁月经尚未来潮，或已形成月经周期，未妊娠或在哺乳期或绝经期，月经连续中断 3 个月以上的病证。本病多因禀赋不足，肾气未充或多产堕胎，耗伤精血；或饮食劳倦，脾胃受损，气血生化不足；或久病大病，营血耗损，或失血过多等导致血海空虚，无血以下；或因七情内伤，肝气郁结，气滞血瘀，或饮冷受寒，血为寒凝，或脾失健运，痰湿内盛，阻于冲任，而使冲任阻滞不通，胞脉闭阻所致。

西医学的原发性闭经或继发性闭经，排除先天性无子宫、无卵巢、无阴道或处女膜闭锁等器质性病变所致的闭经，属于本病的范畴。

【辨证】

本病以月经超龄未至或已有月经周期，但又连续中断 3 个月以上为主要症状。临床根据发病原因、症状、脉象等，分为血枯经闭和血滞经闭两类。

血枯经闭　月经超龄未至或经期错后，经量逐渐减少，终至经闭。兼头晕耳鸣，腰膝微软，口干咽燥，五心烦热，潮热盗汗，舌红少苔，脉弦细，为肝肾不足；兼头晕目眩，心悸气短，神疲肢倦，食欲不振，舌淡苔薄白，脉沉缓，为气血虚弱。

血滞经闭　月经停闭数月，小腹胀痛、拒按。兼情志抑郁，烦躁易怒，胸胁胀满，嗳气叹息，舌质紫黯或边有瘀点，脉沉弦或涩而有力，为气滞血瘀；兼小腹冷痛，形寒肢冷，喜得温暖，苔白，脉沉迟，为寒凝血滞；兼形体肥胖，胸胁满闷，神疲倦怠，白带量多，苔腻，脉滑，为痰湿阻滞。

【治疗】

1. 针灸治疗

（1）血枯经闭

治则　滋补肝肾，益气扶脾，养血调经。以任脉、足阳明经穴位为主。

主穴　关元、足三里、归来。

配穴　肝肾不足者，加肝俞、肾俞、太冲；气血虚弱者，加脾俞、胃俞、气海；潮热盗汗者，加太溪；心悸气短者，加内关；食欲不振者，加中脘。

操作　毫针刺，用补法，可加灸。

方义　关元为任脉与足三阴经交会穴，可补下焦真元而助经血化生；足三里、归来健运后天之气，调补脾胃以资生化之源而养血，血海充盈，则经自通，月事按时而下。

（2）血滞经闭

治则　温经散寒，燥湿祛痰，活血调经。以任脉、足太阴及足阳明经穴位为主。

主穴　中极、三阴交、血海。

配穴　气滞血瘀者，加合谷、太冲；寒凝血滞者，加命门、腰阳关；痰湿阻滞者，加阴陵泉、丰隆；胸胁胀满者，加内关；小腹胀满者，加归来。

操作　毫针刺，用泻法，寒凝者可加灸。

方义　中极为任脉经穴，能理冲任，疏调下焦；三阴交、血海通胞脉而调和气血。气血调和，冲任条达，经闭可通。

2. 推拿治疗

治则　理气活血，通调冲任。以任脉、足太阳经穴位为主。

取穴　关元、气海、中脘、巨阙、曲骨、气冲、膈俞、肝俞、脾俞、肾俞等。

手法　一指禅推法、按揉法、摩法、㨰法、擦法等。

操作　患者取仰卧位，沿巨阙推至曲骨穴，自上而下施以一指禅推法，反复操作；重点于气海、关元穴施以按揉法；于小腹部施以摩法。患者取俯卧位，沿背部两侧膀胱经施以㨰法，往返操作；重点于膈俞、肝俞、脾俞、肾俞施以按揉法，以酸胀为度。肝肾不足者，加背部膀胱经、督脉擦法，以透热为度；气血虚弱者，延长中脘及上腹摩法时间，加按揉血海、足三里、三阴交穴，以酸胀为度；肝气郁结者，加按揉章门、期门穴，擦两胁，以温热为度；寒凝血滞者，延长背部膀胱经和督脉擦法时间。

3. 其他治疗

（1）耳针 选内生殖器、皮质下、内分泌、卵巢、神门、肝、肾，每次2～3穴，毫针中等刺激。也可用揿针埋藏或王不留行贴压。

（2）皮肤针 选腰骶部背俞穴、夹脊穴，下腹部任脉、肾经、脾经、带脉等，轻或中等强度叩刺，以皮肤潮红为度。

（3）电针 选中极、归来，或三阴交、血海，或地机、大赫，可选任意一组或各组交替使用，疏密波，强度以患者耐受为度。

（4）穴位注射 选足三里、关元、归来、三阴交、肝俞、脾俞、肾俞，每次2～3穴，用5%当归注射液或10%红花注射液，每穴注射1～2ml，隔日1次。

【按语】

1. 针灸推拿治疗经闭疗程较长。临床应注意分清导致闭经的原因是功能性还是器质性疾病，并与生理性停经、早孕相鉴别。必要时应进行有关检查。

2. 现代研究表明，针灸可调整下丘脑－垂体－卵巢轴自身功能，调节人体内分泌功能，促进卵泡发育成熟，并可调节体内雌激素和孕激素水平，使子宫功能、月经周期恢复正常。针灸推拿可调节自主神经的功能，亦可缓解机体的紧张因素，从而有利于闭经的治疗。

3. 经期应避免过度劳累，注意七情调护，加强体育锻炼，宜劳逸结合，起居有时。

崩　漏

崩漏是指妇女因冲任损伤，不能固摄经血，以致经血从胞宫非时妄行的病证。其发病急骤，暴下如注，大量出血者为"崩"；发病势缓，出血量少，淋沥不绝者为"漏"。崩与漏虽出血情况不同，但在发病过程中两者常互相转化，崩血量少可能致漏，漏势发展亦可能为崩，故临床上多以崩漏并称。以青春期和更年期妇女多见。本病主要由于素体阳盛，外感热邪，过食辛辣之品，致热伤冲任，迫血妄行；或素性抑郁，肝郁化火，致藏血失职；或因七情所伤，冲任郁滞，或经期产后余血未尽，瘀阻冲任，致血不归经；或因饮食劳倦，忧思过度，损伤脾气，统摄无权；或因肾阳虚衰，失于封藏，致冲任不固；或肾阴虚致虚火动血所致。

西医学中的功能性子宫出血及其他原因引起的子宫出血属于本病范畴。

【辨证】

本病以经血非时而下，量多如崩，或量少，淋沥不断为主要症状。临床依据血量多少、浓稀程度、血色气味，结合审脉辨舌及全身症状，以判虚实。

实证 下血量多，或淋沥不断。兼见血色深红，质稠臭秽，口干喜饮，舌红苔黄，脉滑数，为血热；兼见量多，色紫红而黏腻，带下量多，色黄臭秽，阴痒，苔黄腻，脉濡数，为湿热；兼见血色正常，或夹有血块，烦躁易怒，时欲叹息，小腹胀痛，苔薄白，脉弦，为气郁；兼见漏下不止，突然下血甚多，色紫红而黑有块，小腹疼痛拒按，下血后痛减，舌质紫黯有瘀点，脉沉涩，为血瘀。

虚证 暴漏下血，或淋沥不净。兼见色淡质薄，面色萎黄少华，神疲肢倦，气短懒言，纳呆便溏，舌淡胖，苔白，脉沉细无力，为脾虚；兼见出血量多，淋沥不尽，色淡红，质稀，少腹冷痛，喜温喜按，形寒畏冷，大便溏薄，舌淡苔白，脉沉弱，为肾阳虚；若下血量少或多，或淋沥不断，色红质稠，伴头晕耳鸣，心烦不寐，腰膝酸软，舌红少苔，脉细数，为肾阴虚。

【治疗】

1. 针灸治疗

（1）实证

治则　清热凉血，活血行瘀，固冲止血。以任脉、足太阴经穴位为主。

主穴　关元、三阴交、隐白。

配穴　血热者，加血海；湿热者，加阴陵泉；气郁者，加太冲；血瘀者，加地机。

操作　毫针刺，用泻法，隐白用艾炷直接灸。

方义　关元为任脉与足三阴经、冲脉之交会穴，可通调冲任，固摄经血；三阴交是足三阴经交会穴，可清泻三阴经瘀、热之邪，为治疗妇科病之要穴；隐白为脾经井穴，用艾炷直接灸是治崩漏经验之法。

（2）虚证

治则　健脾益气，滋阴补肾，固冲止血。以任脉、足太阴经穴位及背俞穴为主。

主穴　气海、三阴交、肾俞、脾俞。

配穴　脾虚者，加百会、足三里、胃俞；肾阳虚者，加命门、腰阳关；肾阴虚者，加内关、然谷、太溪。

操作　毫针刺，用补法，背俞穴可用灸法。

方义　气海穴是任脉要穴，益气固本，补肾气而调冲任；三阴交为足三阴经交会穴，可健脾益肾；肾俞具有加强补肾固摄作用；脾俞有促进脾之统血作用。诸穴配合，以达补益脾肾、固摄经血之效。

2. 推拿治疗

治则　益气养血，固摄冲任。以任脉、足太阳及足太阴经穴位为主。

取穴　气海、关元、命门、血海、三阴交等。

手法　一指禅推法、按揉法、摩法等。

操作　患者取仰卧位，于气海、关元穴施以一指禅推法，于小腹部施以摩法，于血海、三阴交穴施以按揉法。患者取俯卧位，于命门、腰阳关、八髎穴施以擦法，以透热为度。

3. 其他治疗

（1）耳针　选内生殖器、内分泌、卵巢、皮质下、肝、肾、脾，每次取2~4穴，用毫针中等强度刺激。亦可用揿针埋藏或王不留行贴压。

（2）皮肤针　选腰骶、夹脊穴、足三阴经循行部位，自上而下，轻或中等强度叩刺，以皮肤潮红为度。

（3）穴位注射　选足三里、关元、归来、三阴交、肝俞、脾俞、肾俞，每次取2~3穴，用5%当归注射液或10%红花注射液或维生素B_{12}注射液，每穴注射0.5~1ml，隔日1次。

【按语】

1. 针灸推拿对本病有一定疗效。在无出血期间治疗，疗程较长，应坚持治疗。要注意与月经不调、经间期出血等相鉴别。反复多次出血，需做必要的妇科检查，以明确诊断。若大量出血，出现虚脱，应及时抢救，综合治疗。

2. 现代研究表明，针灸对本病的治疗，主要通过调节机体的下丘脑－垂体－卵巢轴的失衡状态，对黄体生成素、雌激素、孕激素的释放产生良性的双向调整，使之达到机体正常生理状态，从而治疗因内分泌失调而引起的本病诸证。同时发现，针灸对血小板计数、凝血酶原的指数均有良性的调节作用，从而有利于止血，亦可能成为治疗本病的一个重要因素。

3. 出血时应注意卧床休息，避免过度疲劳和剧烈运动。注意饮食，经期少食生冷辛辣刺激之品，加强营养，纠正贫血。注意调节情绪。

绝经前后诸证

绝经前后诸证是指妇女在 49 岁左右，出现以经行紊乱、头晕心悸、烦躁失眠、潮热汗出及情绪异常等为主要症状的一种常见病证。本病多由于妇女年近五旬，肾气渐亏，天癸将竭，精血不足，脏腑失于濡养，阴阳平衡失调；或由于肾阴不足，阳失潜藏，肝阳上亢；或由于肾阳衰竭，脾失健运，脾肾阳虚；或肾精不足，精不化血，阴血虚少，心失所养，心肾不交所致。

西医学的围绝经期综合征属于本病范畴。

【辨证】

本病以月经紊乱，性欲减退，头晕心悸，烦躁失眠，阵发性潮热汗出为主要症状。临床根据其伴随的症状、体征分为肝阳上亢、脾肾阳虚和心肾不交等证型。

肝阳上亢　月经紊乱，头晕目眩，心烦易怒，面赤口干，烘热汗出，经来量多，或淋沥漏下，舌红，脉弦细而数。

脾肾阳虚　月经紊乱，精神萎靡，面色晦黯，头晕腰酸，形寒肢冷，脘腹满闷，嗳气吞酸，呕恶食少，肢体浮肿，大便稀溏，舌胖大，苔白滑，脉沉细弱。

心肾不交　月经紊乱，头晕耳鸣，失眠多梦，心烦易怒，五心烦热，腰膝酸软，舌红苔少，脉沉细而数。

【治疗】

1. 针灸治疗

治则　益肾宁心，调理冲任。以任脉、足太阴经穴位及相应背俞穴为主。

主穴　关元、气海、三阴交、肝俞、脾俞、肾俞。

配穴　肝阳上亢者，加百会、风池、太冲；脾肾阳虚者，加足三里、命门；心肾不交者，加心俞、神门、劳宫、内关。

操作　毫针刺，主穴用平补平泻法，配穴按虚补实泻操作。

方义　关元、气海属任脉，可补益元气，调和冲任；三阴交为肝、脾、肾三经交会穴，可健脾、疏肝、益肾；肝俞、脾俞、肾俞可调补肝、脾、肾三脏。

2. 推拿治疗

治则 补益脾肾，舒肝理气。以任脉穴位及相应背俞穴为主。

取穴 气海、关元、心俞、肝俞、脾俞、肾俞、八髎等。

手法 一指禅推法、按揉法、摩法、擦法等。

操作 患者取仰卧位，于气海、关元施以一指禅推法，于小腹部施以摩法，于足三里、三阴交施以按揉法。患者取俯卧位，于心俞、肝俞、脾俞、肾俞施以按揉法和擦法，于肾俞、命门连线施以横擦法，以透热为度。肝阳上亢者，加太阳、百会穴按揉法，头顶、风池、肩井拿法以及两胁擦法；脾肾阳虚者，延长全腹摩法时间；心肾不交者，加前额一指禅推法，神门、内关按揉法，涌泉穴擦法。

3. 其他治疗

（1）耳针 选内生殖器、交感、皮质下、内分泌、肝、脾、肾、神门，每次取 2～4 穴，用毫针中等强度刺激。亦可用揿针埋藏或王不留行贴压。

（2）电针 选三阴交、太溪，针刺得气后接电针仪，用疏密波弱刺激 20～30 分钟，每日 1 次。

【按语】

1. 针灸推拿治疗本病有一定的疗效。本病的某些症状与内科疾病，如眩晕、心悸、水肿等临床表现相似，应注意鉴别。

2. 现代研究表明，绝经前后诸证是以卵巢功能减退为主要病理基础，由于下丘脑－垂体－性腺轴的功能紊乱所致，针灸推拿通过调节自主神经功能，达到治疗目的。

3. 应加强精神疏导和情绪调节，避免忧郁、焦虑、急躁等不良情绪干扰。加强体育锻炼，劳逸结合，保证充足的睡眠和适当的营养。

带 下 病

带下病是指妇女阴道分泌物增多，色、质、气味异常或伴全身、局部症状的一种妇科常见病证。行经期间、经前和妊娠期带下稍有增多者，属正常生理现象。本病主要由于冲任不固，带脉失约，以致水湿浊液下注；或因饮食劳倦，损伤脾胃，运化失职，湿聚下注，伤及任脉而发；或因素体肾气不足，下元亏损，导致带脉失约，任脉不固而发。

西医学的阴道炎、宫颈炎、盆腔炎等属于本病范畴。

【辨证】

本病以带下量增多，如涕如脓为主要症状。临床根据带下的色、质、气味及局部、全身伴随症状的不同，分为脾虚带下、肾虚带下和湿热带下。

脾虚带下 带下量多，色白或淡黄，质黏稠，绵绵不绝，伴面色萎黄，纳少便溏，精神疲倦，舌淡苔白腻，脉缓弱。

肾虚带下 带下清冷，量多色白，质稀薄，淋沥不断，小腹冷，腰酸疼痛，小便清长，大便溏薄，舌淡苔白，脉沉迟。

湿热带下 带下量多，色黄质稠，如脓如涕，臭秽难闻，或夹有血块，或混浊如米泔，小腹疼痛，阴中瘙痒，口苦咽干，舌红苔黄，脉滑数。

【治疗】

1. 针灸治疗

治则 健脾益气，清热除湿，温肾培元，固摄止带。以任脉、足少阳及足太阴经穴位为主。

处方 带脉、中极、三阴交、白环俞。

配穴 脾虚者，加气海、足三里、脾俞；肾虚者，加肾俞、关元、照海；湿热下注者，加阴陵泉、水道、行间、次髎。

操作 毫针刺，带脉平补平泻，余穴按实泻虚补操作，或针灸并用。

方义 取带脉以固摄带脉，调理经气；中极调理下焦，利湿化浊；三阴交健脾利湿，调理肝肾，固经止带；白环俞助膀胱气化，利下焦湿热。

2. 推拿治疗

治则 调摄任带，健脾益肾，清利湿热。以任脉、督脉穴位为主。

取穴 中脘、神阙、气海、关元、中极、命门、腰阳关、八髎等。

手法 一指禅推法、按揉法、摩法、振法、擦法等。

操作 患者取仰卧位，于中脘至中极施以一指禅推法，反复操作；于腹部（神阙、气海、关元）施以摩法以及全掌振法，以小腹透热为度。患者取俯卧位，于命门、腰阳关、八髎穴连线施以擦法，以透热为度。脾虚者，加两侧脾俞、胃俞按揉法及擦法；肾虚者，加三阴交按揉法，涌泉穴擦法；湿热下注者，加腰部两侧膀胱经纵向擦法，腰及骶部横向擦法。

3. 其他治疗

（1）耳针 选内生殖器、内分泌、膀胱、三焦、肝、脾、肾。每次取 2~4 穴，毫针刺，中等强度刺激。或用耳穴贴压法。

（2）穴位注射 选中极、关元、血海、三阴交、水道、白环俞、膀胱俞。每次取 2~3 穴，用5% 当归注射液，每穴注射 1~2ml，隔日 1 次。

【按语】

1. 针灸推拿治疗本病有一定疗效。如带下黄、赤，应排除癌症的可能性；若带下色黄、量多、有臭味，外阴瘙痒者，应考虑为滴虫性阴道炎；若带下乳白如豆渣状、量多，伴外阴瘙痒或刺痛者，应考虑为霉菌性阴道炎。

2. 针灸治疗本病临床报道较多，常选腧穴为带脉、气海、三阴交、足三里、太冲、阴陵泉、归来等。

3. 应注意饮食调养，多吃富含维生素的食品，加强锻炼。节制房事，注意经期和产褥期调护，保持外阴部清洁。

不 孕

不孕是指育龄期或曾孕育妇女，有正常性生活 2 年以上，男方生殖功能正常，未避孕而不受孕的病证。前者古称"无子"、"全不产"，即原发性不孕；后者古称"断绪"，即继发性不孕。本病主要由于先天肾气不充，精血不足，冲任脉虚，胞脉失养；或情志不畅，肝气郁结，疏泄失常，气血不和，冲任不能相资；或脾失健运，痰湿内生，痰瘀互结，气机不畅，胞脉受阻，不能摄精成孕。

西医学的原发性不孕和继发性不孕，或经治疗后受孕的相对不孕，或因生理因素造成终生不能受孕的绝对不孕等属于本病范畴。

【辨证】

本病以育龄期或曾孕育妇女，有正常性生活 2 年以上，男方生殖功能正常，未避孕而不受孕为主要症状。临床根据致病原因的不同分为肾虚、肝郁、痰湿和血瘀等证型。

肾虚　月经后期，量少色淡，面色晦黯，腰膝酸软，性欲淡漠，小便清长，大便不实，舌淡苔白，脉沉细或沉迟。

肝郁　精神抑郁，烦躁易怒，经前乳房胀痛，经期先后不定，经行腹痛，行而不畅，量少色黯，有血块，舌质正常或黯红，苔薄白，脉弦。

痰湿　形体肥胖，经行延后，甚或闭经，带下量多，质黏稠，头晕心悸，胸闷纳呆，时泛恶，苔白腻，脉滑。

血瘀　月经后期，量少色紫有块，小腹疼痛，经行尤甚，舌质紫黯，苔薄白，脉弦或涩。

【治疗】

1. 针灸治疗

（1）肾虚

治则　补肾益精，调理冲任。以任脉、足少阴经穴位为主。

主穴　关元、肾俞、大赫、阴交、三阴交。

配穴　偏肾阳虚者，加命门；偏肾阴虚者，加太溪；腰膝酸软者，加腰阳关、腰眼、阴谷。

操作　毫针刺，用补法，可重用灸法。

方义　关元为任脉经穴，位居小腹，为元气之根，可补益元气；肾俞温补元阳，以暖胞宫；大赫补益肾气；阴交为任脉和冲脉的交会穴，可温养冲任；三阴交调补三阴经气，调气血，益胞脉。

（2）肝郁

治则　疏肝解郁，调理冲任。以足厥阴经穴位及相应背俞穴为主。

主穴　肝俞、太冲、曲泉、气海、三阴交。

配穴　经前乳房胀痛，加阳陵泉；经行不畅，加地机；腹胀，加天枢。

操作　毫针刺，用泻法，可灸。

方义　肝俞、太冲、曲泉疏肝理气；气海通于胞宫，调理下元，调畅气机；三阴交健脾疏肝，理气和血。

（3）痰湿

治则 健脾化痰，调理冲任。以任脉、足阳明经穴位为主。

主穴 关元、中极、足三里、丰隆、归来。

配穴 头晕心悸，加百会、内关；胸闷纳呆，加中脘；带下量多，加次髎。

操作 毫针刺，用平补平泻法，关元、中极可灸。

方义 关元为任脉经穴，乃元气之根，可补益元气；中极可疏通胞宫，调理冲任；足三里、丰隆补益脾胃，除湿化痰；归来化瘀通胞络。

（4）血瘀

治则 活血化瘀，调理冲任。以任脉、足太阴经穴位为主。

主穴 膈俞、地机、血海、气冲、中极。

配穴 小腹痛甚者，加次髎、归来。

操作 毫针刺，用泻法，可灸。

方义 膈俞为血之会穴，配血海、地机行气活血；气冲、中极针灸并用，以调摄冲任。

2. 推拿治疗

治则 调理冲任。以任脉、足太阴及足太阳经穴位为主。

取穴 气海、关元、中极、肾俞、命门、腰阳关、八髎等。

手法 按揉法、摩法、振法、擦法等。

操作 患者取仰卧位，于关元、气海、中极施以按揉法；于小腹部施以摩法及振法，以小腹透热为度。患者取俯卧位，于命门、腰阳关、八髎穴连线和腰部两侧膀胱经施以擦法，以透热为度。

3. 其他治疗

（1）耳针 选内分泌、冈生殖器、皮质下、肾、肝。每次取2～3穴，毫针刺，中等强度刺激，每日1次。或用耳穴埋针或压丸。

（2）穴位注射 选关元、气海、肾俞、肝俞、足三里、大赫。每次取2～3穴，用胎盘注射液或5%当归注射液等，每穴注射药液1～2ml。治疗从月经周期第12天开始，每日1次，连续5次。

【按语】

1. 针灸推拿治疗功能失调性不孕有一定效果。治疗前必须明确诊断，应做相关的检查以排除男方及生理缺陷造成的不孕。

2. 针灸推拿治疗不孕重视肾及冲、任脉的作用。临床选穴主要为中极、气海、关元、太溪、三阴交、肾俞、肝俞、血海及子宫。针灸并用，以隔姜灸多用。采用推拿治疗可调节生理功能。

3. 现代研究表明，针灸通过对下丘脑－垂体－卵巢轴功能的调整，使生殖内分泌功能恢复正常的生理状态，改善卵巢功能，促进卵巢正常发育，并通过刺激垂体促性腺激素的分泌，促进排卵，从而增强受孕的几率。

4. 应注意调节情志，节欲保精，监测基础体温，掌握排卵日期。

胎 位 不 正

　　胎位不正是指妊娠30周后，经产前检查发现胎位呈枕后位、臀位、横位等。正常胎位多为枕前位。本病常见于经产妇或腹壁松弛的孕妇，多由于孕妇素体气血虚弱，正气不足，无力安正胎位，或孕后情志抑郁，肝气不舒，气机不畅，胎体不能应时转位所致。

　　西医学的胎位不正属于本病范畴。

【辨证】

　　本病以妊娠30周后胎位不正为主要症状。临床根据病因不同分为气血虚弱和肝气郁滞等证型。

　　气血虚弱　胎位不正，伴面色不华，神疲懒言，心悸气短，食少便溏，舌淡苔薄白，脉滑无力。

　　肝气郁滞　胎位不正，伴情志抑郁，烦躁易怒，胸胁胀满，嗳气，苔薄白，脉弦滑。

【治疗】

1. 针灸治疗

　　治则　益气养血，疏肝理气，调理胎位。以足太阳经穴位为主。

　　主穴　至阴。

　　配穴　气血虚弱者，加足三里、肾俞、三阴交；肝气郁滞者，加行间、肝俞。

　　操作　至阴用艾条灸。嘱孕妇放松腰带仰卧于床上，或坐在靠背椅上，每次灸双侧至阴穴15～20分钟，每日1～2次，灸至胎位转为正常。配穴手法宜轻，或用灸法。

　　方义　至阴为足太阳膀胱经之井穴，与足少阴肾经脉气相交，是治疗胎位不正的经验穴，灸之可调理足少阴经气，调和冲任。

2. 推拿治疗

　　治则　调理胎位。以任脉、督脉、足太阴及足太阳经穴位为主。

　　取穴　膻中、气海、关元、肾俞、命门、腰阳关、三阴交、至阴等。

　　手法　按揉法、振法。

　　操作　孕妇取仰卧位，膝关节屈曲，腹部外露以确定胎头位置和胎心位置，先于腹部施以掌揉法；再一手托住腰部，一手按于腹部施以振法，以腹部透热为度；然后轻轻按揉膻中、气海、关元、三阴交等穴。孕妇取侧卧位，于肾俞、命门、腰阳关穴施以掌揉法，再点按足三里、三阴交、至阴穴。孕妇取仰卧位，一手按准胎儿头部，一手按准胎儿臀部，两手同时施振法。

3. 其他治疗

　　（1）耳针　选内生殖器、交感、皮质下、肝、肾、腹。以王不留行贴压，每3～5日更换1次，左右两侧耳穴交替使用。每日早、中、晚饭后约30分钟，依次用指压穴15分钟，每晚临睡前放松腰带取半卧位，再按压耳穴1次。

　　（2）激光照射　选至阴穴，用氦－氖激光仪直接照射穴位，每侧5～8分钟，每日1次，3～5次为1疗程。

【按语】

1. 艾灸至阴穴治疗胎位不正效果较好，异常胎位矫正率约为90%，明显高于自然转正率，而且简便、安全，对孕妇、胎儿均无不良影响。

2. 妊娠7～8个月（28～32周）是灸法转胎的最佳时机。

3. 现代研究表明，针灸可以兴奋垂体-肾上腺皮质系统，通过某些激素的分泌增多，使子宫平滑肌收缩，从而增强子宫的活动，促使胎动，从而矫正胎位。

4. 因盆腔狭窄、子宫畸形，或胎儿本身因素等引起的胎位不正，不属于针灸推拿治疗范围，应尽早转产科处理。若艾灸数次无效也应查明原因，转科处理。

乳　少

乳少是指产后乳汁分泌甚少或全无，不能满足婴儿需要的病证，亦称"缺乳"、"乳汁不足"或"乳汁不行"。本病多由于素体脾胃虚弱，生化不足，气血虚弱；或分娩失血过多，气血耗损，乳汁化源不足；或产后七情所伤，情志不调，肝失条达，气机不畅，乳汁运行不畅而乳少，甚则乳脉不通而致乳汁点滴不通。

【辨证】

本病以产后乳少，甚或全无为主要症状。临床根据致病原因的不同分为气血虚弱、肝郁气滞等证型。

气血虚弱　产后乳少，乳房无胀感，面色少华，食少神疲，舌淡苔少，脉虚细。

肝郁气滞　产后乳少，乳房胀痛，情志抑郁，胸胁胀满，食欲减退，苔薄，脉弦。

【治疗】

1. 针灸治疗

治则　调理气血，活络通乳。以任脉、足阳明经穴位为主。

主穴　乳根、膻中、少泽。

配穴　气血虚弱者，加足三里、脾俞、胃俞；肝气郁滞者，加太冲、内关。

操作　乳根、膻中毫针刺，行平补平泻法，并可加灸法；少泽，虚证者用灸法，实证者点刺出血。

方义　乳根为足阳明经穴，调理阳明气血，通络下乳；膻中为气会，调气通乳；少泽乃通乳之经验穴。三穴相配，可奏通乳、催乳之功。

2. 推拿治疗

治则　调气通乳。以任脉、足阳明经穴位及相应背俞穴为主。

取穴　膻中、乳根、天宗、厥阴俞、膏肓、肩井、少泽等。

手法　按揉法、推抹法、掐法、拿法等。

操作　患者取仰卧位，于膻中、乳根穴以及乳房周围施以轻柔缓和的按揉法；沿乳腺分布由乳根向乳头施以轻柔缓和的推抹法。患者取俯卧位，于天宗、厥阴俞、膏肓穴施以按揉法，于合谷、少泽穴施以掐法。患者取坐位，两侧肩井穴施以拿法。

气血虚弱者，加中脘、气海、关元、足三里穴按揉法，两侧脾俞、胃俞连线横擦法；肝气郁滞者，加章门、期门穴按揉法，两胁擦法。

3. 其他治疗

（1）耳针　选胸、内分泌、交感、肝、肾，毫针刺，中等强度刺激，每日 1 次，每次留针 15～20 分钟；也可用埋针法。

（2）皮肤针　选第 3～5 胸椎旁开 2 寸的两侧平行线、乳房周围及乳晕部。第 3～5 胸椎旁从上而下垂直叩打 4～5 次，再沿肋间向左右两侧斜行叩打 5～7 次，两乳房放射状叩打，乳晕部做环行叩打。轻刺激，以局部皮肤微红为度，每日 1 次。

【按语】

1. 针灸推拿对本病有一定的疗效。

2. 患者应进食富含营养、易消化的食物。调摄情志，保持精神愉悦。注意使用正确的哺乳方法。

乳　癖

乳癖是以妇女乳房部慢性肿块为主要症状的一种疾病。多见于中老年妇女。本病多由于忧郁思虑，肝失条达，心脾郁结，气血失调，痰湿阻滞乳络而成；或由于冲任失调，肝肾阴虚，经脉失养所致。

西医学之乳腺小叶增生和慢性囊性增生症属于本病范畴。

【辨证】

本病以妇女单侧或双侧乳房发生单个或多个大小不等的肿块，增长缓慢，质韧或呈囊性感无粘连，边界清楚，活动度好为主要症状。临床根据致病的原因分为肝郁气滞、痰浊凝结和肝肾阴虚等证型。

肝郁气滞　乳房肿痛结块，于生气后加重，头晕胸闷，少腹胀痛，月经不调，情志抑郁，心烦善怒，苔薄，脉弦。

痰浊凝结　乳房肿块，眩晕恶心，胸闷脘痞，食少便溏，咳吐痰涎，苔腻，脉滑。

肝肾阴虚　乳房肿块，午后潮热，头晕耳鸣，失眠多梦，腰背酸痛，舌淡，脉细数。

【治疗】

1. 针灸治疗

治则　疏肝解郁，化痰消结。以足厥阴、足阳明经穴位为主。

主穴　屋翳、乳根、膻中、天宗、肩井、期门。

配穴　肝郁气滞者，加肝俞、太冲；痰浊凝结者，加丰隆、中脘；肝肾阴虚者，加肝俞、肾俞、血海、三阴交。

操作　毫针刺，补泻兼施。

方义　屋翳、乳根疏导阳明经气，疏通局部气血；膻中为气海，泻之以利气机；天宗、肩井为治疗乳腺疾病之经验穴，可化痰消结；期门疏肝气，调冲任。

2. 推拿治疗

治则　调和肝脾，理气消结。以任脉及足厥阴、足阳明、足太阳经穴位为主。

取穴 膻中、乳根、中脘、气海、肝俞、肩井、天宗、足三里、三阴交等。

手法 拿法、按揉法、摩法、擦法等。

操作 患者取仰卧位，于膻中、乳根穴施以轻柔缓和按揉法，于中脘、气海、关元施以按揉法，于胃脘部和腹部施以摩法。患者取坐位，拿肩井，按揉天宗、内关穴。

肝郁气滞者，加章门、期门按揉法，两胁擦法；痰浊凝结者，延长腹部摩法时间，加丰隆、足三里、阴陵泉按揉法；肝肾阴虚者，加肝俞至肾俞按揉法和擦法，加腰骶部擦法，加血海、三阴交穴按揉法。

3. 其他治疗

（1）耳针 选内分泌、乳腺、胸。毫针刺，中等强度刺激，每次留针30分钟，间歇运针2～3次，10次为1疗程。或用揿针埋藏或王不留行贴压。

（2）皮肤针 选天池、膺窗、中府、夹脊穴（胸3～5）。胸部穴位以叩至潮红为度，夹脊穴叩刺至皮肤微微渗血为止。每日或隔日1次，10次为1疗程。

【按语】

1. 针灸治疗本病有良好的效果，但配合中药治疗可增强疗效。本病为乳房部增生的肿块，治疗时应与乳腺癌相鉴别。少数病例有恶变的可能，必要时应及时进行手术治疗。

2. 本病治疗重在调理肝脾，以化痰祛瘀，调和气血，取任脉、足阳明及足厥阴经穴位为主，针刺手法宜轻柔。

3. 西医学认为本病与卵巢功能失调有关，如黄体素分泌减少，雌激素的分泌量相对增高。针灸可能通过下丘脑－垂体－卵巢轴改善卵巢功能而发挥治疗作用。

4. 调理月经，戒怒去忧，保持乐观情绪对于本病的防治十分重要。

遗 精

遗精是指不因性生活而遗泄精液的一种病证。因梦而泄称"梦遗"；无梦甚至清醒时精液自行流出为"滑精"。青壮年偶有遗精，过后无其他症状者，多属精满自溢现象，不作病论。本病多由情志失调、劳神过度、饮食不节等原因，致肾之封藏失职，精关不固而发生。

西医学中的神经官能症、前列腺炎、精囊炎、包皮过长或包茎等疾患，造成以遗精为主要症状者属于本病范畴。

【辨证】

本病以遗精并伴有头晕乏力、耳鸣、精神萎靡、腰酸腿软、心悸、健忘等为主要症状。临床上常见心肾不交、湿热下注和肾气亏虚3种证型。

心肾不交 少寐多梦，梦中遗精，小便短赤，精神不振，体倦乏力，善恐健忘，头晕目眩，心中烦热，心悸，口干，舌红，苔少，脉细数。

湿热下注 遗精频作，或尿时少量精液外流，小便热赤混浊或尿涩不爽、口苦或渴，心烦少寐，口舌生疮，大便臭溏不爽，或见脘腹痞闷，恶心，苔黄腻，脉濡数。

肾气亏虚 遗精频作，甚至滑精，头晕目眩，自汗，面色少华，耳鸣健忘，失眠，畏寒肢冷，舌淡苔薄，脉沉细。

【治疗】

1. 针灸治疗

治则   益肾固摄。以任脉、足少阴经穴位及背俞穴为主。

主穴   关元、三阴交、志室、大赫、太冲。

配穴   心肾不交者，加心俞、神门、太溪；湿热下注者，加阴陵泉；肾气亏损者，加肾俞、太溪。

操作   毫针刺，用平补平泻法。肾气亏虚证加用灸法为宜，湿热下注证可在太冲穴点刺放血。关元宜向下呈 70°～80°角斜刺，以针感至阴茎为好。大赫可直刺 0.8～1.2 寸，以局部酸胀为佳，有时针感可向上传至胸腹部，向下传至会阴部。针刺之前应排空膀胱，以免刺伤膀胱。

方义   关元为足三阴经与任脉交会穴，是人体元气的根本，用以振奋肾气；三阴交乃足三阴经之交会穴，补益肝肾；志室又名精宫，用以固精收涩；大赫为治疗遗精之经验穴；肝经环绕阴器，太冲为肝经输穴、原穴，可调肝之疏泄功能。

2. 推拿治疗

治则   固精止遗。以任脉、督脉、足少阴经穴位及背俞穴为主。

取穴   心俞、肝俞、肾俞、次髎、神阙、关元、中极、内关、三阴交、太溪、太冲、会阴等穴。

手法   点按法、揉法、直推法、摩法、一指禅推法、弹拨法、擦法、颤法等。

操作   患者俯卧，医者坐或立于其身侧，以拇指或食、中叠指点压心俞、次髎各 2 分钟，再从十七椎处向下直推督脉至腰俞穴 5～7 遍，复于骶部施以四指推法或擦法 5 分钟。患者仰卧，在巨阙、关元、中极等穴施以一指禅推法或点揉法 5 分钟，再从神阙向下直推任脉至曲骨穴，复于曲骨穴上施以弹拨法 2 分钟，继之掌根揉神阙穴，使脐下有温热感，然后掌摩小腹 5 分钟。点压内关、大陵、神门、三阴交等穴各约 2 分钟，并在手厥阴心包经和手少阴心经的肘至腕段与足厥阴肝经和足少阴肾经的膝至踝段各做直推法 3～4 遍。最后在会阴穴部位施以指颤法 1 分钟。腰膝酸软加四指推或擦法施于腰、膝部。耳鸣者加点揉率谷、翳风。头昏者点揉印堂、目窗、太阳。

3. 其他治疗

（1）耳针   选内生殖器、肾、心、神门、内分泌、皮质下，每次取 3～5 穴，毫针轻刺激。或用揿针埋藏或王不留行贴压。

（2）穴位注射   选关元、中极，用当归注射液，或维生素 B_1 或 B_{12} 注射液，每穴注射 0.5ml，隔日 1 次。

（3）穴位贴敷   五倍子 200g，醋泥适量。先将五倍子粉碎为末，过筛，再加醋，调和成膏。选神阙、关元穴。取药膏如枣大一圈，贴敷穴位上，盖以纱布，用胶布固定，每天换药 1 次，一般 10～15 天可愈。

（4）皮肤针   叩刺小腹任脉、肾经等，腰骶部第 2 腰椎至第 5 骶椎两旁及三阴交穴，以皮肤微现红晕为度。每日或隔日 1 次。

【按语】

1. 针灸推拿治疗遗精有一定疗效。因某些器质性疾病引起者，须同时治疗原发病。

2. 睡前用温水泡脚，同时搓脚心，揉涌泉，对预防本病有一定效果。令患者处于安静状态下，全身放松，用腹式呼吸法，并在吸气时稍用力收缩前后二阴，呼气时放松，重复36 次，早晚各 1 遍，有较好效果。

3. 现代研究表明，针灸治疗应首先治疗原发疾病，以固本壮腰、调和肝肾为主，常取肾俞、关元、中极、曲泉、太冲、太溪等，手法采用平补平泻法。其次是治疗梦遗等症，以清泻君相之火与下焦湿热为主，常取心俞、肝俞、次髎、会阴、内关、行间、三阴交等，针刺予以捻转提插强刺激手法；针刺会阴穴时以 3 寸毫针边捻转边进针，以患者感觉整个会阴部有酸胀感出现为度，终使肝肾调和、下焦湿热去，则遗精自愈。

4. 治疗期间应禁房事。在针灸治疗的同时，应指导患者消除心理负担，克服诱发遗精因素，讲究精神卫生，建立良好的生活习惯，夜晚进食不宜过饱，被褥不宜过厚、过暖，衬裤不宜过紧，养成侧卧习惯，并坚持适当的体育锻炼。

阳　痿

阳痿是指男子在有性欲和性兴奋的状态下，阴茎不能勃起，或勃起不坚，或坚而不久，以致不能插入阴道完成正常性交的一种病证。阳痿应持续 3 个月以上，才能诊断。本病多见于 20 ~ 40 岁男性。多由于情志抑郁、惊恐损伤、脏腑虚损或外邪侵袭等因素，使宗筋失养而引起阴茎痿弱不用。

西医学通常将阳痿按发病原因分为功能性阳痿和器质性阳痿两类；按发病性质分为原发性阳痿和继发性阳痿。

【辨证】

本病以阴茎不能插入阴道完成正常性交为特征。临床根据伴随症状可分为心脾亏损、命门火衰、湿热下注和肝气郁结等证型。

心脾亏损　阳痿不举，伴有心烦、心悸失眠，食少纳呆，腹胀便溏，面色萎黄，食欲不振，神疲乏力，舌淡，苔薄白，脉细弱。

命门火衰　阳痿不举，精薄清冷，面色㿠白，头晕目眩，腰膝酸软，夜尿清长，神疲畏寒，舌质淡，苔薄白，脉沉细无力。

湿热下注　阳痿不举或举而不坚，伴阴囊潮湿腥臊，瘙痒坠胀，小便短赤或黄浊，大便不爽，胸胁少腹睾丸胀痛，肢体困倦，口苦，脘痞腹胀，舌红，苔黄腻，脉滑数或濡。

肝气郁结　阳事不起，或起而不坚，心情抑郁，胸胁胀痛，脘闷不适，食少，大便不成形，舌苔薄白，脉弦。

【治疗】

1. 针灸治疗

治则　调神安志，益肾起痿。以任脉、足太阴经穴位及背俞穴为主。

主穴　关元、三阴交、肾俞、内关、水沟。

配穴　心脾两虚者，加心俞、脾俞、足三里；命门火衰者，加命门、腰阳关；惊恐伤肾者，加志室、胆俞；湿热下注者，加阴陵泉、行间、次髎；肝气郁结者，加太冲、血海、膈俞。

操作　毫针刺，用补法。配穴实证用泻法，虚证用补法；关元、命门、腰阳关可加灸。

方义　关元为元气所存之处，补之可使真元得充，恢复肾之作强功能；三阴交为足三阴经交会穴，补益肝肾，健运脾土；肾俞以培补肾气；内关、水沟为调神导气之效穴，以调神通经，治神充精以助阳事。

2. 推拿治疗

治则　调神安志，益肾起痿。以督脉、任脉、足太阴经穴位及背俞穴为主。

取穴　华佗夹脊、肝俞、肾俞、命门、长强、次髎、会阴、气海、关元、大赫、三阴交等穴。

手法　摩法、滚法、揉法、擦法、点按法、一指禅推法、弹法等。

操作　病人取俯卧位，医者坐其身侧，以滚法施于腰骶部约5分钟，再用一指禅推法施于肝俞、肾俞、命门、上髎、次髎约5分钟；用点按法施于腰部夹脊穴约5分钟，接着在骶部行四指推法或擦法约5分钟；然后横擦腰骶部，以透热为度。患者取仰卧位，在下腹部施以摩法5～10分钟，再点压关元、大赫两穴10分钟，点按足三里、三阴交、太溪、太冲、涌泉等穴约5分钟，而后在膝以下的足三阴部位和足阳明经部位，施以拿法或搓法约5分钟，然后直擦两大腿内侧，均以透热为度。患者取仰卧位或立位，裸露阴部，医者用双手在患者的睾丸或精索等部位做搓揉面丸样动作约100次，手法要求轻快柔和，使患者舒适而无痛感，再点压会阴约5分钟，接着以手指轻弹睾丸5～10次。湿热下注加用拇指按揉脾俞、膀胱俞、阴陵泉；肝气郁结加按揉五枢、维道、阳陵泉，均以酸胀为度。

3. 其他治疗

（1）耳针　选肾、肝、心、脾、外生殖器、神门、内分泌、皮质下。每次取3～5穴，针刺施以弱刺激，每日或隔日1次；也可用撳针埋藏或王不留行贴压，两耳交替，3天一换。

（2）穴位注射　选关元、三阴交、肾俞、足三里。以胎盘组织液、黄芪注射液、当归注射液、丙酸睾丸酮或维生素 B_1 注射液，每次每穴选注一种药液0.5～1ml，隔日1次。

【按语】

1. 针灸推拿治疗功能性阳痿疗效满意，对于器质性阳痿应针对病因治疗。慢性虚损性疾病所致者，应着重治疗原发性疾病。

2. 适当选择强身保健功能锻炼和自我推拿，如治疗后可令病人仰卧，自己在阴茎冠状沟处用三指挤压，即拇指在系带处，食指和中指在阴茎背侧用一定压力挤压，使阴茎松弛；或轻轻搓揉睾丸和精索，搓腰骶部、下腹部和足底等部位，均有一定疗效。

3. 研究发现勃起神经中副交感纤维主要是通过一氧化氮（NO）引起勃起，一氧化氮过多或不足均可导致不育、生殖内分泌障碍或性功能障碍等。针灸有调节患者血清NO含量的作用。

4. 早泄是指阴茎尚未进入阴道或刚进入阴道即出现射精现象。阳痿常由早泄日久不愈而导致。阳痿与早泄在临床表现上有明显差别，但在病因病机上有相同之处。青壮年阳痿多与心理因素有关，应消除病人顾虑，予以精神疏导，消除其紧张心理。治疗期间，应停止房事，生活起居要有规律，以清淡饮食为宜。

前 列 腺 炎

前列腺炎是以会阴、骨盆、耻骨上区或外生殖器区疼痛并伴有不同程度的排尿和射精障碍为主要表现的一组临床综合征。根据发病原因、临床特点和检验结果，常将前列腺炎分为三类：急性前列腺炎（又称急性细菌性前列腺炎）、慢性前列腺炎（包括慢性细菌性前列腺炎和慢性非细菌性前列腺炎）和前列腺痛。该病多见于中青年男性，青春期较少发生，而老年人多因前列腺增生导致尿路梗阻，易于并发慢性前列腺炎。临床调查显示：前列腺炎的发病率为 10% ~ 15%，其中急性细菌性前列腺炎约占 5%，慢性前列腺炎约占 64%，前列腺痛约占 31%。中医学认为本病与湿、热、亏、瘀有关，系因思欲不遂、酒色劳倦，相火妄动，败精瘀阻，或脾胃受损，湿热下注，或久坐血瘀盆腔，复感外邪等因素引起膀胱气化失常所致。

前列腺炎是西医学病名，涉及中医"淋浊"、"精浊"、"白淫"、"癃闭"、"遗精"和"阳痿"等范畴。

【辨证】

急性细菌性前列腺炎以起病突然，伴有尿频、尿急、尿痛、排尿困难、会阴胀痛等局部表现，同时伴见发热、寒战、全身酸痛等全身症状为特点。

慢性前列腺炎早期可毫无症状，至症状出现时则表现复杂，常见症状有尿频、尿急、排尿不畅或不适，尿道灼热、涩痛，尿线分叉、尿末滴沥不尽，尿道口常有黏性分泌物，时有少腹、耻骨上缘、会阴等处不适感或疼痛，阴囊潮湿臊臭，性欲亢进或减退，早泄、阳痿、遗精，神疲乏力、记忆力减退等。同时根据前列腺液细菌培养的结果，见细菌生长时被称为慢性细菌性前列腺炎，无细菌生长时被称为慢性非细菌性前列腺炎。

前列腺痛的特点是临床症状明显，主要是肛提肌、髂外旋短肌和梨状肌痉挛、疼痛，伴有睾丸、耻骨上区或骨盆区沉重压感，可有慢性前列腺炎的症状，或梗阻性排尿障碍症状，如尿等待、无力、中断、脉冲式等，直肠指诊检查两侧肛提肌压痛明显，但前列腺及前列腺液检查正常。

根据临床特点，急性细菌性前列腺炎临床主要是湿热毒盛证，慢性前列腺炎和前列腺痛患者可分为湿热下注、气滞血瘀、肝肾阴虚和肾阳亏虚证。

湿热毒盛　发热，寒战，尿频，尿急，排尿灼痛，会阴部疼痛，或见尿道口有黏稠分泌物排出，全身不适并有关节痛和肌肉酸痛，舌质红，苔黄腻，脉弦滑数或洪数。

湿热下注　尿频，尿急，尿道灼热疼痛，阴囊潮湿，会阴不适，或小便混浊，白如泔浆，大便时或小便末有白色浊液从尿道口溢出，舌红，苔腻，脉滑数或濡数。

气滞血瘀　会阴、少腹或阴囊部坠胀痛，小便赤涩疼痛，血尿或血精，腰酸乏力，舌紫暗或有瘀斑，苔白或黄，脉弦涩。

肝肾阴虚　尿道灼热疼痛，会阴部坠胀，尿道口常有少量黏液，头晕眼花，腰膝酸软，失眠多梦，遗精，五心烦热，小便短赤，舌质红，苔少，脉细数。

肾阳亏虚　尿末滴沥不尽，小便淋沥，或大便时有前列腺液、精液自尿道溢出，房事后加重，会阴阴囊冷痛，腰膝酸软，畏寒，精神萎靡，多寐，阳痿，早泄，舌淡，苔薄白，脉沉迟。

【治疗】

1. 针灸治疗

治则　解毒化湿，补肾通络。急性前列腺炎重在解毒化湿，疏导通利。慢性前列腺炎、前列腺痛重在补肾通络。以任脉、足太阳经穴位为主。

主穴　秩边、水道、次髎、中极、横骨、蠡沟、三阴交。

配穴　湿热毒盛加大椎、行间、至阴；湿热下注加阴陵泉；气滞血瘀加血海、太冲；肝肾阴虚加肝俞、肾俞、太溪；肾阳亏虚加肾俞、腰阳关；前列腺痛加神门、劳宫。

操作　毫针刺法。湿热毒盛、湿热下注证，用泻法，大椎、至阴点刺出血；气滞血瘀、肝肾阴虚证用平补平泻法；肾阳亏虚证可适当加灸。

方义　秩边、水道、次髎、中极、横骨均为近部选穴，可疏通局部气血；蠡沟为肝经络穴，肝经绕阴器，故蠡沟有清利湿热的作用；三阴交为足三阴经的交会穴，可达到调补肝肾、行气活血的作用。

2. 推拿治疗

治则　清化湿热，补肾通络。以任脉、督脉、足三阴经穴位为主。

取穴　中脘、曲骨、中极、水道、归来、大赫、横骨、脾俞、肾俞、膀胱俞、八髎（上、次、中、下髎）、腰夹脊、蠡沟、三阴交、阴陵泉、太溪、涌泉等穴及前列腺部。

手法　一指禅推法、推法、摩法、按法、揉法、擦法、拿法、滚法、点法等。

操作　患者俯卧，施滚法于背骶部两侧膀胱经，自上而下往返治疗5～7遍；以四指并拢置于皮肤上，自上而下反复点压腰夹脊穴3分钟，继之用手指点压脾俞、肾俞、膀胱俞、八髎诸穴共5分钟；再拿按三阴交、阴陵泉，点太溪，三穴均以酸胀为度；最后直擦腰骶部，以热透入里为佳。患者仰卧，医者立其身侧，先施一指禅推法于腹部，自中脘到中极，往返5～7遍；继以拇指或食、中叠指点揉气海、关元、中极、水道、归来等穴约3分钟，用手指点压曲骨、横骨、气冲、府舍等穴约3分钟，再以手掌顺时针方向摩运小腹部约5分钟，最后按揉中极、大赫两穴以酸胀为度；令患者伸直下肢，点按曲泉、膝关、阴陵泉、蠡沟、三阴交、中封、太冲、涌泉诸穴约5分钟；以四指顺推膝以下的足三阴经及足阳明经，以足厥阴肝经为主；再用掌擦法擦其足厥阴经和足底部，以透热为度；最后行前列腺按摩，反复10～20次。每次操作5～10分钟。

前列腺按摩法：令患者排空大便，取膝胸卧位或侧卧位，暴露会阴部，尿道口放置卫生纸。医者立于患者后方，右手戴橡皮手套或指套，食指蘸液体石蜡，在病人肛外按揉，使肛门括约肌松弛，以食指插入患者肛门内约4cm处，在直肠前壁触到钝厚而柔软、周缘界限清楚、中央有沟者（前列腺肿大时中央沟消失），即为前列腺体。按摩时，以食指螺纹面为着力点，吸定肠壁操作，忌用指端抓、勾、捣、掐，按摩部位主要为前列腺的两侧叶和中叶，每遍按摩为先侧叶后中叶。按摩侧叶时的方向为向中下，按摩中叶时的方向为向下，可由上向下轻推之或按之。

3. 其他治疗

（1）药物离子导入 前面选耻骨联合及部分小腹，包括关元、中极、曲骨、横骨（双）、大赫（双）等穴位；背侧选骶骨，包括次髎（双）、中髎（双）、膀胱俞（双）、中膂（双）等穴位。药物用黄柏液或毛冬青灌肠液。使用依据电子定向流动原理制成的离子导入仪，在负极套垫上浸泡药液，输入电流，每次治疗时间为 20 分钟，隔日 1 次，10 次为 1 疗程。

（2）耳针 选前列腺、尿道、生殖器、膀胱、肾、内分泌、皮质下、三角窝。每次取 2~3 穴。毫针中等强度刺激，留针 30 分钟。

（3）激光照射 用 3~25mW 氦-氖激光治疗仪进行会阴穴照射 5~10 分钟，每日 1 次，10 次为 1 疗程。

（4）穴位注射 慢性前列腺炎可用胎盘组织液 1ml、复方当归注射液 2ml、1% 普鲁卡因 0.5ml 混合后做气海或关元或中极（三穴轮流使用）穴位注射，每日 1 次，10 次为 1 疗程。

【按语】

1. 慢性前列腺炎和前列腺痛较适合采用针灸推拿治疗；急性前列腺炎常出现不同程度的疼痛和排尿困难，针刺有一定治疗效果，但推拿应慎用，仅在未化脓时做前列腺局部轻轻按摩。

2. 用 43℃~45℃ 温水坐浴，同时中指点压会阴，每次 30 分钟，最后双手按摩腰骶小腹 5 分钟，搓双足的太冲和涌泉穴，以有热感为度，有助于改善症状。因局部温度过高会影响睾丸生精功能，有生育计划者不宜采用坐浴法。

3. 现代研究表明，秩边透水道能显著改善前列腺炎患者前列腺液中卵磷脂小体与白细胞的状况，并能明显改善前列腺局部血液循环。

4. 一旦患有本病，不宜久坐和长途骑自行车，性生活不宜太频，注意不可中断性交，以减轻前列腺充血。前列腺炎的临床表现复杂多变，急性细菌性前列腺炎的诊断相对容易，而慢性细菌性前列腺炎、慢性非细菌性前列腺炎和前列腺痛在症状上较难区别，必须结合前列腺液、精液等的相关检查来确定。

前列腺增生症

前列腺增生症是以进行性尿频、排尿困难为特点的一种病证。本病是 50 岁以上男性的多发病。由于肺、脾、肾功能不全及三焦气化功能失调，导致津液输布失常，痰浊瘀生，或肝郁气滞血瘀，气血运行不畅，最终引起前列腺腺体增生肥大，阻塞尿道而发为本病。

前列腺增生症是西医学病名，属于中医学"淋浊"、"癃闭"范畴。

【辨证】

本病以尿频，夜尿次数增加，每次尿量不多，排尿起始迟缓，排尿时间延长，射程不远，尿线细而无力，或尿中断，尿后余沥为主要症状。临床根据伴随症状可分为湿热阻滞、气滞瘀阻、肾阳不足和阴虚火旺证。

湿热阻滞　小便频数，赤热短涩，或点滴不通，或大便时尿道滴白，小腹胀满，口苦口黏腻，或口渴不欲饮，会阴部疼痛，大便秘结，舌质红，舌根部苔黄腻，脉滑数。

气滞瘀阻　情志抑郁，心烦易怒，胁腹胀满，阴部胀痛，隐痛不舒，小便淋沥不畅，排尿间隔缩短，尿如细线，点滴而下，甚则阻塞不通，舌质淡或紫黯，苔薄白，脉弦涩或细涩。

肾阳不足　小便不利或小便频数，尤以夜尿为多，小便清白，排尿费力，射程缩短，或憋尿困难，或点滴不通，常伴面色㿠白，神气怯弱，畏寒，腰膝酸软无力，舌质淡，苔白，脉沉细而尺弱。

阴虚火旺　尿道灼热，尿少而黄，时欲小便而不得尿，夜尿频数，可见尿血，咽干心烦，午后颧红，腰膝酸软，头晕耳鸣，舌红苔少，脉细数。

【治疗】

1. 针灸治疗

治则　通腑利尿。以任脉、足太阳及足少阴经穴位为主。

主穴　中极、曲骨、秩边、水道、膀胱俞、三阴交。

配穴　湿热阻滞加阴陵泉、行间；气滞瘀阻加期门、太冲、血海；肾阳不足加肾俞、腰阳关；阴虚火旺加太溪、照海。

操作　中极透曲骨，采用捻转补法，令麻胀感放散至前阴，虚证可加灸；秩边透水道，采用直刺深透，患者取侧卧屈膝位，用 30 号芒针徐缓进针，刺至 3～5 寸有针感后，行弹搓手法，令针感放散至尿道。膀胱俞、三阴交用平补平泻法。配穴中血海、阴陵泉、期门、太冲、行间用泻法，肾俞、腰阳关、太溪、照海用补法。

方义　中极为膀胱之募穴，曲骨为任脉穴，二穴可调理膀胱之气化功能；秩边透水道以利水通淋；膀胱俞、中极为俞募配合；三阴交为足三阴经的交会穴，有利尿通淋的作用。诸穴合用，通调膀胱气机，气化所出，使水湿得以运化，膀胱腑气得以通利。

2. 推拿治疗

治则　培元益气，疏理气机，通调水道，活血化瘀，软坚散结。以任脉、督脉及足太阴、足阳明、足少阴经穴位为主。

取穴　关元俞、小肠俞、膀胱俞、中极、气海、关元、髀关、足五里、八髎。

手法　一指禅推法、推法、㨰法、按揉法、拿法、振法等。

操作　患者取俯卧位，医者立其侧，按揉背部膀胱经，并点压背俞穴，沿肾俞、关元俞、小肠俞、膀胱俞做㨰法约 2 分钟、揉法约 3 分钟；顺经平推腰骶部膀胱经内外侧线；横擦骶八髎穴；双掌叠加紧振腰骶，使之气至会阴，然后以命门穴为中心施以拍法 5～8 次。患者取仰卧位，以关元穴为中心，逆时针摩小腹约 5 分钟；按揉中极、气海、关元穴，每穴约 1 分钟；掌振丹田 5～10 分钟，振颤频率为 480 次/分，此手法要求做到腹腔内有热感或气至腰骶或会阴部；右手掌面涂滑石粉，自病人大腿内侧膝盖上缘至腹股沟韧带做单向、中速、均匀有力的直推，约 3 分钟；点揉髀关、五里穴约 1 分钟；最后做前列腺按摩（操作见前列腺炎），反复 10～20 次。每次操作 5～10 分钟。脾虚湿盛加按脾俞、环跳、足三里、三阴交、阴陵泉；湿热重者可不按摩前列腺。肾虚加用一指禅推法，沿督脉长强、腰俞、腰阳关、命门、悬枢来回推5遍，再点按会阴穴。血瘀重加点压志室、三焦俞、水道、血海、三阴交，揉环跳、委中穴。肝郁气滞加斜擦两胁，点压期门、太冲、肝俞。

3. 其他治疗

（1）耳针　选肾、尿道、膀胱、外生殖器、脑，针刺或用王不留行压丸。

（2）电针　①阴陵泉、阳陵泉、水道、曲泉。②三阴交、膀胱俞、委阳、三焦俞。以上任选一组，交替使用，用高频脉冲电治疗。

（3）皮肤针　叩刺腰骶部、少腹部、中极、关元、小腿内侧及阳性反应点处，中度或较重度刺激。

【按语】

1. 针灸推拿治疗对缓解前列腺肥大症引起的排尿困难有一定效果。对于老年患者要特别注意排除前列腺癌。

2. 坚持用双手按摩膀胱俞、大肠俞附近及小腹部；对阳虚体质者常灸关元、气海、足三里穴，有一定的预防作用。

3. 临床观察证实，采用毫针、灸疗、拔罐等方法，用于前列腺肥大效果较好。针刺膀胱俞、中极、秩边透水道可引起膀胱收缩，加强捻转则收缩更明显，可显著改善因前列腺肥大引起的排尿功能障碍。

4. 忌食辛辣之品，戒除烟酒。

第三节　儿科疾病

小儿发热

发热是指体温超过正常范围，为小儿常见的一种病证。主要由于小儿体质偏弱，抗邪能力不足，加之寒温失宜，护理不周，易为风寒风热病邪侵袭体表，卫外之阳被郁而致发热；或由于外感误治或乳食内伤，造成肺胃壅盛，郁而发热；或小儿先天不足，素体偏弱，后天失养，久病伤阴，致肺阴不足，阴液亏虚而发热。

西医学的上呼吸道感染、急性扁桃体炎、流行性感冒、肺炎和消化不良所引起的发热均属于本病范畴。

【辨证】

本病以发热为主要症状。临床依据病因病机不同，分为外感发热、肺胃实热和阴虚发热。

外感发热　发热头痛，怕冷，无汗，鼻塞，流涕，苔薄白，指纹鲜红，为风寒；发热，微汗出，口干，咽痛，鼻流黄涕，苔薄黄，指纹红、紫，为风热。

肺胃实热　高热，面红，气促，咳嗽痰急，不思饮食，脘腹胀满，便秘烦躁，渴而引饮，舌红苔燥，指纹深紫。

阴虚发热　低热，手足心热，午后发热，盗汗，形瘦，食欲减退，舌质红，苔少或无苔，脉细数，指纹淡紫。

【治疗】

1. 针灸治疗

治则　清热解表；清热宣肺；滋阴清热。以督脉、手阳明经穴位为主。

主穴　大椎、曲池、外关、合谷。

配穴　风寒者加风池、风门、列缺；风热者加孔最、鱼际、少商；肺胃实热者加尺泽、内庭；阴虚发热者加肺俞、肝俞、肾俞、三阴交、太溪。

操作　主穴用毫针泻法，大椎穴也可行点刺放血或刺络拔罐法。配穴风池、风门、列缺、孔最、鱼际、内庭、尺泽用泻法，少商点刺放血，肺俞、肝俞、肾俞、三阴交用补法。

方义　大椎属督脉，为诸阳之会，能宣散一身阳热之气；肺与大肠相表里，曲池为手阳明经合穴，配手阳明经原穴合谷，可宣肺解表；外关为手少阳之络穴和八脉交会穴，通于阳维，善宣达三焦气机，疏散风热。

2. 推拿治疗

治则　清热解表；清热宣肺；滋阴清热。

操作　①外感发热：开天门、推坎宫、揉太阳、清肺经、清天河水。②肺胃实热：清肺经、清胃经、清大肠、揉板门、运内八卦、清天河水、推六腑、揉天枢。③阴虚发热：补脾土、补肺经、揉上马、清天河水、运内劳宫、揉足三里、推擦涌泉。

风寒者，加推三关、揉二扇门、拿风池、推天柱骨；风热者，加推脊、清天河水；咳嗽痰急者，加推揉膻中、揉肺俞、运内八卦、揉丰隆；脘腹胀满、不思饮食、嗳酸呕吐者，加揉板门、分腹阴阳、摩中脘、推天柱骨；惊惕不安、睡卧不宁者，加清肝经、捣揉小天心、掐揉五指节；自汗、盗汗者，加揉肾顶、补肾经、捏脊；烦躁不眠者，加清肝经、清心经、开天门、揉百会、掐五指节。

3. 其他治疗

（1）耳针　选神门、交感、肾上腺、额、肺、内鼻、耳尖。每次取 2～3 穴，毫针刺或用王不留行贴压。

（2）拔火罐　选大椎、身柱、大杼、肺俞、风门，拔罐后留罐 15 分钟，或于背部膀胱经走罐。

（3）穴位注射　选大椎、风门、曲池，每穴注入柴胡注射液 0.5ml，每日 1 次。

【按语】

1. 针灸推拿治疗小儿发热有一定的疗效，若出现高热持续不退，宜尽快采取综合治疗措施。

2. 治疗期间饮食宜清淡而富有营养，注意补充微量元素及水分。

小 儿 食 积

小儿食积是指小儿以不思饮食、腹胀嗳腐、大便不调为主要症状的一种病证。本病主要由乳食喂养不当，乳食内积，停积脾胃，运化失健，致乳食停滞不化所致。

西医学的胃肠消化不良属于本病范畴。

【辨证】

本病以不思饮食、腹胀嗳腐、大便不调为主要症状。根据临床兼症分为乳食内积和脾胃虚弱两型。

乳食内积 食欲不振，脘腹胀满，疼痛拒按，嗳腐吞酸，烦躁哭闹，大便酸臭，舌淡苔白腻，脉弦滑。

脾胃虚弱 面色萎黄，困倦无力，形体消瘦，纳呆厌食，食则饱胀，腹满，呕吐酸馊，大便溏薄，夹有乳片或食物残渣，舌淡红，苔白厚腻，脉细弱。

【治疗】

1. 针灸治疗

治则 健脾和胃，化积消滞。以足阳明经穴位为主。

主穴 足三里、天枢。

配穴 乳食内积者加中脘；脾胃虚弱者加脾俞、胃俞；呕吐者加内关。

操作 主穴毫针刺，足三里用补法或平补平泻法，天枢用泻法。配穴中脘用平补平泻法，脾俞、胃俞用补法，内关用平补平泻法。

方义 足三里为胃经合穴，能健脾消食，强胃益气；天枢为大肠募穴，能调理肠道，消积化滞。

2. 推拿治疗

治则 健脾和胃，化积消滞。

操作 补脾土、运板门、运内八卦、揉中脘、摩腹、揉脐、揉足三里、捏脊。

3. 其他治疗

皮肤针 选脾俞、胃俞、华佗夹脊，轻轻叩打，每日1次，每次20分钟。

【按语】

1. 针灸推拿治疗小儿食积有较好疗效。配合捏脊治疗本病效果更好。

2. 现代研究表明，针灸可增强胃肠的蠕动功能以及小肠的吸收功能，有助于积食的吸收消化，并对机体各种消化液的分泌有促进作用。

3. 注意饮食定时定量，不宜过食生冷油腻。

小 儿 腹 泻

小儿腹泻是指小儿大便次数增多，便质清稀，甚至如水样。多见于1岁以下的婴儿，夏、秋季节多发。主要由于感受外邪，内伤乳食，脾胃虚弱，导致脾胃运化失司，大肠传导功能和小肠泌别清浊功能失常而发生腹泻。

西医学的单纯性消化不良、急慢性肠炎属于本病范畴。

【辨证】

本病以大便次数增多，便质清稀，甚至如水样或完谷不化为主要症状。根据病因不同可分为寒湿泻、湿热泻、伤食泻和脾虚泻。

　　寒湿泻　大便清稀多沫，色淡不臭，肠鸣腹痛，面色淡白，口不渴，小便清长，苔白腻，指纹色红或青，脉濡。

　　湿热泻　腹痛即泻，急迫暴注，色黄褐热臭，身有微热，口渴，尿少色黄，苔黄腻，指纹色紫，脉滑数。

　　伤食泻　腹痛胀满，泻前哭闹，泻后痛减，大便量多酸臭，口臭纳呆，呕吐酸馊，舌苔厚腻，脉滑。

　　脾虚泻　久泻不愈，或经常反复发作，或每于食后即泻，便稀，夹有奶块或食物残渣，面色苍白，食欲不振，形体消瘦，舌淡苔薄，指纹淡红，脉濡。

【治疗】

1. 针灸治疗

　　治则　温中散寒，清热利湿，消食导滞，健脾益气，理肠止泻。以大肠的俞募穴、下合穴为主。

　　主穴　天枢、大肠俞、上巨虚、神阙、三阴交。

　　配穴　寒湿泻者加脾俞、阴陵泉；湿热泻者加合谷、下巨虚；伤食泻者加中脘、建里；脾虚泻者加脾俞、足三里。

　　操作　主穴毫针刺，平补平泻。神阙穴用隔盐灸或隔姜灸。配穴用虚补实泻法。

　　方义　天枢为大肠募穴，大肠俞为大肠背俞穴，二穴为俞募相配；大肠之下合穴上巨虚可调理肠腑止泻；神阙穴居中腹，内联肠腑，急慢腹泻灸之皆宜；三阴交化湿止泻。

2. 推拿治疗

　　治则　温中散寒，消食导滞，清热利湿，健脾益气，理肠止泻。

　　操作　①寒湿泻：补脾经、推三关、补大肠、揉外劳宫、揉脐、推上七节骨、揉龟尾、按揉足三里。②伤食泻：补脾经、清大肠、揉板门、运内八卦、揉中脘、摩腹、揉天枢、揉龟尾。③湿热泻：清脾经、清胃经、清大肠、清小肠、退六腑、揉天枢、揉龟尾。④脾虚泻：补脾经、补大肠、推三关、摩腹、揉脐、推上七节骨、揉龟尾、捏脊。

　　腹痛肠鸣者，加揉一窝风、拿肚角；惊惕不安者，加清肝经、掐揉五指节；腹胀者，加运内八卦；久泻不止者加按揉百会。

3. 其他治疗

　　（1）耳针　选大肠、胃、脾、肝、肾、交感。每次取 3 ~ 4 穴，毫针刺或用王不留行贴压。

　　（2）穴位注射　选天枢、上巨虚。用黄连素注射液或维生素 B_1、B_{12} 注射液，每穴注射 0.5 ~ 1ml，每日 1 次。

【按语】

　　1. 针灸推拿治疗小儿腹泻疗效显著，腹泻频繁而出现脱水现象者，应适当配合输液治疗。

　　2. 发病期间应避免着凉，注意饮食，忌生冷油腻之品。

3. 合理喂养，添加辅食要循序渐进，不宜过多过快。

小 儿 遗 尿

遗尿是指 3 岁以上小儿睡眠中小便自遗，醒后方知的一种病证，又称"尿床"、"夜尿症"。主要由于肾气不足，下元亏虚，脾肺两虚等导致膀胱约束无力而发生。

西医学的单纯性功能失调引起的遗尿属本病范畴。

【辨证】

本病以睡中尿床，数夜或每夜一次，甚至一夜数次为主要症状。根据病因的不同可分为肾气不足和脾肺气虚型。

肾气不足　睡中遗尿，醒后方觉，一夜可发生 1～2 次或更多，面色㿠白，精神萎靡，小便清长而频数，甚则肢冷恶寒，舌淡苔白，脉沉迟无力。

脾肺气虚　睡中遗尿，尿频而量少，面白神疲，四肢无力，食欲不振，大便稀溏，舌淡，脉缓或沉细。

【治疗】

1. 针灸治疗

治则　温补肾阳，补益脾肺。以膀胱俞募穴为主。

主穴　中极、膀胱俞、三阴交。

配穴　肾气不足者加关元、肾俞；脾肺气虚者加肺俞、脾俞、足三里；睡眠深沉者加百会、神门。

操作　主穴毫针刺，用补法。中极、关元直刺或向下斜刺，使针感达到阴部为佳，肾俞、关元可行温针灸或隔附子饼灸。其余配穴用平补平泻手法。

方义　中极、膀胱俞是膀胱的募穴和俞穴，可调理膀胱以增收涩固脱之力；三阴交为足三阴经交会穴，疏调肝脾肾而止遗尿。

2. 推拿治疗

治则　温补肾阳，补益脾肺。

操作　补脾经、补肾经、补肺经、推三关、揉外劳宫、按揉百会、揉丹田、按揉肾俞、擦腰骶部、按揉三阴交。

3. 其他治疗

（1）耳针　选肾、膀胱、皮质下、尿道区、敏感点。每次取 2～3 穴，毫针中等强度刺激，每日 1 次，留针 20 分钟；亦可耳穴埋针或用王不留行贴压。

（2）皮肤针　选肾俞、关元、气海、曲骨、三阴交、夹脊（11～22 椎），梅花针叩刺，中等刺激。

（3）穴位注射　肾俞、次髎或三阴交，用 10% 普鲁卡因注射液，每穴注射 1ml，每次 1 穴，三穴交替使用，隔日 1 次。

【按语】

1. 针灸推拿治疗小儿遗尿效果良好，针对某些器质性病变引起的小儿遗尿应该治疗原发病。

2. 治疗期间家属应密切配合，睡前 2 小时患儿最好不要饮水，定时叫醒患儿小便，积极鼓励患儿消除自卑、怕羞心理，树立战胜疾病的信心。

小 儿 夜 啼

小儿夜啼是指小儿经常在夜间啼哭不眠，甚至通宵达旦。本病多见于半岁以内的婴幼儿，民间俗称"哭夜郎"。主要是由于脾寒、心热、惊恐、食积等所致。

【辨证】

本病以白天如常，入夜啼哭，或每夜定时啼哭为主要症状。根据临床兼症可分为脾脏虚寒、心经积热、惊恐伤神和乳食积滞等证型。

脾脏虚寒 睡喜俯卧，屈腰而啼，四肢欠温，食少便溏，面色青白，唇色淡白，舌苔薄白，指纹青红，脉沉细。

心经积热 睡喜仰卧，见灯光则啼哭愈深，烦躁不安，小便短赤，或大便秘结，面赤唇红，舌尖红，苔薄白，指纹青紫，脉数有力。

惊恐伤神 睡中时作惊惕，唇与面色乍青乍白，紧偎母怀，脉舌多无变化，或夜间脉来弦数。

乳食积滞 夜间阵发啼哭，脘腹胀满，呕吐乳块，大便酸臭，舌苔厚，指纹紫。

【治疗】

1. 针灸治疗

治则 温中健脾，清心导赤，镇静安神，消食导滞。以足太阴、足阳明、手少阴经穴位为主。

主穴 大陵、神门、太白、三阴交、足三里。

配穴 脾脏虚寒者加脾俞、肾俞、关元；心经积热者加阴郄、内关；惊恐伤神者加内关、通里；乳食积滞者加中脘、梁门、四缝。

操作 主、配穴均用毫针刺，快速点刺不留针。

方义 大陵为手厥阴心包经原穴，神门为手少阴心经原穴，二穴相配清心安神，镇惊止骇；太白为足太阴脾经原穴，配三阴交温中健脾；足三里补中益气，消食导滞。

2. 推拿治疗

治则 温中健脾，清心导赤，镇静安神，消食导滞。

操作 ①脾脏虚寒：补脾土、推三关、摩腹、揉中脘。②心经积热：清心经、清小肠、清天河水、揉总筋、揉内劳宫。③惊恐伤神：推攒竹、清肝经、揉小天心、揉五指节。④乳食积滞：清补脾经、清大肠、摩腹、揉中脘、揉天枢、揉脐、推下七节骨。

【按语】

1. 针灸推拿治疗小儿夜啼有较好疗效。

2. 如因其他疾病引起患儿啼哭不止，需及时诊治，以免延误病情。

小 儿 惊 风

小儿惊风又称小儿惊厥，是以四肢抽搐、角弓反张、口噤为特征的一种病证。严重者可出现神志不清，本病以 1～5 岁婴幼儿多见。因其发病有缓急轻重之别，临床上分为急惊风和慢惊风两种。急惊风主要是由于小儿体属纯阳，感受时邪化热急速，热盛生风，或乳食不节，积滞痰热内壅，气机逆乱，清窍闭塞，而发为惊风。慢惊风多因急惊失治，或久病吐泻，津液耗伤，筋脉失于滋养，或热病伤阴致肾阴不足，肝血亏虚，木失濡养而虚风内动。

西医学中因高热、脑病、脑膜炎、大脑发育不全等所致抽搐属于本病范畴。

【辨证】

本病以四肢抽搐，角弓反张，口噤，或神志不清为主要症状。临床多分为急惊风和慢惊风两型。

急惊风　来势急骤，高热往往在 39℃ 以上，面红唇赤，气急鼻煽，烦躁不安，啼无涕泪，继而出现神志昏迷，两目上视，牙关紧闭，脊背强直，四肢抽搐、颤动，苔微黄，脉浮数或弦滑。

慢惊风　起病缓慢，面色苍白，嗜睡无神，两手握拳，四肢不温，抽搐乏力，时作时止。

【治疗】

1. 针灸治疗

治则　急惊风清热祛邪，豁痰开窍，镇惊息风；慢惊风补益脾肾，镇惊熄风。以督脉、足厥阴经穴位为主。

主穴　急惊风：水沟、印堂、合谷、太冲。

慢惊风：百会、印堂、气海、足三里、太冲。

配穴　壮热者加大椎、十宣放血；痰多者加丰隆；惊恐者加神门；潮热者加太溪；口噤者加颊车。

操作　主穴毫针刺，急惊风用泻法，慢惊风用平补平泻手法。

方义　百会、水沟、印堂位居督脉，有开窍醒神定惊之功；合谷、太冲相配谓之四关穴，功善平肝息风治惊厥；气海益气培元，足三里补脾健胃。

2. 推拿治疗

治则　急惊风清热祛邪，豁痰开窍，镇惊息风；慢惊风补益脾肾，镇惊熄风。

操作　急惊风：掐水沟、掐端正、掐老龙、掐威灵、拿合谷、拿曲池、拿肩井、拿承山、拿委中、推脊。

慢惊风：补脾土、清肝经、补肾经、按揉百会、推三关、拿曲池、揉中脘、摩腹、按揉足三里、捏脊、拿委中。

痰多者，加清脾经、揉天突、揉肺俞、揉丰隆；壮热者，加清肺经、退六腑、清天河水。

3. 其他治疗

（1）耳针　选交感、神门、皮质下、心、肝。毫针刺，每次取 2～3 穴，中强度刺激，每次留针 30 分钟，每日 1 次。

（2）三棱针　取十宣或十二井穴点刺放血。

【按语】

1. 针灸推拿治疗小儿惊风有很好的缓解作用。

2. 待症状缓解后须查明惊风原因，针对病因治疗。

3. 痰涎过多者应注意保持呼吸道通畅。

小儿脑性瘫痪

小儿脑性瘫痪简称"脑瘫"，是指小儿脑损伤所致的非进行性中枢性运动功能障碍。主要由于先天禀赋不足，肝肾亏虚；或后天失养，气血虚弱所致。

本病属于中医学"五迟"、"五软"、"痿证"范畴。

【辨证】

本病以患儿肢体运动功能障碍为主要症状，常伴有智力障碍、癫痫、视力异常、听力减退和语言障碍等。临床根据病因不同可分为肝肾不足和脾胃虚弱型。

肝肾不足　单瘫、偏瘫或全瘫、硬瘫，智力低下，生长发育迟缓，筋脉拘急，屈伸不利，急躁易怒或多动秽语，舌红，脉弦或脉细。

脾胃虚弱　四肢痿弱，手不能举，足不能立，咀嚼乏力，口开不合，舌伸外出，涎流不噤，面色萎黄，神情呆滞，智力迟钝，少气懒言，肌肉消瘦，四肢不温，舌淡，脉沉细。

【治疗】

1. 针灸治疗

治则　补益肝肾，益气养血，强筋壮骨，健脑益智。以督脉、足少阳经穴位为主。

主穴　大椎、身柱、百会、四神聪、风府、悬钟、阳陵泉。

配穴　肝肾不足者加肝俞、肾俞、太溪、三阴交；脾胃虚弱者加中脘、脾俞、足三里；上肢瘫痪者加肩髃、曲池、手三里、外关、合谷、后溪；下肢瘫痪者加环跳、风市、委中、承山、太冲；语言障碍者加通里、廉泉；咀嚼乏力者加颊车、地仓；涎流不噤者加承浆；舌伸外出者加廉泉。

操作　毫针刺，用补法。

方义　大椎、身柱疏通督脉经气；百会为诸阳之会，能醒神开窍；四神聪、风府具健脑益智之功；悬钟为髓会，可养髓健脑充骨；筋会阳陵泉可疏筋通络，强筋壮骨。

2. 推拿治疗

治则　补益肝肾，益气养血，强筋壮骨，健脑益智。

操作　患儿取仰卧位，于百会、中脘、气海、关元、足三里施以按揉法；于腹部施以摩法。患儿取俯卧位，于背部膀胱经，重点是心俞、膈俞、肝俞、脾俞、胃俞、肾俞施以按揉法；于背部督脉、膀胱经施以擦法，以透热为度；捏脊 3～5 遍。

肝肾不足者，加两侧肝俞和肾俞的按揉法及横向擦法；脾胃虚弱者，延长摩腹时间，加两侧脾俞和胃俞的按揉法及横向擦法；上肢瘫痪者，加按揉肩髃、臂臑、曲池、手三里、外关、合谷，摇肩、肘、腕关节，拿上肢，搓上肢；下肢瘫痪者，加擦臀及下肢，按揉环跳、承扶、风市、委中、承山，摇髋、膝、踝关节，拿下肢，搓下肢。

3. 其他治疗

（1）耳针　选交感、神门、脑干、皮质下、心、肝、肾、肾上腺、脾、小肠、胃，上肢瘫痪加肩、肘、腕，下肢瘫痪加髋、膝、踝。每次取 4～6 穴，毫针中等强度刺激，留针20 分钟，或用王不留行贴压，每日按压刺激 2～3 次。

（2）头针　选顶颞前斜线、顶旁 1 线、顶旁 2 线、颞前线、枕下旁线，毫针刺，留针30～60 分钟，每日 1 次。

（3）穴位注射　选大椎、肾俞、曲池、手三里、足三里、阳陵泉、承山，每次取 2～3穴，用胎盘组织液或维生素 B_1、B_{12} 注射液等，每穴注入 0.5～1ml，每日 1 次。

【按语】

1. 针灸推拿治疗脑瘫有一定疗效，诊治越早疗效越好。

2. 治疗期间积极配合语言、肢体功能锻炼及智能训练，可以提高疗效。

小儿多动症

小儿多动症即注意力缺陷多动症，是以注意力不集中，自我控制能力差，多动，学习困难，但智力基本正常为特点的一种常见的儿童时期精神病综合征。主要是由于肾精虚衰，阴虚阳亢，虚风内动，或心脾两虚，气血化源不足，脑髓失于滋养，神志失聪所致。

【辨证】

本病以患儿活动过度，说话过多，注意力涣散，情绪不稳定，易受外界影响而激动，自我控制能力差为主要症状。根据临床兼症不同可分为阴虚阳亢和心脾两虚型。

阴虚阳亢　智力落后于同龄儿童，手足多动，动作笨拙，性格暴躁，幼稚任性，难以静坐，舌红苔薄，脉弦细。

心脾两虚　心神不宁，神疲乏力，眠差健忘，纳食呆钝，形体消瘦或虚弱，多动而不暴躁，语言冒失，兴趣多变，做事有始无终，面色淡黄无华，舌淡苔薄白，脉弱。

【治疗】

1. 针灸治疗

治则　滋补肝肾，潜阳安神，补益心脾。以足少阳、足太阴、手厥阴经穴位为主。

主穴　神门、内关、三阴交、太溪、太冲、四神聪。

配穴　阴虚阳亢者加肾俞、关元、行间；心脾两虚者加心俞、脾俞、足三里；食欲不振者加中脘、足三里。

操作　主穴毫针刺，其中神门、三阴交、太溪用补法，内关、太冲、四神聪用平补平泻法。

方义　神门为手少阴心经原穴，内关为手厥阴心包经络穴，二穴合用能宁心安神；三阴交能补脾益智、滋养肝肾；太溪为足少阴肾经原穴，太冲为足厥阴肝经原穴，二穴可调养肝肾，滋阴潜阳；四神聪可安神定志，健脑益智。

2. 推拿治疗

治则　滋补肝肾，潜阳安神，补益心脾。

操作　补脾土，补肾经，清心经，清肝经，掐五指节，按揉神门、内关、三阴交、太溪、太冲。

3. 其他治疗

（1）耳针　选皮质下、心、肾、神门，针刺或用王不留行贴压，每周 3 次。

（2）头针　选顶颞前斜线、额中线、顶中线、顶旁 1 线、顶旁 2 线、颞前线，毫针刺后给予疏密波电刺激 20 分钟，隔日 1 次。

【按语】

1. 针灸推拿治疗小儿多动症有较好疗效。

2. 家长、学校、社会应共同关心患儿，加强教育、诱导、心理治疗及行为纠正。

3. 合理安排作息时间，培养有规律的生活习惯。

4. 注意饮食营养，创造轻松愉快的生活环境。

第四节　骨伤科疾病

落　枕

落枕又称"失枕"。常因睡眠姿势不正，枕头过高或过低，使颈项部一侧的肌群在较长时间内处于过度伸展状态，以致发生痉挛；或因颈项部着凉受寒，使颈项部气血失调，经络受阻而发生经脉拘急。

【辨证】

本病多在睡眠起床后出现一侧颈项部疼痛，局部僵硬并有明显压痛。头颈活动受限。

【治疗】

1. 针灸治疗

治则　疏经通络，调和气血。以局部阿是穴和手太阳、足少阳经穴位为主。

主穴　落枕穴、后溪、悬钟、阿是穴。

配穴　恶寒头痛加风池、合谷；肩痛加肩髃、外关；背痛加肩外俞、天宗。

操作　毫针刺，用泻法。先刺远端落枕穴、后溪、悬钟，持续捻转，嘱患者慢慢活动颈项部。再针局部的腧穴，可加艾灸或点刺放血。

方义　落枕穴是治疗本病的经验穴；手太阳、足少阳经循行于颈项侧部，取两经腧穴后溪、悬钟，与局部阿是穴合用，远近相配，可疏调颈项部经络气血，疏筋通络止痛。

2. 推拿治疗

治则　舒筋活血，温经通络。

取穴　风池、风府、肩井、天宗、阿是穴等。

手法　擦法、拿法、摇法、按法、擦法等。

操作　患者端坐，医者先用轻柔的叩法在患侧颈项及肩部治疗，同时配合头部轻而缓的屈伸和旋转活动，提拿颈项部及肩部，使肌肉放松，然后在肌肉放松的基础上使用颈部摇法，摇动数次后，颈部微向前屈，则迅速向患侧加大旋转幅度，手法要稳而快。患者体位同上，医者按拿风池、风府、风门、肩井、天宗及阿是穴，手法宜由轻到重，然后再拿颈椎棘突两侧肌肉，最后可在患部加用擦法治疗。

3. 其他治疗

（1）拔罐　在患侧颈背部行闪罐法，顺着肌肉走行拔罐。

（2）耳针　选颈、颈椎、肩、枕、神门，每次取 2 ~ 3 穴，毫针刺，中等强度刺激，持续运针时，嘱患者慢慢活动颈项部。

（3）热敷理疗　选局部进行热敷理疗，也有一定效果。

【按语】

1. 针灸推拿治疗落枕疗效好，针刺得气后，手法上多主张强刺激，留针期间嘱活动颈部，常立即见效。

2. 睡眠时应注意枕头的高低要适当，同时避免风寒，防止复发。

3. 患者反复出现落枕时，除高枕等诱发因素外，应考虑颈椎病。

颈 椎 病

颈椎病又称颈椎综合征，是指由于损伤或椎间盘变性而引起的颈椎及其附近软组织退行性改变而致脊柱内外平衡失调，压迫或刺激颈部血管、交感神经、神经根和脊髓等而产生头、颈、肩、上肢、胸部疼痛、麻木、功能失常等一系列症状的综合征。本病好发于40 ~ 60岁的中老年人。

【辨证】

颈椎病的临床表现，依病变部位、受压组织以及压迫轻重的各异而有所不同，根据临床症状不同大致可分为颈型、神经根型、脊髓型、椎动脉型及交感神经型。

颈型　颈部疼痛、酸胀及沉重不适，向枕部及肩背部放射，颈部肌肉紧张、僵硬、压痛。

神经根型　临床表现为颈、肩、背疼痛和沿颈脊神经节段走行方向的烧灼样或刀割样疼痛，伴有针刺样或过电样窜麻感。患侧上肢还可出现沉重、无力、握力减退，受压后有酸胀、麻木等症状。检查时，臂丛神经牵拉试验和椎间孔挤压试验呈阳性，神经长期受压的病例，手部内侧肌和前臂肌还可出现萎缩。

脊髓型　临床上可有感觉、运动、颈背神经、脊髓束等多方面的症状。早期病人常出现一侧上、下肢或两侧上、下肢单纯的运动障碍、感觉障碍或两者同时存在的症状，亦可为一侧上肢和对侧下肢感觉、运动障碍。有些病人还可表现有头痛、头晕等头部症状和排尿、排便障碍等骶神经症状。随着病情的发展，可逐渐出现明显的脊髓受压症状，甚至四肢瘫痪，卧床不起。

　　椎动脉型　患者颈肩痛或颈枕痛与神经根型症状大体相同，还有头晕、恶心、呕吐、位置性眩晕、猝倒、持物落地、耳鸣耳聋、视物不清等椎动脉供血不全的症状。这些症状往往因转动或侧弯头部至某一位置时诱发或加重。

　　交感神经型　此型病人除有神经根型或脊髓型颈椎病的临床表现外，尚合并有眼部（眼部胀痛、视物模糊、瞳孔散大）、头部（头痛、头晕、枕部痛）、心脏（心动过速或徐缓）、周围神经血管（血管痉挛引起肢体发凉、肢体与头面部发木感，或因血管扩张引起指端发热、疼痛或痛觉过敏）和多汗或少汗等一系列交感神经症状。

【治疗】

1. 针灸治疗

　　治则　通经止痛。以局部阿是穴和手、足三阳经穴位为主。

　　主穴　天柱、风池、曲池、外关、颈夹脊、阿是穴。

　　配穴　外邪内侵者，配风府、合谷、列缺；气滞血瘀者，配阴郄、膈俞；肝肾不足者，配肝俞、肾俞、气海。

　　操作　毫针刺，按虚补实泻法操作。

　　方义　天柱穴可疏通太阳经气，配以局部风池、颈夹脊、阿是穴，使局部经气调畅，气血通利；辅以远部曲池、外关，以疏导阳明、少阳经气，共奏通经止痛之功。

2. 推拿治疗

　　治则　疏通经络，行气活血，理筋整复。

　　取穴　风池、哑门至大椎的酸痛点，肩井、肩中俞、肩外俞、天宗、曲池、小海、四渎、合谷以及椎旁压痛点。

　　手法　拨揉法、点按法、拿揉法、扳法、搓法、拍打法。

　　操作　患者端坐，轻度前屈，医者立于后侧，一手扶其头部，另一手拇指自上而下拨揉项韧带3～5次。下颈段痛点处可做点按法，然后点大椎穴及风池穴。拨揉颈部两侧肌肉，重点拨揉椎旁酸痛点及条索状硬结，点按双侧颈根穴。拿揉颈项部两侧斜方肌，按揉肩井穴。多指拨揉第1～5胸椎两侧骶棘肌和菱形肌，点按酸痛点，点肩中俞、肩外俞、天宗穴和冈下痛点。拿揉患肢，以肱三头肌和肱二头肌为主，然后医者用多指横拨腋下臂丛神经分支，以患者手指有窜麻感为宜，按压、拨揉小海穴和曲池穴。医者一手握住患者的腕部，另一手以食指、中指及无名指夹于手指患侧的末端依次进行手指牵拉法，同时可听到指关节的响声，然后揉捻指尖。医者牵抖患侧上肢2～3次，最后拍打肩背部和上肢，以患者有轻快感为宜。

　　神经根型颈椎病，可采用颈椎侧扳法，根据颈椎棘突偏歪的情况，还可采用定位扳动法。椎动脉型颈椎病，用小鱼际搓揉颈项两侧，然后用掌根搓摩枕后部，以有温热感为宜。揉点双侧肝俞穴，以有酸痛感为宜。患者取仰卧位，医者用拇指或多指按揉百会、印堂、睛明穴，然后按内关、公孙穴。脊髓型颈椎病，一般慎用推拿疗法。

3. 其他治疗

（1）拔罐 选局部压痛点，用皮肤针叩刺出血，加拔火罐。

（2）电针 选取体针所用穴位，针刺得气后连接电针仪，给予低频脉冲电流刺激，每日 1 次，每次 20 ~ 30 分钟。

（3）穴位注射 选局部压痛点，注射当归注射液或 0.5% 普鲁卡因注射液，每次注射 1ml，隔日 1 次。

【按语】

1. 针灸推拿治疗颈椎病有较好的疗效，可明显改善症状，尤其对颈型、神经根型颈椎病治疗效果较明显。推拿治疗颈椎病须诊断明确；手法操作宜轻柔，切忌暴力；宜使用较低而松软的枕头。

2. 患者平时应进行适当的功能锻炼，避免风寒湿邪的侵袭，防止意外损伤。

3. 现代研究表明，针刺和推拿可缓解血管痉挛，降低血管紧张度，使椎动脉血流量明显增加，也可有效地改善椎–基底动脉血流量，增加脑的灌注量。

胸椎后关节紊乱症

胸椎后关节紊乱症，是指上个胸椎的下关节突与下个胸椎的上关节突构成的关节因旋转外力引起小关节向侧方错离，导致疼痛和功能障碍，且不能自行复位。也有人称此为"胸椎后关节滑膜嵌顿"、"胸椎小关节错缝"。多发生于第 3 ~ 7 胸椎，以青壮年较多见。中医学认为本病因筋脉受伤，瘀血阻络所致。

【辨证】

患者背部时有阵发性疼痛，或如负重物感觉，可牵掣胸痛，每遇咳嗽、打喷嚏时疼痛加重。久坐则需经常变换体位，以缓解背部不适感。患者有较明显的受伤史，患处压痛明显，可有轻微畸形，如凹陷、突起、偏斜等，X 线检查显示 50% ~ 60% 的患者有棘突侧偏改变。

【治疗】

1. 针灸治疗

治则 舒筋通络，活血止痛。以局部阿是穴和手、足三阳经穴位为主。

主穴 胸椎背俞穴、后溪、委中。

配穴 阿是穴、腰痛穴（手背）。

操作 毫针刺，用泻法。

方义 取局部胸椎背俞穴，以活血通络，解痉止痛；后溪通督脉，用之以通督脉经气，通络止痛；配委中疏通背部膀胱经气，以巩固疗效。

2. 推拿治疗

治则 舒筋通络，滑利关节，整复错位。

取穴 夹脊穴、阿是穴、肩井、天宗等。

手法 一指禅推法、叩法、按法、揉法、压脊法、擦法、扳法等。

操作 患者俯卧，胸部垫枕，医者先用一指禅推法后用叩法在背脊部操作。用拇指按揉上胸段夹脊穴、阿是穴及棘上韧带剥离之处，然后双掌重叠用掌根部着力自上而下依次按压胸椎棘突，即发生"咔、咔"的响声，此时患者顿感诸症明显缓解。继之按揉肩井、天宗，在上背部沿督脉及足太阳膀胱经循行部施用擦法。患者俯卧，医者两手掌分别放在扭挫处背伸肌之上，向上推挤耸起皮肤，同时用其他四指将耸起的皮肤轻轻抓起，然后两手掌适当用力向上耸推，可明显听到关节复位的声响，操作后症状缓解，感觉轻松舒适。患者俯卧，医者立于患者身侧，将病变一侧棘突旁的皮肤抓提起来，运用捏法自中线操作至肩胛部，如此反复3~5次，然后在另一侧操作。患者取坐位，两手十指交叉放于枕项部，医者立于患者身后，一脚踏在凳子上，用膝髌部顶住胸椎偏歪一侧的棘突旁，双手从患者腋下向上穿出，紧握患者两前臂近腕端，医者两前臂背侧托抵住患者腋下部，然后医者在两臂向后向上做提拉动作的同时，膝髌部用力向前向健侧顶推，往往可听到"咯噔"一声，随后立即松手，用掌根部轻轻按揉痛处。

【按语】

1. 针灸推拿治疗胸椎后关节紊乱症有一定的疗效，可明显改善症状。
2. 治疗后最好让患者平卧休息几分钟。
3. 注意保暖，避免风寒侵袭。
4. 病人经常做扩胸锻炼，对防治此病有一定好处。

腰椎间盘突出症

腰椎间盘突出症又称腰椎间盘纤维环破裂髓核突出症，是腰椎间盘发生退行性病变后，在外力作用下，纤维环破裂，髓核突出刺激或压迫神经根、血管或脊髓等组织引起腰痛，并且伴有坐骨神经放射性疼痛等症状的一种病变。多发生在腰4、腰5和腰5、骶1之间，腰痛常局限于腰骶附近，腰3、4棘突间有局限性深压痛，并向患侧下肢放射，沿患侧大腿后侧向下放射至小腿外侧、足跟部和足背外侧。咳嗽、喷嚏、用力排便时均可使症状加重。疼痛多为间歇性，经休息后，特别是卧床休息后可明显减轻，但轻微损伤后易复发。

本病以归属于中医学"腰痛"、"痹证"的范畴。多因风寒湿邪、跌仆劳损或肾气不足而致气血凝滞、筋脉不利。

【辨证】

本病青壮年多见，多有外伤史，腰痛并沿其坐骨神经分布区域放射，椎旁压痛并向患侧下肢放射，直腿抬高试验阳性，脊柱侧弯，X线检查可见腰椎侧凸、椎间隙变窄、腰椎生理前凸减少或消失。CT有助于定位诊断。

表7-1　　　　　　　　椎间盘突出症的定位诊断表

	腰3腰4间盘突出	腰4腰5椎间盘突出	腰5骶1椎间盘突出
受压神经根	腰4	腰5	骶1
压痛点	第3腰椎棘突旁2~3cm处	第4腰椎棘突旁2~3cm处	第5腰椎棘突旁2~3cm处

（续表）

	腰3腰4椎间盘突出	腰4腰5椎间盘突出	腰5骶1椎间盘突出
玉痛放射区	大腿前外侧、膝及小腿内侧	沿坐骨神经及其腓支至小腿前外侧，常涉及拇趾	沿坐骨神经及其胫支到小腿后侧，常涉及足跟和外侧三足趾
感觉障碍区	大腿前外侧、膝及小腿前内侧	小腿前外侧，足和第1、2、3趾背侧	小腿后外侧，足外缘与第3、4趾背侧
主动运动障碍	伸膝、收髋运动可轻度无力	拇趾，有时全部足趾背伸无力	第2至第5趾，有时踝和拇趾跖屈无力
腱反射改变	膝腱反射减弱，跟腱反射正常	膝腱、跟腱反射一般均正常，突出物大时，跟腱反射减弱	膝腱反射正常，跟腱反射减弱或消失
其他	股神经牵拉试验阳性，X线异常	直腿抬高试验阳性，X线异常	直腿抬高试验阳性，X线异常

【治疗】

1. 针灸治疗

治则　通经活络，化瘀止痛。以局部阿是穴和足三阳经穴位为主。

主穴　肾俞、夹脊穴、秩边、环跳、承扶、委中、阳陵泉。

配穴　腰痛明显者，加阿是穴、上髎、次髎；股前痛明显者，加风市、犊鼻；小腿部疼痛明显者，加飞扬、承山、昆仑。

操作　毫针刺，平补平泻法。留针5~10分钟，10~15次为1疗程。

方义　肾俞、夹脊穴等腰部腧穴为局部取穴，以化瘀止痛；秩边、承扶、委中为膀胱经腧穴，因膀胱经夹脊入循膂抵腰中，故以上诸穴通调膀胱经脉之气血，有行气止痛之效；环跳、阳陵泉系胆经穴位，分布在下肢外侧，配之以助通经活络效应，使经筋舒展，通络止痛。

2. 推拿治疗

治则　舒筋通络，活血止痛，松解粘连，回纳髓核。以督脉、足太阳、足少阳经穴位为主。

取穴　有关夹脊穴、肾俞、大肠俞、腰阳关、居髎、环跳、承扶、委中、承山、阳陵泉、悬钟、昆仑及压痛点等。

手法　一指禅推法、㨰法、按法、扳法、拿法、摇法、拔伸或牵扯法等。

操作　患者侧卧，医者用一指禅推法在患侧有关夹脊穴、肾俞、大肠俞及腰阳关等穴进行治疗；用㨰法施于腰部；再用拇指依次按揉以上诸穴，按揉的方法为先左右，后上下，再按而留之不动约半分钟。用㨰法依次施于臀部、大腿后侧、腘窝、小腿后侧，再用拇指依次按揉居髎、环跳、承扶、委中、承山诸穴及其压痛点；然后用掌根或小鱼际按揉，施于下腰部及臀部，操作10分钟左右。患者侧卧，行腰部斜扳法，左右各一次，先扳患侧，再扳健侧。患者仰卧，用㨰法施于患侧下肢大腿前侧、外侧，然后微屈膝，按揉阳陵泉、悬钟穴和压痛点，并拿委中、承山、昆仑诸穴。然后做被动屈髋屈膝动作数次，并顺时针或逆时针方向摇髋关节各数次，做被动直腿抬高动作数次。动作由小到大，力量由轻渐重，以病人能忍受为度。

3. 其他治疗

（1）牵引　凡无严重的内脏功能及其他器质性病变的患者，均可运用此法治疗。患者俯卧，胸部用皮胸围固定于床头，腰部围皮腰围，扣上钢丝牵引绳，固定于床轴上加力牵引。牵引力渐次增加，一般以超过患者体重 10～20kg 为宜，并视患者的体质与耐受力而加减牵引力，牵引时间为 15 分钟。

（2）封闭　多数采用硬膜外封闭。

（3）理疗　多采用电磁疗、电兴奋、激光、超短波等。

（4）手术　目前临床手术的方法各有不同。然而不论采取哪种手术方法，其关键在于松解与减压是否彻底，特别是椎管内病理组织的彻底消除以及神经根通道与椎间孔的松解。

【按语】

1. 针灸推拿治疗本病有良好的疗效，其止痛作用明显，还有消炎和加强神经根水肿吸收的作用。

2. 本病宜早治疗，避免疤痕形成，防止粘连。患者急性期应卧硬板床休息，避免劳累和风寒，以防复发。治疗期间要用皮腰围护腰固定，以巩固疗效。患者应进行适当的功能锻炼和体育活动，如拱桥式、鱼跃式、太极拳等。

3. 应注意劳动时的姿势。如弯腰、蹲下、起立或提起重物等动作，要保持重力平衡，以防止腰部损伤和本病的复发。纠正不良的姿势习惯，不要在不正确的姿势下久坐、久立，以免某一部分组织受到过度牵拉，造成腰部损伤。

第 3 腰椎横突综合征

凡因第 3 腰椎横突上附着的韧带、肌肉、筋膜、腱膜损伤后影响或刺激腰神经后支而引起腰臀疼痛者，称为第 3 腰椎横突综合征。由于第 3 腰椎横突最长，故其两侧横突所受牵引力最大，附着的韧带、肌肉、筋膜、腱膜承受的拉力亦大，损伤的机会也多。因此，本病多有程度不等的腰部损伤史，是肌筋膜炎的一种类型。

【辨证】

腰部一侧或两侧有慢性疼痛史，晨起或弯腰时疼痛加重，弯腰直起时困难。稍事活动，疼痛减轻，疼痛多呈持续性。少数患者主诉腰部慢性和间歇性酸胀、疼痛、乏力，其疼痛向臀部或大腿外侧乃至膝关节平面外侧放散。在第 3 腰椎横突的顶端有明显压痛，有时可触及纤维性硬结，呈结节状或条索状。在第 2 腰椎和第 3 腰椎旁或在骶部常有麻木区或过敏区。腰部容易疲劳有不适感，单一姿势难以持久维持。劳累后或阴雨天气时，腰部局部症状明显加重。

【治疗】

1. 针灸治疗

治则　通经活络，活血养筋，软坚散结。以局部阿是穴和足三阳经穴位为主。

主穴　阿是穴、肾俞、夹脊穴、秩边、环跳、委中。

配穴 大腿外侧疼痛麻木者，加风市、阳陵泉。

操作 毫针刺，平补平泻，或针灸并用。留针15~20分钟，每日1次，10次为1疗程。

方义 阿是穴、肾俞、夹脊穴为局部取穴，旨在疏经通络，化瘀止痛。配合灸法能温通气血，活血养筋。秩边、环跳、委中用之以通调经脉，行气止痛。

2. 推拿治疗

治则 舒筋通络，活血止痛。以足太阳和足少阳经穴位为主。

取穴 肾俞、大肠俞、居髎、环跳、委中、阿是穴等。

手法 一指禅推法、滚法、按法、揉法、擦法、抹法、摇法等。

操作 患者俯卧，医者站于患侧，用一指禅推法在肾俞、气海俞、第3腰椎横突尖处操作。沿患侧膀胱经自腰背部至臀部施以滚法，往返5~6遍。按揉肾俞、气海俞、志室、环跳、委中诸穴。弹拨第3腰椎横突尖与臀部压痛点，弹拨的方向应与条索状结节和肿块相垂直，且力量应由轻到重，弹拨后要配合揉、抹法。在患侧沿骶棘肌纤维方向用小鱼际直擦法，以透热为度。

【按语】

1. 针灸推拿治疗本病有一定的疗效，止痛作用明显。

2. 在腰臀部用弹拨法治疗时，切不可使用暴力，要以病人能忍受为度。疼痛过剧，非但不会使腰臀部软组织放松，反而会增加新的损伤。

3. 治疗期间，应注意局部保暖，不可受寒。要避免或减少腰部的屈伸和旋转活动。

4. 适当加强腰背部肌肉的背伸力锻炼。

外伤性截瘫

外伤性截瘫是指由于脊柱受外力而导致脊髓损伤部位以下的肢体发生瘫痪。根据脊髓损伤的程度和病理改变，可分为脊髓休克、脊髓受压和脊髓本身的破坏三种类型。本病之诊断，依据其病史、症状、体检及X线表现，即可确诊。

【辨证】

有严重的外伤史 椎管的棘突后凹、压痛、叩击痛（叩击时若有传电感至下肢，则为神经通路尚未完全切断，预后一般较好），其两侧肌肉有明显压痛、紧张或变硬，脊柱可有侧弯或后凸畸形，受损平面以下深、浅感觉迟钝或消失。下肢肌肉松软或紧张，肌力减弱，反射亢进、减弱或消失。X线检查可提示压缩椎体的形态改变和移位的情况，并可观察椎管腔的情况，借以判断脊髓损伤的程度。

【治疗】

1. 针灸治疗

治则 通经活络，活血养筋。以足三阳、足三阴经穴位为主。

主穴 髀关、伏兔、足三里、夹脊穴、肾俞、环跳、委中、太冲、太溪、阳陵泉、阴陵泉。

配穴　根据损伤的情况及并发症辨证取穴。

操作　毫针刺，平补平泻，或针灸并用。留针 15～20 分钟，每日 1 次，10 次为 1 疗程。足三阳、足三阴经穴可交替针刺。

方义　局部取穴以通经活络；足三阴经穴调补肝、脾、肾以濡养筋脉；足三阳经穴行气活血，化瘀通经。

2. 推拿治疗

治则　舒筋通络，活血养筋，濡养筋脉。以足三阳、足三阴经穴位为主。

取穴　髀关、伏兔、足三里、丰隆、夹脊穴、三焦俞、肾俞、秩边、环跳、承扶、委中、太冲、太溪、阳陵泉、阴陵泉等。

手法　一指禅推法、㨰法、按法、揉法、搓法、擦法、摇法等。

操作　患者俯卧，医者站其侧，用手掌或拇指自上而下推揉胸腰段损伤部位两侧夹脊穴及膀胱经路线，往返 4～5 遍，然后用拇指点揉督脉路线和两侧相应的夹脊穴和膀胱经俞穴，如脾俞、胃俞等。用双手掌重叠置于患者损伤部位上做轻缓而有节律的颤压法（脊椎内有金属异物固定或椎板切除术者禁用此法），再用一手掌搓揉患者腰骶部，以透热为度。用掌指关节自臀部开始揉下肢瘫痪肌群，反复 5～6 遍。再用肘或拇指点揉环跳、居髎、承扶、殷门、委中、承筋、承山、昆仑、太溪等穴。患者取仰卧位，用多指拿揉患者股四头肌，反复 5～6 遍，用拇指点揉阴廉、足五里、髀关，再用拇指揉拨足三里、阳陵泉、悬钟、解溪、太冲，然后缓缓地屈伸、旋转活动瘫痪的肢体。再压放气冲穴，多指拿提肩井穴后结束。若为痉挛性截瘫，在臀部和下肢加用空拳叩击数分钟，按摩手法宜轻缓，不宜用过重的按压手法和强力屈、伸动作。若为弛缓性截瘫，在瘫痪肌群明显萎缩处，加用空拳叩击和手掌拍打动作数分钟，不宜使用肢体远端的牵拉手法。若为屈曲型脊椎压缩性骨折，急性期无明显碎骨片移位者，可每隔 2～3 日做一次"拨胸压脊后伸法"，卧板床并在脊柱损伤的后凸部位垫枕。若为后伸型压缩骨折，常伴有关节突出和其他附件骨折、移位，不宜在脊柱损伤处使用过重的揉压和后伸手法，卧床时腹部垫枕。

3. 其他治疗

（1）头针　选顶颞前斜线、顶旁 1 线及顶旁 2 线，毫针平刺入头皮下，快速捻转 2～3 分钟，每次留针 30 分钟，留针期间反复捻转 2～3 次。行针后鼓励患者活动肢体。

（2）电针　在患侧上、下肢体各选 2 个穴位，针刺得气后留针，接通电针仪，以患者肌肉微颤为度，每次通电 20 分钟。

【按语】

1. 针灸推拿治疗本病有一定的疗效。必要时应配合康复理疗等进行治疗。

2. 对瘫痪病人，要加强护理，防止褥疮、泌尿系感染和便秘的发生，如有发生，应及时处理。

3. 鼓励病人树立战胜疾病的信心，重视全身功能锻炼对瘫痪肢体康复的作用。

4. 现代研究表明，针刺可改善患者瘫痪部位的血液循环，提高肌力，协调并改善肢体的运动功能。

急性腰扭伤

急性腰扭伤又称"闪腰"，由于劳动时姿势不正、用力不当、负荷超重，或者突然改变体位，以致腰部软组织损伤。好发部位多在腰部骶棘肌、腰背筋膜的附着处、棘上韧带和椎间小关节，亦可发生在两旁的腹外斜肌处。其表现为腰部疼痛，俯仰转侧不利，一侧或双侧骶棘肌痉挛，行动困难，咳嗽、喷嚏使疼痛加剧，不少患者有下肢牵涉性疼痛，大多涉及臀部、大腿后部。

【辨证】

有明显的外伤史，骤然发病，腰部一侧或双侧疼痛剧烈，活动受限，不能翻身、坐立和行走，腰肌和臀肌痉挛或呈条索状僵硬，有明显压痛点，因肌肉痉挛可见脊柱生理曲线改变。

【治疗】

1. 针灸治疗

治则　通经活络，行气活血，舒筋解痉，去瘀止痛。以局部阿是穴和手、足三阳经穴位为主。

主穴　阿是穴、肾俞、命门、夹脊穴、水沟、后溪、委中、承山。

操作　毫针刺，用泻法，留针 15~20 分钟，每日 1 次，10 次为 1 疗程。

方义　阿是穴、肾俞、命门、夹脊穴属局部取穴，直达病所，以行气活血，化瘀止痛；水沟、后溪、委中、承山等通调督脉、膀胱经，以疏通腰部经络之气血，舒展经筋，行气止痛。

2. 推拿治疗

治则　舒筋通络，活血止痛。以足太阳和足少阳经穴位为主。

取穴　肾俞、大肠俞、居髎、环跳、委中、阿是穴等。

手法　一指禅推法、滚法、按法、揉法、擦法、摇法等。

操作　患者俯卧，在腰部疼痛处及其周围施用一指禅推法或滚法，手法的压力可由轻到重。若病变处疼痛剧烈，可先在肾俞或大肠俞施用摩法，待气血稍行，疼痛减轻，再施以一指禅推法或滚法，然后按揉肾俞、大肠俞、阿是穴，手法宜柔和深透；再重按居髎、环跳、委中三穴。患者仰卧，做屈膝屈髋、摇髋关节动作，然后做牵拉性被动直腿抬高动作 3~5 次，再拿委中穴。患者取低凳坐位，医者一手轻按患者肩部做被动性的弯腰伸腰动作，一手用滚法在腰部进行操作，然后于患侧腰骶部施用擦法，以发热为度。

【按语】

1. 针灸推拿治疗本病效果显著。治疗期间，病人需卧板床休息，腰部限制活动 3~4 天，以免影响治疗效果。

2. 在工作、生活中，要注意姿势正确，用力时要有思想准备，避免做无准备的突然动作。平时应进行适当的腰背肌功能锻炼。

慢性腰肌劳损

慢性腰肌劳损主要是指腰部肌肉、筋膜、棘上韧带、骶髂韧带等软组织的慢性损伤。多见于青壮年。有的病例并无明显的外伤史，但与职业和工作环境有关。其发病缓慢，病程缠绵，遇阴雨天气或劳动之后症状常加重，而适当休息即可得到缓解。

【辨证】

腰痛呈间歇性、广泛性，休息后症状减轻，有长期反复发作的腰痛病史，疼痛无放射，牵涉性疼痛不超过膝关节，腰部活动度正常，压痛常见于腰骶关节及第 3 腰椎横突尖处，直腿抬高试验阴性，X 线及化验检查无异常。中医学根据临床兼症不同将其分为寒湿型、瘀血型和肾虚型。

寒湿型　腰痛常遇阴雨天加重，遇寒加重，得温则减。

瘀血型　腰痛以刺痛为主，局部压痛明显。

肾虚型　腰痛以酸痛为主，劳累后加重，常伴有腰膝酸软、耳鸣等症状。

【治疗】

1. 针灸治疗

治则　通经止痛。以局部阿是穴及足太阳经穴位为主。

主穴　阿是穴、腰眼、委中、后溪。

配穴　寒湿型，配腰阳关；瘀血型，配膈俞；肾虚型，配肾俞、命门、志室。

操作　毫针刺，按虚补实泻法操作。寒湿型加艾灸；瘀血型加刺络拔罐。

方义　阿是穴、腰眼可疏通局部经气，通经止痛；委中疏通足太阳经气，为治腰痛之要穴；后溪通督脉，取之以疏通督脉经气，为治疗腰部疼痛的验穴。

2. 推拿治疗

治则　舒筋通络，活血止痛。以足太阳和足少阳经穴位为主。

取穴　肾俞、大肠俞、居髎、环跳、委中、阿是穴等。

手法　一指禅推法、滚法、按法、揉法、拍法、擦法。

操作　患者俯卧，医生站其侧，在肾俞、大肠俞、八髎及阿是穴上施以一指禅推法。沿患者腰部两侧膀胱经用滚法上下往返治疗 5～6 遍。然后按揉肾俞、大肠俞、八髎、秩边、居髎、环跳、委中等穴。直擦腰背两侧膀胱经，横擦腰骶部，以透热为度。虚掌拍击腰背部两侧骶棘肌，以腰部有松快舒服感为宜。酸痛较重、局部喜热恶寒者可在患部加用热敷法。

3. 其他治疗

（1）耳针　选腰椎、骶椎、肾、命门，毫针刺后让患者配合腰部活动。或揿针埋藏或用王不留行贴压。

（2）皮肤针　选择腰部疼痛部位，用皮肤针叩刺出血，加拔火罐，隔日 1 次。适用于寒湿型和瘀血型慢性腰肌劳损。

【按语】

1. 针灸推拿治疗慢性腰肌劳损有较好的疗效。内脏疾患引起的腰痛要以治疗原发病为主，因脊椎结核、肿瘤等引起的腰痛，不属于针灸推拿的治疗范围。

2. 现代研究表明，针灸治疗本病的作用机制多为针刺信号与疼痛信号在神经系统内产生整合，从而提高患处的痛阈；针刺对神经体液的调整作用，激活了体内的内源性镇痛调制系统，因而产生止痛作用；针刺调节患处的肌肉紧张状态，缓解神经受压的程度，扩张局部毛细血管，改善局部的微循环，促进患处的新陈代谢，减少患处疼痛物质的产生，从而达到止痛的目的。

3. 患者应注意劳动姿势与体位，避免侧身弯腰，平时加强腰肌锻炼。

梨状肌综合征

梨状肌综合征是指由于坐骨神经穿越梨状肌时存在解剖变异，梨状肌遭受间接外力牵拉致损伤，引起局部充血、水肿、肌束痉挛，刺激或压迫坐骨神经，产生以臀及下肢疼痛为主要症状的病证。坐骨神经大多数经梨状肌下孔穿过骨盆到达臀部，但部分坐骨神经从梨状肌肌腹中穿出或高位分支，这些变异使梨状肌损伤时常累及坐骨神经而产生症状；负重下蹲、跨越或闪、扭等间接外力易使梨状肌拉长而损伤；臀部易遭受寒湿刺激而致梨状肌痉挛，常诱发或加重对坐骨神经的刺激或压迫。中医学认为本病主要由外伤又复感寒湿之邪，经脉拘挛所致，属"坐臀风"范畴。

【辨证】

本病以臀及下肢后侧疼痛为主要症状。患者出现沿臀部、大腿后侧至小腿后外侧呈刀割样或烧灼样疼痛，可触及紧张窿起的梨状肌，并有明显压痛，甚者因疼痛而行走困难；梨状肌紧张试验呈阳性，直腿抬高试验阳性为疼痛弧现象（直腿抬高 60° 以内即有下肢疼痛，而超过 60° 后出现疼痛减轻）。中医辨证为气滞血瘀。

【治疗】

1. 针灸治疗

治则　舒筋通络止痛。以局部阿是穴和足太阳经穴位为主。

主穴　阿是穴、环跳、承扶、秩边、委中。

操作　毫针刺，用泻法，可加灸。

方义　以局部取穴为主，辅以足太阳经穴，以舒筋通络止痛。

2. 推拿治疗

治则　舒筋通络，理筋整复，活血化瘀。以局部阿是穴和足太阳经穴位为主。

取穴　环跳、承扶、胞肓、秩边、委中。

手法　滚法、按揉法、弹拨法、擦法等。

操作　患者取俯卧位，于患侧梨状肌及周围至大腿后侧施以滚法，并配合髋关节内外旋转的被动活动；于环跳、承扶、胞肓、秩边、委中等穴施以按揉法；重点于梨状肌肌腹处施以弹拨法；最后于梨状肌局部施以擦法，以透热为度。

3. 其他治疗

（1）拔罐　于患侧臀部加拔火罐或抽气罐。

（2）热敷　于患侧臀部以热毛巾做局部外敷。

【按语】

1. 针灸推拿治疗本病有较好的疗效。治疗时应注重解除梨状肌痉挛而提高疗效。

2. 治疗期间多卧床休息，以利于损伤的修复。平时应注意局部的保暖。

肩关节周围炎

肩关节周围炎是指肩关节囊和关节周围软组织损伤或退变而引发的一种慢性无菌性炎症，是以肩部疼痛和活动障碍为主要症状的常见病。好发于 50 岁左右，故又称"五十肩"。中医学认为本病主要是由慢性劳损、气血不足、风寒湿邪侵袭，致使肩部经脉痹阻不通而成，属于"漏肩风"、"肩凝症"、"冻结肩"等范畴。

【辨证】

肩关节周围炎早期者，以肩部疼痛为主，夜间尤甚，晨起活动后减轻；肩部的前内侧、外侧及后侧等处压痛广泛，肩部活动可出现不同程度的障碍。中后期者常因肩关节周围广泛粘连而使肩部活动明显受限；部分患者肩部可出现三角肌肌肉萎缩。中医学根据其病因不同可分为外邪侵袭、气血瘀滞和气血虚弱等证型。

外邪侵袭　肩部疼痛，遇寒痛增而得温痛缓，畏风恶寒，或肩部有沉重感，舌淡，苔薄白，脉弦滑或弦紧。

气血瘀滞　肩部疼痛拒按，以夜间为甚，舌质黯或有瘀斑，苔白或薄黄，脉弦紧或细涩。

气血虚弱　肩部酸痛，劳累后加重，或伴头晕目眩，气短乏力，心悸失眠，面色萎黄，舌淡，苔白，脉细弱无力。

【治疗】

1. 针灸治疗

治则　通经活血止痛。以局部阿是穴和手阳明、手太阴、手少阳、手太阳经穴位为主。

主穴　阿是穴、肩髃、肩髎、肩贞、肩内陵、臂臑。

配穴　外邪侵袭者，一般加温针；气血瘀滞者，加条口透承山，并配合肩部自主活动；气血虚弱者，加足三里、气海。肩痛于阳明经者，加曲池、手三里；肩痛于太阴经者，加尺泽；肩痛于少阳经者，加外关；肩痛于太阳经者，加小海。

操作　毫针刺，用泻法，可配合灸法，虚证配穴用补法。宜先刺远端穴位，运针时间稍长，并嘱患者自主活动肩部；局部穴要求有强烈的针感。

方义　均为局部取穴，以疏通肩部经气。温针法可以增强散寒化湿之力。

2. 推拿治疗

治则　初期以舒筋通络、活血止痛为主；中后期以松解粘连、滑利关节为主。以局部阿是穴和手阳明等经穴位为主。

取穴　阿是穴、肩髃、肩髎、肩贞、肩内陵、肩井、天宗。

手法　滚法、一指禅推法、按揉法、拿法、摇法等。

操作 患者坐位，于患侧肩前部及上臂内侧、肩外侧和腋后部施以擦法或一指禅推法或按揉法，往返数次，并适当配合患侧肩关节的被动活动，如外展、上举、内收、旋转等；于阿是穴、肩髃、肩髎、肩贞、肩内陵、肩井、天宗等穴施以按揉法；于肩部、上肢、肩井等施以拿法；于肩关节施以摇法（医者一手扶住患肩，一手托住肘部或握住腕部，沿顺时针或逆时针方向摇肩关节，幅度由小到大，循序渐进）。外邪侵袭者，加肩部擦法，以透热为度；痛甚者，加合谷穴按揉法；气血瘀滞者，加强肩关节被动活动；气血虚弱者，加气海、足三里按揉法（患者宜卧位）。

3. 其他治疗

（1）拔罐 于肩部痛点，以皮肤针叩刺，使少量出血后拔罐，留罐 15 分钟后起罐。

（2）耳针 选肩、锁骨、肾上腺、神门，毫针强刺激，同时嘱患者适当活动患肩。

【按语】

1. 针灸推拿治疗本病疗效很好。临床上肩痛甚者针灸治疗效果优于推拿，而肩关节活动障碍甚者推拿治疗效果优于针灸。

2. 治疗期间应注意肩部保暖，配合适当的肩部功能锻炼，可提高疗效和缩短疗程。

冈上肌肌腱炎

冈上肌肌腱炎是指冈上肌肌腱与肩峰、肱骨大结节的摩擦损伤，或肩部外展时过度用力而直接损伤该肌腱，所引发的局部慢性无菌性炎症，以局限性疼痛和肩活动受限为主要表现。病久者可呈缺血性肌腱炎致肌腱钙化，因加重冈上肌肌腱与肩峰的摩擦，常使炎性疼痛更甚。中医学认为本病主要因劳损和外力损伤导致局部经筋脉络失和、瘀滞不通而引起，属"伤筋"范畴。

【辨证】

本病以肩部疼痛为主要症状，一般局限于外侧的肩峰下和肱骨大结节上端，有时牵涉颈、肩、上臂及肘部疼痛。当肩外展超过 60°时导致疼痛而活动受限，再向上超过 120°时则疼痛消失，呈"疼痛弧"现象。冈上肌肌腱止点及肱骨大结节顶点处大多存在压痛，并可随肱骨头旋转而移动。中医辨证为气滞血瘀。

【治疗】

1. 针灸治疗

治则 舒筋通络，活血止痛。以局部阿是穴和手阳明经等穴位为主。

主穴 阿是穴、肩髃、肩髎、肩贞、肩井、天宗。

操作 毫针刺，用泻法，可加灸。

方义 本病属局部气血不通所致，故取局部阿是穴、肩髃、肩髎、肩贞、肩井、天宗以疏筋通络，活血止痛。

2. 推拿治疗

治则 舒筋通络，活血止痛。以局部阿是穴和手阳明经等穴位为主。

取穴 阿是穴、肩髃、肩髎、肩贞、肩井、天宗。

手法　滚法、按揉法、弹拨法、拿法、擦法、摇法等。

操作　患者取坐位，于患侧肩部外侧施以滚法，同时配合肩关节外展运动；于阿是穴、肩髃、肩髎、天宗等穴施以按揉法；使患肩外展30°，于阿是穴及其周围施以弹拨法；于肩井穴和肩关节周围施以拿法；于肩部痛点施以擦法，以透热为度；最后于肩关节施以摇法。

3. 其他治疗

（1）拔罐　于肩部痛点，以皮肤针叩刺，使少量出血后拔罐，留罐15分钟后起罐。

（2）耳针　选肩、锁骨、肾上腺、神门，毫针强刺激，同时嘱患者适当活动患肩。

【按语】

1. 针灸推拿治疗本病效果肯定。

2. 治疗期间应注意肩部保暖，适当配合肩部功能锻炼，可提高疗效和缩短疗程。

肱骨外上髁炎

肱骨外上髁炎又称网球肘，是指由于急、慢性损伤而造成的肱骨外上髁周围软组织慢性无菌性炎症，以肘外侧部局限性慢性疼痛为主要表现。常因反复的前臂旋转及用力做伸腕动作，使前臂伸肌群在肱骨外上髁的附着点受到过度牵拉所致，故好发于网球运动员、木工、水电工等前臂活动度较大者。中医学认为本病因劳损、风寒侵袭、局部经筋脉络失和引起，属"肘劳"范畴。

【辨证】

本病以肘外部疼痛为主要症状，可牵涉至前臂、上臂部疼痛；肱骨外上髁局部或其下方伸肌群处存在明显压痛；患手握物乏力；网球肘试验（Mill试验）、前臂伸肌抗阻力试验呈阳性。中医辨证为气滞血瘀。

【治疗】

1. 针灸治疗

治则　疏筋通络，活血化瘀。以局部阿是穴和手阳明经等穴位为主。

主穴　阿是穴、曲池、肘髎、手三里、合谷。

操作　毫针刺，用泻法，可加灸。

方义　本病以局部取穴和循经取穴为主。局部取阿是穴、曲池、肘髎疏通局部经气；循经取手三里、合谷穴以疏经通络止痛。

2. 推拿治疗

治则　舒筋通络，理筋整复，活血化瘀。以局部阿是穴和手阳明等经穴位为主。

取穴　阿是穴、曲池、肘髎、手三里、合谷。

手法　按揉法、一指禅推法、弹拨法、擦法等。

操作　患者取坐位，于患肘部及其周围施以按揉法或一指禅推法，重点在肱骨外上髁和前臂伸肌群处、肘髎和手三里穴施以按揉法，并配合前臂旋转、伸屈肘关节的被动运动；于肱骨外上髁的伸肌群肌腱处施以弹拨法，上下移动并反复数次；于肱骨外上髁和前臂伸肌群施以擦法，以透热为度。痛甚者，加按揉合谷穴。

3. 其他治疗

拔罐 于患部加拔火罐或抽气罐。

【按语】

1. 针灸推拿治疗本病效果肯定。

2. 治疗期间患者应尽量减少前臂的活动，并注意保暖，可提高疗效和缩短疗程。

腕管综合征

腕管综合征又称腕管狭窄症，是指腕管局部遭受损伤等外在因素的影响，使肌腱腱鞘肿胀、膨大，以致腕管相对变窄，腕管内正中神经被挤压（指屈浅肌腱、指屈深肌腱、拇长屈肌腱等共9条肌腱通过腕管），引起以手指麻木等神经症状为主要表现的病证。中医学认为本病主要由急慢性损伤、风寒湿邪侵袭，以致气血流通受阻而引起，属于"伤筋"范畴。

【辨证】

本病以手指麻木等感觉异常为主要症状。初期主要是正中神经受压的症状，如患手桡侧三个半手指（拇、示、中指和环指桡侧）掌面有麻木、刺痛感等。手腕劳累时症状可加重，患肢可有发冷、发绀、活动不利等表现。后期出现大鱼际肌肉萎缩及肌力减弱，拇指不能外展，拇、示、中指及环指桡侧掌面感觉迟钝或消失。以止血带阻断手臂血循环，或腕关节掌屈90°时，可使手指麻木等症状重现并加剧。X线检查能排除局部的骨性改变。中医辨证为气滞血瘀。

【治疗】

1. 针灸治疗

治则 疏筋通络，活血化瘀。以循经取穴与局部取穴相结合。

主穴 曲泽、内关、大陵、鱼际、合谷。

操作 毫针刺，用泻法，可加灸。

方义 内关、大陵属局部取穴，曲泽、鱼际、合谷属循经取穴，二者结合以疏筋通络，活血止痛。

2. 推拿治疗

治则 疏筋通络，理筋整复，活血化瘀。以循经取穴与局部取穴相结合。

取穴 曲泽、内关、大陵、鱼际、合谷。

手法 一指禅推法、按揉法、弹拨法、摇法、擦法等。

操作 患者取坐位，于前臂至手掌施以按揉法或一指禅推法，重点在腕管及大鱼际处、曲泽、内关、大陵、鱼际、合谷等穴施以拇指按揉，往返数次；于腕管局部施以弹拨法；于腕关节施以摇法；最后于腕掌部施以擦法，以透热为度。

3. 其他治疗

拔罐 于患部加拔火罐或抽气罐。

【按语】

1. 针灸推拿治疗本病效果肯定。

2. 治疗期间患者应尽量减少腕关节掌屈动作及少提重物。必要时腕部于休息位予以纸板做适当的固定。

桡骨茎突部狭窄性腱鞘炎

桡骨茎突部狭窄性腱鞘炎是指拇指和腕部经常或过度活动，导致桡骨茎突部腱鞘发生炎性肿胀（拇长展肌和拇短伸肌肌腱共同进入此腱鞘），使腱鞘变窄所引发的一种慢性无菌性炎症，以局部疼痛和拇指活动功能障碍为主要表现。拇指及腕部频繁活动者多发。中医学认为本病主要由劳损、局部经筋脉络失和引起，属于"伤筋"范畴。

【辨证】

本病以局部疼痛和拇指活动功能障碍为主要症状。一般发病缓慢，也有因用力过度而突然发病者。早期腕背桡侧部感觉酸痛，在活动时疼痛可加重，可牵涉至拇指、前臂疼痛不适；桡骨茎突处存在肿胀及压痛，握拳尺偏试验呈阳性；严重者拇指内收、外展活动受限且感乏力。后期局部皮下可触及硬度似软骨的豆状大小的肿块，为腱鞘增厚所致；病久者可因废用而出现大鱼际肌肉萎缩。中医辨证为气滞血瘀。

【治疗】

1. 针灸治疗

治则　活血化瘀，疏筋通络，消肿止痛。以局部取穴为主。

主穴　阿是穴、列缺、阳溪、合谷、偏历、手三里、曲池。

操作　毫针刺，用泻法，可加灸。

方义　本病以局部取穴为主，配合循经取穴，以活血化瘀，消肿止痛。

2. 推拿治疗

治则　活血化瘀，疏筋通络，理筋整复，消肿止痛。以局部取穴为主。

取穴　阿是穴、列缺、阳溪、合谷、偏历、手三里、曲池。

手法　按揉法、弹拨法、拔伸法、擦法等。

操作　患者取坐位，于前臂伸肌群至桡骨茎突部施以按揉法，重点在桡骨茎突部、手三里、偏历、阳溪、列缺、合谷等穴施以按揉法；于桡骨茎突部施以弹拨法；然后施以拇指拔伸法（一手夹持患者拇指近侧端，另一手握住腕部，相对用力拔伸拇指，同时使拇指做外展和内收等被动活动）；最后于局部施以擦法，以透热为度。

3. 其他治疗

拔罐　于患部加拔火罐或抽气罐。

【按语】

1. 针灸推拿治疗本病效果肯定。

2. 治疗期间患者应尽量减少拇指及腕部活动。

退行性膝关节炎

退行性膝关节炎是由于膝关节软骨退行性变引起的、以骨质增生为主要特征的一种关节病变，又称膝关节骨关节炎、增生性膝关节炎等。本病因常见于 60 岁以上老年人，尤其是肥胖者，故还称为老年性膝关节炎（俗称"老年膝"）。中医学认为本病主要是由肝肾亏虚、筋骨不荣、脉络痹阻所致，属"骨痹"范畴。

【辨证】

本病以膝关节疼痛及活动受限为主要症状。一般发病缓慢，膝关节疼痛早期呈间歇性，而后期为持续性，在上下楼梯、久行或夜晚时膝关节疼痛可明显加重，膝关节屈伸等运动受限，但不强直，适当活动后可改善。X 线检查可见胫股骨内外髁骨质增生、胫骨髁间嵴变尖、膝关节间隙变窄、髌骨边缘密度增高及髌韧带钙化等征象。病久者有股四头肌肌肉萎缩。患者临床常兼有腰膝酸软、耳鸣等症，中医辨证为肝肾亏虚。

【治疗】

1. 针灸治疗

治则　疏经通络。以局部取穴为主。

主穴　阿是穴、内膝眼、犊鼻、鹤顶、血海、阳陵泉、委中、委阳、肾俞、太溪。

操作　毫针刺，平补平泻，可加灸。

方义　本病以局部取穴为主，以疏经通络止痛；"肾主骨"，配肾俞、太溪以益肾壮骨。

2. 推拿治疗

治则　疏筋通络，活血化瘀，松解粘连，滑利关节。以局部取穴为主。

取穴　阿是穴、内膝眼、犊鼻、鹤顶、血海、伏兔、阳陵泉。

手法　滚法、按揉法、弹拨法、摇法、擦法等。

操作　患者仰卧（膝下可垫枕），于大腿股四头肌处施以滚法或按揉法；于髌韧带及内外侧副韧带处施以按揉法和弹拨法；重点于髌骨上部、阿是穴、内膝眼、犊鼻、鹤顶、血海、伏兔、阳陵泉等处施以按揉法；于屈髋屈膝位做膝关节屈伸及旋转等被动运动（一手扶住膝部，一手握持小腿远端，做适当的膝关节屈伸及摇法）；最后于膝部施以擦法，以透热为度。股四头肌肌肉萎缩者，加股四头肌肌腹的滚法和按揉法，并适当增加伸小腿的抗阻力被动运动。

3. 其他治疗

（1）电针　取内膝眼、犊鼻、阿是穴，针刺后通高频脉冲电流 20 分钟。

（2）拔罐　于患侧膝关节周围加拔火罐或抽气罐。

【按语】

1. 针灸推拿治疗本病效果较好。

2. 治疗期间应注意局部保暖，减少膝关节的活动，避免久站、久立、久行及负重过度。

踝关节扭伤

踝关节扭伤是指踝关节跖屈位时足底突然向内（或向外）翻转，而造成踝部损伤的病证。由于外踝比内踝位置低，内踝韧带强于外踝，且使足内翻的肌群强于使足外翻的肌群，因此临床上以足内翻位扭伤、外侧副韧带受损多见。好发于下坡、下楼梯、从高处落地或在高低不平路面上行走时。中医学认为本病主要由外伤造成气滞血瘀引起，属中医学"伤筋"范畴。

【辨证】

本病以踝部疼痛和活动障碍为主要症状。典型者有足内翻扭伤史，外踝损伤为单纯性外侧副韧带扭伤或部分韧带断裂，局部明显肿胀、疼痛，且内翻时加重，活动受限；可有局部皮下瘀血，走路跛行。X 线检查，可排除内外踝骨质撕脱。临床上踝关节扭伤的诊断，应明确是否存在韧带断裂、骨折及脱位等。中医辨证为气滞血瘀。

【治疗】

1. 针灸治疗

治则　活血通络，舒筋止痛。以局部取穴为主。

主穴　阿是穴、丘墟、申脉、昆仑、悬钟、解溪。

操作　毫针刺，用泻法，可加灸。

方义　本病以局部取穴为主，以活血通络，舒筋止痛。

2. 推拿治疗

治则　舒筋通络，消肿止痛，活血散瘀，理筋整复。以局部取穴为主。

取穴　阿是穴、丘墟、申脉、昆仑、悬钟、阳陵泉。

手法　一指禅推法、按揉法、拔伸法、弹拨法、擦法等。

操作　患者仰卧，患足置于自然放松体位，于患侧沿外踝至阳陵泉的小腿外侧一线施以一指禅推法或按揉法，重点在外踝局部，如阿是穴、丘墟、申脉、昆仑、悬钟等穴施以按揉法；于踝部施以运动拔伸法（在拔伸踝关节的同时，做小幅度的踝关节内外旋转及屈伸活动）；于踝部施以擦法，以透热为度。

3. 其他治疗

（1）拔罐　于局部做多向刺（合谷刺）后拔火罐。

（2）热敷　于急性期后（一般在 2 天后）以热毛巾做局部外敷。

【按语】

1. 针灸推拿治疗本病有疗效。急性损伤患者需在 24 小时后行推拿治疗。

2. 在针灸推拿治疗前应排除韧带完全断裂、骨折（包括骨皮质撕脱）及脱位。

3. 治疗期间应减少踝关节活动，或以绷带包扎固定踝关节。

第五节　皮外科疾病

斑　秃

斑秃是指头皮部毛发突然发生斑状脱落的病证，中医学称"油风"，俗称"鬼剃头"。中医学认为"发为血之余"，本病主要由于房劳过度，肾精亏损，或思虑伤脾，气血生化无源；或肝肾阴虚，精血不足，血虚生风而毛发失养脱落；或情志不畅，肝气郁结而致血瘀气滞，瘀血不去，新血不生，血不养发而脱落；或精神刺激，心火亢盛而血热生风，风动脱发。

西医学中由中枢神经功能紊乱、内分泌失调、毛发乳头供血障碍、营养不良所致的斑秃属本病范畴。

【辨证】

本病以患者头部头发突然成片脱落，呈圆形、椭圆形或不规则形，边界清楚，小如指甲，大如钱币，一个至数个不等，支肤光滑而有光泽为主要症状。临床根据病因不同可分为肝肾不足、气滞血瘀和血虚生风等证型。

肝肾不足　伴头晕目眩，耳鸣，失眠多梦，健忘，舌淡无苔，脉濡细。

气滞血瘀　病程日久，面色晦黯，舌质黯或有瘀点瘀斑，脉弦涩。

血虚生风　兼见患部发痒，头晕，失眠，舌淡红，苔薄，脉细弱。

【治疗】

1. 针灸治疗

治则　养血祛风，活血化瘀。以督脉穴及患部阿是穴为主。

主穴　阿是穴、百会、风池、太渊、膈俞。

配穴　肝肾不足者，配肝俞、肾俞；气滞血瘀者，配太冲、血海；血虚风燥者，配足三里、血海。

操作　毫针刺，主穴中阿是穴用梅花针叩刺，血虚证以局部发红为度，瘀血证以微有渗血为度；太渊、膈俞虚补实泻，余穴用泻法。配穴按虚补实泻法操作。

方义　头为诸阳之会，百会为足太阳经与督脉交会穴，风池为足少阳经与阳维脉交会穴，且二穴皆近脱发患处，同用可疏通患部气血，疏散风邪；肺主皮毛，太渊为肺经原穴，且脉会太渊，血会膈俞，二穴同用补能益气养血，泻能活血化瘀；梅花针叩刺阿是穴，可疏导局部经气，促进新发生长。

2. 推拿治疗

治则　养血祛风，活血化瘀。以督脉穴及患部阿是穴为主。

取穴　百会、印堂、风池、内关、曲池、合谷、足三里、解溪、三阴交、涌泉等。

手法　按揉法、拿法。

操作　患者坐位，于风池穴施以拿法，于风池穴或风池穴下二横指的颈背两侧皮下肌腱或皮下结节处以右手拇指、食指用力按揉，以病人感觉到酸痛、全身发热、前颌部出汗为度；于百会、印堂、内关、曲池、合谷、足三里、解溪、三阴交、涌泉等穴施以按揉法。至病人感觉全身发热，酸麻胀感明显为止。

3. 其他治疗

皮肤针　选阿是穴。用梅花针轻叩患部，至皮肤微呈红晕时为止，每日1次，10次为1疗程。

【按语】

1. 针灸推拿治疗本病有较好效果，但对毛发全脱者则疗效欠佳。

2. 本病应注意与脂溢性脱发相鉴别，脂溢性脱发多从额部开始，延及前头和颅顶部，伴有脂溢，患部毛发稀疏、均匀不一，常有瘙痒及脱屑。

3. 治疗期间及平时宜保持心情舒畅，忌烦恼、悲观、忧愁。

痤　疮

痤疮是以黑头粉刺、丘疹、脓疱、结节、囊肿等损害，常伴有皮脂溢出为主症的一种常见的毛囊及皮脂腺的慢性炎症，好发于颜面、胸背等处，又称"青春痘"，中医学称"粉刺"。本病多见于青春期男女，青春期以后大多自然痊愈或减轻。中医学认为本病多因肺经血热，郁于肌肤，熏蒸面部而发为疮疹；或因冲任不调，肌肤疏泄失畅而致；或因恣食膏粱厚味、辛辣之品，使脾胃运化失常，湿热内生，蕴于肠胃，不能下达，上蒸头面、胸背而成。

西医学对其发病机理尚未完全阐明，初步认为与遗传因素密切相关，与内分泌因素、皮脂分泌过多、毛囊内微生物、精神因素和消化功能等也有一定的关系。

【辨证】

本病以初起为对称分布的粉刺或黑头丘疹，可挤出乳白色粉质样物为主要症状。临床根据病因及症状的不同分为肺经风热、脾胃湿热和冲任不调等证型。

肺经风热　多以丘疹损害为主，可有脓疱、结节、囊肿等，苔薄黄，脉数。

脾胃湿热　多有颜面油腻不适，皮疹有脓疱、结节、囊肿等，伴有便秘，苔黄腻，脉濡数。

冲任不调　病情与月经周期有关，可伴有月经不调、痛经，舌暗红，苔薄黄，脉弦细数。

【治疗】

1. 针灸治疗

治则　疏风清热，行气活血。以手阳明、足阳明经穴位为主。

主穴　合谷、曲池、内庭、阳白、四白。

配穴　肺经风热配少商、尺泽、风门；脾胃湿热配足三里、三阴交、阴陵泉；冲任不调配血海、膈俞、三阴交。

操作　毫针刺，用泻法。

方义　阳明经多气多血，其经脉上走于面，又手阳明经与肺经相表里，肺主皮毛，取合谷、曲池、内庭可清泻阳明邪热；四白、阳白可疏通局部气血，使肌肤疏泄功能得以调畅。

2. 推拿治疗

治则　疏风清热，行气活血。以手阳明、足阳明经穴位为主。

取穴　合谷、曲池、内庭、头维、四白、阳白、颧髎、上关、下关、翳风、地仓、颊车、迎香、水沟、口禾髎、承浆、夹承浆等。

手法　点按法、叩击法、拿法等。

操作　患者取仰卧位，点按面部穴位头维、四白、阳白、颧髎、上关、下关、翳风、地仓、颊车、迎香、水沟、口禾髎、承浆、夹承浆；叩击头部并点按百会穴；点按合谷、曲池、内庭、足三里穴；由指端到上臂，逆向叩击手太阴肺经；由下而上于足阳明胃经施以拿法，叩击足阳明胃经。

3. 其他治疗

（1）耳针　选交感、肺、大肠、内分泌、耳尖、面颊。每次取 3～4 穴，耳尖、面颊点刺放血，余穴均用毫针刺，中度刺激，每次留针 20～30 分钟，每日 1 次。

（2）割治　取耳尖、相应部位耳穴、肺、大肠。常规消毒后，用小手术刀片轻轻在耳穴处划割，以渗血为度，用消毒干棉球压迫止血。每周割治 1～2 次，两耳交替。

【按语】

1. 针灸推拿治疗对本病有一定的疗效，部分患者可达到治愈目的。轻症注意保持面部清洁卫生即可。

2. 本病治疗期间禁用化妆品及外擦膏剂，应用硫黄肥皂温水洗面，以减少油脂附着面部，堵塞毛孔。

3. 本病应注意与酒渣鼻和溴、碘引起的痤疮样药疹相鉴别。酒渣鼻的发病年龄比痤疮晚，皮疹只发生于面部中央，发疹较晚，常伴毛细血管扩张；溴、碘引起的痤疮样药疹有服药史，皮疹为全身性，无典型的黑头粉刺，好发于各种年龄。

4. 严禁用手挤压丘疹，以免引起继发感染，遗留瘢痕。忌食辛辣、油腻及糖类食品，多食新鲜蔬菜及水果，保持大便通畅。

黄　褐　斑

黄褐斑是一种以颜面部出现局限性黄褐色或淡黑色皮肤色素改变为主症的皮肤病。中医学称为"黧黑斑"，此外还有"肝斑"、"面黚黯"、"面尘"、"蝴蝶斑"等别名。本病多发于孕妇及经血不调的妇女，男子或未婚女性亦可患病，皮损日晒后多可加重。本病多由七情内伤，饮食不调，劳倦失宜，妇人经血不调等导致。

西医学认为本病发病机理十分复杂，确切的发病原因目前尚不十分清楚。

【辨证】

本病以对称分布黄褐色或淡黑色斑片，或深或浅，大小不定，形状各异，如钱币、蝇翅状或蝴蝶状，日晒后加重为主要症状。临床根据兼症可分为肝郁气滞、肝脾不和、脾胃虚弱和肾阴不足等证型。

肝郁气滞　为浅褐色至深褐色斑片，呈地图状或蝴蝶状，轮廓易辨，边缘不整，对称分布于目周、颜面，可伴有胁胀痞满，烦躁易怒，纳后腹胀，月经不调，经前斑色加深，两乳胀痛，舌苔薄白，脉弦。

肝脾不和　为栗皮色，地图斑片状，边缘不整，轮廓较清晰，对称分布于双颧、目、额面、鼻周、口周，伴胸脘痞闷，两胁作痛，腹胀便溏，月经不调，舌苔白，脉弦滑。

脾胃虚弱　为灰黑色斑片，状如蝴蝶，境界模糊，自边缘向中央逐渐加深，对称分布于前额、鼻翼、口周，伴气短乏力，腹胀纳差，四肢酸软，舌淡苔腻，脉细弱。

肾阴不足　为黑褐色斑片，大小不定，形状不规则，轮廓鲜明，多以鼻为中心，对称分布于颜面，伴头眩耳鸣，腰酸腿软，五心烦热，骨蒸盗汗，舌红少苔，脉细数。

【治疗】

1. 针灸治疗

治则　活血通络，疏肝健脾，滋补肝肾。以足太阴、足厥阴、足少阴经穴位及病变局部穴位为主。

主穴　太阳、阳白、攒竹、颊车、迎香、地仓、下关、血海、三阴交。

配穴　肝郁气滞加期门、太冲、支沟、肝俞、阳陵泉；脾虚加中脘、足三里、脾俞等穴；肾虚加关元、太溪、气海、肾俞。

操作　毫针刺，太冲、支沟、阳陵泉用泻法，其他穴位用补法。

方义　太阳、阳白、攒竹、颊车、迎香、地仓、下关均为局部取穴，以起到活血通络、荣颜祛斑的作用；血海可活血化瘀；本病发生与肝、脾、肾三脏密切相关，以气血不能上承荣于面为其主要病机，故取三阴交以滋补肝肾，健补脾胃。

2. 推拿治疗

治则　疏肝健脾，滋补肝肾。以足太阴、足厥阴、足少阴经穴位及病变局部穴位为主。

取穴　太阳、阳白、攒竹、颊车、迎香、地仓、下关等。

手法　抹法、揉法、擦法、点法、搓法、拍法等。

操作　患者取仰卧位，主要沿眼轮匝肌、额肌、口轮匝肌及面部主要肌群走行方向施以抹、揉、擦、点、搓、拍等手法，于太阳、阳白、攒竹、颊车、迎香、地仓、下关等穴施以点揉法。肝郁气滞者，加期门、三阴交、太冲、支沟、肝俞、阳陵泉按揉法；脾虚者，加中脘、足三里、关元、脾俞按揉法；肾虚者，加关元、太溪、气海、肾俞按揉法。

3. 其他治疗

（1）拔罐　以大椎穴为三角形顶点，两肺俞穴为三角形的两个底角，形成一个等腰三角形为刺络拔罐区，用梅花针在三角区内叩刺，每次选1~2个叩刺点，每个叩刺点上形成15个左右小出血点。叩刺后用2号玻璃罐，以闪火法于叩刺部位上拔罐，每个罐内出血量一般掌握在1ml以内，隔日1次，10次为1疗程。

（2）耳针　选相应部位、缘中、肾上腺、内分泌、肾、肝、脾、肺。月经不调加内生殖器、卵巢，男性加前列腺。相应部位点刺放血，其他主穴和配穴各选2~3个，以王不留行贴压。每次贴1耳，两耳轮换，3天1次，10次为1疗程。临床治疗时间较长，一般需要1~3个月。

【按语】

1. 针灸推拿治疗有一定的疗效。

2. 患者应保持心情舒畅，禁忌忧思恼怒。避免日光曝晒，夏季外出宜打伞戴帽。饮食适量，多食新鲜蔬菜、水果，勿食油腻、辛辣及酒酪之品。局部不宜滥用激素等外用药物。

扁 平 疣

扁平疣是一种以发生于皮肤浅表部位的小赘生物为主症，多发生于青年人颜面、手背部的常见皮肤病，尤以青春期前后女性为多，故也称为青年扁平疣。中医学称为"扁瘊"、"瘊子"、"疣目"。本病多由肌肤受风热之邪搏结而赘生，或因肝气郁结，气血凝滞，发于肌肤而成。

西医学认为本病是由人类乳头瘤病毒引起。

【辨证】

本病以颜面、手背和前臂处散在或密集分布淡红色或褐色米粒至芝麻粒大的扁平丘疹为主要症状。临床根据兼症可分为肝郁化火、风热搏结等证型。

肝郁化火　兼见烦躁易怒，口苦咽干，目眩，脉弦。

风热搏结　发病初期，丘疹呈淡红色或红褐色伴有瘙痒，兼见咳嗽，发热，脉浮数。

【治疗】

1. 针灸治疗

治则　疏风清热，泻肝养阴。以手阳明经穴位为主。

主穴　阿是穴（疣体所在部位）、合谷、曲池、血海。

配穴　肝郁化火者，加行间、侠溪；风热搏结者，加风池、商阳。

操作　毫针刺，泻法。用26～28号0.5～1寸毫针，在母疣中心快速进针至疣底部，大幅度捻转提插30次左右。然后摇大针孔，迅速出针，放血1～2滴，再压迫止血；若疣体较大，再于疣体上下左右四面与正常皮肤交界处各刺1针，以刺穿疣体对侧为度。施用同样手法，3～5日针刺1次。

方义　本证刺法以刺疣体局部为主，用粗针刺出血再按压止血，意在破坏疣底部供应疣体的营养血管，使之出血、阻塞，断绝疣体的血液供应，从而使疣体枯萎脱落。因本证为风热毒邪结聚于皮肤所致，故疣数较多者取合谷、曲池针而泻之，散风清热；再针泻血海凉血化瘀、软坚散结，更有助于疣体之枯萎。

2. 其他治疗

（1）激光照射　选取阿是穴，用7～25mW的氦-氖激光仪散焦作局部照射20～30分钟，每日1次。

（2）耳针　选肺、肝、肾、面颊、内分泌、交感，每次取2～3穴，毫针刺，中等强度刺激，留针30分钟，每日1次。亦可用王不留行贴压。

【按语】

1. 针灸治疗扁平疣有较好疗效，多采用局部选穴。若在治疗期间出现局部色泽发红，隆起明显，瘙痒加重，往往是经气通畅之象，为转愈之征兆，应坚持治疗。

2. 治疗期间应忌食辛辣、海鲜等发物，避免挤压摩擦疣体，以防感染。

神经性皮炎

神经性皮炎以皮肤革化呈苔癣样改变和阵发性剧痒为主症，是一种皮肤神经功能失调所致的肥厚性皮肤病，又称慢性单纯性苔癣。成年人多发，多局限于某处，如颈项、肘窝、腋窝、腘窝、阴部、骶部等，偶可见散发全身，双侧对称分布。中医学称之为"顽癣"、"牛皮癣"、"摄领疮"等。中医学认为本病初起多为风热之邪阻滞肌肤，或颈项多汗，衣着硬领摩擦刺激所致；或病久耗伤阴血，血虚生风生燥，或血虚肝旺，情志不遂，郁闷不舒，紧张劳累，心火上炎致气血运行失职，凝滞肌肤而成。

西医学对本病病因未完全阐明，一般认为系大脑皮层兴奋和抑制功能失调所致。

【辨证】

本病以皮肤损害呈苔癣样改变，阵发性剧痒为主要症状。临床根据兼症等可分为风热、肝郁化火和血虚风燥等证型。

风热　发病初期，仅有瘙痒而无皮疹，或丘疹呈正常皮色或红色，食辛辣食物加重，伴小便短赤，苔薄黄，脉弦数。

肝郁化火　每因心烦发怒，情志不畅而诱发或加重。

血虚风燥　病久丘疹融合成片，皮肤增厚，干燥如皮革样，或有少量灰白鳞屑，而成苔癣化，夜间瘙痒加剧。

【治疗】

1. 针灸治疗

治则　疏风止痒，清热润燥。以病变局部阿是穴及手阳明、足太阴经穴位为主。

主穴　阿是穴、合谷、曲池、血海、膈俞。

配穴　风热者，配太渊、风池；肝郁化火者，配肝俞、太冲；血虚风燥者，配脾俞、三阴交、足三里。

操作　毫针刺，阿是穴围刺，并可艾灸，其余主穴用泻法。配穴按虚补实泻法操作。

方义　取阿是穴可直达病所，既可散局部的风热郁火，又能通患部的经络气血，使患部肌肤得以濡养；合谷、曲池祛风止痒；血海、膈俞活血养血，取"治风先治血，血行风自灭"之义。

2. 推拿治疗

治则　舒筋活血，理气解郁，镇静安神，祛风止痒。以足阳明、足太阴经穴位为主。

取穴　百会、风池、足三里、三阴交、血海、膏肓、心俞、肝俞、脾俞、肾俞。

手法　揉法、拿法、点按法、推法等。

操作　患者取俯卧位，于背腰部施以掌揉法，并点按膏肓、心俞、肝俞、脾俞、肾俞；用双手揉拿下肢前面，点按足三里、三阴交、血海；用双拇指分推印堂至太阳穴，揉眉弓；点按百会、风池穴。

3. 其他治疗

（1）皮肤针　先轻叩皮损周围，再重叩患处阿是穴以少量出血为度，同时可配合拔罐或艾条灸。

（2）耳针　选肺、肝、神门、相应病变部位，毫针刺，中等强度刺激，或用小手术刀片轻割相应部位耳穴，以轻度渗血为度。

【按语】

1　针灸推拿治疗本病有一定疗效，以皮肤针叩刺局部及相应夹脊穴较为多用。在此基础上辨证选穴，作整体调整，或在局部加用艾灸与拔火罐，亦均能获得较好的治疗效果。

2. 本病应注意与慢性湿疹、原发性皮肤淀粉样变相鉴别。慢性湿疹多有糜烂、渗液等，苔癣样变不如神经性皮炎显著，但浸润肥厚比较明显，边界也不如神经性皮炎清楚；原发性皮肤淀粉样变好发于小腿伸侧，为绿豆大的半球形丘疹，质坚硬，密集成片。

3. 本病较难痊愈，须坚持治疗。治疗期间应注意劳逸结合，避免精神过度紧张。避免搔抓皮损区，并注意调理饮食，忌食鱼虾、辛辣之品及饮酒，忌恼怒。

风　疹

风疹是以异常瘙痒，皮肤出现成块、成片状风团为主症的常见过敏性皮肤病，因其时隐时起，遇风易发，故又称为"瘾疹"、"风疹块"。本病多因体质虚弱，腠理不固，风邪乘虚而入，遏于肌肤而成；或食用鱼虾荤腥食物，以及因肠道寄生虫等，导致胃肠积热，复感风邪，使内不得疏泄，外不得透达，郁于肌肤之间而发。

西医学的急、慢性荨麻疹属于本病范畴。

【辨证】

本病以皮肤上突然出现大小不等、形状不一的风团，成块或成片，高起于皮肤，边界清楚为主要症状。根据临床表现特点及病因分为风邪袭表、胃肠积热和血虚风燥等证型。

风邪袭表　发作与天气变化有明显关系，其疹块以露出部位如头面、手足为重，常兼有外感表证。

胃肠积热　发作与饮食因素有明显关系，伴有脘腹胀痛，大便秘结，小便黄赤，或恶心呕吐，肠鸣泄泻，舌质红赤，舌苔黄腻，脉滑数。

血虚风燥　午后或夜间加重，伴心烦少寐，口干，手足心热，舌红，少苔，脉细数无力。

【治疗】

1. 针灸治疗

治则　疏风清热，活血调营。以手阳明、足太阴经穴为主。

主穴　曲池、合谷、血海、膈俞、三阴交。

配穴　外感风热者，配大椎、鱼际、肩髃；肠胃积热者，配足三里、天枢、内庭；血虚风燥者，配足三里、风门。

操作　毫针刺，用泻法。

方义　曲池、合谷同为阳明经穴位，既可疏风解表，又能清泻阳明，故凡风疹无论外邪侵袭还是肠胃蕴热者用之皆有效；血海、三阴交为足太阴经穴位，主血分病，调营活血；膈俞为血之会穴，活血祛风，取"治风先治血，血行风自灭"之义。诸穴合用共奏疏风清热、活血调营之功。

2. 推拿治疗

治则　疏风清热，活血调营。以督脉及手阳明、足太阴经、足阳明经穴位为主。

取穴　合谷、曲池、血海、三阴交、委中、膈俞、天井等。

手法　按揉法、一指禅推法、点压法、擦法等。

操作　患者取仰卧位，于合谷、曲池、血海、三阴交等穴施以一指禅推法或点压手法，足太阴脾经下肢部施以擦法，以透热为度。患者取坐位或俯卧位，于委中、膈俞、天井等穴施以一指禅推法或按揉手法，擦督脉及膀胱经，以透热为度。外感风热者，加大椎、外关，施以一指禅推法或点按、横擦大椎，拿风池及肩井；肠胃积热者，加中脘、胃俞、内关、天枢、足三里、脾俞、章门，施以一指禅推法或点按法；血虚风燥者，加脾俞、胃俞、肾俞、足三里、气海，施以揉法。

3. 其他治疗

（1）拔罐　选神阙穴，拔火罐，留罐5分钟，或用闪罐法反复拔罐至局部充血，每日治疗1次，3次为1疗程。

（2）耳针　选神门、肾上腺、肺、枕、胃。每次取3～4穴，毫针刺，中等强度刺激，每日1次，每次留针30分钟。亦可用揿针埋藏或王不留行贴压，隔日1次。

（3）皮肤针　选风池、血海、夹脊（胸2～5，骶1～4），用皮肤针沿经轻叩，急性者每日1次，慢性者隔日1次，每次叩打20分钟，穴区重叩至点状出血。

【按语】

1. 针灸推拿治疗风疹疗效较好，多以手阳明、足太阴经穴为主，曲池、血海穴多选。对慢性患者则常用肺俞、膈俞、肝俞、脾俞等益气固表、活血化瘀。急性荨麻疹选用神阙拔罐见效快。

2. 应详细询问发病时所服用或接触的食物、药物，有无感染或其他慢性疾病及家庭遗传因素。

3. 本病若多次反复发作，须查明原因，作针对性治疗。凡属体质过敏者，应忌食鱼腥等食物；便秘者应保持大便通畅。

4. 急性荨麻疹出现喉头水肿或脓毒血症时，应及时诊断和积极抢救。

丹　毒

丹毒是以患部皮肤突然变赤，色如涂丹，游走极快为主症的一种急性感染性疾病，常伴有恶寒、高热等。本病多因血分有热，更兼火毒侵袭，或皮肤黏膜破损，邪毒乘隙而入，火热毒邪郁于肌肤，经络气血壅遏而成。发于头面者，多夹风热；发于胸胁者，多夹肝火；发于下肢者，多兼湿热；发于新生儿者，则多由胎毒内蕴，外邪引动而发。

西医学的溶血性链球菌侵入皮肤或黏膜内的网状淋巴管所引起的急性感染性皮肤病属于本病范畴。

【辨证】

主症 起病急骤，皮肤红肿热痛，状如云片，边界分明。

热毒夹风 发于头面，兼见发热恶寒，头痛，骨节酸楚，舌红苔薄白或薄黄，脉浮数。

热毒夹湿 发于下肢或红斑表面出现黄色水疱，兼见发热心烦，口渴，胸闷，关节肿痛，小便黄赤，脉濡数。

热毒内陷 出现胸闷呕吐、壮热烦躁、恶心呕吐、神昏谵语甚至痉厥等，属危急之候。

【治疗】

1. 针灸治疗

治则 清热解毒，凉血祛瘀。以手阳明、足阳明、足太阳经穴位为主。

主穴 大椎、曲池、合谷、委中、阿是穴。

配穴 热毒夹风者，配风门；热毒夹湿者，配血海、阴陵泉、内庭；热毒内陷者，配十宣或十二井穴。

操作 毫针刺，用泻法。大椎、委中、十宣、十二井诸穴均可用三棱针点刺出血，皮损局部阿是穴用三棱针散刺出血。

方义 阳气过多则为热，热甚则为火，火盛则为毒，故清火毒必当泻阳气。阳明经为多气多血之经，在三阳经中阳气最盛，故本病当取阳明经穴为主。大椎为督脉与诸阳经交会穴，曲池、合谷为手阳明经穴，三穴同用可泻阳气而清火毒。委中又名"血郄"，凡血分热毒壅盛之急症，用之最宜。本病病在血分，诸经穴及皮损局部点刺或散刺出血可直接清泻血分热毒，使热毒出泻则丹毒自消，有"菀陈则除之"之义。

2. 其他治疗

（1）刺络拔罐 选取皮损局部阿是穴，用三棱针散刺或用皮肤针叩刺出血，刺后拔罐。

（2）耳针 选取肾上腺、神门、耳尖、耳背静脉、皮损对应部位，毫针刺，中度刺激，其中耳尖、耳背静脉点刺出血。

【按语】

1. 针灸治疗本病有效，但一般应配合内服或外用中药以提高疗效，缩短病程。

2. 本病应与接触性皮炎、类丹毒相鉴别。接触性皮炎有过敏物接触史，皮损以红肿、水疱、丘疹为主，伴瘙痒，多无疼痛，且无明显的全身症状。类丹毒相则多发于手部，有猪骨或鱼虾之刺划破皮肤史，红斑范围小，症状轻，无明显症状。

3. 病情严重者，须及时应用抗生素控制感染，并给予相应支持疗法。

蛇 丹

蛇丹是以突发单侧簇集状水疱，呈带状分布，并伴有烧灼刺痛为主症的病证，又称"蛇串疮"、"蛇窠疮"、"蜘蛛疮"、"火带疮"、"缠腰火丹"等。本病多因情志内伤，或因饮食失节而致肝胆火盛，脾经湿热内蕴，复又外感火热时邪，毒热交阻经络，凝结于肌肤、脉络而成。

西医学的带状疱疹属于本病范畴。

【辨证】

本病以皮肤呈带状分布的灼热刺痛，皮色发红，继则出现簇集性粟粒大小丘状疱疹为主要症状。根据临床表现可分为肝胆火毒和脾胃湿热两型。疱疹消失后遗留疼痛者，证属余邪留滞，血络不通。

肝胆火毒　疱疹色鲜红，灼热疼痛，疱壁紧张，口苦，心烦，易怒，脉弦数。

脾胃湿热　疱疹色淡红，起黄白水疱，疱壁易于穿破，渗水糜烂，身重腹胀，苔黄腻，脉滑数。

【治疗】

1. 针灸治疗

治则　清热燥湿，解毒止痛。以局部阿是穴及相应夹脊穴为主。

主穴　阿是穴、局部夹脊穴、合谷、曲池。

配穴　肝胆火盛者，配太冲、支沟；脾胃湿热者，配血海、阴陵泉、三阴交。

操作　毫针刺，用泻法。疱疹局部阿是穴用围针法，即疱疹带的头、尾各刺一针，两旁则根据疱疹带的大小选取 1~3 点，向疱疹带中央沿皮平刺。或用三棱针点刺疱疹及其周围，再拔罐，令每罐出血 3~5ml。

方义　局部阿是穴围针刺或点刺拔罐可引火毒外出。本病是由疱疹病毒侵害神经根所致，取相应的夹脊穴，直针毒邪所留之处，可泻火解毒、通络止痛，正符合《内经》所言"凡治病必先治其病所从生者也"；合谷、曲池合用疏导阳明经气，以清解邪毒。

2. 推拿治疗

治则　清热利湿，通络止痛。以足厥阴、足太阴经穴位及皮损周围邻近部和（或）局部为主。

取穴　大椎、肝俞、胆俞、期门、日月、章门、曲泉、阴陵泉、三阴交、太冲、皮损周围邻近部和（或）局部。

手法　一指禅推法、点压法、按揉法、摩法、拿法、搓法、擦法。

操作　皮疹期，患者取坐位或俯卧位，于大椎、肝俞、胆俞、脾俞等穴以拇指或食、中叠指点压，再在期门、日月、章门等穴施以一指禅推法或按揉法，继在皮损四周 3cm 以外做擦法、抹法或摩法。患者取仰卧位或侧卧位，于曲泉、阴陵泉、三阴交和太冲等穴用拇指或屈食指关节点压，并在足厥阴经、足太阴经和足少阴经膝下部位施以四指推法、拿法或搓法，手法宜较重。后遗疼痛期，于膈俞、肝俞、腋中、气海、血海和三阴交等穴点压或揉拨，在局部和邻近部位施以揉法、摩法、扫散法或振荡法。疱疹出现在三叉神经第一支分布区域者，加拿风池，点压或揉拨迎香、合谷、中渚、内庭；疱疹出现于颈神经分布区域者，加拿风池，点压或揉按率谷、翳风、阳溪、阳池、阳谷、昆仑或抹桥弓；疱疹出现于肋间神经分布区域或腰骶部者，加点压或揉按支沟、间使、阳陵泉、委中、飞扬、悬钟；伴有发热者，加点压或揉按曲池、合谷，拿肩井、五经；伴食欲不振、苔腻者，加点压或揉按胃俞、意舍、中脘、足三里；伴有头痛者，加揉按百会、四神聪，拿风池，抹额部和太阳部。

3. 其他治疗

（1）皮肤针 疱疹后遗的神经痛可在局部用皮肤针叩刺后，加艾条灸。

（2）耳针 选胰、胆、肾上腺、神门、肝。毫针刺，强刺激，捻转 3 ~ 5 分钟，每次留针 30 ~ 60 分钟，每日 1 次。

（3）穴位注射 选肝俞、足三里、相应夹脊穴。用维生素 B_1 和 B_{12} 注射液，每次每穴注射 0.5ml，每日或隔日 1 次。

（4）激光照射 选阿是穴，用氦 – 氖激光治疗仪局部照射，每次 20 ~ 30 分钟，每日 1 次。

【按语】

1. 针灸推拿治疗带状疱疹效果很好。早期应用针灸治疗能减少神经痛的后遗症状，若遗留有神经痛针灸有较好的止痛效果。少数病例合并化脓感染须外科处理。

2. 本病应注意与单纯性疱疹相鉴别，单纯性疱疹好发于皮肤黏膜交界处，多出现于发热性疾病过程中，且有反复发作史。

3. 治疗时若配合中药内服外敷效果更好。其间应忌食辛辣、油腻、鱼虾等发物。

4. 疱疹期禁止在皮损部施用任何手法。

疔 疮

疔疮是以病初即有粟粒样小脓头，发病迅速，根深坚硬如钉为主症的好发于颜面部和手足部的外科疾患。本病多因肌肤不洁，邪毒乘隙侵袭，邪热蕴结肌肤；或因恣食膏粱厚味和酗酒等，以致脏腑蕴热，毒从内发。若毒热内盛则流窜经络，内攻脏腑则属危候。

西医学的颜面部疖、痈，急性甲沟炎，脓性指头炎，急性淋巴管炎等由金黄色葡萄球菌感染所致的急性化脓性炎症属于本病范畴。

【辨证】

本病以毛囊口脓疱隆起，呈圆锥形的黄色或紫色炎性硬结，状如粟粒为主要症状。

火毒流窜经络 四肢部疔疮，患处有红丝上窜者，名"红丝疔"。

疔疮走黄 疔疮内攻脏腑之危候，兼见壮热烦躁，眩晕呕吐，神昏谵语。

【治疗】

1. 针灸治疗

治则 清热解毒，行气活血。以督脉穴位为主。

主穴 身柱、灵台、合谷、委中。

配穴 根据患部所属的经脉循经取穴。如发于面部者，属手阳明经，配商阳、内庭；属少阳经者，配关冲、足临泣；属太阳经者，配少泽、足通谷。发于手者，可配足部同名经腧穴；发于足者，配手部同名经腧穴。如系红丝疔，可沿红丝从终点依次点刺到起点，以泻其恶血。疔疮走黄伴高热者，可点刺十宣或十二井穴出血或针刺水沟；伴神昏者配水沟、关冲、内关。

操作 毫针刺，用泻法。或三棱针点刺出血。

方义　督脉总督诸阳，灵台为治疗疔疮经验穴，配合身柱有疏泄阳热火毒之功。合谷为手阳明经原穴，阳明经多气多血，在三阳经中阳气最盛，故泻之可清阳热祛火毒，对面部疔疮更为适宜。疔疮为火毒蕴结血分之急症，委中又名"血郄"，刺血可清泻血热。

2. 其他治疗

（1）挑刺　寻找背部脊柱两旁丘疹样突起，用三棱针挑刺，每日1次。或取心俞、脾俞等。

（2）耳针　选神门、肾上腺、皮质下、相应部位穴位，每次取2～3穴，毫针刺，中度刺激，留针30～60分钟，每日1次。

（3）隔蒜灸　选阿是穴，将蒜片置于疮肿上，艾炷置于蒜片上点燃灸之，每一疮灸3～10壮，每日1次，10次为1疗程。轻者灸3～4次可痊愈，为防止复发应灸完1个疗程，重者一般需2个疗程。

【按语】

1. 针灸治疗疔疮有一定的疗效。

2. 疔疮初起，切忌挤压、挑刺，不宜在病变部位拔罐和针刺；红肿发硬时忌手术切开，以免感染扩散；如已成脓，应转外科处理。

3. 疔疮走黄，症情凶险，应采取综合治疗。

4. 治疗期间应忌食鱼、虾及辛辣厚味，多食新鲜蔬菜。

痄　腮

痄腮是以发热、耳下腮部肿胀疼痛为主症的一种急性传染性疾病，俗称"蛤蟆瘟"。本病多因外感风温邪毒，从口鼻而入，夹痰化火，遏阻少阳、阳明经脉，郁结于腮部所致。少阳与厥阴相表里，足厥阴之脉循少腹络阴器，若受邪较重则常并发少腹痛、睾丸肿胀。若温毒炽盛，热极生风，内窜心肝，则出现高热、昏迷、痉厥等变证。

西医学的流行性腮腺炎属于本病范畴。

【辨证】

本病以耳下腮部肿胀疼痛，咀嚼困难为主要症状。临床根据病因及症状可分为温毒在表、热毒蕴结和温毒内陷三型。

温毒在表　患者仅觉耳下腮部酸痛肿胀，而无其他见症，可在数日内逐渐肿消痛止。较重者，初起有恶寒、发热、全身轻度不适等症。

热毒蕴结　发热，耳下腮部红肿热痛，坚硬拒按，咀嚼困难。

温毒内陷　高热烦渴，或睾丸肿痛，甚则神昏抽搐。

【治疗】

1. 针灸治疗

治则　清热解毒，消肿散结。以手少阳、手足阳明经穴位为主。

主穴　翳风、颊车、外关、合谷、关冲。

配穴　温毒在表者，配风池、少商；热毒蕴结者，配商阳、曲池；温毒内陷睾丸肿痛者，配太冲、曲泉；神昏抽搐者，配水沟、十宣或十二井。

操作 毫针刺，用泻法。关冲、商阳、十宣、十二井穴用三棱针点刺出血。

方义 从患病部位看，本病以少阳经为主，牵及阳明经，故取手足少阳之会翳风、足阳明经穴颊车，均属局部取穴，以宣散患部气血的蕴结；远取手少阳经络穴外关、井穴关冲及手阳明经原穴合谷，以清泻少阳、阳明两经之郁热温毒，且外关通阳维脉，"阳维为病苦寒热"，与善治头面之疾的合谷同用，更有疏风解表、清热消肿之功。

2. 推拿治疗

治则 疏风清热，解毒散结。以手少阳、手足阳明经穴位为主。

取穴 翳风、颊车、合谷、曲池、天河水、六腑、风池、肩井、大椎、肺俞、天柱骨、脊柱等。

手法 一指禅推法、直推法、指揉法、拿法、掐法、点按法。

操作 患儿取仰卧位，医者立或坐于其右侧，以右手拇指于患侧翳风、颊车穴施以一指禅推法，再以中指揉法揉此二穴；然后拿揉双侧合谷、曲池；清天河水 300 次，推六腑 300 次。患儿取俯卧位，以食、中二指螺纹面按揉双侧肺俞；然后揉大椎，推天柱骨。患儿取坐位，先按揉双侧风池，再拿风池，提拿肩井，此手法宜稍重以清泻少阳之火。出现惊厥者，加掐水沟、十宣、老龙、小天心，掐揉涌泉；热重者，加推脊，推六腑、天河水；睾丸肿痛者，加按揉关元、气海、中极、腰阳关、命门、肝俞、太冲、三阴交。

3. 其他治疗

（1）灯火灸 选取角孙穴，单侧病者取患侧，双侧病者取双侧。先剪短穴区头发，穴位常规消毒，取灯心草蘸植物油点燃，迅速触点穴位，并立即提起，可闻及"叭"的一声。一般灸治 1 次即可，若肿势不退，次日再灸 1 次。

（2）耳针 选取面颊、肾上腺、耳尖、对屏尖，毫针刺，中度刺激，耳尖用三棱针点刺出血，留针 20～30 分钟，每日或隔日 1 次。

【按语】

1. 针灸推拿治疗本病疗效较好，常用方法是灯火灸和刺络放血。此外，穴位注射、梅花针叩刺、局部微波照射等对本病局部炎症的吸收均有益。

2. 可配合其他外治法：①紫金锭或如意金黄散以水调后敷于患处，每日 2 次。②鲜马齿苋、鲜蒲公英、鲜仙人掌等，任选一种，捣烂外敷患处。

3. 若有严重合并症，应采取综合治疗。

4. 流行季节针灸翳风、合谷、足三里等穴，可以起到预防作用。

5. 本病有传染性，自患者起病至腮腺肿胀完全消退期间，须注意隔离。

乳 痈

乳痈是以乳房红肿疼痛、排乳不畅，以致结脓成痈为主症的急性化脓性病证。本病多由忧思恼怒，肝气失于疏泄；或因过食厚味，胃经积热；或产妇因产后体虚，乳头皮肤皲裂，外邪火毒侵入乳房，导致乳房脉络不通，排乳不畅，郁热火毒与积乳互凝，从而结肿成痈。

西医学的急性化脓性乳腺炎属于本病范畴。

【辨证】

本病以乳房结块、红肿疼痛为主要症状。根据不同的病程进展可分为郁乳期、酿脓期和溃脓期。

郁乳期　初起乳房结块，肿胀疼痛，常兼有恶寒、发热、全身不适等症，为气滞热壅，此时脓未形成。

酿脓期　肿块增大，焮红疼痛，时有跳痛，为火毒炽盛。

溃脓期　肿块中央触之渐软，有应指感，或见乳头有脓汁排出，为毒盛肉腐，说明脓已成熟。

临床根据病因及症状可分为肝气郁结和胃热蕴滞两型。

肝气郁结　胸闷胀痛，呃逆，纳呆，苔薄，脉弦。

胃热蕴滞　兼见口渴，口臭，便秘，苔黄腻，脉弦数。

【治疗】

1. 针灸治疗

治则　清热解毒，消肿散结。以足阳明、足厥阴经穴位为主。

主穴　少泽、膻中、乳根、太冲、肩井。

配穴　肝气郁结者，配期门、行间；胃热蕴滞者，配梁丘、内庭。

操作　毫针刺，用泻法。期门、肩井不得针刺过深，以免伤及肝、肺等脏器。郁乳期采用隔蒜灸。

方义　少泽系小肠经井穴，有疏通乳腺闭塞、行气活血之功效，善治乳房疾患；乳根、膻中两穴疏通局部气血；太冲疏肝解郁。诸穴共奏清热、消肿、散结之功。肩井为治疗乳痈的经验穴，系手足少阳、足阳明、阳维脉交会穴，所交会之经脉均行胸、乳，故用之可通调诸经之气，使少阳通则郁火散，阳明清则肿痛消。

2. 推拿治疗

治则　清热解毒，活血消肿，通络止痛。以足阳明、足厥阴经穴位为主。

取穴　肩井、膻中、乳根、灵墟、屋翳、期门、内关、梁丘、足三里、太冲、患侧乳房。

手法　按揉法、点压法、抹法、摩法、拿捏法。

操作　患者取坐位或仰卧位，暴露患侧乳房，涂以按摩乳。先在患部周围施以轻摩法、揉法；再用两手的四指托住乳房，两手的拇指在肿块上交替抹推数次，方向从肿块上方开始，向下到乳头；最后用左手托住乳房，右手的拇指和食指捏拿肿块，由上向下到乳头，根据患者忍受程度，渐渐增强捏拿的力量，如此捏拿数遍。同时可辅以按揉膻中、乳根、灵墟、屋翳、期门、足三里穴，拿肩井穴，点按内关、合谷、梁丘、太冲穴。肝气郁结者，配点按期门、行间；胃热蕴滞者，配点按梁丘、内庭。

3. 其他治疗

（1）拔罐　早期选大椎、第4胸椎夹脊、乳根（患侧）；溃疡期局部取穴；乳痈早期在所在穴位处用三棱针点刺出血后拔火罐，每日1次。

（2）隔物灸　选取阿是穴，用葱白或大蒜捣烂，铺于乳房患处，用艾条熏灸 10～20 分钟，每日 1～2 次。用于乳痈初起未成脓时。

（3）耳针　选乳腺、内分泌、肾上腺、胸。毫针刺，中度刺激，留针 20～30 分钟。

（4）三棱针　在背部肩胛区寻找阳性反应点。反应点为小米粒大小的红色斑点，指压不退色，稀疏散在，数个至十几个不等。用三棱针挑刺并挤压出血，出血量以血色变为正常为度。若刺血后拔罐，则疗效更佳。

【按语】

1. 针灸推拿治疗本病对初起未化脓者有较好疗效，应强调早期治疗。已化脓患者应考虑转外科治疗。

2. 本病早期应辨清发病部位，对针灸临床选穴具有实用意义。注意与浆细胞性乳腺炎、乳腺结核相鉴别。浆细胞性乳腺炎多发生于未哺乳期妇女，其炎症肿块多发生于乳晕部，乳头内有粉刺样带臭味的分泌物；乳腺结核进展缓慢，疼痛不甚。

3. 推拿手法应轻快柔和，以防止损伤皮肤。

4. 初起即可自我推拿。方法如下：一手托住乳房，另一手以四指掌面先后从腋下、锁骨下、胸骨旁和肋缘上紧按乳房皮肤顺抹至乳晕部。顺抹法先轻后稍重，每一方向重复 5～6 次。顺抹时可见乳汁流溢。

肠　痈

肠痈是外科常见的急腹症，临床上以持续伴阵发性加剧的右下腹痛、肌紧张、反跳痛为特征。可发生于任何年龄，多见于青壮年。本病多因饮食不节，暴饮暴食，或过食油腻、生冷不洁之物，损伤肠胃，湿热内生蕴于肠间；或因饮食后急剧奔走，导致气滞血瘀，肠络受损；或因寒温不适、跌仆损伤、精神因素等，导致气滞、湿阻、热壅、瘀阻、积热不散，血腐肉败而成痈肿。

现代医学的急、慢性阑尾炎属于本病范畴。

【辨证】

本病以持续伴阵发性加剧的右下腹疼痛、肌紧张、反跳痛为主要症状。临床可分为轻症和重症。

轻症　初起上腹部或脐周作痛，阵发性钝痛，数小时后疼痛转移至右下腹部，逐渐加重，伴有恶寒发热，恶心呕吐，便秘，腹胀，溲赤，苔黄腻，脉洪数。

重症　痛处固定不移，痛势加剧，腹肌紧张拘急，拒按，局部可触及肿物，高热不退。

【治疗】

1. 针灸治疗

治则　清热导滞，行气活血。以足阳明经穴位为主。

主穴　天枢、上巨虚、阑尾、阿是穴。

配穴　发热者，配曲池、大椎；呕吐者，配上脘、内关；便秘者，配腹结、天枢；腹胀者，配大肠俞、次髎。

操作　毫针刺，用泻法。

方义　本病病位在大肠，故取大肠募穴天枢、下合穴上巨虚（合治内腑）以通调肠腑，清泻肠腑积热。阑尾穴是治疗肠痈的经验效穴。针刺阿是穴可直达病所，畅通患部气血，消痈止痛。

2. 推拿治疗

治则　行气活血，清热导滞。以足阳明经穴位为主。

取穴　天枢、上巨虚、阑尾、大肠俞、三焦俞等。

手法　一指禅推法、点压法、摩法、㨰法、擦法、点揉法等。

操作　患者取俯卧位，于大肠俞、三焦俞施以一指禅推法，然后在三焦俞与大肠俞之间施以㨰法，接着施以擦法，以透热为度。患者取仰卧位，在天枢穴施以指揉法，然后在压痛点（麦氏点）施以摩法。手法宜轻快柔和，特别是在运用摩法时动作要特别柔和，不可使用暴力，否则会加重病情。患者取坐位或仰卧位，于上巨虚、阑尾穴上施以点压法或揉法，手法应由轻至重，不可用暴力。发热者，可在曲池、合谷穴上施以点压法；腹胀者，可在气海穴施以点揉法；呕吐者，可在中脘、内关穴上施以点揉法；湿热证型者，可在阴陵泉、地机穴上施以一指禅推法。

3. 其他治疗

（1）电针　选取右天枢、右阑尾穴，电针刺激，强度以患者能耐受为度，每次 30～60 分钟，每日 2 次。

（2）耳针　选取阑尾、神门、新阑尾点（位于对耳轮耳腔缘，在臀与腰椎之间），毫针刺，中强度刺激，每次留针 30～60 分钟，每日 1～2 次。

【按语】

1. 针灸推拿治疗本病初期或一部分酿脓期患者效果较好，有即刻止痛的作用，但对于重症疗效较差，应采取综合疗法。足三里、上巨虚、阑尾、麦氏点局部针刺对控制疼痛和病情的发展有良好的作用。对于慢性阑尾炎右少腹经常疼痛者，除针刺外，应配合灸法治疗。

2. 本病初期疼痛多不明显，或无腹痛，或见左侧腹痛等，但不久即固定为右下腹痛。腹痛的性质和程度与本病的发病类型有一定关系，单纯性阑尾炎多呈持续性钝痛或胀痛，化脓性或坏疽性阑尾炎呈阵发性剧痛或跳痛，阑尾梗阻则表现为阵发性绞痛。应与急性胃肠炎、急性肠系膜淋巴结炎和胃、十二指肠急性穿孔等病证相鉴别。

3. 对急性阑尾炎症状严重、已化脓有穿孔或坏死倾向者，宜及时转外科处理，采取综合疗法进行治疗。

4. 平素患者可经常自行摩腹，特别是右下腹疼痛处，既可预防、又可缓解因慢性阑尾炎而引发的粘连。

痔　疮

痔疮是以肛肠部直肠下端黏膜下和肛管皮下的静脉扩大曲张形成的静脉团块为主症的慢性疾病，男女均可发病，以青壮年、经产妇多见。本病发生多因久坐、久站、负重远行、妊娠所致；或因饮食不节，嗜食辛辣厚味，燥热内生，肠胃受损而得；或因久泻、久痢、便秘，以致湿热内生，脉络郁阻，结壅肛肠而致。

西医学认为痔疮是直肠下端黏膜下和肛管皮下的静脉丛由于各种原因扩大曲张而形成的静脉团块。

【辨证】

本病以肛门部出现小肉状突出物，无症状或仅有异物感为主要症状。临床多根据病变部位不同分为内痔、外痔和混合痔。

内痔 初起痔核很小，质柔软，不痛，早期常因大便时摩擦出血，或出血如射，或点滴不已，血色鲜红或黯红，如反复发作，痔核增大，脱垂于肛门外，不能及时复位，可因感染引起局部剧痛、肿胀，嵌顿时可致糜烂、坏死。

外痔 于肛门外赘生皮瓣，逐渐增大，按之质较硬，一般无痛，也不出血，仅觉肛门部有异物感，如有感染时则肿胀、疼痛。

混合痔 直肠上、下静脉丛同时扩大，曲张延长，兼有内、外痔共同症状，痔核常突出于肛外，黏膜经常受到刺激，黏液分泌大量增加，使肛周潮湿不洁、瘙痒，形成肛周湿疹。

【治疗】

1. 针灸治疗

治则 清热利湿，化瘀止血。以足太阳经穴位为主。

主穴 承山、次髎、二白、长强、会阳。

配穴 便秘者，配支沟、天枢；气虚下陷者，灸神阙、百会；肛周肿痛者，配秩边、飞扬。

操作 毫针刺，用泻法。气虚下陷者宜用补法，可灸。

方义 承山、会阳、次髎均为膀胱经穴，足太阳经别又自腨至腘，别入肛中，故取三穴用泻法，清泻肛肠湿热，疏导膀胱经气而消瘀滞；近取长强以加强其作用；二白为经验穴，善治内痔出血。

2. 其他治疗

（1）耳针 选肛门、直肠、大肠、神门、脾、肾上腺。毫针刺，每次取 2~3 穴，中度刺激，每次留针 20~30 分钟，每日 1 次，10 次为 1 疗程。

（2）挑治 在大肠俞或第 7 胸椎两侧至骶尾间寻找痔点（紫红色或粉红色丘疹），以腰骶部接近督脉的痔点疗效较好。常规消毒，用粗针将挑刺部位的表皮纵行挑破 0.2~0.3cm，然后再向深部挑，将皮下白色纤维样物挑断，7 天左右 1 次，连续 3~4 次。

【按语】

1. 针刺能迅速缓解痔疮肿痛发作症状。

2. 注意内痔和外痔的不同临床表现，内痔主要表现有出血、肛门脱出、痔疮黏液渗出、肛周瘙痒；外痔则是肛门外赘生皮瓣，逐渐增大，一般无痛，也不出血，仅觉肛门部有异物感。

3. 平素少食辛辣刺激性食物，保持大便通畅。

第六节　五官科疾病

目 赤 肿 痛

目赤肿痛是以目赤而痛、羞明多泪为主症的常见急性眼科病证，又称"天行赤眼"、"风热眼"、"暴风客热"，俗称"红眼病"。本病好发于夏秋季节，多因外感风热时邪，侵袭目窍，郁而不宣；或肝胆火盛，循经上扰，以致经脉闭阻，血壅气滞所致。

西医学的急性结膜炎、假膜性结膜炎以及流行性角结膜炎等均属于本病的范畴，其多由感染细菌、病毒，或过敏而致。

【辨证】

本证以目赤肿痛、羞明、流泪、眵多为主要症状，临床可分为外感风热和肝胆火盛两型。

外感风热　起病较急，白睛红赤，沙涩灼热，痒痛皆作，眵多黄黏，伴头痛、发热、鼻塞，苔薄白或微黄，脉浮数。

肝胆火盛　起病稍缓，白睛红赤，胞睑肿胀，病初眼有异物感，视物模糊不清，羞明涩痛，眵多胶结，伴口苦咽干、烦热、便秘、耳鸣，苔黄，脉弦数。

【治疗】

1. 针灸治疗

治则　疏风清热，消肿止痛。以手阳明、足太阳、足厥阴、足少阳经穴位为主。

主穴　合谷、太冲、风池、睛明、太阳。

配穴　外感风热者，加少商、上星；肝胆火盛者，加行间、侠溪。

操作　毫针刺，用泻法。睛明穴应谨慎操作，进出针须缓慢，捻转宜轻，不宜提插，出针后用消毒棉球按压；少商、太阳、上星点刺出血。

方义　肝开窍于目，阳明、太阳、少阳、足厥阴经脉均循行于目系。故取合谷调阳明经气以疏泄风热；太冲、风池分属肝胆两经，上下相应，导肝胆之火下行；睛明为足太阳、阳明之交会穴，可宣泻郁热，通络明目；太阳点刺放血以泻热消肿。

2. 其他治疗

（1）耳针　选眼、目1、目2、肝。毫针刺，留针20分钟，间歇运针；亦可在耳尖或耳后静脉点刺放血。

（2）挑刺　可在肩胛间按压过敏点，或在大椎穴及其旁开0.5寸处选点挑刺。本法适用于急性结膜炎。

（3）刺络拔罐　在太阳穴处点刺出血后拔罐。每日1次。

【按语】

1. 针灸治疗目赤肿痛效果较好，可明显缓解病情，缩短病程，还有预防发病的效果。

2. 本证为眼科常见急性传染病，在流行时要注意洗脸用具隔离，以防接触感染。

3. 在治疗期间，要注意眼的卫生，可配合冷盐水洗眼，并充分暴露患眼，切忌包扎患眼。

4. 患病期间注意休息，保证睡眠充足，减少视力活动；避免情绪波动，勿食辛辣之物。

麦 粒 肿

麦粒肿是指胞睑边缘生小疖肿，红肿痒痛，形似麦粒，且易于溃脓的眼病，又称"针眼"、"眼丹"、"土疳"等。多因脾胃蕴热，或心火上炎，复感风热，积热与外风相搏，气血瘀滞，火热结聚，热毒壅阻于胞睑，以致眼睑红肿，熟腐化为脓液。

西医学认为本病是眼皮脂腺受感染而引起的一种急性化脓性炎症，可分为内、外麦粒肿。凡睫毛所属皮脂腺的化脓性炎症为外麦粒肿，而睑板腺的化脓性炎症为内麦粒肿。

【辨证】

本病起始眼睑痒痛并作，眶缘局限性红肿硬结、疼痛和触痛，继则红肿热痛加剧；数日后硬结顶端出现黄色脓点，破溃后脓自流出。临床可分为外感风热和脾胃蕴热两型。

外感风热　局部微肿痒痛，伴头痛发热、全身不适、汗出恶风，苔薄黄，脉浮数。

脾胃蕴热　局部红肿灼痛，伴心烦、口臭、口渴、便秘，苔黄，脉数。

【治疗】

1. 针灸治疗

治则　疏风清热，解毒散结。以局部穴及足少阳经穴位为主。

主穴　太阳、关冲、鱼腰、风池。

配穴　外感风热者，加攒竹、外关、丝竹空、行间；脾胃蕴热者，加内庭、承泣、阴陵泉。

操作　毫针刺，用泻法。太阳、关冲浅刺出血。其他穴可加用电针。

方义　浅刺太阳、关冲出血，可泻热解毒，活血散瘀；鱼腰可疏调眼部气血，为治疗眼病常用的有效奇穴；风池是足少阳经与阳维脉的交会穴，可疏风解表，以治目疾。

2. 其他治疗

（1）耳针　选眼、肝、脾、耳尖。毫针刺，留针20分钟，间歇运针；亦可在耳尖、耳背小静脉点刺放血。

（2）挑刺　在肩胛区第1～7胸椎棘突两侧，探寻淡红色皮疹或敏感点，皮肤消毒后用三棱针点刺，挤出少量黏液或血水，可反复挤3～5次；亦可挑断疹点处的皮下纤维组织。

（3）刺络拔罐　取大椎穴，用三棱针点刺出血后拔罐。

【按语】

1. 针灸可促进麦粒肿红肿硬结消退，尤其是早期治疗，疗效显著而迅速。如已成脓应转眼科处理。

2. 临床诊断时应注意与霰粒肿相鉴别。

3. 本病初起至酿脓期间，切忌用手挤压患处，以免脓毒扩散。早期可湿热敷或理疗，使用抗生素眼药水或眼膏。

4. 平时注意眼部卫生，患病期间宜清淡饮食。

近　视

近视是以视近清楚、视远模糊为主症的一种屈光不正性眼病，古称之为"能近怯远症"。多因先天禀赋不足，后天发育不良，劳心伤神，心阳耗损，使心、肝、肾气血亏虚，或用眼习惯不良，使目络瘀阻，目失所养而致。

【辨证】

本病以视近清晰，视远模糊，视物昏渺，视力减退为主要症状。临床可分为肝肾不足和心脾两虚两型。

肝肾不足　视近清晰，视远模糊，兼见失眠健忘、腰酸、目干涩，舌红，脉细。

心脾两虚　视近清晰，视远模糊，兼见神疲乏力、纳呆便溏、头晕心悸、面色无华或白，舌淡，脉细。

【治疗】

1. 针灸治疗

治则　通络活血，养肝明目。以足阳明、足太阳、足厥阴、足少阳经穴位为主。

主穴　承泣、睛明、太冲、光明、风池。

配穴　肝肾不足者，加肝俞、肾俞；心脾两虚者，加心俞、脾俞、足三里。

操作　毫针刺，承泣、睛明用较轻的平补平泻手法；风池、太冲、光明用较强的平补平泻手法。眼区穴宜轻捻缓进，退针时至皮下疾出之，随即予棉球按压1分钟。风池穴针感须扩散至颞及前额或至眼区。诸穴可加用电针。

方义　承泣、睛明为治眼疾的常用穴，可疏通眼部经络，益气明目；目为肝之窍，肝经上连目系，太冲为肝经原穴，光明为胆经络穴，二者属原络配穴，且均为治疗眼病的要穴；风池内与眼络相连，可疏导头面气血，疏调眼络。

2. 推拿治疗

治则　通络明目，以局部取穴为主。

取穴　睛明、攒竹、承泣、四白、太阳、瞳子髎、鱼腰、风池、合谷等。

手法　一指禅推法、抹法、按揉法、拿法等。

操作　患者取坐位，于睛明、攒竹沿眼眶上缘至太阳，由睛明至承泣沿两侧眼部呈"∞"字形施以一指禅推法，往返数次；于印堂至神庭施以抹法十数次；于两侧眼眶上下缘施以抹法十数次；于睛明、攒竹、承泣、四白、太阳、瞳子髎、鱼腰穴施以按揉法；于风池、肩井穴施以拿法；合谷穴施以按揉法。

3. 其他治疗

（1）耳针　选眼、肝、肾、目1、目2。毫针刺，每次取2～3穴，每次留针20～60分钟，间歇运针；或用揿针埋藏或王不留行贴压，每3～5日更换1次，双耳交替，嘱患者每日自行按压数次。

（2）皮肤针　用梅花针轻叩眼周穴位及风池穴，隔日1次，10次为1疗程。

（3）头针　选枕上旁线、枕上正中线。每日1次。

（4）激光照射　选睛明、承泣、光明。使用小功率氦-氖激光仪，每穴照射2分钟，隔日1次。

【按语】

1. 针灸推拿治疗本病有较好疗效，尤以假性近视为佳。因先天异常所致者则非针灸推拿适应证。

2. 患者应注意用眼卫生，科学用眼，坚持做眼保健操、经络穴位按摩等。

3. 青少年期是预防近视的重点，应做好视力保护工作。

4. 研究表明针刺对视力的改善可能与调节瞳孔的植物神经功能和改善眼周及眼内组织血液循环有关。

附：视神经萎缩

视神经萎缩是指视网膜神经节细胞轴索广泛损害，出现萎缩变性，以视功能损害和视神经乳头苍白为主要特征，是一种严重影响视力的慢性眼底病，也是致盲率较高的一种眼病。本病分为原发性和继发性萎缩，属中医学"青盲"、"视瞻昏渺"的范畴。多因先天禀赋不足、肝肾亏损、精血虚乏、目窍萎闭、神光不得发越于外；或目系受损、脉络瘀阻、精血不能上荣于目而致。

【辨证】

患眼外观无异常而视力显著减退，甚至完全失明。视野改变与视力减退同步发展，视野呈向心性缩小，以红绿色视野缩小最为显著。瞳孔反应因视神经萎缩轻重不同而迟缓或消失。临床可分为肝郁气滞、气血瘀滞和肝肾亏虚三型。

肝郁气滞　视力显著减退，伴情志不舒，抑郁好怒，胁痛，口苦，舌红，脉弦。

气血瘀滞　视力显著减退或失明，有头或眼部外伤史，伴头痛，眩晕，健忘，舌质黯、有瘀斑，脉涩。

肝肾亏虚　视力显著减退或失明，伴双眼干涩，头晕耳鸣，颧红咽干，遗精腰酸，舌红，脉细数。

【治疗】

1. 针灸治疗

治则　肝郁气滞、气血瘀滞者疏肝理气，活血化瘀；肝肾亏虚者补益肝肾，养肝明目。以眼区局部和足少阳经穴位为主。

主穴　球后、睛明、承泣、风池、太冲、光明。

配穴　肝郁气滞加行间、侠溪；气血瘀滞加合谷、膈俞；肝肾亏虚加肝俞、肾俞、太溪。

操作　同近视治疗。

方义　同近视治疗。

2. 推拿治疗　同近视治疗。

3. 其他治疗　同近视治疗。

【按语】

1. 视神经萎缩至今尚无满意的疗法。针灸有一定的近期疗效，可控制病情发展和促进恢复。

2. 患者应慎起居，戒恼怒，不过劳。

耳鸣、耳聋

耳鸣、耳聋是指听觉异常的两种症状。耳鸣以自觉耳内鸣响为主症；耳聋以听力减退或听力丧失为主症，其轻者又称为"重听"，重者则称为"耳聋"。本证多由内伤情志，气郁化火，肝胆风火上逆，以致少阳经气闭阻；或痰热郁结，蒙蔽清窍，或肾虚气弱，精血不能上承，耳窍失养所致；或风邪侵袭，壅遏清窍所致；亦有因突然暴响震伤耳窍而引起者。

西医学的耳科疾病、脑血管疾病、高血压病、动脉硬化症、贫血、感热性疾病、药物中毒、外伤性疾病等均可引起耳鸣、耳聋。

【辨证】

以耳鸣、耳聋为主要症状。临床根据发病久暂、兼症等可分为虚证和实证。

实证　暴病耳聋，或耳中觉胀，鸣声隆隆不断，按之不减，兼见头胀，面赤，烦躁善怒，或畏寒发热，苔薄黄，脉弦。

虚证　久病耳聋，耳中如蝉鸣，时作时止，劳累则加剧，按之鸣声减弱，兼见头晕，腰膝酸软，或五心烦热，遗精盗汗，带下，苔少，脉虚细。

【治疗】

1. 针灸治疗

治则　疏通耳窍。以足少阳、手少阳经穴位为主。

主穴　听宫、外关、翳风、听会、侠溪。

配穴　实证者，加太冲、合谷、丰隆、内庭；虚证者，加太溪、照海。

操作　毫针刺，实证用泻法，虚证用补法。听宫、听会应张口取穴，针感要求向耳底或耳周传导。诸穴可加用电针。

方义　耳为手、足少阳经所辖，听宫为手太阳经与手、足少阳经之交会穴，气通耳内，可聪耳启闭，为治耳疾要穴；取手少阳之外关、翳风，足少阳之听会、侠溪，可通上达下，疏通少阳经络，清肝泻火。

2. 推拿治疗

治则　疏通耳窍。以足少阳、手少阳经穴位为主。

取穴　耳门、听宫、听会、合谷、风池等。

手法　一指禅推法、按揉法、拿法等。

操作　患者取坐位（头一侧侧伏于桌面枕头上），于耳门、听宫、听会施以一指禅推法，往返数十次，以局部有深透感为佳；合谷穴施以按揉法；风池穴施以拿法。

3. 其他治疗

（1）耳针　选耳、心、肝、肾、内耳、皮质下。毫针刺，中度刺激，留针20～30分钟，亦可埋针；暴发性耳聋者，毫针强刺激。

（2）头针　选颞后线。毫针刺，间歇运针，留针20分钟，每日或隔日1次。

（3）穴位注射　选翳风、完骨、肾俞、阳陵泉穴，用丹参注射液或维生素B_{12}注射液，每穴0.5～1ml，每日或隔日1次。

【按语】

1. 针灸对神经性耳鸣、耳聋和暴发性耳聋效果较好，但对鼓膜损伤致听力完全丧失者疗效不佳。

2. 治疗期间，患者可自行按压耳周的耳门、听宫、听会、翳风等穴，有利于恢复。

3. 生活规律和精神调节，尤其是保证充足睡眠对耳鸣、耳聋患者的健康具有重要意义。日常生活应适劳逸、慎喜怒、遵房劳，注意摄生调养，保持耳道清洁。

鼻　渊

鼻渊是以鼻流腥臭浊涕、鼻塞、嗅觉减退或丧失等为主症的病证，重者称为"脑漏"。本证的发生，每因风寒袭肺，蕴而化热，或感受风热，致肺气失宣，客邪上干清窍而致鼻塞流涕；或因风邪解后，郁热未清，酿为浊液，壅于鼻窍，化为脓涕，迁延而发为鼻渊；亦有因肝胆火旺，上犯清窍而致者。

西医学的慢性鼻炎、急慢性鼻窦炎和副鼻窦炎属于本病范畴，其可能与全身因素如贫血、营养不良导致机体抵抗力下降，以及急性鼻炎迁延和邻近组织炎症引起鼻窦感染等有关。

【辨证】

本病以鼻流浊涕、色黄腥秽、鼻塞不闻香臭为主要症状。临床根据病程长短及兼症可分为肺经风热、湿热阻窍和肝胆火旺三型。

肺经风热　病变初发，黄涕量多，鼻塞，伴头痛，发热，咳嗽，纳呆，舌红苔黄，脉浮数。

湿热阻窍　鼻流浊涕，色黄腥秽，鼻塞，经久不愈，反复发作，兼见头昏，眉额胀痛，思绪分散，记忆衰退，舌红苔腻，脉滑数。

肝胆火旺　鼻流浊涕，色黄腥秽，鼻塞，兼见头痛目眩，烦躁易怒，口苦咽干，舌红苔黄腻，脉弦数。

【治疗】

1. 针灸治疗

治则　清热宣肺，通利鼻窍。以手太阴、阳明经穴位为主。

主穴　迎香、合谷、印堂。

配穴　肺经风热者，加列缺、少商；湿热阻窍者，加曲池、阴陵泉、足三里；肝胆火旺者，加侠溪、行间、太冲。

操作 毫针刺，用泻法。少商点刺出血。其他穴可加用电针。

方义 鼻为肺之外窍，手阳明与手太阴相表里，其脉又上挟鼻孔，迎香、合谷可疏调手阳明经气，宣肺泄热，其中迎香利鼻通窍，为治鼻塞、不闻香臭之要穴；印堂位于督脉而近鼻部，可散局部之郁热以通利鼻窍。

2. 推拿治疗

治则 通利鼻窍。以局部取穴为主。

取穴 印堂、迎香、太阳、风池、合谷等。

手法 一指禅推法、按揉法、抹推法等。

操作 患者取坐位，沿鼻两侧自印堂至迎香施以一指禅推法，往返数次；于迎香及鼻孔两侧施以按揉法；沿鼻两侧自印堂至迎香施以抹推法，往返数次；合谷穴施以按揉法；风池穴施以拿法。

3. 其他治疗

（1）耳针 选鼻、下屏尖、额、肺。毫针刺，中强度刺激，间歇捻转，留针20~30分钟；或用揿针埋藏或王不留行贴压，每3~5日更换1次，双耳交替，嘱患者每日自行按压数次。

（2）穴位注射 选合谷、迎香、肺俞、口禾髎穴，每次2穴，用复合维生素B注射液，每穴0.2~0.5ml，或鱼腥草注射液0.5ml，隔日1次。

（3）头针 选额中线或额旁一线，沿皮刺1寸，隔日1次。

【按语】

1. 针灸推拿治疗本病有较好疗效，尤其是急、慢性鼻窦炎，一般能迅速有效地控制症状。

2. 针灸对副鼻窦炎效果较差，应做综合治疗，如切开引流，或配合中药，可提高疗效。但针灸可增强体质，减轻发作。

3. 患者应加强锻炼，增强体质，注意防寒保暖，以防复发。平时注意戒除吸烟、饮酒等不良习惯。

牙 痛

牙痛是指因各种原因引起的牙齿疼痛，为口腔疾患常见症状之一。本证多由大肠、胃腑积热，或风邪外袭经络，郁于阳明而化火，火邪循经上炎，或因肾阴不足，虚火上炎所引起；亦有因多食甘酸之物，口齿不洁，垢秽蚀齿而致者。

西医学中的龋齿、牙髓炎、根尖周围炎和牙本质过敏等均可引起牙痛。

【辨证】

本病以牙齿疼痛为主要症状。根据致病原因不同，临床可分为胃火牙痛、风火牙痛和肾虚牙痛。

胃火牙痛 牙痛甚剧，伴口臭，口渴，尿赤，便秘，苔黄燥，脉洪。

风火牙痛 牙痛甚而龈肿，伴形寒，身热，苔薄黄，脉浮数。

肾虚牙痛 牙齿隐隐作痛，时作时止，口不臭，齿浮动，舌红苔少，脉细。

【治疗】

1. 针灸治疗

治则 通络止痛。以手、足阳明经穴位为主。

主穴 合谷、颊车、下关。

配穴 胃火牙痛者，加内庭、二间；风火牙痛者，加外关、风池；肾虚牙痛者，加太溪、行间。

操作 毫针刺，主穴用泻法，循经远取可左右交叉刺，合谷持续行针 1～2 分钟。肾虚牙痛者，太溪用补法，行间用泻法。诸穴可加用电针。

方义 合谷为远道取穴，可清手阳明之热，并兼有祛风作用，可通络止痛，为治疗牙痛之要穴；颊车、下关均为近部取穴，能疏通足阳明经气血。

2. 推拿治疗

治则 通络止痛。以局部取穴为主。

取穴 阿是穴、颊车、下关、合谷等。

手法 一指禅推法、点按（点揉）法等。

操作 患者取坐位（头一侧侧伏于桌面枕头上），于颊车、下关穴施以一指禅推法，阿是穴和合谷穴施以点按（点揉）法。

3. 其他治疗

（1）耳针 选上颌、下颌、神门、上屏尖、牙痛点。每次取 2～3 穴，毫针刺，强刺激，留针 20～30 分钟；或用揿针埋藏或王不留行贴压，每 3～5 日更换 1 次，双耳交替，嘱患者每日自行按压数次。

（2）穴位注射 选颊车、下关、合谷、翳风，每次取 1～2 穴，用安痛定注射液，每穴注入 0.5～1ml。

【按语】

1. 针灸推拿对牙痛有较好的止痛效果，对炎性痛尚有一定的消炎作用。但对龋齿、坏死性牙髓炎、智齿难生等只有暂时止痛效果，应针对病因治疗。

2. 注意与三叉神经痛相鉴别。

3. 大蒜捣烂，于睡前敷贴双侧阳溪穴，至发泡后取下，可用于治疗龋齿疼痛。

4. 患者平时应注意口腔卫生，避免过度的硬物咀嚼和冷、热、酸、甜等刺激。

咽 喉 肿 痛

咽喉肿痛是咽和喉部病变的主要症状，以咽喉部红肿疼痛、吞咽不适为特征，又称"喉痹"、"乳蛾"、"喉蛾"等。本证可由外感风热之邪熏灼肺系，或肺、胃二经郁热上壅所致；或因肾阴亏耗，阴液不能上润咽喉，虚火上炎而致。

西医学的急性扁桃体炎、急性咽炎和单纯性喉炎、扁桃体周围脓肿等可见咽喉肿痛。

【辨证】

本病以咽喉肿痛为主要症状。根据致病原因不同，临床可分为外感风热、肺胃实热和肾阴不足三型。

外感风热　咽喉红肿疼痛，吞咽困难，咳嗽，伴有寒热头痛，苔薄黄，脉浮数。

肺胃实热　咽部红肿疼痛，痛连耳根和颔下，咽干，口渴，便秘，尿黄，舌红苔黄，脉洪大。

肾阴不足　咽喉稍肿，色黯红，疼痛较轻，或吞咽时觉痛楚，微有热象，入夜则见症较重，舌红苔少，脉沉细。

【治疗】

1. 针灸治疗

治则　清利咽喉，消肿止痛。以手太阴、阳明经穴位为主。

主穴　少商、尺泽、照海、合谷、廉泉。

配穴　外感风热者，加风池、大椎；肺胃实热者，加内庭、鱼际；肾阴不足者，加太溪。

操作　少商点刺出血，其他穴毫针刺，用泻法，照海平补平泻。诸穴可加用电针。

方义　少商系手太阴经的井穴，点刺出血，可清泻肺热，为治疗喉证的主穴；尺泽为手太阴经的合穴，取实则泻其子之意；照海为足少阴经和阴跷脉的交会穴，两脉均循行于喉咙，取之能调两经经气；合谷属手阳明经，能疏泄阳明之郁热，清咽止痛；廉泉为任脉与阴维脉之会，属局部取穴，泻之能清利咽喉，消肿止痛。

2. 推拿治疗

治则　利咽消肿止痛。以局部取穴为主。

取穴　阿是穴、天突、廉泉、风池、合谷等。

手法　按揉法、拿法等。

操作　患者取坐位，于咽喉体表阿是穴和喉结两旁施以按揉法和拿法（可配合做吞咽动作）；于天突、廉泉、合谷穴施以按揉法；于风池穴施以拿法。

3. 其他治疗

（1）耳针　选咽喉、心、下屏尖、扁桃体、轮1~6。毫针刺，实证者中等强度刺激，留针20~30分钟，每日1次，10次为1疗程。

（2）灯火灸　选曲池、合谷、尺泽、风池、内庭，用灯心草1根，以香油浸之，除去灯草上的浮油，点燃一端，对准穴位快速点灸1~2下，每日1次。

（3）三棱针　选少商、商阳、耳背静脉，用三棱针点刺出血，每日1次。

（4）穴位注射　选合谷、曲池、孔最，每次选一侧穴，用10%葡萄糖溶液或板蓝根、鱼腥草、柴胡注射液，每穴1~2ml，左右交替使用，每日1次。

【按语】

1. 针灸推拿治疗咽喉肿痛效果较好。但应注意对原发病的配合治疗，如已成脓，或喉肿较甚而影响呼吸者，应及时转专科处理。

2. 大指、食指、中指甲旁刺血，对于咽喉肿痛具有迅速消肿止痛的作用。

3. 应避免有害气体的不良刺激，忌吸烟、饮酒以及进食酸辣食物。积极锻炼身体，增强体质，提高机体抵抗力。

口　疮

口疮是口腔黏膜疾病中最常见的溃疡性损害。其特征是在口腔黏膜上出现黄白色如豆大的溃点，因具有周期性复发的规律，又称为复发性口疮，中医学亦称为"口疳"。本病多由心火积热，传之脾土，二脏俱蓄热毒，不得发散，攻冲上焦，令口舌间生疮肿痛；或素体阴亏，病后劳伤，真阴耗损，虚火内旺，上炎口舌而生疮。

西医学认为本病与某些感染、机体的免疫功能低下和遗传等因素有关。

【辨证】

本病以口腔黏膜部位可见黄白色或淡红色小溃疡为主要症状。临床可分为心脾蕴热和阴虚火旺两型。

心脾蕴热　唇、颊、上腭及舌面等处见绿豆大小黄白色溃疡，周围鲜红微肿，灼热作痛，影响进食，伴口渴、口臭、心烦，小便短赤，舌红苔黄腻，脉滑数。

阴虚火旺　口疮灰白，周围色淡红，溃疡面较小而少，每因劳累诱发，此愈彼起，反复绵延，伴口干，手足心热，乏力，舌红苔少，脉细数。

【治疗】

1. 针灸治疗

治则　清热泻火。以局部和阳明经穴位为主。

主穴　地仓、廉泉、合谷。

配穴　心脾蕴热者，加劳宫；阴虚火旺者，加通里、照海。

操作　毫针刺，用泻法。诸穴可加用电针。

方义　地仓为手、足阳明经与阳跷脉之会，可清泻阳明邪热；廉泉为阴维、任脉之会，联系舌本，可调和口腔气血；合谷为手阳明经原穴，可泻阳明之热。

2. 其他治疗

（1）耳针　选心、口、脾、胃、三焦、神门。用王不留行贴压，每 3~5 日更换 1 次，双耳交替，5 次为 1 疗程。

（2）挑治　选大椎及大椎旁开 1.5~2cm 处，皮肤常规消毒，用三棱针上下划动，划断皮下纤维组织 2~3 根，刺后挤压，令出血少许，用棉球擦净，涂碘酒于伤口，每周 2 次。

【按语】

1. 针灸治疗口疮有一定效果，可减轻症状，缩短病程，减少复发，但不易根治。

2. 平时应注意口腔卫生，少食辛辣刺激物或海腥等易发之品，戒烟酒。

3. 针灸对复发性口腔溃疡的治疗，可以通过调节神经、内分泌功能起到镇静、镇痛、消炎的作用，同时通过调节免疫功能，达到减少、减轻复发的效果。

第七节　急　症

厥　证

厥证是指骤起而短暂的意识和行动的丧失，属于中医"晕厥"、"脱证"的范围。其特征为突感眩晕，行动无力，迅速失去知觉而昏倒，数秒至数分钟后恢复清醒。主要由于元气虚弱，病后气血未复，产后失血过多，每因操劳过度、骤然起立等致使经气一时紊乱，十二经脉气血不能上充于头，阳气不能通达于四末而致；或因情志异常波动，或外伤剧烈疼痛，以致经气逆乱，清窍受扰而突然昏倒。

西医学认为，晕厥主要是由于各种原因引起的脑组织短暂性缺血、缺氧所致。

【辨证】

始则自觉头晕乏力，眼前昏黑，泛泛欲吐，继则突然昏倒，不省人事，面色苍白，冷汗淋漓，四肢厥冷，血压下降，短时间能逐渐苏醒。

虚证　素体虚弱，疲劳惊恐而致昏仆，面色苍白，四肢厥冷，气短眼花，汗出，舌淡，脉细缓无力。

实证　素体健壮，偶因外伤、恼怒等致突然昏仆，不省人事，呼吸急促，牙关紧闭，舌淡苔薄白，脉沉弦。

【治疗】

1. 针灸治疗

治则　苏厥醒神，实证宜祛邪开窍，虚证宜回阳救逆。以督脉、任脉穴位为主。

主穴　水沟、中冲、涌泉、足三里。

配穴　虚证配气海、关元、百会；实证配合谷、太冲。

操作　主穴用毫针刺，虚证用补法，实证用泻法；配穴中气海、关元、百会俱用灸法，合谷、太冲用泻法。

方义　水沟位居任督交接之处，督脉入脑上巅，取之以接续阴阳经气，有开窍醒神之功；中冲刺之能调阴阳经气之逆乱，为治疗昏厥之要穴；涌泉引气下行，最能醒神开窍，多用于昏厥之重症；足三里可补气血而和中，以资气血之源。

2. 推拿治疗

治则　理气开窍。

取穴　水沟、攒竹、合谷、太冲、百会、印堂、太阳、肩井、膻中、中府、章门、期门、肺俞、心俞、膈俞、脾俞、胃俞、风府、风池等穴。

手法　掐法、按法、抹法、拿法、揉法、擦法、搓法、摩法、捏法。

操作　患者取仰卧位，于水沟、攒竹穴施以掐法，于合谷、太冲穴施以按法或掐法，于百会、印堂穴施以按法，并从印堂抹至太阳，往返操作数遍，于肩井穴行拿法；于膻中穴和前胸部施以按、揉法和擦法，于中府、章门、期门穴施以按、揉法，腹部用摩、揉法。患者取俯卧位，于背部两侧膀胱经施以擦法，并于肺俞、心俞、膈俞、脾俞、胃俞施以按、揉法，于颈脊柱两侧施以捏、拿法，并配合按风府、阳池穴。

3. 其他治疗

耳针 选神门、肾上腺、心、皮质下，毫针刺，强刺激，每次留针 15～30 分钟。

【按语】

1. 针灸治厥促醒有效而迅速，尤其对情绪激动、外伤疼痛引起的晕厥效果良好，其他原因者可作为临时辅助治疗。

2. 晕厥是临床常见的危急重症，急救的同时须详细检查，明确原因，以便采取相应的治疗措施。

3. 现代研究表明，针刺水沟有较强的抗休克功能，有明显的呼吸起动或节律恢复作用，能激活休克心肌的糖代谢，加强心肌的能量供给，缓解休克状态下细胞的能量危机。针刺内关穴可升高血压，改善心脏功能，起到抗休克的作用。

高 热

高热是指体温超过 39℃ 的急性症状，中医文献所称的"壮热"、"实热"、"日晡潮热"等，均属于高热的范畴。病因一般分为外感和内伤两大类，多由外感风热之邪，侵袭肺卫，气郁发热；或由暑热、温邪疫毒侵袭人体，燔于气分，或内陷营血而致。尤以外感六淫，特别是温热火邪所致为多见。

【辨证】

高热，体温在 39℃ 以上，发病急，病程短，初起伴有恶风寒等外感证候。

风热表证 高热恶寒，咽干，头痛，咳嗽，舌红苔黄，脉浮数。

肺热证 伴有咳嗽，痰黄而稠，咽干口渴等症。

热在气分 高热汗出，烦渴引饮，舌红，脉洪数。

热入营血 高热夜甚，斑疹隐隐，吐血便血，舌绛心烦，甚则出现神昏谵语、抽搐。

【治疗】

1. 针灸治疗

治则 清泻风热。以督脉及手阳明经穴位为主。

主穴 大椎、十二井、十宣、曲池、合谷。

配穴 风热配鱼际、外关；肺热配少商、尺泽；气分热盛配内庭、厉兑；热入营血配中冲、内关。

操作 主穴毫针刺，用泻法，大椎、十宣、井穴点刺出血。配穴中少商、尺泽可点刺放血，余穴用泻法。

方义 大椎属督脉，为诸阳之会，总督一身之阳，十二井、十宣皆在四末，为阴阳交接之处，三穴点刺放血，具有明显的退热作用；曲池为阳明经合穴，配合谷清泻阳明实热。诸穴共奏疏解表邪、清泻风热之功。

2. 其他治疗

（1）耳针　选耳尖、耳背静脉、肾上腺、神门。耳尖、耳背静脉用三棱针点刺放血，余穴用毫针刺，强刺激，留针 15～30 分钟。

（2）刮痧　选脊柱两侧和背俞穴，用特制刮痧板或瓷汤匙蘸食油或清水，刮脊柱两侧和背俞穴，刮至皮肤红紫色为度。

【按语】

1. 针灸退热有很好的效果。针刺的同时，还须查明原因，明确诊断。热性病易动血、动风，应随时观察病情变化，做相应处理。

2. 深刺及浅刺大椎均可使体温下降，深刺较浅刺退热效应快、退热幅度大。针刺合谷穴对控制小儿高热惊厥有显著的疗效，但对体温影响不大，还需配合药物治疗。

抽 搐

抽搐是指四肢肌肉不随意地抽动，或兼有颈项强直、角弓反张、口噤不开等。引起抽搐的原因很多，临床根据有无发热分为发热性抽搐和无热性抽搐两类。本证病因很多，多为感受时邪，郁闭于内，化热化火；或饮食不节，湿热壅滞，郁久化火，火扰神明，热极引动肝风，经筋功能失常而抽搐；或因脾虚湿盛，聚液成痰，上蒙清窍而致；亦有脾胃素虚、气血不足而致虚风内动者。

本证常见于小儿惊厥、破伤风、癫痫、颅脑外伤和癔病等。

【辨证】

本证以四肢抽搐为特征，或兼见短时间的意识丧失，两目上翻或斜视，牙关紧闭，或口吐白沫，二便失禁，严重者伴有昏迷。

热极生风　多兼表证，起病急骤，有汗或无汗，头痛神昏。

痰热生风　多见壮热烦躁，昏迷痉厥，喉间痰鸣，牙关紧闭。

血虚生风　多无发热，伴有手足抽搐，露睛，纳呆，脉细无力。

【治疗】

1. 针灸治疗

治则　息风定惊，实证宜清热祛邪，虚证兼滋阴补血。以督脉及足厥阴经穴位为主。

主穴　百会、印堂、水沟、合谷、太冲。

配穴　发热配大椎、曲池；神昏配十宣、涌泉；痰盛配内关、丰隆；血虚配血海、足三里。

操作　主穴毫针刺，用泻法。配穴中大椎、曲池、十宣用点刺放血，涌泉、内关、丰隆用泻法，血海、足三里用补法。

方义　百会、印堂既能息风定惊，又能开窍醒神；水沟为定惊止痉之要穴；合谷、太冲相配，称为开四关，为息风止痉之首选穴；根据急则治其标的原则，先宜息风定惊，然后对因治疗。

2. 其他治疗

（1）耳针　选皮质下、肝、脾、缘中、耳中、心。每次选用 3 ~ 4 穴，毫针刺，强刺激。

（2）头针　选顶颞前斜线、顶颞后斜线、顶旁 1 线为主，平刺，每穴捻转 1 ~ 3 分钟，10 分钟行针 1 次，留针 20 ~ 30 分钟，用于发作和缓解期治疗。

【按语】

1. 针灸治疗抽搐有效，但主要作为对症治疗的应急方法，治疗的同时须查明原因，以便采取针对性的治疗措施。

2. 针刺治疗抽搐时，应防止因肢体抽动导致弯针和断针。

3. 针刺通过神经 – 体液调节等作用，调节大脑皮质的功能状态，抑制大脑皮质的异常放电，从而解除惊厥出现的痉挛状态。

内 脏 绞 痛

（一）心绞痛

心绞痛是指因冠状动脉供血不足，心肌急剧的、暂时性的缺血、缺氧所引起的临床证候。大多数是由冠状动脉粥样硬化所致，冠状动脉痉挛也较为常见。古代文献中的"胸痹"、"真心痛"即指本病。临床主要表现为突然发作的胸骨后和左胸前疼痛，呈压榨性或窒息性，可放射至左肩、左臂，直至无名指和小指。疼痛一般持续 1 ~ 5 分钟，很少超过 15 分钟，伴有面色苍白、表情焦虑、出汗和恐惧感。心绞痛多因劳累、饱餐、情绪激动而诱发。

【治疗】

1. 针灸治疗

治则　通阳行气，活血止痛。以手厥阴、手少阴经穴位及俞、募穴为主。

主穴　心俞、厥阴俞、内关、膻中。

配穴　气滞血瘀配血海、膈俞；阳气欲脱配神阙、百会。

操作　主穴毫针刺，平补平泻，背俞穴向脊柱两侧斜刺；余穴以"气至病所"手法使针感上传至前胸。配穴中神阙、百会用大艾炷灸，余穴用毫针泻法。

方义　心俞为心经背俞穴，内关为心包经络穴，厥阴俞为心包经背俞穴，膻中为心包经募穴、气会穴，四穴合用可宣痹通阳、行气活血而定痛。

2. 推拿治疗

治则　补心温阳，宣痹止痛。以手厥阴、手少阴经穴位及俞、募穴为主。

取穴　心俞、厥阴俞、内关、膻中。

手法　一指禅推法、按法、揉法、擦法。

操作　患者取坐位或仰卧位，在内关、膻中穴施以横擦法。患者取坐位或俯卧位，于心俞、厥阴俞穴施以一指禅推法并配合指按法、指揉法，侧擦背部。

3. 其他治疗

（1）耳针　选心、小肠、交感、神门、内分泌。每次选 3～5 穴，毫针刺，中等刺激强度，每次留针 60 分钟。

（2）穴位注射　选内关、心俞、厥阴俞。每次 1～2 穴，用复方丹参注射液每穴注射 2ml，每日 1 次。

【按语】

1. 针灸治疗本病有一定的疗效。

2. 心绞痛发作时，取至阳穴，用 1 角硬币的边缘按压 1～2 分钟，可迅速缓解疼痛。

3. 本病需注意预防及调养，节饮食，宜少量多餐，以低盐低脂饮食为主，忌暴饮暴食；调情志，保持乐观的情绪；慎起居，劳逸适当；适寒温，避免寒冷刺激。

4. 针灸可以改善冠脉血液循环，针刺可激活内源性镇痛系统，从而改善心肌细胞缺血、缺氧，起到止痛作用。

（二）胆绞痛

胆绞痛是消化系统疾病的常见症状，系指胆囊炎症、胆石症引起的暴发性右上腹疼痛及压痛。

急性胆囊炎系细菌感染、高度浓缩的胆汁或反流入胆囊的胰液的化学刺激所致的急性炎症性疾病。主要表现为突发性右上腹痛，呈持续性并阵发性加剧，疼痛常放射至右肩胛区，伴有恶心、呕吐，右上腹胆囊区有明显压痛和肌紧张。部分患者可出现黄疸和高热，或触及肿大的胆囊。

胆石症系指胆道系统的任何部位发生结石的疾病，其临床表现决定于结石的部位、动态和并发症，主要为胆绞痛，其疼痛剧烈，恶心呕吐，并可有不同程度的黄疸、发热。胆绞痛发作一般时间短暂，也有延及数小时的。胆囊炎、胆结石可同时存在，相互影响。

【治疗】

1. 针灸治疗

治则　疏肝利胆，行气止痛。以足少阳、足厥阴经穴位为主。

主穴　胆俞、肝俞、日月、期门、阳陵泉、胆囊穴。

配穴　呕吐配内关、足三里；黄疸配至阳；发热配曲池、大椎。

操作　主穴、配穴毫针刺，用泻法。

方义　胆俞配日月，肝俞配期门为俞募配穴，每次选用一组，选取右侧，以疏调肝胆气机而止痛；阳陵泉为足少阳之合穴，以利胆腑；胆囊穴为治疗胆腑疾病的经验穴。

2. 推拿治疗

治则　疏肝利胆，行气止痛。以足少阳、足厥阴经穴位为主。

取穴　胆俞、肝俞、膈俞、阳陵泉、章门、期门、太冲、胆囊穴、第 7～9 胸椎右侧背部压痛点。

手法　按法、点法、一指禅推法、揉法、擦法、摩法。

操作　患者取坐位，先以按法、点法在右侧背部膈俞、肝俞、胆俞及压痛点重刺激，再继以按、点法重刺激阳陵泉、胆囊穴；沿背部两侧膀胱经自上而下施以一指禅推法，再于背部两侧膀胱经与两侧胁肋部施以擦法。患者取仰卧位，先于右上腹与剑突下施以四指摩法，再于两肋施以掌摩法，配合章门、期门的指揉法。

3. 其他治疗

耳针 选肝、胰胆、交感、神门、皮质下、耳迷根。急性发作时采用毫针刺，强刺激，持续捻针，每次留针 30 ~ 60 分钟；剧痛缓解后再行耳穴贴压法，两耳交替进行。

【按语】

1. 针灸推拿对缓解胆绞痛确有疗效，但疼痛剧烈难以缓解者，需结合西医疗法。

2. 治疗的同时，还需嘱咐患者忌高脂饮食，避风寒及剧烈运动。

3. 针灸治疗胆囊炎、胆结石是通过针灸对自主神经功能产生良性的双向调整作用来实现的。针灸使胆囊收缩增强，奥狄括约肌舒张，有利于胆汁排泄和胆石排出，减轻因胆石等因素引起的胆囊炎症、水肿、充血状况，继而达到消炎止痛作用。

（三）肾绞痛

肾绞痛多见于泌尿系结石病，结石可发生于泌尿系统的任何部位，但多原发于肾脏。其临床表现为绞痛突然发生，疼痛多呈持续性或间歇性，沿输尿管向髂窝、会阴、阴囊及大腿内侧放射，并出现血尿或脓尿，排尿困难或尿流中断，肾区可有叩击痛。古代文献中的"石淋"、"沙淋"属本病范畴。

【治疗】

1. 针灸治疗

治则 清利湿热，通淋止痛。以任脉、足太阳及足太阴经穴位为主。

处方 肾俞、三焦俞、关元、阴陵泉、三阴交。

配穴 血尿配血海、太冲；湿热重配委阳、合谷。

操作 毫针刺，用泻法。

方义 肾俞、三焦俞位于肾区，又为足太阳膀胱经穴，配关元疏利膀胱气机；远取阴陵泉、三阴交以清利湿热，通淋止痛。

2. 其他治疗

（1）耳针 选肾、输尿管、交感、皮质下、三焦，毫针刺，持续捻转 3 ~ 5 分钟，每次留针 20 ~ 30 分钟，每日 1 次。

（2）电针 取穴同体针，每次选病侧 2 ~ 4 穴，得气后接电极，用快频率的疏密波，强电流刺激 30 分钟以上，以痛止为度。

【按语】

1. 肾绞痛发作时，针灸止痛效果较好，电针镇痛效果最佳。发作不能缓解者，应采取综合治疗措施。

2. 在治疗肾绞痛的同时，还应加强全身治疗，如抗感染、保护肾功能、调节饮食、增加饮水、祛除结石的发病诱因。

3. 针灸可有效缓解输尿管痉挛，改善肾脏血液循环，从而达到解痉止痛之功效。

附录一

古代针灸歌赋辑要

一、四总穴歌

肚腹三里留，腰背委中求，头项寻列缺，面口合谷收。

［注］：后世医家补充两名：疼痛取阿是，胸胁内关谋。

二、十二经气血多少歌

多气多血经须记，大肠手经足经胃。少血多气有六经，三焦胆肾心脾肺。多血少气心包络，膀胱小肠肝所异。

三、八会穴歌

腑会中脘脏章门，髓会绝骨筋阳陵；骨会大杼脉太渊，血会膈俞气膻中。

四、八脉交会八穴歌

公孙冲脉胃心胸，内关阴维下总同；临泣胆经连带脉，阳维目锐外关逢；后溪督脉内眦颈，申脉阳跷络亦通；列缺任脉行肺系，阴跷照海膈喉咙。

五、回阳九针歌

哑门劳宫三阴交，涌泉太溪中脘接；环跳三里合谷并，此是回阳九针穴。

六、井荥输原经合歌

少商鱼际与太渊，经渠尺泽肺相连，商阳二三间合谷，阳溪曲池大肠牵。历兑内庭陷谷胃，冲阳解溪三里随，隐白大都太白脾，商丘阴陵泉要知。少冲少府属于心，神门灵道少海寻，少泽前谷后溪腕，阳谷小海小肠经。至阴通谷束京骨，昆仑委中膀胱知，涌泉然骨与太溪，复溜阴谷痛所宜。中冲劳宫心包络，大陵间使传曲泽，关冲液门中渚焦，阳池支沟天井索。窍阴侠溪临泣胆，丘墟阳辅阳陵泉。大敦行间太冲看，中封曲泉属于肝。

七、行针指要歌

或针风，先向风府百会中。或针水，水分侠脐上边取。或针结，针着大肠泄水穴。或针劳，须向膏肓及百劳。或针虚，气海丹田委中奇。或针气，膻中一穴分明记。或针嗽，肺俞风门须用灸。或针痰，先针中脘三里间。或针吐，中脘气海膻中补。翻胃吐食一般医，针中有妙少人知。

八、禁针穴歌

禁针穴道要先明，脑户囟会及神庭；络却玉枕角孙穴，颅息承泣随承灵；神道灵台膻中忌，水分神阙并会阴；横骨气冲手五里，箕门承筋及青灵；乳中上臂三阳络，二十三穴不可针；孕妇不宜针合谷，三阴交内亦通论；石门针灸应须忌，女子终身无妊娠；外有云门并鸠尾，缺盆客主人莫深；肩井深时人闷倒，三里急补人还平；刺中五脏胆皆死，冲阳血出投幽冥；海泉颧髎乳头上，脊间中髓伛偻形；手鱼腹陷阴股内，膝膑筋会及肾经；腋股之下各三寸，目眶关节皆通评。

九、禁灸穴歌

哑门风府天柱擎，承光临泣头维平；丝竹攒竹睛明穴，素髎禾髎迎香程。颧髎下关人迎去，天牖天府到周荣；渊液乳中鸠尾下，腹哀臂后寻肩贞。阳池中冲少商穴，鱼际经渠一顺行；地五阳关脊中主，隐白漏谷通阴陵。条口犊鼻上阴市，伏兔髀关申脉迎；委中殷门承扶上，白环心俞同一经。灸而勿针针勿灸，针经为此尝叮咛；庸医针灸一齐用，徒施患者炮烙刑。

十、胜玉歌

胜玉歌兮不虚言，此是杨家真秘传。或针或灸依法语，补泻迎随随手捻。头痛眩晕百会好，心疼脾痛上脘先。胃冷下脘却为良，眼痛须觅清冷渊。髀疼要针肩井穴，耳闭听会莫迟延。头风眼痛上星专，头项强急承浆保。霍乱心疼吐痰涎，巨阙着艾便安然。脾疼背痛中渚泻，若人行步苦艰难，中封太冲针便痊。牙腮疼紧大迎全。行间可治膝肿病，尺泽能医筋拘穴，颔肿喉闭少商前。脾心痛急寻公孙，委中驱疗脚风缠。瘰疬少海天井边，挛。五疟寒多热更多，间使大杼真妙穴。经年或变劳怯者，痞满脐旁章门决。筋疼闭结支沟投，膻中七壮除膈热。目内红痛苦皱眉，丝竹攒竹亦堪医。泻却人中及颊车，治疗中风口吐俞。更有天突与筋缩，小儿吼闭自然疏。两手酸疼难执物，沫。喜气吞酸食不里，头风头痛灸风池。肠鸣大便时泄泻，脐旁两寸灸天枢。曲池合谷共肩髃。若是痰涎并咳嗽，宜。小肠气痛归来治，腰痛中空穴最奇。腿股转酸难移步，血海寻来可治之。诸般气症从何治，治却须当灸肺市，泻却金针病自除。热疮臁内年年发，灸罢大敦除疝气，阴交针入下胎衣。气海针之灸亦施。踝跟骨痛灸昆仑，更有绝骨共丘墟。腹胀水分多得力，黄疸至阳便能离。肝血盛兮肝俞泻，妙穴说与后人知。治。心热口臭大陵驱，肾败腰疼小便频，督脉两旁肾俞除。六十六穴施应验，故成歌诀显针奇。环跳风市及阴欺。遗精白浊心俞治，痔疾肠风长强。两膝无端肿如斗，膝眼三里艾当

十一、肘后歌

头面之疾针至阴，腿脚有疾风府寻，心胸有病少府泻，脐腹有病曲泉针。肩背诸疾中渚下，腰膝强痛交信凭，胁肋腿痛后溪妙，股膝肿起泻太冲。阴核发来如升大，百会妙穴真可

骇。顶心头痛眼不开，根寻源流可高停，腰背若患挛急风，丰隆刺入三分深。疟疾寒热真可畏，金门刺深七分是，使。或患伤寒热未收，求，寒则须补绝骨是，医，妙法神针用意推，死，中脘回还胃气通。气，祛风引气使安宁。商。中满如何去得根，惶，大都引气探根本，到，腰软如何去得根，

涌泉下针定安泰。其患若要便安愈，曲池一寸五分攻。狂言盗汗如见鬼，须知虚实可用意，疟疾三日得一发，牙关风壅药难投，神奇妙穴真有二，热则绝骨泻无忧，口噤眼合药不下，须要神针刺地仓。伤寒痞气结胸中，宜用期门见深功。刚柔二痓最乖张，阴包如刺效如神，后向承山立作效，风痹痿厥如何治？神妙委中立见效。

鹤膝肿劳难移步，加以风府可用针。五痔原因热血作，惺惺间使便下针，间使宜透支沟中，先寒后热无他语，项强反张目直视，复溜半寸顺骨行。脉若浮洪当泻解，合谷一针效甚奇。伤寒腹痛虫寻食，两目昏黄汗不通，当汗不汗合谷泻，口噤眼合面红妆。不论老幼依法用，甄权留下意无穷。脚膝经年痛不休，大杼曲泉真是妙，

尺泽能舒筋骨疼，更有手臂拘挛急，承山须下病无踪，骨寒髓冷火来烧，大椎七壮合圣治。寒多热少取复溜，金针用意列缺求。四肢回还脉气浮，沉细之时补便瘳。狐惑伤寒满口疮，吐蛔乌梅可难攻，涌泉妙穴三分许，自汗发黄复溜凭。热血流入心肺腑，须教患者便抬身。腰腿疼痛十年春，内外踝边用意求，两足两胁满难伸，

更有一穴曲池，尺泽刺深去不仁，哮喘发来寝不得，灵道妙穴分明记。连日频频发不休，热多寒少用间使。伤寒四肢厥逆冷，须晓阴阳倒换汤。百合伤寒最难医，须下黄连犀角汤。十日九日必定死，速使周身汗自通。飞虎一穴通痞气，须要金针刺少商。打扑伤损破伤风，应针不了便惺惺，穴号昆仑并吕细，飞虎神针七分

十二、长桑君天星秘诀歌

天星秘诀少人知，此法专分前后施，踝，脚气酸疼肩井先，会，次针耳门三里内。膨，先针水分泻建里。诀，医时莫作等闲轻。

若是胃中停宿食，后寻三里起璇玑。如中鬼邪先间使，次寻三里阳陵泉。脚若转筋并眼花，小肠气痛先长强，先刺二间后三里。足缓难行先绝骨，伤寒过经不出汗，期门通里先后看，先取环跳次阳陵，指痛挛急少商好，

脾病血气先合谷，后刺三阴交莫迟，先针承山次内踝。耳鸣腰痛先五会，如是小肠连脐痛，次寻条口及冲阳。后刺大敦不要忙。肚腹浮肿胀膨胀，胸膈痞满先阴交，寒疟面肿及肠鸣，针刺承山饮食喜。依法施之无不灵。牙疼头痛兼喉痹，冷风湿痹针何处？此是桑君真口诀。

手臂挛痹取肩髃。小肠气痛先长强，先取合谷后内庭。

十三、席弘赋

凡欲行针须审穴，渊，未应之时泻列缺。神，合谷下针宜仔细。风。五般肘痛寻尺泽，痛，若下涌泉人不死。

要明补泻迎随诀。列缺头痛及偏正，谁知天突治喉风，心疼手颤少海间，太渊针后却收功。胃中有积刺璇玑，

胸背左右不相同，重泻太渊无不应。虚喘须寻三里中。手连肩脊痛难忍，手足上下针三里，三里功多人不知。

呼吸阴阳男女别。气刺两乳求太耳聋气痞听会针，迎香穴泻功如合谷针时要太冲。曲池两手不如若要根除觅阴市，但患伤寒两耳聋，金门听会疾如食癖气块凭此取。鸠尾能治五般阴陵泉治心胸满，针到承山饮食

思。大杼若连长强寻，小肠气痛即行针。委中专治腰间痛，脚膝肿时寻至阴。气滞腰疼不能立，横骨大都宜救急。气海专能治五淋，更针三里随呼吸。期门穴主伤寒患，六日过经犹未汗。但向乳根二肋间，又治妇人生产难。耳内蝉鸣腰欲折，膝下明存三里穴。若能补泻五会间，切莫向人容易说。睛明治眼未效时，合谷光明安可缺。人中治癫功最高，十三鬼穴不须饶。水肿水分兼气海，皮内随针气自消。冷嗽先宜补合谷，却须针泻三阴交。痹，二间阳溪疾怎逃。更有三间肾俞妙，善除肩背浮风劳。牙齿肿痛并咽调。最是阳陵泉一穴，膝间疼痛用针烧。委中腰痛脚挛急，取得其经血自调。里，悬钟二陵三阴交。更向太冲须引气，指头麻木自轻飘。转筋目眩针鱼腹，承山昆仑立便消。肚疼须是公孙妙，内关相应必然瘳。冷风冷痹疾难愈，环跳腰间针与烧。风府风池寻得到，伤寒百病一时消。阳明二日寻风府，呕吐还须上脘疗。妇人心痛心俞穴，男子疝癖三里高。小便不禁关元好，大便闭涩大敦烧。髋骨腿疼三里泻，复溜气滞便离腰。针，却用工夫度浅深。倘若膀胱气未散，更宜三里穴中寻。若是七疝小腹痛，照海阴交曲泉针。又不应时求气海，关元同泻效如神。小肠气撮痛连脐，速泻阴交莫在迟。气，此中玄妙少人知。小儿脱肛患多时，先灸百会次鸠尾。久患伤寒肩背痛，但针中渚得其宜。肩上痛连脐不休，手中三里便须求。下针麻重即须泻，得气之时不用留。六，便于三里攻其隘。补自卯南转针高，泻从卯北莫辞劳。嗌不住时气海灸，定泻一时立便瘥。午，抽针行气自迢迢。用针补泻分明说，更用搜穷本与标。咽喉最急先百会，太冲照海及阴交。学者潜心宜熟读，席弘治病最名高。

十四、百症赋

百症俞穴，再三用心。囟会连于玉枕，头风疗以金针。悬颅、颔厌之中，偏头痛止；强间、丰隆之际，头痛难禁。原夫面肿虚浮，须仗水沟、前顶；耳聋气闭，全凭听会、翳风。面上虫行有验，迎香可取；耳中蝉噪有声，听会堪攻。目眩兮，支正、飞扬；目黄兮，阳纲、胆俞。攀睛攻少泽、肝俞之所，泪出刺临泣、头维之处。目中漠漠，即寻攒竹、三间；目觉䀮䀮，急取养老、天柱。观其雀目肝气，睛明、行间而细推；审他项强伤寒，温溜、期门而主之。廉泉、中冲，舌下肿疼堪取；天府、合谷，鼻中衄血宜追。耳门、丝竹空，住牙疼于顷刻；颊车、地仓穴，正口㖞于片时。喉痛兮，液门、鱼际去疗，转筋兮，金门、丘墟来医。阳谷、侠溪，颔肿口噤并治；少商、曲泽，血虚口渴同施。通天去鼻内无闻之苦，复溜祛舌干口燥之悲。哑门、关冲，舌缓不语而要紧；天鼎、间使，失音嗫嚅而休迟。太冲泻唇㖞以速愈，承浆泻牙疼而即移。项强多恶风，束骨相连于天柱；热病汗不出，大都更接于经渠。且如两臂顽麻，少海就傍于三里；半身不遂，阳陵远达于曲池。建里、内关，扫尽胸中之苦闷；听宫、脾俞，祛残心下之悲凄。久知胁肋疼痛，气户、华盖有灵；腹内肠鸣，下脘、陷谷能平。胸胁支满何疗，章门、不容细寻。膈疼饮蓄难禁，膻中、巨阙便针。胸满更加噎塞，中府、意舍所行；胸膈停留瘀血，肾俞、巨髎宜征。胸满项强，神藏、璇玑已试；背连腰痛，白环、委中曾经。脊强兮，水道、筋缩；目瞤兮，颧髎、大迎。痓病非颅息而不愈，脐风须然谷而易醒。委阳、天池，腋肿针而速散；后溪、环跳，腿疼刺而即轻。梦魇不宁，厉兑相谐于隐白；发狂奔走，上脘同起于神门。惊悸怔忡，取阳交、解溪勿误；反张悲哭，仗天冲、大横须精。癫疾必身柱、本神之令，发热仗少冲、曲池之津。岁热时行，陶道复求肺俞理；风痫常发，神道须还心俞宁。湿寒湿热下髎定，厥寒厥热涌泉清。寒栗恶寒，二间疏通阴郄暗；烦心呕吐，幽门开彻玉堂明。行间、涌泉，主消渴之肾竭；阴陵、水分，去水肿之脐盈。痨瘵传尸，趋魄户、膏肓之路；中邪霍乱，寻阴谷、三里之程。治疸消黄，谐后溪、劳宫而看；倦言嗜卧，往通里、大钟而明。咳嗽连声，肺俞须迎天突穴；小便赤涩，兑端独泻太阳经。刺长强与承山，善主肠风新下血；针三阴与气海，专司白浊久遗精。且如肓俞、横骨，泻五淋之久积；阴郄、后溪，治盗汗之多出。脾虚谷以不消，脾俞、膀胱俞觅；胃冷食而难化，魂门、胃俞堪责。鼻痔必取龈交，瘿气须求浮白。大敦、照海，患寒疝而善蠲；五里、臂臑，生疬疮而能治。至阴、屋翳，疗痒疾之疼多；肩髃、阳溪，消瘾风之热极。抑又论妇人经事改常，自有地机、血海；女子少气漏血，不无交信、合阳。带下产崩，冲门、气冲宜审；月潮违限，天枢、水泉细详。肩井乳痈而极效，商丘痔瘤而最良。脱肛趋百会、尾翳之所，无子搜阴交、石关之乡。中脘主乎积痢，外丘收乎大肠。寒疟兮商阳、太溪验，痃癖兮冲门、血海强。夫医乃人之司命，非志士而莫为；针乃理之渊微，须至人之指教。先究其病源，后攻其穴道，随手见功，应针取效。方知玄理之玄，始达妙中之妙。此篇不尽，略举其要。

附录二

针灸学现代研究进展

一、针灸基础研究

(一)常见的经络现象

经络现象是指机体由于某种原因引起的，沿古典经络循行路线出现的各种生理、病理现象。这一现象是我国 2000 多年前医学研究者的一个重要发现。目前，人们已通过临床实践及实验研究，科学、客观地描述了多种经络现象，包括循经感传、循经皮肤病、循经感觉障碍和经物理、化学、组织学技术检测出的循经现象等。

1. 循经感传现象　循经感传现象系指用针刺、电脉冲及其他方法刺激穴位时，机体出现的酸、胀、麻等特殊感觉从受刺激的穴位开始，沿古典医籍记载的经脉循行路线传导的现象。

循经感传的特征为：

(1) 感传的循经性　感传路线常与古典经络主干循行路线基本相符，但在不同个体、不同经脉、不同线段常发生偏离。总的来说，四肢部基本一致，躯干部常有偏离，在头面部则差异较大。有一些因素会影响感传路线和出现率，如环境、体质、体位等。

(2) 感传的性质　针刺得气时，大多数受试者可有以酸、胀、麻为主的混合性感觉循经传导；少数受试者可出现流水感、蚁行感、冷感及热感等。感觉的多样性常与刺激方法、部位、个体的差异有关。比如：①艾灸时多出现温热感沿经传导；电刺激时则出现麻感沿经传导；毫针刺激时多以酸胀感沿经传导；指压刺激多以胀感为主；手法运针时"烧山火"产生热感，"透天凉"产生凉感。②针尖到达皮内时常引起痛感，且定位明确，多无感传现象；针尖深入皮下及肌层时，常以胀感为主；针尖进入更深的部位时，则出现酸、麻、重、胀或这几种感觉的混合感，并有明显的感觉传导。

(3) 感传的速度　循经感传的速度大多数远较周围神经传导速度为慢，每秒数毫米至数厘米不等。另外循经感传的速度个体差异很大，不同经脉或同一经脉的不同部位其感传速度也各不相同，如前臂、小腿部位比上臂、大腿、躯干、头面部为快。经过肘、肩、膝、髋等大关节或主要穴位时，可出现速度减慢或停顿。有的受试者经过一定时间刺激后，方感知感传的出现，一般潜伏期为几秒至十几秒，此期的长短与传导速度呈正比，即传导的速度越快其潜伏期就越短。

(4) 感传的宽度　循经感传路线的宽度因人而异，在大多数人感传路线不是一条线而是一条带，带的宽与窄也有差异。如在四肢多呈细线状，在躯干则呈宽带状。感传带有中心部和边缘部之区分，中心部较细，感觉强烈、清晰，边缘部分感觉模糊。感觉带的宽度范围在 0.5~3cm 之间。

（5）感传的深度　感传路线所处的深度随机体部位而有不同，在肌肉丰厚的地方位置较深，在肌肉浅薄的地方则较浅。

（6）感传的方向　循经感传的传导方向与经脉循行方向一致，但由于刺激的穴位不同，其传导分为单向及双向。如刺激井穴、原穴时，感传向四肢躯干方向传导，刺激头面部或躯干部的穴位时，感传向四肢传导；刺激经脉中途的穴位，则感传呈离心性和向心性双向传导。

（7）感传的阻滞　感传在作双向性传导时一般系匀速传导，但有的经关节部稍有停顿，经行针后感传继续上行。局部机械压迫，或局部注射生理盐水及盐酸普鲁卡因，或局部冷冻降温，或局部注射 M 受体阻断剂、α 受体阻断剂等均可使感传有不同程度的阻滞。

（8）感传的效应　感传不仅可循体表经脉线传导，还能引起相关脏腑的内脏效应。如针刺足三里穴，当感传到达上腹部时，受试者感觉胃部灼热或抽动，剧烈的胃痛立即消失。针刺商阳穴时，受试者出现肠蠕动增强等。针刺内关穴可使心律不齐患者心律恢复。

（9）感传的激发　人群中循经感传出现率为 20% 左右，适当采用一些方法，可激发感传：①反复轻微捻针，伴以小幅度快速提插或辅以沿经撮、提、循、按，可使 90% 患者出现感传，其中感传通达经脉全程者占 30% 以上。②采用电锟针刺激井穴，出现短程感传时即在其终止处再加刺激，如此多次接力刺激，使感传达到全程，最后仅刺激井穴，感传即可贯穿全程。③应用 ATP、辅酶 A、细胞色素 C、活血化瘀中药等，经肌内注射、口服或静脉给药，都可在一定程度上提高循经感传的显著程度。④采用入静诱导结合压穴刺激，可增加感传出现率。

2. 循经性感觉障碍现象　循经感觉障碍是指沿着经脉循行路线自发出现的疼痛、异常感觉等现象，是病理状态下的经络现象之一。表现为循经性疼痛，循经出现的其他异常感觉如麻、酸、热、冷、水流感、气流感和蚁行感等，或者表现为感觉过敏、感觉迟钝。感觉障碍分布于体表，呈带状，宽度为 0.3~3cm，当深入体腔时范围增宽，并趋于弥散。其分布既不同于神经、血管走行的路线，也不同于某些神经痛感觉障碍或内脏病变所致的皮肤过敏带，而是与古典的循行路线相吻合；感觉障碍出现频率最高的经脉是膀胱经，其次是大肠经、督脉、胃经和胆经。

3. 循经性皮肤病　循经性皮肤病是由于某些遗传因素，或内外环境的刺激，沿着经脉体表循行路线分布的呈带状的皮肤病。循经性皮肤病包括先天性循经皮肤病（如各种痣、汗孔角化症、鳞状毛囊角化、单纯性血管瘤等）和后天性循经皮肤病（如神经性皮炎、扁平苔癣、湿疹、过敏性紫癜、硬皮病、银屑病、线状色素沉着、带状疱疹、皮下脂肪萎缩等）。这些皮肤病不仅循经性强，有的甚至布满经脉全程。

这些皮肤病损可出现于十四正经，其中以肾经为最多见，其次为大肠、肺经、心经、小肠经、心包经和膀胱经，其他经较少见。

（二）经络实质假说

经络理论自《内经》提出以来至今已 2000 多年，并且一直有效地指导着中医临床多科疾病的治疗。但经络的实质是什么？其物质基础又是什么？其结构和功能与西医学的已知结构和功能有何关系？

为了解开这一千古之谜，我国成立了经络专门研究机构，投入大量的人力和物力研究经络实质。人们根据人体各种经络现象，从神经系统的分布、结构与功能特点，从心血管系统、生物物理学、数学建模等方面对经络的实质问题进行了深入的探索。国内外学者从不同角度对经络的实质提出了各种假说，其中较有代表性的主要包括如下几种。

1. 经络与中枢神经系统相关说　根据循经感传的一些特征，认为在体表发生的感传线并非确实存在于体表，而是一种在中枢神经系统中发生的过程。该假说认为经络是大脑皮层各部位之间特有的功能联系，经络上的穴位在大脑皮层上各有其相应的点。针刺一个穴位引起大脑皮层相应的点兴奋后，这一兴奋就按其特有的功能联系，有规律地扩散到同一经上有关穴位的相应点，引起该系统的兴奋，大脑皮层某一经系统发生兴奋后，其在体表的投影在主观上就形成了循经传导的感觉，即"感在中枢，传也在中枢"。

2. 经络与周围神经系统相关说　这种观点建立在直观解剖基础之上，因为全身大多数穴位或其附近都有神经干或较大分支通过，显微镜观察也证明穴位处从表皮到肌肉各层组织中都有丰富多样的神经末梢、神经丛和神经束。有人观察，在十二经脉和任脉的 324 个穴位，有脑神经或背神经支配的共 323 穴，占 99.6%，经络的循行分布大部分和周围神经分布基本一致，从而认为经络与周围神经关系密切。也有人根据经络感传中有时伴有循经出汗、循经汗毛竖立、循经皮丘带等与植物神经有关的现象，设想经络可能是植物神经末梢结构的一种特殊联系。

3. 二重反射与轴索反射接力联动说　该假说认为，穴位中的感觉神经末梢受到各种形式的刺激发生兴奋，神经冲动即传导至该轴索分支的分岔处，然后返转逆向，沿其另一分支传向皮肤，在此分支的终末处释放出扩血管的或其他的效应物质，使皮肤的小动脉扩张、微血管的通透性提高，使接近此分支终末的肥大细胞处于活跃状态。小动脉扩张形成潮红，微血管通透性升高形成风团，由穴位直接刺激引起的和由轴索投射引起的肥大细胞活动改变了中间物质的成分和含量。这些中间物质能将信息从一个神经元的轴索终末传递给下一个神经元的轴索终末。如此一个接一个地接递，形成了沿经的红线或皮丘带。这就提示两个相邻的感觉神经元外周轴索终末之间可能进行信息的传递。

4. 经络与肌肉相关说　有人认为，肌肉系统与《灵枢》中的经筋类似、上下关联性非常明显，刺激下部肌肉会传导到上部。组织液是依靠肌肉运动而移动的，这类组织液就是中医学里的经水，而促使组织液运动的肌肉群系统就是经筋，考虑经络现象时，应以肌肉系统为主体。也有人持类似的观点，认为经络的实质乃是以肌纤维为基础。经筋即是解剖中所见到的肌肉、肌腱等组织，全身横纹肌大致以纵向排列，经络的走向与此规律一致，而且凡是肌纤维交错排列之处，如面、颊、肩、臀，经络走向也呈曲折回绕现象。同时，用肌纤维的生理也能解释一些经络现象。

5. 第三平衡论　1978 年，在我国生理科学会上有人首次提出第三平衡论的观点。现代生理学中已知的人体平衡系统有三：躯体神经系统、植物神经系统和内分泌系统。前二者的反应（传导）速度分别为 100m/s 和 1m/s 左右；而内分泌系统的反应速度（或作用时间）则以分计。经络感传的速度为 10～20cm/s，比神经的传导速度慢，但比内分泌系统快。因此四者可分别称为第一、第二、第三和第四平衡系统，经络感传则为第三平衡系统。维持人体整体平衡不可能只有一种装置，而是有多种装置，这些装置的作用各有不同。第一平衡系统维持快速姿势平衡，第二平衡系统维持内脏活动平衡，第三平衡系统维持体表和内脏间的平衡，而第四平衡系统则维持全身慢平衡。它们的分工虽有不同，但互相影响、制约，维持着整体平衡。

6. 经络与进化论　有人认为，经络作为一种生物状态无疑是进化的产物，其起源与演化在进化过程中应有痕迹可循，即可用比较生物学的方法利用低等动物模型来概括了解经络的实质。主要内容如下：①经络体系原型具辐射对称的以八条纵传导道为主的网络结构特点，具有与内脏和体表定域联系的功能特点，是一个完整的调节系统。②经络系统可能主要是动物进化史上原始子午干（梯形）神经系的保留，这两者在结构功能方面，如体表循行道的数目、走行以及功能联系等几乎完全雷同。③现存某些低等动物（如猪蛔虫）体内的子午干神经系之神经干的走行、联系和功能等方面与经络系统之经脉的特点有明显可比性。④人体显性循经感传现象在某种意义上是一种返祖现象。

7. 细胞间直接通讯说　有人分析了人体内的三种细胞间信息传递方式，即长程通讯、短程通讯和直接通讯，认为经络与细胞间直接通讯关系密切，经络可能是特化的细胞间隙连结直接通讯系统。依据是：①循经感传的速度与离子等物质在细胞间隙连结中的传导速度相近。②实验证明，经络线上细胞间隙连结的数目比非经线处要多，直径亦大。③经络线上细胞间隙连接的启闭与经络表皮的低电阻密切相关。④影响间隙连结通道启闭的因素可影响针刺效应。

8. 免疫调节网络说　有人认为经络实质是免疫细胞、免疫分子循行通路，是免疫调节的网络。主要依据：①免疫细胞、免疫分子的循行路径不能被简单地归结为血管、淋巴管、神经或皮肤、结缔组织等任何单独一种结构，而是和以上各种组织都具有一定的关系，这种情况与现代研究对经络的认识十分相似。②现代免疫学理论还证明，免疫系统的功能状态具有明显时间节律性，这又与中医学流传已久的子午流注针法理论相合。③毫针对于人体来说是异体物质，针刺除了造成少许的细胞损伤外，与针刺前相比最大的区别就是毫针这个异体物质对经络腧穴的刺激，而免疫系统的主要作用是识别和清除异物。

9. 微循环假说　有研究认为，经络是人体的微循环系统，经脉是微循环相对集中的区带，络脉是经脉区带以外的微循环。穴位是微循环开放的集中点。经络现象是人体微循环血管的肌肉与支配微循环的神经系统相互作用的功能表现，经脉、穴位在人体的存在部位是一定的。依据是：①微循环既是循环系统的最末梢部分，又是脏器的重要组成部分。这与经络"内属于脏腑，外络于肢节"的形态结构相吻合。②微循环系统在形态上既有脉管的共性，又有脏腑的特征。③微循环系统在功能上既是循环的通路，又是物质交换的场所。经络能行气血，营阴阳，濡筋骨，利关节，说明经络不仅能"运行气血，协调阴阳"，还能营养肌肉、骨骼，这是血液的作用。通利濡润关节，是组织液的作用，而抗御病邪、反映证候则是淋巴液和血液中的免疫物质的作用。两者亦相吻合。

综上假说大致可概括为以下3种观点：①经络是以神经系统为主要基础、包括血管淋巴系统等已知结构的人体功能调节系统。②经络是独立于神经系统、血管、淋巴等已知结构之外（但又与之密切相关）的另一个机能调节系统。③经络可能是既包括已知结构也包括未知结构的综合功能调节系统。

（三）腧穴的现代研究

1. 腧穴的形态结构研究

（1）穴位解剖学观察　20世纪60年代初期就有人在尸体上对十二经脉的309个穴位进行了解剖观察，发现其中正当神经干者152穴，占49.18%；邻近神经干者157穴，占50.81%。还有人解剖了全身361个经穴，报道与神经有关者205穴，占56.8%，表明穴位与周围神经有密切关系。

通过观察，人们还发现腧穴处的神经分布与相关脏器的神经支配同属于相同的脊髓节段，或在该内脏所属的神经支配节段的范围内。有人报道了胸腹部的任脉、胃经循行部位与肋间神经和腰神经的关系，以及背部膀胱经的内侧线分布的腧穴与交感干及交－脊联系点在体表投影的重合关系等，强调经络与神经节段分布有一定的关系。

穴位结构与血管、淋巴管也有较密切的关系，通过观察十二经的309个穴位的结果表明，针下正当动脉干者24穴（占7.26%），针旁有动、静脉干者262穴（占84.36%）；也有人在对361个经穴的观察中发现针刺点近动脉干者58穴（占16.1%），近浅静脉者87穴（占24.7%）。还有人用电泳法显示穴位，并观察了穴位处脉管的X线显微结构，认为某些穴位如缺盆、云门、极泉、冲门、维道、气冲、急脉、承扶、秩边等均与相应的淋巴部位相一致。

有人统计，经穴中有62.5%的穴位在肌肉分界处，其余的穴位则位于肌肉、肌腱之中或起止点上，可见穴位与肌肉、肌腱的关系也十分密切。

（2）穴位组织学观察　近年来，由于穴位组织学的研究越来越多，有人报道用蓝点法研究足三里等35个穴位，见蓝点全部分布在深部组织。以蓝点为中心，在直径1.5mm的视野内，见到神经束的有4穴次，见到血管的则有26穴次，因而认为血管与针感的产生有一定关系。也有人用改良蓝点法、注射墨汁和留针等3种针感标记法，观察了合谷、内关、涌泉、三阴交等23个针感点，在针点周围1.5mm范围内，可见到小神经束、游离神经末梢、小血管及其壁上的神经，以及环层小体和神经干等结构，从而认为针感是针感点周围多种神经结构综合性反应的结果。还有学者对人的合谷穴作了系统的观察，认为合谷穴区的针感感受器以肌梭为主。

2. 腧穴生物物理特性的研究　自20世纪50年代初，日本的中谷义雄率先报道"良导点"、"良导络"等特殊的皮肤导电现象以来，我国学者在对经穴的生物物理特性，特别是经穴电特性方面相继做了不少工作。

（1）经穴与皮肤电现象　大量的资料报道了经穴具有特异的电学特性。有人观察了32例正常人心包经内关穴和内关穴上5寸（同身寸）心包经上非穴点，以及上述两点桡侧旁开1cm的对照点，结果表明，心包经内关穴和经线非穴点的阻抗值均小于非经非穴部位的阻抗值。对40例正常人和40例胃病患者十二经原穴，以及30例眼病患者部分经脉原穴的阻抗值进行了测定，结果发现胃病患者其胃经及其相表里的脾经原穴阻抗值与健康人比较有显著性差异（$P<0.05$），尤以胃经原穴冲阳更为明显（$P<0.001$）；视网膜色素变性患者肝经原穴太冲、肾经原穴太溪与正常人相应经穴阻抗值比较差异也明显（$P<0.05$），提示经穴与脏腑的病理变化有一定的关联。

（2）经穴皮温与红外成像 有人采用 DST - 1 型测温计，在恒定的室温下，以针刺的平补平泻手法、穴位注射 10% 当归注射液 1ml 刺激阳陵泉穴，观察阳陵泉穴下 1 寸（陵下）和丘墟穴针刺前后的皮温变化，发现针刺阳陵泉后，循经的陵下和丘墟穴皮温升高，对照经的太溪、中封两穴皮温无明显变化。也有人用半导体皮温计对 60 例肝实热证患者双侧太冲和肝俞穴进行皮温测定，并以 20 名健康大学生作对照，结果发现 20 例重症肝实热患者与健康组比较，太冲增温 1.55℃，肝俞增温 0.70℃，有显著性差异，提示穴位皮温可作为反映和探索脏腑疾病的客观指标之一。另有人通过对 38 例 41 人次的背俞触诊阳性穴位和红外显示与临床情况对照分析发现，阳性背俞穴与红外显示的符合率达 92.68%，对临床已确诊的内脏癌症和溃疡病观察结果发现患者脏腑相应背俞红外显示率达 95.12%，进一步证实了经穴与脏腑功能变化有着密切的关联。除此以外，尚有人利用其他物理方法对穴位的超微弱发光，以及运用超声、低频机械震动（声信息）、辐射场摄影、液晶热像、同位素示踪和各种离子浓度的检测等新技术，对经络和腧穴进行研究，均发现了一些可喜的苗头。

二、针灸临床研究

（一）针刺方法的现代研究概况

1. 针刺刺激量的研究 针刺的刺激量主要包括刺激强度、频率和累积时间，三者均能影响刺激量的大小，从而产生不同的刺激效应。不同刺激强度对针刺疗效有不同的影响。如针刺家兔足三里穴，施以不同刺激量的捻转强度，结果发现重捻转（150~200 次/分，4~6 转/次）组引起小肠运动减弱（$P < 0.01$）；轻捻转（30~40 次/分，<2 转/次）组引起小肠运动增强（$P < 0.01$）。还有实验表明，用不同频率、角度的捻转补泻法观察健康人皮肤温度变化，补法组（频率 90~100 次/分，角度在 90°~180°之间）针后皮温较前基础温度有统计学意义的升高，尤以 10、15 分钟最为显著；泻法组（频率 150~160 次/分，角度 ≥ 360°）针后皮温略呈升高趋势，但未达统计学意义上的差异。

2. 针刺效应时间特征研究 机体对针刺的反应有一定的时间特征，针刺后需经过一个或长或短的潜伏期，针刺效应才开始显现。随着留针时间的持续，针刺效应逐渐上升，达到峰值后再逐渐下降。通过热像图观察 74 例周围性面瘫患者，留针 10 分钟以内，针刺升温作用弱，但维持时间长；留针时间长于 30 分钟，升温作用较强，但消失也快；而留针 20 分钟升温作用强且维持时间较长。以人体皮肤血流量的变化作为指标，在针刺得气后，皮肤血流量明显上升，而后留针过程中逐渐下降，但予以重复行针 1 分钟，会再次引起血流量的大幅度升高，由此提出采用间隔 5 分钟左右重复行针一定时间，是维持针刺疗效的方法之一。在针刺对胃电图影响的观察试验中亦发现，针刺效果随着对穴位的不断刺激而增加，到 15 分钟可达峰值，至 30 分钟均能维持疗效。这些研究结果表明，针刺的运针时间必须达到一定量的积累，才会有针刺效应的蓄积。

但是，针灸效应的作用时间是有限度的，超过这一时间限度针灸效应逐渐消失。通过测定 24 只糖尿病病理模型家兔的血糖和胰岛素水平，观察针刺疗程长短和刺激量对针灸效应的影响，发现随着针刺次数的增加，血糖下降及胰岛素水平相应增加，但随着针刺次数的进一步增加，反而呈下降趋势。

（二）针灸作用基本特点

针灸治病主要是通过刺激穴位，激发机体内在生理调节机制，从而达到阴阳平衡、以平为期的治病目的。针灸作用的基本特点可归结为以下 3 个方面。

1. 整体性、综合性 针灸作用整体性就是指针灸机体特定穴位，可对多个脏腑功能产生影响，即其作用范围具有整体性。人体和动物实验均证明，针灸可以调整呼吸、消化、循环、泌尿、神经、内分泌、免疫等各个系统、各个器官的异常功能，发挥多方面、多环节、多水平、多途径的综合调整作用。如进行腹部外科手术，由于牵拉内脏刺激腹腔感受装置或神经时，会引起疼痛、出汗、屏气、恶心、呕吐、胸闷、血压升高或下降、心率加快或减慢、腹直肌肌电发放增多以及心律不齐和内脏膨出等反应，针刺对这种手术引起的局部和全身反应均有一定的作用。又如针刺能够抑制甚至阻断急性心肌梗死导致的恶性循环，不仅能促进心肌缺血区侧支循环和供血，缩小梗死范围，改善心肌氧和能量代谢，提高心肌收缩力，还能减慢心率，降低血脂和血液黏度，改善微循环，以减轻负荷，而且能防止冠状动脉的进一步硬化。针灸调整作用具有显著的整体性和综合性特点，是针灸具有广泛适应证的基本原因。

2. 良性、双向性 针灸临床实践和实验研究均表明，针灸对机体器官或组织生理、病理过程的影响是一种良性、双向性调整作用。良性调整作用是指当适宜的针灸刺激作用于机体后，使特定的病理变化朝正常生理状态方向发展转化，体内失调功能状态或紊乱的代谢过程得到调整并恢复正常，从而使机体内各器官、系统协调关系达到新的平衡和统一。双向性调整作用是指针灸作用具有兴奋或抑制效应，即在机体功能状态低下时，针灸可使之增强，功能状态亢进时针灸又可使之降低。如针刺内关穴可以减慢心率，也可以加快心率；电针大椎穴可以使外周血中白细胞增加，也可以使之减少。

3. 功能性、早期性 针灸作用功能性系指针灸对于功能失调性疾病具有治疗优势；而针灸作用早期性是指针灸对于疾病早期或新病疗效显著。功能性失调比重越大、病程越短，针灸调整作用就越好。针灸治疗对某些器质性疾病和晚期病例虽然都有一定的疗效，但对大多数疾病来说，针灸的调整作用具有明显的功能性、早期性特点。

（三）针灸对各系统疾病的治疗及机理研究进展

1. 呼吸系统 针灸治疗呼吸系统疾病，以急慢性支气管炎、支气管哮喘等为多。特别是针灸治疗支气管哮喘，临床疗效确定，主要表现在改善肺通气、呼吸气道阻力等方面。

针刺正常人的足三里穴可使肺通气量和耗氧量均明显增加，捻针时安静通气量比针前增加 24.9%，耗氧量增加 22.8%；留针 10 分钟后，安静通气量比针前增加 6.6%，耗氧量增加 11.7%，最大通气量增加 20%，静息时间延长 23%。用乙酰甲基胆碱诱发轻型或中度支气管哮喘患者支气管痉挛后，针刺合谷、大椎、定喘、外定喘、足三里、列缺等穴，可使肺通气量迅速增加并趋向正常。

针灸可使哮喘患者呼吸道阻力下降，有人报道针刺 10 分钟后气道阻力下降 24.1%，1 小时后下降 29.9%，2 小时后下降 27.4%。

2. 消化系统 大量的临床观察和实验研究显示，针灸对消化系统的功能具有良好的全面调节作用，它表现在对食管的运动及胃、肠、肝、胆等功能活动均有调节作用。

临床观察发现，针刺对食管的运动有调节作用。如对健康人针刺天突、膻中、合谷等穴，X线下发现其食道内径增宽；对食道癌患者用钡餐透视、摄片观察针刺前后食道运动情况，发现针刺后食道增宽，肿瘤部位上下段的食道蠕动增强，钡剂通过肿瘤处的狭窄部位时速度加快。临床也发现针刺能够缓解多数食道癌患者的吞咽困难，有效率达82.9%，多数为一次见效。

针灸对胃的运动有明显的双向调节作用，其调节的性质和程度与受试者个体特性、胃当时的功能状态、穴位特性及手法有一定的关系。一般而言，生理状态下不如病理状态下明显；胃经的穴位比非胃经的穴位明显；胃处于运动亢进或痉挛状态下，强刺激能抑制胃的运动，解除胃的痉挛；胃处于弛缓状态下，弱刺激能增强胃的运动。研究表明，生理情况下针刺足三里穴能增加胃的运动，促进胃的排空。在病理情况下，胃的运动功能发生障碍，如临床上出现的胃痉挛疼痛、呕吐、胃下垂等各种病证，针灸足三里、梁丘、中脘等穴能解除胃痉挛，缓解疼痛，防止呕吐，能增强胃下垂患者胃的张力，促进胃的运动。在耳穴的研究中发现，针刺耳穴的"胃"区可促进胃的蠕动，改善由于胃的张力减低或胃扩张等引起的胃排空功能障碍。通过X线钡餐透视观察发现，针刺手三里、上廉、下廉、商阳等穴可使胃的蠕动增强，而针刺足三里、隐白、大都、中脘、合谷等穴可使胃的蠕动减缓。灸脾俞、足三里穴可引起胃的运动增强，灸曲池则使胃的蠕动弛缓。针刺梁丘穴能调节胃的运动，而针刺梁丘旁非穴位点则无作用。目前的研究资料显示，足三里穴对胃的运动调节最为显著。

对健康人针刺中脘穴，可使肠鸣音亢进，X线显示空肠运动增强，钡餐移动迅速。还有人观察针刺足三里对胃及十二指肠溃疡患者和健康人均以肠鸣音减弱为主。临床上观察到电针急性细菌性痢疾患者的天枢、上巨虚穴，1~3分钟内肠鸣音就有明显减弱和增强的变化，针刺30分钟后肠鸣音则显著降低。有人针刺急慢性肠炎、菌痢患者的足三里穴，结果显示针刺足三里穴可使其肠鸣音增强。针刺急性阑尾炎患者双侧足三里、阑尾等穴后有81.8%例次出现肠鸣音增强。临床上利用针灸对肠道的调节作用，有人针灸足三里穴来预防腹部手术后的腹胀有显著疗效。

临床观察显示，针灸对某些肝脏疾病具有一定的治疗作用，可改善肝的功能和肝病的临床体征。如针刺能促使急性黄疸型病毒性肝炎患者的恢复，降低黄疸指数和血清谷丙转氨酶。艾灸膈俞、肝俞、脾俞、期门等穴也能使慢性肝炎病人自觉症状有所改善。

如用X线观察或超声波探测发现，针刺健康人阳陵泉穴时，75.7%的胆囊影像明显缩小。对胆囊、胆道造瘘患者进行针刺，大多数于针后15分钟胆汁流量明显增加，作用高峰在针后30分钟左右。电针胆总管引流患者的丘墟、阳陵泉、日月等穴，针后30分钟可见胆总管出现明显的规律性收缩，促使胆道造影剂通过奥狄括约肌而进入十二指肠。

3. 循环系统 现有资料表明，针刺对正常人不同生理状态下的心率具有调节作用。针刺正常人内关穴，可使较快的心率（每分钟75次以上）减慢，过慢的心率（每分钟51次以下）加快，而心率在51~75次/分范围以内时，针刺多不起作用。

针刺对于有病理性改变的心率异常的调节作用更为明显。如临床针刺治疗风湿性心脏病102人共3416例次，发现针刺引起心率改变者达94%，其中对心率过快者针刺不仅使心率减慢，而且心率的降低幅度与针前心率成正相关，即针前心率越快，针后心率减慢越明显，且效应出现越快，一般针后 30 分钟效应达到高峰，并持续 2 小时。

临床观察表明，针刺治疗阵发性心动过速或心动过缓见效极快。如对窦性心动过速患者针刺双侧内关穴，其心率常于针后 3～5 分钟由 150～200 次/分降至 70～80 次/分。

临床研究证明，针刺内关穴可使冠心病患者的冠状动脉痉挛解除或使之扩张而增加其血流量，改善心肌缺血、缺氧状态，增强左心功能，表现为心电图 ST 段恢复，T 波提高，心率减慢，电机械收缩期（QA_2）、机械收缩期（MS）、缓慢充盈期（SF）、左室射血期（LVET）延长，左室射血前期（PEP）缩短，PEP/ET 减小，等容收缩期（ICT）缩短，LVET/ICT 增大，每搏输出量（SV）、每分输出量（CO）、心射血指数（CI）增加等。

4. 免疫系统　针灸可提高正常人白细胞数量，并可使正常人白细胞吞噬功能增强。针灸对低下的或亢进的白细胞功能均有调整作用。临床观察发现，针灸治疗能降低阑尾炎患者增高的白细胞，而对肿瘤放疗或化疗后的白细胞降低者，针灸疗法可使其白细胞数明显上升。针灸或电针对菌痢或阑尾炎患者白细胞吞噬功能的影响最为明显，一般于针后 3 小时可见显著增强，12 小时达到最高峰。

针灸对许多免疫性疾病具有很好的疗效，研究较多、疗效较为肯定的有类风湿性关节炎、肿瘤、支气管哮喘、衰老等。其选穴多用任督二脉与阳明经穴，特别是足三里、关元、神阙等穴最为常用。其刺激方法多种多样，涉及针刺、艾灸、针灸合用、温针灸、电针、穴位注射、隔药灸、耳穴贴压、刺络放血、走罐等。

5. 内分泌系统　针灸对内分泌系统中各内分泌腺的功能有不同的调节作用。主要集中于针刺对下丘脑、垂体、胰腺、甲状腺、肾上腺及性腺等方面的影响，具体体现在对糖尿病、甲状腺疾病、性腺疾病等内分泌功能失调或障碍疾病的防治规律和机理研究上。

临床实践表明，针灸对糖尿病（尤其是 2 型糖尿病）本身的病变和其并发症均有较好的治疗作用。针灸治疗可使糖尿病患者血糖下降或基本恢复正常，下降幅值高者可达 5.6mmol/L 左右，尿糖随血糖改变而逐渐转为阴性，糖耐量试验明显改善，"三多"症状明显减轻甚至消失。针灸能使 2 型糖尿病患者空腹血糖、餐后血糖以及葡萄糖耐糖试验值都大幅度下降，而对 1 型糖尿病患者疗效较差。针灸对降糖药物有协同作用，可减少药物用量，甚至部分患者可停用口服药。针灸对糖尿病伴发周围神经病变、周围性动脉病变、心血管病变、视网膜病变、高血脂等的治疗在临床上均取得了较好效果。如针刺胰俞、足三里、环跳、阳陵泉等穴可以防治以肢体麻木、疼痛、肌无力和肌萎缩为主要症状的糖尿病周围神经病变。

临床实践证实，针刺对甲状腺的调整作用可因甲状腺功能状态不同而分别使之趋向正常化，即既能治疗甲状腺功能亢进，也能治疗甲状腺功能不足，并可使单纯甲状腺炎患者已肿大的甲状腺体显著缩小。针刺甲状腺功能亢进患者的天突、合谷、太冲、廉泉等穴，可使其甲状腺腺体缩小，基础代谢率下降。针刺地方性甲状腺肿患者的天突、合谷、列缺等穴，可使其肿大的甲状腺腺体明显缩小，症状减轻，尿中排碘量明显减少，腺体吸聚和利用碘的能力提高。

6. 神经系统　神经调节是针灸调整机体功能的主要作用途径。同时，针感、循经感传的形成、针刺镇痛的机制等也与神经系统有密切关系。临床研究表明，针灸治疗中风、周围神经病变、癫痫、脊髓病变、痴呆、帕金森病等神经系统疾病取得了较好的疗效。

在临床研究中，关于针刺、电针、头针、耳针、艾灸、梅花针、拔罐、穴位注射、眼针、磁疗、穴位埋线、刺络、粗针、舌针等多种治疗方法均有报道。其中较为突出的有醒脑开窍法、靳三针疗法和头针疗法等。在机理研究中，除了分子生物学、神经生物学、电生理等学科的研究手段外，结合无创伤性脑功能检测技术如经颅多普勒、脑电图、事件相关电位、磁共振、功能磁共振、单光子发射断层扫描、正电子断层发射扫描、脑磁图等，从脑功能变化情况揭示针灸作用机理取得了一些进展。相继完成的合谷、太冲、光明、足三里、阳陵泉、内关、阴陵泉、伏兔、太溪、申脉、委中、三阴交等穴位的脑功能成像以及在老年痴呆、抑郁、戒毒、痛症等领域的针灸临床机理研究中也获取了大量有意义的发现。

7. 泌尿系统　有报道针刺照海穴对于水负荷的健康人表现为利尿作用，针刺肾俞、复溜穴表现为抗利尿作用，针刺足三里、解溪穴则无作用。有人采用B超对217例患者的泌尿系结石进行了定位、定量检测，然后用电针治疗，并与药物对照，结果提示电针对缓解肾绞痛和促进结石的排除疗效均优于单纯药物治疗。

临床研究表明，针刺肾俞、气海、照海、列缺、太溪、飞扬等穴，可使慢性肾炎患者肾脏泌尿功能明显增强，酚红排出量较针前增多，尿蛋白减少，这种效应一般可维持2～3小时，长者可达数日，有些患者的浮肿减轻甚至消失。还有人报道采用氦-氖激光仪或电针，选取肾俞、三焦俞穴治疗肾小球肾炎和肾病综合征取得了较好的临床疗效。

临床实践证明，对于支配膀胱神经完整的尿潴留患者，针刺曲骨、关元、中极、膀胱俞等穴，几乎每次捻转均可以引起逼尿肌收缩，使膀胱内压随之增高，捻转停止逼尿肌旋即舒张，膀胱内压亦随之降低。对膀胱无力综合征进行治疗，针刺后可产生尿急迫感，缩小其膀胱容量，使膀胱顺应性降低，从而治疗膀胱无力所致排尿困难。

有临床研究结果表明，针刺中极、足三里、三阴交等穴后膀胱顺应性可产生双向改变，对于不稳定膀胱其顺应性增加，可提高尿意容量，从而推迟尿意急迫感的出现，膀胱最大容量亦有增加趋势。

8. 生殖系统

（1）针灸对女性生殖系统功能的调节　大量的临床和实验结果证实，针刺能够促进卵泡发育。有研究表明，针刺中极、隐白、太冲穴，并配合头部取穴，可使无排卵型功能性子宫出血患者血清中黄体生成激素（LH）、卵泡刺激素（FSH）、雌二醇（E_2）、孕酮（P）和催乳素（PRL）等激素含量趋于正常。电针治疗还可使无排卵患者血中的FSH均值增加，滤泡平均直径增加。针刺百会穴可使健康育龄妇女卵泡早期的孕酮显著增加，睾酮也有增加的趋势，而对雌激素的影响不明显；针刺还可使基础体温呈正常排卵周期的健康妇女的血浆FSH、LH、P、E_2呈现动态变化。

临床实践表明，针刺石门、三阴交等穴有避孕的效果；针刺关元、三阴交、肾俞等穴可以治疗不孕症。有人发现，针刺肝俞、肾俞穴能改善功能性月经紊乱，原、继发性闭经和原发性不孕症患者的临床症状，还能明显提高患者的基础体温连续测定双相率，并有明显的促排卵作用。

　　有人采用艾灸和电针关元、气海、肾俞、足三里等穴治疗月经失调，取得了良好的临床疗效。也有人采用耳穴贴压法，取内生殖器、内分泌、卵巢、心等穴，用王不留行贴敷治疗月经不调，疗效显著。

　　针灸对子宫收缩有双向调整作用，针灸可以治疗先兆流产，还可达到催产、引产、减轻临产痛楚并减少并发症的作用。国内外的研究表明，采用激光照射或者针刺肾俞、大陵、内关、照海、三阴交、太冲及少海等穴位治疗先兆流产取得了良好的疗效。临床上通过针刺合谷、足三里、三阴交等穴位对继发性宫缩乏力产妇和过期妊娠产妇进行催产，并与催产素静脉滴注作对照，两组的疗效相当，但是针刺催产能够减轻产后宫缩痛，降低胎儿窘迫发生率，且针刺组宫缩强度大、持续时间长，分娩快，胎盘自行剥离，产后出血少，对胎儿心率无影响。

　　古代针灸文献中记载的艾灸至阴穴矫正胎位，在临床上运用广泛并取得了很好效果。有人用艾灸至阴穴治疗 2069 例胎位不正孕妇，有效率高达 90.3%。有人在双侧耳部子宫、肝、脾、肾、脑等相应穴位上找到敏感点后贴压王不留行，治疗胎位不正患者 848 例，成功率为 83.9%，明显高于胸膝卧位法，且对孕妇和胎儿均无任何不良反应，操作简单，易于接受。

　　（2）针灸对男性生殖系统功能的调节　临床研究证实，针刺中极、关元、气海、足三里、太溪穴，或肾俞、命门、三阴交、复溜穴，两组穴位交替使用，或单独针刺会阳穴后再艾灸关元穴治疗阳痿，取得了满意的临床疗效。

　　针灸还可以改善精液异常患者精子数目少、活力低下或畸形的状况。主穴取关元、中极、命门、肾俞穴，精子活力减弱、畸形者加足三里、三阴交、太溪穴，精子数目减少者加次髎穴，精子不液化者加三阴交、气海、太溪穴，前列腺炎者加会阴、次髎等穴，取得了较好的临床疗效。

　　此外，针灸对遗精、早泄也有较好的治疗效果。采用列缺穴埋针治疗本病，心肾不交者配神门、内关、太溪穴，湿热下注者配行间、丰隆、阴陵泉、会阴穴，肾虚不固者配关元、大赫、肾俞、志室穴，取得了满意的疗效。

附录三

推拿学现代研究进展

一、推拿基础研究

（一）手法的力学效应研究

手法力学效应研究主要是阐释手法作用力引起的应力变化规律，是对手法直接作用的研究。其重点主要集中在脊柱整复手法的力学效应方面，涉及手法的安全性和有效性研究。

1. 旋转类脊柱整复手法的力学效应研究　旋转类脊柱整复手法可分为定位整复和非定位整复两种，在手法操作过程中，由于施术的体位、手法和力量等情况不同，其安全性和有效性也会有很大的差异。

旋转类脊柱整复手法操作过程中，往往会伴有"咔嗒"样声响的出现，有人用定向式微型麦克风直接测试使用旋转整复手法时的声响，结果显示，施行颈椎旋转整复手法时，"咔嗒"声主要出现在旋转一侧，做定位旋转手法时仅出现一个"咔嗒"声，而做不定位的端提旋转手法时则可相继出现多个"咔嗒"声，表明非定位整复手法时存在一定的盲目性，而定位整复手法具有较高的准确性。分析结果表明，出现"咔嗒"声时常常预示着关节活动达到了最大极限，所以"咔嗒"声的出现说明手法作用力传导到了脊椎关节，并引起脊椎关节发生位移。根据 X 线平片的观测结果发现，在颈椎处于中立位使用旋转手法时，颈椎位移的幅度从下至上分别依次增大，特别是颈 1 与颈 7 棘突偏离中线的距离可以相差高达 3 倍以上，从而说明中立位旋转手法较大的应力主要集中在上位颈椎，而对多发的下位颈椎病变作用不明显。

脊柱旋转整复手法可以有效地调整脊椎关节突关节及神经根与其周围组织结构的位置关系、调节椎间盘内外的压力。在施行脊柱旋转整复手法的过程中，椎间盘内的压力普遍增高，不会使已经突出或膨出的髓核还纳复位，而手法对于椎间盘内外压力的改变及对神经根的牵拉，使髓核与神经根之间的位置关系发生改变，从而使相应的临床症状得以缓解，这可能是手法治疗椎间盘突出或膨出症有效的作用机制所在。从安全性角度出发，最好在前屈位状态下施行旋转手法，并尽可能采用定位整复方法。

2. 拔伸类脊柱整复手法的力学效应研究　拔伸类脊柱整复手法可分为持续性拔伸和间断性拔伸两种方式，在使用过程中，可针对具体情况选用不同的拔伸方式、拔伸力量、拔伸方向和作用点，以期获得最佳的疗效。

在颈椎拔伸过程中，椎间盘内的压力总体上呈现下降趋势，而且盘内压力的变化与拔伸的力量、持续或间隔的时间长短有关。有人以 5kg 的重量在 2 秒钟内缓慢拔伸，颈椎间盘内的压力出现一定程度的下降，但与拔伸前相比较并无显著性差异，用此重量继续拔伸，则盘内压力不再变化。若以 10kg 的重量在 0.1 秒内拔伸，则盘内压力显著降低，用此重量继续拔伸，盘内压力持续降低，且在拔伸结束后维持一定时间的后效应。对颈椎使用纵向拔伸时，颈4～5椎间孔由10.5mm×4mm扩大到13mm×5mm，对颈椎进行相对挤压时，椎间孔则缩小为9mm×4mm。研究结果还表明，颈椎关节后缘所受牵拉应力的大小与拔伸力的着力点和方向等因素关系密切，位于颈1和颈2棘突的拔伸力所产生的应力普遍较高；就拔伸力的方向而言，颈4～5关节以15°的拔伸力所产生的应力最高，颈5～6和颈6～7关节以25°的拔伸力所产生的应力最高，提示临床上施行颈椎拔伸手法时，根据病变关节的部位不同，应选择合适的着力点和拔伸方向。从而体现出手法灵活多变的特点。

与旋转类手法相比较而言，拔伸类手法可以在一定程度上使椎间盘内压力降低，其安全性也较旋转类手法高，是今后手法重点研究的一个方向。

3. 屈伸类脊柱整复手法的力学效应研究 脊椎关节突关节的位移会直接影响椎管的容积大小，研究结果显示，施行腰椎后伸手法时，由于生理弯曲的改变，可引起硬膜囊矢状径缩短、椎管长度减小；前屈手法的作用效果则正好相反，从而有利于神经根的减压。坐位下的腰椎屈曲旋转手法，根据旋转的方向不同，可使硬脊膜两侧的神经根向上下和内外方向移动，进而可有效地改变神经根与周围组织的位置关系。因此，屈伸手法可在一定程度上使脊椎关节突关节发生位移，位移的多少与屈伸幅度大小成正比，从安全性角度考虑，应适当控制屈伸幅度，尤其要避免脊椎关节的过度后伸，以防发生意外。

（二）手法对组织损伤修复作用的研究

1. 手法对肌肉组织损伤的修复作用 推拿手法在运动性肌肉损伤的治疗中，有着广泛的应用和明显的治疗效果。有研究者观察了手法对连续离心运动后延迟性肌肉疼痛及其相关指标的改变，采用特制的仪器装置对上臂屈肌进行离心训练，同时以揉（90次/分）、弹拨（20次/分）、推（0.6米/分）、搓（120次/分）等手法治疗15分钟，使手法刺激的力量深达肌肉层，操作顺序由肢体远端到近端。结果显示，手法治疗可有效改善或消除训练后延迟性肌肉疼痛，在首次训练后第4天和第5天时作用最为突出；对于上臂屈肌肌肉硬度和肘关节松弛角度的恢复也具有明显的促进作用；此外，对血清酶的检测结果显示，手法可有效抑制氧自由基产物的生成。对于周围神经损伤所引起的肌肉病变，使用手法治疗也会产生明显的效果。采用机械钳夹方式造成坐骨神经分支损伤，观察比目鱼肌、胫后肌和跖肌的变化及手法作用的效果：首先局部重手法揉捏（90次/分）5分钟，提弹（45次/分）10分钟，强刺激揉（90次/分）委中、复溜穴区5分钟，然后广泛轻手法揉捏（90次/分）5分钟。结果显示，手法治疗可明显改善萎缩肌肉和失神经肌肉的异常结构和代谢状态。具体表现在术后手法治疗3个月时，被检测的各肌肉出现明显的肥大性改变，经组织学检测证实确为肌纤维肥大，而不是增生的结缔组织；最大肌肉横切面面积的恢复优于对照组。组织学检测结果，在中后期肌肉萎缩和肌纤维变性的恢复、肌纤维间质中脂肪结缔组织增生的减轻、微循环的改善及血管血栓的减少等方面，手法治疗组均明显好于对照组。手法治疗组有氧代谢酶类活性的降解明显减缓，5个月时线粒体酶活性及Ⅰ、Ⅱ型纤维结构和比例的恢复基本接近正常。肌电图检测结果表明，手法治疗5个月时，失神经后比目鱼肌的静息电位、肌肉收缩的神经干刺激阈和运动神经传导速度均恢复到正常或接近正常水平。

2. 手法对肌腱组织损伤的修复作用 采用手术方法人为造成家兔跟腱断裂，3周时拆除固定开始使用手法治疗，具体操作方法为第 1 周局部揉、揉捏各 3 分钟，第 2 周开始加弹拨 3 分钟，手法频率为 70 次/分。通过肉眼观察可见，当固定解除时，跟腱断端清晰无分离，其间有新生的结缔组织和肉芽组织形成，但结构不清晰，而且跟腱与周围组织广泛粘连。经上述手法治疗 3 周后，跟腱与屈趾肌腱之间仅有局部粘连存在，跟腱明显增粗，但还可以辨认出断端。而对照组在去除固定 3 周时形态结构基本无变化。5 周后，手法治疗组粘连解除，断端模糊；对照组局部粘连和断端仍十分明显。8 周后手法治疗组断端已难以辨认；此时对照组粘连依然存在，经仔细辨认还可见到肌腱的断端。提示手法治疗对于损伤组织的恢复作用是明显的。在光镜下观察显示，固定解除时，跟腱断端间有交错排列的胶原纤维和成纤维细胞连接，炎性细胞较多；腱纤维呈玻璃样变；腱周围结构不清，代之以大量的呈纵横交错排列的胶原纤维和成纤维细胞，有较多管壁增厚并塌陷的小血管。手法治疗 3 周以后，断端有大量的成纤维细胞和胶原纤维，胶原纤维部分呈粗大束状连接两个断端，部分呈交错排列，其间有散在的炎性细胞和大量小血管，增生的胶原纤维与断端腱纤维相延续；断端腱细胞增多，核变大呈卵圆形或长梭形，染色淡，有纤细的染色质，偶见核仁；断端腱旁有较大量成熟的成纤维细胞和胶原纤维，多与肌腱纵轴平行排列。而对照组仅在邻近断端处有少量腱细胞增生，腱旁胶原纤维呈间隔细束状，大多与腱纵轴非平行排列，其余基本无变化。5 周后，手法治疗组断端间增生的结缔组织逐渐成熟，成纤维细胞减少，胶原纤维增多，其排列大多与肌腱纵轴平行，腱旁增生的结缔组织已较成熟。对照组断端间成纤维细胞仍较丰富，炎性反应明显。8 周后，手法组断端增生的结缔组织已较成熟，成纤维细胞很少，胶原纤维致密，与肌腱纵轴平行排列，腱与肌腹连接处肌纤维正常，横纹清晰。此时对照组断端间的胶原纤维排列仍紊乱，未形成粗大束状，部分腱纤维呈轻度玻璃样变，腱与肌腹连接处的肌纤维萎缩。透射电镜下观察可见，在固定解除 3 周和 5 周时，对照组断端之间结缔组织中胶原纤维明显稀少、纤细，分布散在且不均匀，纤维明暗带模糊不清，有较多炎性细胞侵袭。经手法治疗后，3 周时断端间增生的结缔组织中胶原纤维增加，多数呈不规则排列，胶原纤维的明暗带依稀可见但较模糊，纤维直径较细；有功能活跃的成纤维细胞，其周围有较多新生成的胶原纤维。5 周时，胶原纤维明显增多，排列较规则，纤维明暗带较清晰。8 周时，胶原纤维已较成熟，排列紧密、整齐，纤维明暗带清晰可见，胶原纤维直径与正常肌腱接近。而此时对照组的胶原纤维间隙较宽，排列松散，纤维直径较细，明暗带仍模糊不清。

以上研究结果显示，手法治疗对肌腱损伤后组织结构的恢复和生物力学性能的改善均有明显的促进和增强作用，尤其是对其中组织结构的恢复更是肌腱生物力学性能提高的前提和基础。

3. 手法对椎间盘组织损伤的作用　在背侧做 B 超探测可获得有关椎间盘的信息，这对于椎间盘突出症的临床诊断和疗效判定具有一定的意义。有人运用镇痛牵引加脊柱推拿治疗的方法，观察了 38 例腰椎间盘突出症共 43 个节段突出物的变化，治疗 3～5 个月的结果显示，有 9 个节段突出物消失，13 个节段明显缩小，8 个节段稍微缩小，7 个节段无变化，6 个节段增大。突出物总体变化呈现一定的缩小趋势。但是，上述突出物的变化与临床疗效之间无显著的相关性。研究者推测推拿手法的作用机制可能是使突出物发生了位移，进而改变了突出物和神经根之间的位置关系。

通过对 CT 横断面扫描片直接测量，观察手法治疗前后腰椎间盘突出症患者椎间盘高度和面积的变化情况，治疗方法采用对抗牵引、踩跷、按揉等，半年后的复查结果显示，椎间盘高度和面积均呈现缩小趋势。其中 2 例完全还纳的患者均为膨出型，病程在半个月以内，提示突出物能否还纳与其突出类型和时间有关。

有研究者对经硬膜外腔注射一次性推拿复位效果欠佳的 55 例腰椎间盘突出症施行手术治疗，术中观察到，突出物主要是位于侧隐窝部。55 例中，中央型突出者 1 例，中央旁型突出者 5 例，侧型突出者 18 例，外侧型突出者 30 例，最外侧型突出者 1 例。在手术摘出的椎间盘组织中属于成熟型者 50 例，其中有钙化倾向者 5 例。有 30 例椎间盘组织与神经根、小关节囊均有不同程度的粘连，术中需进行分离操作，其中 3 例椎间盘组织已游离到椎管内，与神经根、脊髓硬膜、小关节囊形成广泛粘连。黄韧带肥厚、钙化者有 48 例，黄韧带最厚者达 1cm；小关节增生内聚形成骨性神经通道狭窄者有 35 例，椎间盘摘除后，直视下可见神经根有明显压痕者 15 例；蛛网膜、硬脊膜变性增厚者 8 例。55 例中，仅有 6 例为单纯性椎间盘突出，其余病例均有 2 种以上的病理改变存在。研究者据此认为，单纯性腰椎间盘突出症是手法治疗的最佳适应证，而腰椎间盘突出症合并侧隐窝狭窄是手法治疗效果差或无效的主要原因。

4. 手法对神经组织损伤的修复作用　采用机械钳夹方式人为造成家兔坐骨神经分支损伤，术后 7 天拆线完毕再进行手法治疗，具体操作方法先是在局部重手法揉捏（90 次/分）5 分钟，提弹（45 次/分）10 分钟，强刺激揉（90 次/分）委中、复溜穴区 5 分钟，最后进行广泛轻手法揉捏（90 次/分）5 分钟。光镜下观察结果显示，术后 1 个月时，将手法治疗组与对照组相比较，损伤远端 1cm 以外部位可见较多的血旺细胞增生，髓鞘脂肪有轻度变性。3 个月时，手法治疗组可见神经干明显增粗，再生的神经纤维呈束状排列，束间有少量脂肪结缔组织，并见少量的轴索脱髓鞘改变；对照组可见神经干较细，再生神经纤维数目少，有较多的轴索脱髓鞘改变。5 个月时，手法治疗组其神经干进一步增粗，偶见轴索脱髓鞘改变；对照组神经干、增生的神经束和神经纤维仍比较细，再生的神经纤维呈分隔束状，尚有少量轴索脱髓鞘改变。对内踝上方 1cm 处胫神经再生轴索计数的结果进行统计发现，1 个月、3 个月、5 个月时，手法治疗组分别为对照组的 19.2、1.3 和 1.5 倍，说明手法治疗可在损伤早期有效地促进神经修复和再生。

二、推拿临床研究

推拿在临床治疗方面应用很广，目前的研究多数体现在手法镇痛及对各个系统的治疗机制和疗效上，现简要介绍如下。

（一）推拿镇痛的研究

推拿有一定的解痉镇痛作用。经测定发现，慢性疼痛病人在推拿前血清内啡肽含量较正常人低，推拿后血清内啡肽含量平均增加 7%，疼痛也明显缓解。有人以腰椎间盘突出症和急性腰扭伤患者为观察对象，采用指按法和旋摩法在委中、承山、昆仑穴及局部阿是穴等部位治疗，在手法作用 20 分钟时，分别检测到血浆中 β-内啡肽的含量显著升高，血浆和脑脊液中 cGMP 含量升高、cAMP 含量变化不明显，cAMP/cGMP 比值显著下降，说明内源性阿片肽系统在手法镇痛调制中具有重要作用。另外，有研究显示，腰椎间盘突出症患者推拿前血浆中5-羟色胺和它的前体色氨酸及其代谢产物5-羟吲哚乙酸的含量是正常人的2倍多，经推拿治疗后均有所下降。腰椎间盘突出症经推拿治疗后，尿中儿茶酚胺和其代谢产物含量增加，血浆中单胺类物质含量也有不同程度的下降，疼痛症状有不同程度的缓解。如有人采用按、摩、捏、推、拿、点、扳等手法对颈椎病患者进行治疗，结果发现手法亦可显著降低血中NA和DA的含量，并使之接近正常人水平。此外，有人以急性腰部或颈部软组织损伤患者为观察对象并进行研究发现，在病变局部采用推、揉、㨰、拿、拨、摇、扳等手法治疗，治疗后30分钟的血浆检测结果显示，5-HT含量呈现一定的升高趋势，5-HIAA含量却无变化；而NA、DA的含量显著降低，5-HT/NA、5-HT/DA的比值则明显升高，并且这种含量的变化与临床疗效之间存在着非常显著的相关性。对急慢性腰肌损伤患者，采用肘按、指按和轻揉等手法进行治疗，治疗15次后的全血5-HT含量亦显著升高，且升高的幅度与临床疗效成正比。镇痛途径可能是经外周神经传入脊髓，并作用于脊髓结构组织，包括大脑皮层、丘脑等，经中枢系统的整合，产生下行性调整作用，从而产生镇痛作用。

（二）推拿对血液循环系统作用的研究

对于冠心病患者，推拿可以加强心脏泵血功能，通过增加每搏输出量达到减少脉搏的效果，推拿后耗氧量下降，提示心脏功能改善。用活血化瘀手法可扩张血管，改善冠状动脉缺血、缺氧现象，改善心脏功能。推拿手法具有扩张血管、促进血液和淋巴循环的作用，对人体的体温、脉搏、血液成分、心脏、血压等都有一定的影响。此外，推拿能使冠心病患者左心室收缩力增加，冠脉灌注改善，从而有效地改善血液循环。手法作用对血流的影响是通过多个途径和环节而实现的，其中血液流变学的变化可能是一个重要环节。有人采用揉捻、弹拨、拔伸、拿捏、旋转等手法治疗颈椎病结果显示，手法治疗3~5次后，血沉明显升高，红细胞压积、红细胞聚集指数、血小板聚集率、血浆黏度、低切全血黏度等指标出现不同程度的显著性降低，高切全血黏度变化不明显，提示手法治疗可以明显改善颈椎病患者血液的高黏滞状态。对脑梗死施以手法治疗后患者已经升高的胆固醇、甘油三酯等指标出现显著下降。特别是对于腰椎间盘突出症患者，经采用镇痛牵引配合脊柱推拿手法治疗后，不仅患者全血黏度和全血还原黏度显著降低，而且红细胞压积、血浆比黏度、红细胞电泳时间、纤维蛋白原百分比均呈现出不同程度的降低趋势。

（三）推拿对内分泌免疫系统作用的研究

推拿手法通过作用于各腺体，或通过神经反射影响人体的内分泌，可通过神经-腺体-体液-脏腑组织器官模式，对人体进行调节，活化脏腑功能，释放治疗因子，提高人体自身免疫力，增强人体对外界刺激的抵抗能力。如捏脊疗法能促进营养不良性贫血的恢复，促进小儿生长发育。推拿尚有升高白细胞，降低胆固醇、β-脂蛋白作用，可治疗白细胞减少症和高血脂症。推拿可使机体血液中白细胞总数增加，白细胞分类中淋巴细胞比例升高，而中性白细胞比例相对减少，白细胞的吞噬能力及血清中补体效价有所增加。手法治疗还可使类风湿性关节炎患者的血沉和抗“O”水平降低，特别是对银屑病患者手法治疗可以显著提高血清中IgG、IgA、IgM的水平，降低补体C3的水平，进而提高机体的免疫功能。

（四）推拿对消化系统作用的研究

推拿腹部或背俞穴等，能够双向调节胃肠道的运动状态，提高对蛋白质、淀粉的消化能力，解除胃肠道痉挛，降低胆囊张力，促进胆汁排泄，抑制胆道平滑肌痉挛，还可以缓解胆绞痛等。研究表明，推拿"足三里"穴对胃蠕动具有良性双向调节作用，还具有一定的抗溃疡作用等。以结扎幽门方法制造大鼠胃溃疡模型，手法治疗采用按揉大鼠脾俞、胃俞、足三里穴区各1分钟，频率80次/分，力量约1kg，治疗后观察溃疡面的变化情况。结果显示，溃疡面面积、溃疡轻重程度、出血点和红细胞计数等指标，手法组均明显低于模型组，手法组的胃液量和胃蛋白酶活性也显著低于模型组，提示手法治疗具有明显的抗溃疡作用。

（五）推拿对运动系统作用的研究

1. 对骨骼肌的作用　柔和的推拿手法可以加强骨骼肌蛋白合成和促进极度疲劳或运动后肌肉超收缩混乱结构的恢复，消除肌肉疲劳，恢复肌力，提高肌肉工作效率。推拿能有效地防止肌肉萎缩，使患者紧张性肌电活动消失或明显减少，推拿后肌肉的糖含量增加。另外适当的被动活动可增加肌肉的伸展性，促使被牵拉的肌肉放松，而肌肉放松，肌肉黏滞性减少，可引起周围血管扩张，血流量增大，增强对肌肉组织氧的供应。推拿可促进损伤部位新生毛细血管的形成和成熟，促进成纤维细胞转化为纤维细胞，促进胶原纤维合成；推拿还可松解损伤组织间的粘连，改善局部血液循环，增加血流量，促进新陈代谢。但损伤后过早推拿会引起损伤组织的继发性出血。

2. 对关节、肌腱、韧带等的作用　X线摄片证实，运用缓慢舒展肌筋法推拿能改善异常的颈椎、腰椎生理曲度，纠正骶髂关节排列紊乱。此外，有研究表明手法能起到引流散瘀的作用，可有效地减少关节腔积液，从而减少滑膜炎和关节粘连等后遗症的发生。

（六）推拿对呼吸系统作用的研究

推拿具有止咳平喘化痰的作用，捏脊疗法可以治疗慢性支气管炎。推拿还对人体肺活量有显著影响：按揉（100次/分）两侧缺盆、中府、云门穴各2分钟；用小鱼际擦膻中穴、掌擦双侧胸大肌及膀胱经第1侧线，以透热为度；按揉（80次/分）两侧肺俞5分钟；拿肩井、摇上肢、抖上肢共计5分钟。对15名健康男性学生的检测结果显示，有14名受试者接受手法治疗后肺活量显著升高，1名无变化，推拿后比治疗前平均增加肺活量725ml；而15名对照者中，仅有8名升高，6名降低，1名无变化。

（七）推拿对神经系统作用的研究

研究显示，比赛运动前在合谷、神门、上脘、中脘、下脘、天枢、气冲、解溪、涌泉等穴位处施行兴奋性按摩手法（用力轻快，采用补法，时间短），可以提高大脑皮层的兴奋性，持续时间在9分钟以内，以第3分钟的脑电图变化最为明显；施行抑制性按摩手法（上述穴位用泻法，用力较重，时间较长），在按摩后第6分钟左右作用最明显，且持续时间较长。

（八）推拿对皮肤作用的研究

推拿可使皮肤表面衰亡的上皮细胞得到消除，增加皮肤的光泽和弹性，有利于汗腺及皮脂腺的分泌，改善人体皮肤的呼吸排泄功能；同时可使皮肤局部组织氧的需要量增加，氮和二氧化碳的排出量增加，促进皮肤的新陈代谢，起到美容、健美、润泽皮肤的作用。推拿具有一定的热效应与电磁效应，推拿后皮温明显升高，皮肤电阻也有不同程度的上升。

附录四

保健推拿

　　保健推拿是指运用一定的推拿手法在自己身体上的某些部位或穴位上操作，以达到预防和治疗疾病、延年益寿的目的。其特点是操作方法简单、经济安全、疗效明显，而且不受时间、地点、场合的限制。

一、头面部

　　1. 头部对按法　坐位，用双手掌心分别置于头两侧的颞部，用力对按 1 分钟左右。该手法有健脑、宁神、止痛的作用，常用于治疗神经衰弱、血虚性头痛、低血压、头晕等症。

　　2. 按揉脑空　坐位，用双手拇指螺纹面分别按揉两侧脑空穴 20 次左右，以酸胀为宜，其他手指置于旁边以助力。该手法可防治头痛、目眩、颈项强痛等病证。

　　3. 点按风池　坐位，用双手拇指螺纹面分别点按两侧风池穴 20 次左右，以酸痛为宜，其他手指在旁助力。该手法有醒脑开窍的作用，可防治头痛、目眩、目赤肿痛、耳鸣、中风、颈项强痛等病证。

　　4. 指叩头部　坐位，双手五指自然弯曲成钩状，手指之间自然分开，双手交替从头的前发际处叩点至后发际处，反复叩点 3 ~ 5 遍。该手法可防治头痛、目眩、目赤肿痛、耳鸣、中风、颈项强痛等病证。

　　5. 分抹前额　坐位或仰卧位，以双手食指屈曲成弓状，用第二指节的桡侧面从前额正中向两侧分抹至鬓角发际处，共做 20 次。该手法有醒脑安神、润泽额部皮肤、增强额部皮肤张力、防止额前出现皱纹的作用，常用于美容和防治头痛、头晕、失眠等病证。

　　6. 指抹眉弓　坐位或仰卧位，用两手中指、食指螺纹面对置于两眉头凹陷处的攒竹穴，由内向外沿眉弓经鱼腰至眉梢处，反复推抹 8 ~ 10 次，两手的拇指分置于两侧面颊部以助力。该手法有醒脑明目的作用，可防治头痛和各种眼病。

　　7. 按揉印堂　坐位或仰卧位，用一手的中指按揉印堂穴 30 次。该手法可防治头痛、头晕、失眠、健忘、鼻衄、鼻渊等病证。

　　8. 点按攒竹　坐位或仰卧位，用两手的拇指指端对置于两眉的眉头攒竹穴处，稍用力向下点按 30 次，以酸胀为度。该手法有醒脑明目、疏风清热的作用，常用来防治头痛、头晕和各种眼病。

　　9. 点按鱼腰　坐位或仰卧位，以两手的拇指指端对置于两眉的中点鱼腰穴处，稍用力向下点按 20 次，以酸胀为度。该手法可以防治眉棱骨痛、眼睑下垂、眼睑瞤动、目赤肿痛、目翳等病征。

　　10. 指掐睛明　坐位或仰卧位，用一手的拇指和食指指甲掐两侧的睛明穴 30 次，以酸胀为度。该手法有醒脑明目、疏风清热的作用，常用来防治头痛、头晕和各种眼病。

11. 按揉四白 坐位或仰卧位，用两手的食指螺纹面分别按揉两侧的四白穴 20 次，以酸胀为度。该手法可用来防治目赤痛痒、眼睑眴动、目翳等病证。

12. 按揉太阳 坐位或仰卧位，用两手的中指分别按揉两侧的太阳穴共 30 次，以酸胀为度。该手法常用于防治各种头痛、头晕、眼病、感冒等病证。另外，还可增强眼外角皮肤的张力，防止和减缓眼外角出现皱纹。

13. 指抹眼胞 坐位或仰卧位，双眼轻闭，用两手的食、中二指分别置于两眼的上、下胞，由内向外沿眼眶的上、下缘摩动 10 次。该手法常用于防治各种眼病，还有防止眼睑下垂的作用。

14. 掌心压眼 坐位或仰卧位，双眼轻闭，两手掌心搓热后，趁热分别置于两眼球上，慢慢向下压，待眼球有微胀感时将手抬起，反复操作 3 ~ 5 次。该手法常用于防治各种眼病。

15. 拿捏鼻根 坐位或仰卧位，用一手的拇指和食指分别置于鼻根的两侧，然后拿捏鼻根部肌肉 10 ~ 15 次。该手法具有疏通鼻窍、活络止痛的作用，可用于防治各种鼻病和前额痛。

16. 揉推鼻部 坐位或仰卧位，用两手的食指同时按揉两侧迎香穴 30 次，然后两手的食指和中指伸直并拢，分别从两侧迎香穴向上推抹两侧鼻旁至鼻根部 30 次，使推拿局部产生轻微的温热感。该手法有疏通鼻窍、增加面部肌肉张力的作用，常用于防治各种鼻病和面神经麻痹。

17. 按揉颊车 坐位或仰卧位，两手的食指和中指并拢，分别按揉两侧颊车穴 30 次，以酸胀为度。该手法常用于防治牙痛、口眼㖞斜、颊肿、口噤不语等病证。

18. 舔摩口腔 坐位或仰卧位，口唇轻闭，以舌在上、下齿及齿龈处依次进行舔摩 3 ~ 5 次。该法具有促进血运、清洁牙齿、消炎镇痛的作用，常用于防治牙龈炎、老年性牙龈萎缩及一切牙病。

19. 轻叩牙齿 坐位或仰卧位，口唇轻闭，上下齿轻轻叩击 30 次。该法能改善牙床部的血液循环、预防牙疾，常用于防治老年性牙齿松动和脱落。

20. 击鸣天鼓 坐位，双手掌心紧按两侧耳孔，食、中、无名指三指同时轻轻弹击头后枕骨部 30 次，然后手指紧按后头枕骨部，掌心用力按耳孔处，两手再突然放开，连续开闭 10 次。该手法具有疏通耳络、开窍益聪的作用，常用于防治耳聋、耳鸣等病证。

21. 揉捏耳部 坐位，以拇指、食指分别置于耳廓前后，自耳尖起沿耳轮揉捏至耳垂止，反复揉捏 3 ~ 5 遍。该手法具有开窍益聪、清醒头脑、强身健体的作用，常用于防治耳聋、耳鸣、头晕、脑胀等病证。

22. 按揉耳部 坐位，两手的中指和食指分开，中指分别置于听宫穴，食指分别置于翳风穴，同时按揉两穴，共 30 次。该手法具有清醒头脑、加强听觉的作用，常用于防治头脑闷胀、耳聋、耳鸣等病证。

23. 捏拉耳垂 坐位，用两手的拇指和食指分别捏住两耳的耳垂，先揉捏 10 次后，再稍用力向下牵拉 10 次。该手法具有开窍益聪、泻肝明目、滋肾降火的作用，常用于防治目赤肿痛、耳鸣耳聋、耳痒等病证。

24. 搓手浴面 坐位或仰卧位，先将两手搓热，然后两手掌心紧贴前额，用力由上向下擦到下颌为止，反复操作 10 次。该手法具有清醒头目、润泽皮肤的作用，可使面色红润、面部皮肤柔嫩，常用来防治面神经麻痹、面部容颜衰老。

二、颈项部

1. 按揉颈部　坐位，一手的食指、中指、无名指并拢，用三指的螺纹面按揉同侧的颈项部，从后发际的风池穴起按揉至大椎穴水平面为止，反复操作 5 遍，然后换手按揉另一面的颈项部，最后按揉颈项部后正中线，从风池穴高度至大椎穴高度。该手法可防治颈肌劳损、落枕、颈椎病。

2. 横摩颈项　坐位，以一手的手掌掌心置于颈部一侧的风池穴处，着力摩向对侧颈部风池穴处，反复摩动数次。然后，逐渐向下移动，边向下移动边左右反复摩动，至大椎穴高度为止。该手法具有温经祛寒、活络止痛的作用，对外感引起的颈项强痛以及落枕、颈椎病、颈肌劳损有较好的疗效。

3. 拿捏颈肌　坐位，以一手的拇指和食指、中指相对，分别置于两侧的风池穴处，然后用拿法沿颈肌自上拿提至颈根部止，反复操作 3 ~ 5 遍。该手法具有发散风寒、解痉止痛的作用，常用于防治风寒头痛、落枕、颈肌劳损、颈椎病、头晕等病证。

4. 推摩桥弓　坐位，头偏向一侧，以一手的拇指桡侧面沿胸锁乳突肌从上至下推抹 30 次，做完一侧再做另一侧。该手法可降低血压、减慢心率，常用于高血压和心动过速等病证的防治。值得注意的是，该手法绝对不能两侧同时操作，也不能用于低血压者和心动过缓者。手法操作时要求缓慢、轻柔。

三、胸腹部

1. 指点天突　坐位或仰卧位，一手的食指屈曲成钩状，以食指的指端置于天突穴处，沿气管的方向向下点按 10 次，点按时局部有酸胀感，并沿气管向下放散。该手法可通调气道、清热平喘，常用于防治咳嗽、喘促、胸痛、咽喉肿痛、梅核气等病证。

2. 指按胸骨　坐位或仰卧位，一手的食指、中指和无名指三指并拢，从璇玑穴开始逐步向下点按到中庭穴处止，反复操作 3 ~ 5 遍。该手法具有宽胸利膈、和胃止呕的作用，常用于胸闷、胸痛、打嗝、嗳气、恶心、呕吐等病证的防治。

3. 按揉膻中　坐位或仰卧位，用右手或左手的大鱼际按揉膻中穴 20 次。该手法具有宽胸解郁、行气活血的作用，常用于治疗胸闷、胸痛、咳嗽、气喘、心悸等病证。

4. 摩按中府、云门　坐位或仰卧位，以一手的四指并置于一侧胸大肌的胸骨缘，沿肋间隙向外梳摩至中府、云门穴，反复数次。然后，以四指置于中府、云门穴处着力指按 1 分钟，做完一侧再做另一侧。梳摩时要注意用力均匀、和缓，以皮肤微红为度，按压时用力要由轻到重，忌蛮力。该手法可理气降逆、通络宣肺，常用于防治咳嗽、气喘、肺胀满、胸痛等病证。

5. 擦胁肋骨　坐位，以两手掌掌根紧贴两侧胁肋部，做前后往返的快速擦动，擦热为止。该手法具有疏肝解郁的作用，对肝气郁结证有较好的防治效果。

6. 分摩腹部　坐位或仰卧位，以两手四指分别置于剑突下，自内向外下方沿季肋下缘分摩 20 次。该手法具有疏肝解郁、健脾和胃的作用，常用于防治胸闷、胁胀、嗳气、善太息、腹胀、食欲不振、消化不良等病证。

7. 掌推腹部　坐位或仰卧位，以一手掌根置于剑突下，由上向下经胃脘部推动至脐下关元穴止，反复操作 20 次。该手法常用于防治腹胀、消化不良、食欲不振等症和腹部减肥。

8. 按揉中脘　坐位或仰卧位，用一手的食指、中指、无名指的螺纹面按揉中脘穴，用力要柔和，顺时针方向旋转揉动 1 分钟。该手法具有健脾和胃的作用，常用于防治腹胀、腹泻、胃痛、呕吐、吞酸等病证。

9. 按揉脐部　坐位或仰卧位，以一手掌掌心置于脐部，顺时针方向旋转揉动 1 分钟，用力要柔和。该手法常用于防治腹泻、腹痛、消化不良、脱肛等病证。

10. 指按天枢　坐位或仰卧位，以一手的拇指和食指的螺纹面分别置于腹部脐两旁的天枢穴，着力指按 1 分钟。指按用力要由轻到重，以能忍受为度，两指用力要均匀一致。该手法具有理气健脾、涩肠止痛的作用，常用于防治腹胀、肠鸣、腹泻、月经不调等病证。

11. 按揉关元　坐位或仰卧位，用一手的手掌掌根部按揉关元 1 分钟，以局部有温热感效果为佳。该手法具有培肾固本、补益元气的作用，常用于防治遗尿、小便频数、遗精、阳痿、月经不调、带下、虚劳羸瘦等病证。

12. 掌拍腹部　坐位或仰卧位，两手掌心空虚，用虚掌交替拍击腹部 30 次。该手法具有防治腹胀、消化不良、食欲不振等病证和腹部减肥的作用。

四、腰部

1. 按揉肾俞　坐位，两手握拳，上肢后伸，用两手的拇指掌指关节紧按腰部肾俞穴，旋转按揉 1 分钟，以酸胀为度。该手法常用于防治遗尿、遗精、阳痿、月经不调、带下、腰痛、耳鸣、耳聋等病证。

2. 掌擦腰部　坐位，两上肢后伸，以两手手掌的掌根分别置于腰部，用力上下擦动，动作要快速有力，发热为止。该手法可壮腰健肾、聪耳明目，常用于防治腰肌劳损、腰椎骨质增生、肾虚腰膝酸软、耳鸣、耳聋、视力减退、脱发、遗精、阳痿、早泄、遗尿、前列腺肥大等病证。

3. 横摩腰骶　坐位，以一手手掌掌面置于同侧髂后上棘上方，横行摩动至对侧，反复操作 10 次。该手法具有引火归元、壮腰安神的作用，对腰骶部疼痛、腰骶关节炎、遗尿、阳痿、早泄、遗精、月经不调、白带增多、前列腺炎、头晕、失眠、痔疮有防治效果。

4. 叩击腰骶　坐位，一侧上肢后伸，且手握空拳，以拳背轻轻叩击腰骶部 10 次。该手法的作用和防治的疾病同横摩腰骶法相似。

五、上肢部

1. 按揉肩井　坐位或仰卧位，用一手的食指、中指、无名指的螺纹面用力按揉对侧的肩井穴 30 次，用力要柔和，以酸胀为度，然后做对侧。该手法常用于防治头项强痛、肩背疼痛、上肢不遂、乳痛、乳汁不下等病证。

2. 按揉肩髃　坐位或仰卧位，用一手中指的螺纹面紧贴另一侧肩端的肩髃穴，用力持续按揉 30 次，以酸胀为度，然后做对侧。该手法常用于防治肩臂挛痛不遂。

3. 提拿肩部　　坐位，用一手的五指提拿对侧肩部的三角肌 20 次，然后做对侧。该手法具有温通经络、剥离粘连的作用，常用来防治肩关节粘连、肩关节活动障碍、肩部肌肉萎缩等病证。

4. 掌擦肩部　　坐位，用一手掌心紧贴肩部体表，反复擦动，以透热为度，然后做对侧。该手法具有温通经络、解痉止痛的作用，对防治肩关节疾病有一定的效果。

5. 拿提臂肘　　坐位或仰卧位，以一手拇指与其余四指分开置于另一侧上臂上方内外两侧，由上到下提拿到肘部止，反复操作 4~6 次，然后做另一侧。该手法具有疏通经络、理筋止痛的作用，常用于防治肘关节疾病、上肢肌肉萎缩、肩臂疼痛等病证。

6. 掌摩上臂　　坐位，以一手掌置于另一侧上肢肩峰下方，沿上臂外侧由上向下摩动至肘尖 12 次，再沿上臂内侧由上向下摩动至肘窝 12 次。该手法的作用和防治的病证同拿提肘臂法。

7. 掌擦肘部　　坐位，以一手的掌心擦另一侧上肢的肘关节，由上到下反复操作，以透热为度，然后做另一侧。该手法具有温通气血、活血散瘀、消肿止痛的作用，常用于防治肘关节疾病。

8. 点内外关　　坐位或仰卧位，以拇、食指指端分别置于另一侧前臂的内、外关穴，对合点按 20 次，以酸胀为度，然后做对侧。该手法具有温通经络、镇静安神的作用，常用于防治腕关节劳损、胸闷、胸痛、胃痛、心悸、腹痛、失眠、多梦等病证。

9. 按揉神门　　坐位或仰卧位，以一手拇指的螺纹面按揉另一手的神门穴 20 次，以酸胀为度，然后做对侧。该手法对心烦、心悸、失眠、健忘、胸胁痛等病证有一定的防治效果。

10. 按揉劳宫　　坐位或仰卧位，以一手拇指的螺纹面按揉另一手掌心的劳宫穴 20 次，以酸胀为度，然后做对侧。该手法具有温通经络、镇静安神的作用，常用于防治心痛、呕吐、口疮、口臭等病证。

11. 捻动手指　　坐位或仰卧位，用一手的拇、食二指螺纹面捏住另一手的手指近端，由近端向远端捻动，从拇指到小指，依次进行，反复操作 6 遍，然后做对侧。该手法具有疏通经络、滑利关节的作用，常用于防治类风湿性关节炎、指间关节扭挫伤、屈指肌腱腱鞘炎等病证。

12. 摇动手指　　坐位或仰卧位，用一手的拇、食二指螺纹面握住另一手的手指远端，在轻度拔伸下进行旋转摇动，从拇指到小指，依次进行，反复操作 6 遍，然后做对侧。该手法具有疏通经络、滑利关节的作用，常用于防治指部腱鞘炎、掌指关节酸痛及活动不利等病证。

13. 拔伸手指　　坐位或仰卧位，用一手的拇、食二指螺纹面握捏住另一手的手指远端，进行相反方向的拔伸，从拇指到小指，依次进行，反复操作 6 遍，然后做对侧。该手法具有疏通经络、滑利关节、整复移位的作用，常用于防治指间关节半脱位、指间关节扭挫伤、屈指肌腱腱鞘炎等病证。

六、下肢部

1. 按揉股前　　坐位，用一手的掌根紧贴大腿，从髀关穴高度自上而下用力按揉至膝关节上方，反复操作 4 次，然后做对侧。该手法具有松解肌筋、疏经通络、健脾和胃的作用，常用于股四头肌损伤、偏瘫、风湿性关节炎、腹胀、消化不良等病证。此外，还可用于减肥及大腿肌肉酸痛、无力等。

2. 拿捏股前后 坐位，用一手的五指拿捏大腿前后侧的肌肉，从髀关穴高度自上而下用力按揉至膝关节上方，反复操作 5 次，然后做对侧。该手法具有温经活血、益肾壮腰的作用，常用于防治下肢痿痹、股四头肌损伤、偏瘫、腰腿痛等病证。

3. 按揉委中 坐位，屈膝屈髋，以一手的食、中、无名指指腹按揉一侧膝部的委中穴 20 次，以局部酸胀为度，然后做对侧。该手法可舒筋活络、强健腰膝，对下肢痿痹、腰痛、腹痛、吐泻、小便不利、遗尿等病证有一定的防治效果。

4. 按揉足三里 坐位，用一手的拇指螺纹面按揉一侧下肢的足三里穴 30 次，以酸胀为度，做完一侧再做另一侧。该手法可补脾和胃、调和气血，对下肢痹痛、虚劳赢瘦、胃痛、呕吐、泄泻、腹胀、便秘等病证有一定的防治效果。

5. 点按三阴交 坐位，用一手的拇指端点法或屈拇指点法点按一侧下肢的三阴交穴 20 次，以酸胀为度，做完一侧再做另一侧。该手法有活血化瘀、通经止痛的作用，常用于防治下肢痿痹、月经不调、带下、不孕、子宫下垂、遗精、阳痿、遗尿等病证。

6. 点按悬钟 坐位，用一手的拇指端点法或屈拇指点法点按一侧下肢的悬钟穴 30 次，以酸胀为度，做完一侧再做另一侧。该手法具有调和经脉、疏肝理气的作用，常用于防治下肢痿痹、胸胁胀满、项强、咽喉肿痛等病证。

7. 拿小腿后侧 坐位，用一手的拇指和食指、中指、无名指、小指相对，提拿腓肠肌，自上而下，共做 5 遍，以酸胀为度。做完一侧再做另一侧。该手法有舒筋活络、解痉止痛、通利三焦、调和气血的作用，常用于防治小腿腓肠肌痉挛、偏瘫、坐骨神经痛、胸胁胀满、脘腹胀痛、痛经、月经不调、头昏头重等病证。

8. 摇踝关节 正坐位，将一侧下肢的小腿放在另一侧下肢的膝关节以上，一手握住足踝部，另一手抓住足前部，做旋转摇动 20 次，做完一侧再做另一侧。该手法具有疏通经脉、滑利关节的作用，可增加踝关节的灵活性，防治踝关节扭伤、踝关节活动障碍。

9. 拔伸足趾 正坐，将一侧下肢的小腿放在另一侧下肢的膝关节以上，一手握住足掌，另一手用拇、食二指捏住足趾的远端逐渐向外拔伸，从大趾开始，依次进行，至小趾为止，反复操作 5 遍，做完一侧再做另一侧。该手法具有疏通经脉、滑利关节的作用，常用于防治指间关节屈伸不利。

10. 擦涌泉 正坐，将一侧下肢的小腿放在另一侧下肢的膝关节以上，一手握住踝部，另一手用小鱼际紧贴足心，快速用力擦，以发热为度，两足交替进行。该手法有滋阴降火、镇静安神的作用，常用于防治心悸、失眠多梦、五心烦热、头痛、头昏、咽喉肿痛、便秘等病证。

11. 拍击下肢 坐位，用双手掌根或虚掌相对用力，从上到下交替拍击下肢，在每侧下肢操作 5 遍，做完一侧再做另一侧。该手法具有舒筋通络、消除疲劳的作用，常用于防治风湿酸痛、皮肤感觉障碍、肌肉紧张或痉挛、肢体疲劳等症。

附录五

推拿功法

推拿功法，是指运用传统的功法训练进行身体锻炼和防治疾病的方法，是中医学的重要组成部分。我们的祖先很早就认识到人类的生命活动具有运动的特征，因而积极提倡功法保健，并且创造了多种多样的功法形式，古称导引术。中医传统推拿功法经历了 2000 多年的反复锤炼发展成熟起来，主要有易筋经、五禽戏、八段锦等功法。

一、易筋经

易筋经是中国古代流传下来的一种疏通筋骨、强身健体的传统气功方法。易筋经的主要特点是以动为主，动静结合，内静以收心调息，外动以易筋壮骨。

易筋经共计 12 势，其预备势为：两腿开立，与肩同宽，两手自然下垂于体侧，下颌微收，唇齿微闭，目视前方，全身自然放松。

1. 韦驮献杵第一势　两臂向前抬至平举，掌心相对，指尖向前成抱球势。然后两臂屈肘，自然回收，指尖向斜前上方约 30°合于胸前，掌心相对约 10cm，掌根与膻中穴同高，虚腋，目视前下方。动作稍停。

2. 韦驮献杵第二势　接上势。两肘抬起，两掌伸平，手指相对，掌心向下，掌臂约与肩水平。两掌向前伸展，掌心向下，指尖向前。两臂向左右分开至侧平举。然后五指并拢，立掌，掌心向外，目视前下方。

3. 韦驮献杵第三势　接上势。松腕，两臂向前平举内收至胸前平屈。身体重心前移，前脚掌撑地，脚跟抬起；两掌内旋翻掌，掌心向上，虎口相对，将两掌上托至头顶，展肩伸肘，尽力上托；紧咬牙关，舌抵上腭，自然呼吸，目视前下方。稍停片刻。

4. 摘星换斗势

（1）左摘星换斗势　接上势。两脚跟缓缓落地，两臂下落至侧斜上伸直，掌心向斜下方。身体左转、屈膝；左臂经体侧下摆至体后，手背贴于命门；同时，目视右掌，右臂上举经体前下摆至左髋关节外侧"摘星"。身体转正、直膝；同时，右手经体前向额上摆至头顶右上方，松腕，微屈肘，掌心向下，注视掌心片刻，然后两臂分别至侧斜上伸直。

（2）右摘星换斗势　与左摘星换斗势方向相反，动作相同。

5. 倒拽九牛尾势

（1）右倒拽九牛尾势　接上势。右脚向前外侧跨一步，右腿屈膝成右弓步；同时，左手转于身后握拳，拳心向上；右手举至前上方握拳，略高于肩，拳心向上，目视右拳。身体重心后移，右臂外旋，收至右肩；左臂屈肘，收于背后。然后，身体重心前移，两臂放松前后伸展。重复前臂收、放动作数遍。右脚退回，成开立姿势，两臂自然垂于体侧。

（2）左倒拽九牛尾势　与右倒拽九牛尾势方向相反，动作、次数相同。

6. 出爪亮翅势 接上势。两臂前平举，掌心相对，随之屈肘，两臂内收，立掌于肩前，目视前下方。两臂缓缓前伸，并逐渐转掌心向前，手指用力分开，指尖向上，瞪目；随势提起脚跟，以前脚掌撑地。然后松腕，屈肘，收臂，手指并拢，立掌于云门穴前；脚跟落地，目视前下方。重复推掌、收掌动作数次。

7. 九鬼拔马刀势

（1）右九鬼拔马刀势 接上势。两臂向前成叉掌立于胸前，左掌心向下，右掌心向上。左手经下往后摆，屈肘，手背贴于脊柱，掌心向后，指尖向上；右手经肩上屈肘后伸，由后向左绕头半周，头右转，右手中指压住左耳廓，手掌扶按玉枕穴。身体右转，展臂扩胸。屈膝，上身左转，右臂内收，含胸；左手沿脊柱尽量上推。重复上身扭转动作数次。然后，身体站直，两臂侧平举。

（2）左九鬼拔马刀势 与右九鬼拔马刀势方向相反，动作、次数相同。

8. 三盘落地势 接上势。左脚向左侧开步，两脚距离约宽于肩。屈膝下蹲，沉肩、垂肘，两掌逐渐用力下按，约与环跳穴同高，两肘微屈，掌心向下，目视前下方。同时，口吐"嗨"音，音尽，舌抵上腭。翻掌心向上，向上托如抬重物，两臂至侧平举；同时，缓缓起身直立，目视前方。动作重复数次。

9. 青龙探爪势

（1）左青龙探爪势 接上势。左脚收回半步，两脚与肩同宽。两手握拳，屈肘内收至腰间，拳心向上。然后右拳变掌，由下向左侧外展；过肩后，屈肘、屈腕，右手五指伸开、内收变成"龙爪"，经下颏向左侧水平伸探，目随右掌；躯干随着左转。然后上身左前屈，掌心向下按至左外侧；上身由左前屈转至右前屈，并带动右掌自左至右划弧至右脚外侧。上身抬起，直立；右拳随之抬起收至腰间，目视前下方。

（2）右青龙探爪势 与左青龙探爪势方向相反，动作相同。

10. 卧虎扑食势

（1）左卧虎扑食势 接上势。左脚向前迈一大步，成左弓步；同时，两拳提至肩部，五指分开，虎口撑圆，第一、二指关节弯曲内扣变成"虎爪"向前扑按如虎扑食。随后上身下俯，两"爪"撑地；后腿屈膝，脚趾着地；前脚跟稍抬起，随后塌腰，向前挺胸、抬头、瞪目；动作稍停。起身，两手握拳收至腰间。

（2）右卧虎扑食势 与左卧虎扑食势方向相反，动作相同。

11. 打躬势 接上势。两脚开立，脚尖内扣。双手仰掌缓缓外展而上，用力合抱头后部，两掌掩耳，十指扶按枕部，指尖相对，两手食指、中指弹击枕部片刻，目视前下方。两腿伸直，上身前俯由头经颈椎、胸椎、腰椎、骶椎，由上而下逐节缓缓牵引前屈，目视脚尖片刻。然后，由下而上逐节缓缓伸直成直立，目视前下方。重复俯身弯腰动作数次，且幅度逐渐加大。

12. 掉尾势 接上势。两臂前伸，十指交叉相握，掌心向内。屈肘、转掌收于胸前，掌心向下。上身前屈、下腰，两手交叉缓慢下按过膝，尽量下按；抬头，目视前方。头向左后转，同时，臀部向左前转，目视尾闾部。然后头向右后转，同时，臀部向右前转，目视尾闾部。重复转头、扭腰动作数遍。

13. 收势 接上势。两手松开，上身缓慢直立，两臂经外侧上旋至头顶，掌心向下；松肩、屈肘，两臂内收，向下按至腹部后，两臂自然垂于体侧，两脚并拢，目视前方，全身放松。

二、五禽戏

五禽戏的起源可以追溯到我国4000多年前的远古时代。五禽戏运动能"摇筋骨，动肢节"，"导气令和，引体令柔"。五禽戏是在中医学的五行、脏腑、经络学说基础上，结合五禽的秉性特点，使之既有整体的健身作用，又有每一戏的特定功效。即效仿虎之威猛、鹿之安舒、熊之沉稳、猿之灵巧、鸟之轻盈的动作，使人体筋骨活络，肢体舒展，血脉疏通，气息调畅，而达到祛病强身、延年益寿的目的，特别是对颈椎、胸椎、腰椎等部位关节的锻炼作用明显。

1. 虎举　两腿开立，与肩同宽，两手自然下垂于体侧，手指撑开，虎口撑圆，十指第一、二关节弯曲内扣，成"虎爪"状，掌心向下，目视两掌。随后两手臂外旋，小指先弯曲，其余四指依次弯曲握拳，两拳沿体前缓慢上提至肩前时，松开变掌，举至头顶后，弯曲成"虎爪"状，胸腹充分展开。再握拳下拉至肩前时，松开变掌，下拉至腹前，十指撑开，掌心向下，含胸松腰。重复数次后，两手自然垂于体侧，目视前方。

2. 虎扑　两手握空拳，上提至胸前，两拳变"虎爪"状，掌心向下，向上、向前划弧，上身随之前俯，挺胸塌腰，目视前方。然后向下划弧至两膝外侧，同时两脚屈膝成弓步。随后两掌握空拳上提，带动两膝伸直，送髋，身体重心移向右脚，左腿屈膝、提起，向前迈一步，脚跟着地，成左虚步，两拳上提过肩后变"虎爪"状，随上身前倾，向前、向下划弧至膝前两侧。然后上身抬起，左脚收回，开步站立，两手自然垂于体侧。两脚左右交替做虎扑，重复数次。

3. 鹿抵　两腿微屈，重心移至右腿，左脚向左前方划弧迈步，脚跟着地；两手握空拳，向身体右侧摆动，拳心向下，与肩齐，视右拳，目随手动。重心前移，左腿脚尖外展踏实，屈膝前顶，右腿伸直踏地；同时，身体左转，两拳五指伸展，中指、无名指再弯曲扣紧，拇指用力外张，食指和小指伸直，成"鹿角"状。两臂向上、向左后方划弧摆动，左臂屈肘外展，肘抵左腰侧；右臂微屈举至头顶，向左后方伸抵，掌心向外，指尖朝外，目视右脚跟。随后，身体转回，收回左脚，开步站立；同时两臂向上、向右下划弧，两手变空拳下落于体侧，目视前方。左右交替，重复数次。

4. 鹿奔　左脚向前屈膝前跨，重心在前，右腿伸直成左弓步；同时两手握空拳，两臂向前划弧，至体前平举，与肩平、同肩宽，拳心向下，目视前方。重心后移，左膝伸直，全脚着地，右腿屈膝支撑全身，低头、弓背、收腹；同时两臂内旋前伸，拳背相对，拳变"鹿角"状。随后两手再变握空拳，松肩沉肘，两臂外旋，下落于体侧；同时重心前移，上身抬起，成左弓步，收回左脚，开步直立，目视前方。两脚左右交替，重复数次。

5. 熊运　两手自然下垂于体侧，手握空拳，大拇指压在食指指端，其余四指弯曲、并拢，虎口撑圆，呈"熊掌"状。虎口相对，目视两拳。以腰、腹为轴，上身做顺时针摇转；同时两掌以肚脐为中心，在腹部做顺时针划弧；目随上体摇转而环视。然后上体逆时针摇转，两掌逆时针划弧。重复数次。

6. 熊晃　身体重心右移，左髋向上收体，牵动左脚离地，左膝微屈，两手成"熊掌"状；重心前移，左脚向左前方顺势落地，脚尖朝前，全脚着地踏实，右腿伸直；身体以腰为轴右转，带动左臂向前摆动，右臂向后摆动，左掌摆至右膝前上方，右掌摆至体后；目视左前方。重心后坐，右腿屈膝，左腿伸直，身体左转，带动两臂前后划弧摆动，右掌摆至左膝前上方，左掌摆至体后。重心前移，左腿屈膝，右腿伸直，身体右转，左掌摆至右膝前上方，右掌摆至体后。左右交替，重复数次。

7. 猿提　两臂内旋，手掌在腹前背屈，五指伸直分开，再撮拢捏紧成"猿钩"状。屈臂上提至胸前，两肩上耸，收腹提肛；脚跟提起，头向左转，目随头动，目视左侧。头转正，沉肩松腕，舒腹落肛，脚跟着地；"猿钩"变掌，掌心向下，两掌下按落于腹前；目视前方。头分别向左右转动，重复数次。

8. 猿摘　左脚向左后方撤步，脚尖点地，右腿屈膝，重心落于右腿；同时左手成"猿钩"状，置于腰间，右手成掌向右前方摆起，掌心向下。右掌向下经腹前向左上方划弧，摆至头左侧，掌心向内。同时重心后移，左脚踏实，屈膝下蹲，右脚虚步收至左脚内侧，脚尖点地成右丁步。目随右掌动，当右掌划至头侧时，转头注视右前上方。右掌内旋，掌心向下按至左髋侧，目随右掌。右脚向右前方迈出，重心前移，右腿伸直；左腿蹬伸，脚尖点地。同时右掌经腹前向右上方划弧，摆至右上侧变"猿钩"。左掌向前、向上伸展，举至头前上方屈腕，似"采摘"，目视左掌。左掌变拇指抵掐无名指根节内侧，其余四指屈拢轻握成"握固"；屈肘回收至左耳旁，掌心向上，五指分开，成"托桃"状。右手变掌，顺势下落，经腹前向左划弧至左肘下方捧托。同时重心后移，左腿屈膝，右脚回收至左脚内侧，脚尖点地，目视左掌。左右交替，重复数次。

9. 鸟伸　两腿微屈下蹲，两掌掌心向下，指尖向前，在腹前相叠。两掌向上抬至头顶前上方；同时两腿伸直，挺胸、塌腰，身体向前微倾；目视前下方。两腿微屈下蹲，两掌相叠下按至腹前，左右分开，五指伸直，拇指、食指、小指向上翘起，中指、无名指并拢微微向下，形似"鸟翅"，向身体侧后方摆起，掌心向上；重心左移，左脚蹬地，右脚向后抬起伸直；抬头、挺胸、塌腰，目视前方。蹬腿左右交替，重复数次。

10. 鸟飞　两腿微屈下蹲，两掌成"鸟翅"状合于腹前，掌心相对。右腿伸直独立，左腿屈膝抬起，小腿自然下垂，脚尖向下；同时两掌向两侧展开，略高于肩，拳心向下，目视前方。左脚下落，脚尖着地，两腿微屈，两掌合于腹前。右腿再伸直独立，左腿屈膝抬起，两掌经体侧向上划弧举至头顶，掌背相对，指尖向上。左脚下落、踏实，两腿微屈，两掌经体侧向下划弧，合于腹前。左右腿交替独立，重复数次。

三、八段锦

八段锦是从宋代流传至今的一种以肢体运动为主的导引术。八段锦功法能柔筋健骨、养气壮力，从而达到行气活血、疏通经络、调理脏腑功能的作用。八段锦功法能加强血液循环、改善神经体液调节功能，对腹腔脏器有柔和的按摩作用，对神经系统、心血管系统、消化系统、呼吸系统及运动器官都有良好的调节作用，是一种较好的强身健体的气功功法。

八段锦共计8势，其预备势为：两膝微屈开立，约与肩同宽；两臂前屈，两掌捧于腹前，指尖相对，掌心向内；全身放松，目视前方。

1. 两手托天理三焦　两掌五指分开在腹前交叉，掌心向上，两掌慢慢上提至胸前，内旋翻掌向上托起，掌心向上，举至头顶上方；同时两腿缓缓挺膝伸直；仰头，目视掌背。然后十指慢慢分开，两臂向体侧划弧下落，两掌捧于腹前，掌心向上；两膝微屈；两手托天理三焦，目视前方。

2. 左右开弓似射雕　左脚向左侧跨一步，徐缓屈膝半蹲成马步；屈肘，两掌右外左内交叉于胸前，左手拇指、食指撑开呈八字，其余三指一、二指节屈收成八字掌，左臂内旋，向左侧平推，立掌，掌心向左；同时右掌屈指成"爪"，向右拉至肩前，犹如开弓射箭之势，谓"左开弓"；目视左手方向。动作稍停。右手成掌向上、向右、向下划弧，同时左手成掌向下回落，捧于腹前；左脚收回成预备势；目视前方。左右交替，做"右开弓"。

3. 调理脾胃需单举　开腿直立，两掌抬至胸前，掌心向内。左臂外旋翻掌上托，过面部后，左臂内旋上举至头顶左上方，肘微屈，掌心向上，指尖朝右；同时右臂内旋翻掌下按，至右髋外侧，肘微屈，掌心向下，指尖朝前；目视前方，谓"左举手"。然后两臂收回，两掌捧于腹前。左右交替，做"右举手"。

4. 五劳七伤往后瞧　开腿直立，两臂伸直下垂，掌心向后，指尖向下，目视前方。两臂充分外旋，掌心向外；头慢慢向左后转，目视左后方。然后，两臂内旋，目视前方，复原。再做右转头。

5. 摇头摆尾去心火　开步直立，比肩略宽，两掌内旋上托至头顶，微屈肘，掌心向上，指尖相对；目视前方。两腿慢慢屈膝半蹲成马步；两掌向外侧下落，两掌扶按于膝上，肘微屈，拇指侧向后。上身先向右弧形摆动，随之俯身；目视右脚。然后上身由右向前、向左、向后弧形摇动；目视右脚。上身右移成马步，目视前方。左右交替做摇摆。

6. 两手攀足固肾腰　开步直立，与肩同宽；两臂向前、向上举至头顶，掌心向前；目视前方。两臂外旋至掌心相对，屈肘，两掌下按于胸前，掌心向下，指尖相对；目视前方。两臂外旋，两掌顺腋下后插，掌心向内，沿后背两侧向下摩运至臀部；上身再慢慢前屈弯腰，两掌随之沿腿后向下摩运、至脚面抓握片刻；抬头，目视前下方。

7. 攒拳怒目增气力　左脚向左开步，两腿缓慢屈膝下蹲成马步；两拳握固，抱于腰侧，拳心向上；目视前方。左拳向前缓慢用力击出，左臂内旋，掌眼朝上，与肩同高；瞪目怒视前方。左拳变掌，向左环绕成掌心向上后，抓握成拳，再缓慢收抱于腰侧；目视前方。左右交替做攒拳怒目。

8. 背后七颠百病消　并步直立，两掌自然垂于体侧；目视前方。两脚跟尽量上提，头用力上顶。然后两脚跟下落，轻震地面。

教材与教学配套用书

新世纪全国高等中医药院校规划教材

注：凡标○号者为"普通高等教育'十五'国家级规划教材"；凡标★号者为"普通高等教育'十一五'国家级规划教材"

（一）中医学类专业

1 中国医学史（常存库主编）○★
2 医古文（段逸山主编）○★
3 中医各家学说（严世芸主编）○★
4 中医基础理论（孙广仁主编）○★
5 中医诊断学（朱文锋主编）○★
6 内经选读（王庆其主编）○★
7 伤寒学（熊曼琪主编）○★
8 金匮要略（范永升主编）★
9 温病学（林培政主编）○★
10 中药学（高学敏主编）○★
11 方剂学（邓中甲主编）○★
12 中医内科学（周仲瑛主编）○★
13 中医外科学（李曰庆主编）★
14 中医妇科学（张玉珍主编）○★
15 中医儿科学（汪受传主编）○★
16 中医骨伤科学（王和鸣主编）○★
17 中医耳鼻咽喉科学（王士贞主编）○★
18 中医眼科学（曾庆华主编）○★

19 中医急诊学（姜良铎主编）○★
20 针灸学（石学敏主编）○★
21 推拿学（严隽陶主编）○★
22 正常人体解剖学（严振国 杨茂有主编）★
23 组织学与胚胎学（蔡玉文主编）○★
24 生理学（施雪筠主编）○★
　　生理学实验指导（施雪筠主编）
25 病理学（黄玉芳主编）○★
　　病理学实验指导（黄玉芳主编）
26 药理学（吕圭源主编）
27 生物化学（王继峰主编）○★
28 免疫学基础与病原生物学（杨黎青主编）○★
　　免疫学基础与病原生物学实验指导（杨黎青主编）
29 诊断学基础（戴万亨主编）★
　　诊断学基础实习指导（戴万亨主编）
30 西医外科学（李乃卿主编）★
31 内科学（徐蓉娟主编）○

（二）针灸推拿学专业（与中医学专业相同的课程未列）

1 经络腧穴学（沈雪勇主编）○★
2 刺法灸法学（陆寿康主编）★
3 针灸治疗学（王启才主编）
4 实验针灸学（李忠仁主编）○★

5 推拿手法学（王国才主编）○★
6 针灸医籍选读（吴富东主编）★
7 推拿治疗学（王国才）

（三）中药学类专业

1 药用植物学（姚振生主编）○★
　　药用植物学实验指导（姚振生主编）
2 中医学基础（张登本主编）
3 中药药理学（侯家玉 方泰惠主编）○★
4 中药化学（匡海学主编）○★
5 中药炮制学（龚千锋主编）○★

　　中药炮制学实验（龚千锋主编）
6 中药鉴定学（康廷国主编）★
　　中药鉴定学实验指导（吴德康主编）
7 中药药剂学（张兆旺主编）○★
　　中药药剂学实验
8 中药制剂分析（梁生旺主编）○

9 中药制药工程原理与设备（刘落宪主编）★
10 高等数学（周　喆主编）
11 中医药统计学（周仁郁主编）
12 物理学（余国建主编）
13 无机化学（铁步荣　贾桂芝主编）★
　 无机化学实验（铁步荣　贾桂芝主编）

14 有机化学（洪筱坤主编）★
　 有机化学实验（彭松　林辉主编）
15 物理化学（刘幸平主编）
16 分析化学（黄世德　梁生旺主编）
　 分析化学实验（黄世德　梁生旺主编）
17 医用物理学（余国建主编）

（四）中西医结合专业

1 中外医学史（张大庆　和中浚主编）
2 中西医结合医学导论（陈士奎主编）★
3 中西医结合内科学（蔡光先　赵玉庸主编）★
4 中西医结合外科学（李乃卿主编）★
5 中西医结合儿科学（王雪峰主编）★
6 中西医结合耳鼻咽喉科学（田道法主编）★
7 中西医结合口腔科学（李元聪主编）★
8 中西医结合眼科学（段俊国主编）★
9 中西医结合传染病学（刘金星主编）
10 中西医结合肿瘤病学（刘亚娴主编）
11 中西医结合皮肤性病学（陈德宇主编）
12 中西医结合精神病学（张宏耕主编）★
13 中西医结合妇科学（尤昭玲主编）★
14 中西医结合骨伤科学（石印玉主编）★
15 中西医结合危重病学（熊旭东主编）★
16 中西医结合肛肠病学（陆金根主编）★
17 免疫学与病原生物学（刘燕明主编）

18 中医诊断学（陈家旭主编）
19 局解剖学（聂绪发主编）
20 诊断学（戴万亨主编）
21 组织学与胚胎学（刘黎青主编）
22 病理生理学（张立克主编）
23 系统解剖学（杨茂有主编）
24 生物化学（温进坤主编）
25 病理学（唐建武主编）
26 医学生物学（王望九主编）
27 药理学（苏云明主编）
28 中医基础理论（王键主编）
29 中药学（陈蔚文主编）
30 方剂学（谢鸣主编）
31 针灸推拿学（梁繁荣主编）
32 中医经典选读（周安方主编）
33 生理学（张志雄主编）
34 中西医结合思路与方法（何清湖主编）（改革教材）

（五）药学类专业

1 分子生物学（唐炳华主编）
2 工业药剂学（胡容峰主编）
3 生物药剂学与药物动力学（林宁主编）
4 生药学（王喜军主编）
5 天然药物化学（董小萍主编）
6 物理药剂学（王玉蓉主编）
7 药剂学（李范珠主编）

8 药物分析学（甄汉深　贾济宇主编）
9 药物合成（吉卯祉主编）
10 药学文献检索（章新友主编）
11 药学专业英语（都晓伟主编）
12 制药工艺学（王沛主编）
13 中成药学（张的凤主编）

（六）管理专业

1 医院管理学（黄明安　袁红霞主编）
2 医药企业管理学（朱文涛主编）
3 卫生统计学（崔相学主编）
4 卫生管理学（景琳主编）★
5 药事管理学（孟锐主编）
6 卫生信息管理（王宇主编）
7 医院财务管理（程薇主编）

8 卫生经济学（黎东生主编）
9 卫生法学（佟子林主编）
10 公共关系学（关晓光主编）
11 医药人力资源管理学（王悦主编）
12 管理学基础（段利忠主编）
13 管理心理学（刘鲁蓉主编）
14 医院管理案例（赵丽娟主编）

82	中药化妆品学（刘华钢主编）	103	针刀医学（吴绪平主编）
83	中医美容学（刘宁主编）	104	中医临床基础学（熊曼琪主编）
84	中医药数学模型（周仁郁主编）	105	中医运气学（苏颖主编）★
85	中医药统计学与软件应用（刘明芝 周仁郁主编）	106	中医行为医学（江泳主编）
		107	中医方剂化学（裴妙荣主编）
86	中医四诊技能训练规范（张新渝主编）	108	中医外科特色制剂（艾儒棣主编）
87	中药材GAP与栽培学（李敏 卫莹芳主编）	109	中药性状鉴定实训教材（王满恩 裴慧荣主编）
88	中医误诊学（李灿东主编）		
89	诊断学基础实习指导（戴万亨主编）	110	中医康复学（刘昭纯 郭海英主编）
90	中医药基础理论实验教程（金沈锐主编）	111	中医哲学概论（苏培庆 战文翔主编）（供高职高专用）
91	针刀医学（上、下）（朱汉章主编）		
92	针灸处方学（李志道主编）	112	中药材概论（阎玉凝 刘春生主编）
93	中医诊断学（袁肇凯）主编（研究生用）	113	中医诊断临床模拟训练（李灿东主编）
94	针刀刀法手法学（朱汉章主编）	114	中医各家学说（秦玉龙主编）
95	针刀医学诊断学（石现主编）	115	中国民族医药学概论（李峰 马淑然主编）
96	针刀医学护理学（吴绪平主编）	116	人体解剖学（英文）（严振国主编）（七年制）★
97	针刀医学基础理论（朱汉章主编）		
98	正常人体解剖学（严振国主编）	117	中医内科学（英文教材）（高天舒主编）
99	针刀治疗学（吴绪平主编）	118	中药学（英文教材）（赵爱秋主编）
100	中医药论文写作（丛林主编）	119	中医诊断学（英文教材）（张庆红主编）
101	中医气功学（吕明主编）	120	方剂学（英文教材）（都广礼主编）
102	中医护理学（孙秋华 李建美主编）	121	中医基础理论（英文教材）（张庆荣主编）

新世纪全国高等中医药院校规划教材配套教学用书

（一）习题集

1	医古文习题集（许敬生主编）	19	中医急诊学习题集（姜良铎主编）
2	中医基础理论习题集（孙广仁主编）	20	正常人体解剖学习题集（严振国主编）
3	中医诊断学习题集（朱文锋主编）	21	组织学与胚胎学习题集（蔡玉文主编）
4	中药学习题集（高学敏主编）	22	生理学习题集（施雪筠主编）
5	中医外科学习题集（李曰庆主编）	23	病理学习题集（黄玉芳主编）
6	中医妇科学习题集（张玉珍主编）	24	药理学习题集（吕圭源主编）
7	中医儿科学习题集（汪受传主编）	25	生物化学习题集（王继峰主编）
8	中医骨伤科学习题集（王和鸣主编）	26	免疫学基础与病原生物学习题集（杨黎青主编）
9	针灸学习题集（石学敏主编）		
10	方剂学习题集（邓中甲主编）	27	诊断学基础习题集（戴万亨主编）
11	中医内科学习题集（周仲瑛主编）	28	内科学习题集（徐蓉娟主编）
12	中国医学史习题集（常存库主编）	29	西医外科学习题集（李乃卿主编）
13	内经选读习题集（王庆其主编）	30	中医各家学说习题集（严世芸主编）
14	伤寒学习题集（熊曼琪主编）	31	中药药理学习题集（黄国钧主编）
15	金匮要略选读习题集（范永升主编）	32	药用植物学习题集（姚振生主编）
16	温病学习题集（林培政主编）	33	中药炮制学习题集（龚千锋主编）
17	中医耳鼻咽喉科学习题集（王士贞主编）	34	中药药剂学习题集（张兆旺主编）
18	中医眼科学习题集（曾庆华主编）	35	中药制剂分析习题集（梁生旺主编）
		36	中药化学习题集（匡海学主编）

（二）易学助考口袋丛书

中医执业医师资格考试用书